乳腺组织病理学图谱

Atlas of Breast Histopathology

（下册）

主编　丁华野　审订　丁彦青

北京科学技术出版社

总目录

下　册

章目录

浸润性乳腺癌组织学分类可分为浸润性导管癌（非特殊类型浸润性癌）和特殊类型浸润性癌（invasive carcinoma of special type）两种类型。前者缺乏足够的组织学特殊性，而后者具有独特的组织学特点。2019 年 WHO 乳腺肿瘤分类，把原先归类于特殊类型乳腺癌的某些乳腺癌放到了浸润性导管癌（非特殊类型浸润性癌）亚型中。特殊类型乳腺癌又被称为浸润性乳腺癌的特殊亚型（special subtype），其中许多类型除具有特殊的形态学改变外，还有着特殊的基因表型和（或）更好或更差的预后。特殊类型乳腺癌与非特殊类型浸润性癌一样，均需常规进行组织学分级。

第一节　小管癌

乳腺小管癌（tubular carcinoma）是一种低级别浸润性癌，由分化良好的小管构成，管腔开放，常呈尖角状，被覆单层分化好的肿瘤性腺上皮。当 90% 以上的肿瘤成分为上述小管时，才能诊断为小管癌。

一、小管癌伴柱状细胞病变

乳腺小管癌中经常会见到柱状细胞病变（特别是平坦型上皮非典型增生），因此，在诊断平坦型上皮非典型增生时，需注意是否存在小管癌。

病例 1

图 16-1-1　小管癌伴柱状细胞病变。病变呈不规则结节状，与周围组织边界欠清，增生的纤维间质中可见不规则的小腺管杂乱无序分布，浸润周围脂肪组织，小腺管不规则，管腔开放，腔内少有分泌物，部分腺体呈尖角状，局部可见柱状细胞增生及平坦型上皮非典型增生（A、B）；小腺管内衬立方状或低柱状单层腺上皮，部分有小的胞突，细胞核较为一致，呈圆形或卵圆形，核仁不明显或有小核仁，细胞具有轻度异型性，腺管外层无肌上皮细胞，周围有促纤维组织增生性间质反应（C）。免疫组化染色显示：p63 小腺管呈阴性（D）

二、小管癌伴腺病样改变

乳腺小管癌的小腺管在小叶内及小叶间呈浸润性生长，间质常反应轻微或缺乏间质反应，需要和乳腺腺病进行鉴别，特别是在术中冷冻切片诊断时。

病例 2

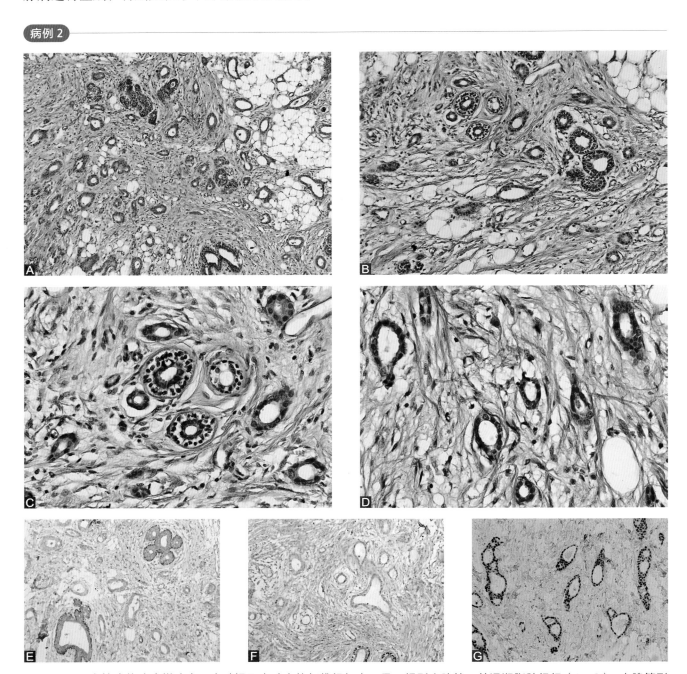

图 16-1-2　小管癌伴腺病样改变。小叶间及小叶内的纤维组织中可见不规则小腺管，并浸润脂肪组织（A、B）；小腺管形状不规则，管腔开放，腔内少有分泌物，部分腺体呈尖角状，内衬单层立方状或扁平状腺上皮，细胞具有轻度异型性，外层无肌上皮细胞，周围有黏液样变及促纤维组织增生性间质反应，形态类似于小管型腺病（C、D）。免疫组化染色显示：calponin（E）、p63（F）小腺管呈阴性，ER 呈弥漫强阳性（G）

病例 3

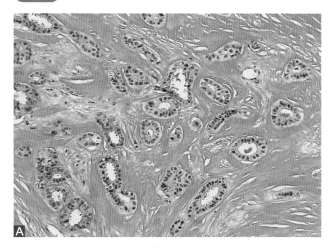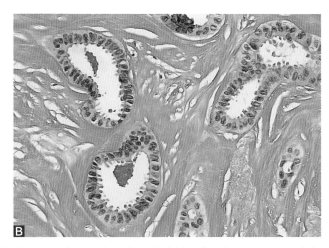

图 16-1-3　小管癌伴腺病样改变。小腺管在硬化间质内浸润性生长，呈杂乱无序分布，小腺管形状不规则，部分呈尖角状，管腔开放，腺腔内可见少量嗜酸性分泌物，小腺管内衬单层腺上皮，细胞呈立方状或柱状，并可见胞突，细胞具有轻度异型性，外层无肌上皮细胞，形态类似于硬化性腺病（A、B）

病例 4

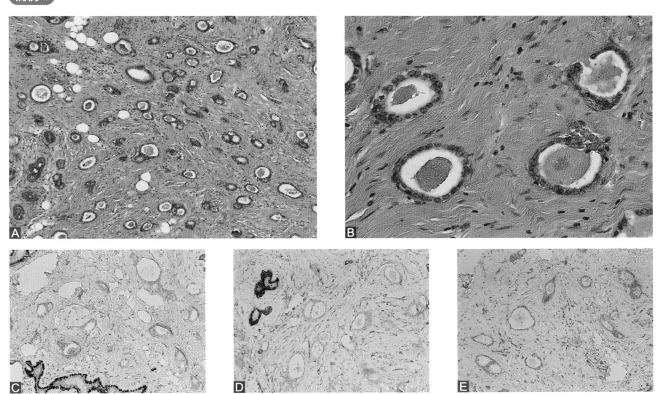

图 16-1-4　小管癌伴腺病样改变。纤维间质及脂肪组织内可见大小不等的小腺管杂乱分布，小腺管呈圆形或卵圆形，管腔开放，小管衬覆单层立方腺上皮细胞，异型性不明显，周围无肌上皮细胞，腔内可见嗜酸性分泌物，形态类似于微腺体腺病（A、B）。免疫组化染色显示：p63（C）、SMA（D）及 S-100 蛋白（E）小腺管呈阴性

病例 5

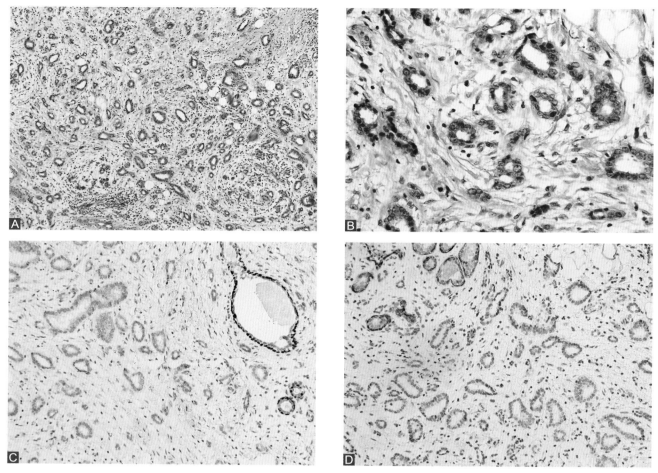

图 16-1-5 小管癌伴腺病样改变。病变呈结节状，界限相对清楚，纤维组织内小腺管增生，分布杂乱无序，炎症细胞局灶性浸润，小腺管大小及形状不一，有的呈尖角状，管腔开放，腔内无分泌物，小腺管衬覆单层立方状腺上皮，可见微小胞突，细胞具有轻度异型性，外层无肌上皮细胞，间质疏松，有轻度促纤维组织增生性间质反应，形态类似于结节性腺病（A、B）。免疫组化染色显示：p63（C）及 SMA（D）小腺管呈阴性

三、Rosen 三联征

所谓"Rosen 三联征"即柱状细胞病变、小叶原位癌及小管癌出现在同一病变中。

病例 6

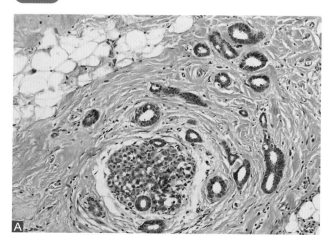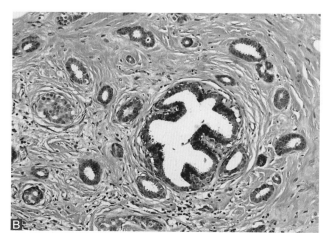

图 16-1-6 Rosen 三联征。图示小管癌的腺体在硬化性间质内呈浸润性生长，其内可见小叶原位癌病灶（A）；局部柱状上皮增生伴平坦型上皮非典型增生（B）

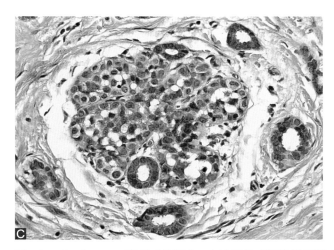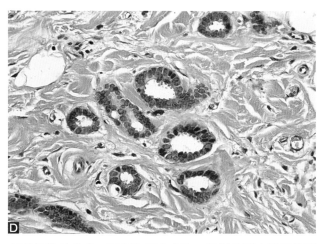

图 16-1-6　Rosen 三联征（续图）。小叶原位癌细胞黏附性差，部分细胞核偏位，可见胞质内空泡，呈经典型小叶原位癌细胞改变（C）；小管癌的腺管形状不规则，衬覆细胞具有柱状细胞特征，具有轻度异型性（D）

四、小管癌伴平坦型上皮非典型增生、小叶原位癌及低级别导管原位癌

乳腺小管癌常伴有平坦型上皮非典型增生、小叶原位癌和（或）低级别导管原位癌。

病例 7

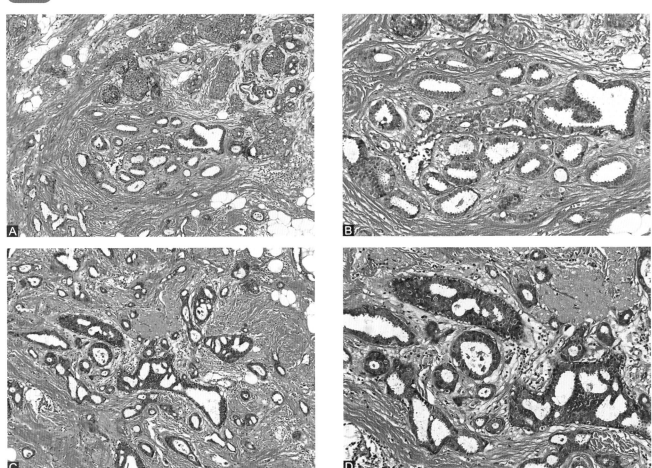

图 16-1-7　小管癌伴平坦型上皮非典型增生、小叶原位癌及低级别导管原位癌。小管癌的腺体呈浸润性生长，小腺管衬覆柱状上皮细胞，有轻度异型性，局部小管癌中可见小叶原位癌及平坦型上皮非典型增生（A、B）；亦可见低级别导管原位癌（C、D）

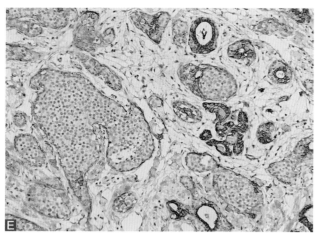
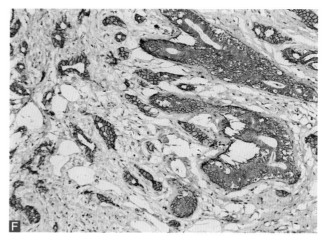

图 16-1-7　小管癌伴平坦型上皮非典型增生、小叶原位癌及低级别导管原位癌（续图）。免疫组化染色显示：E-cadherin 小叶原位癌细胞呈阴性，小管癌细胞膜呈阳性（E），E-cadherin 导管原位癌及小管癌细胞膜呈阳性（F）

五、诊断及鉴别诊断

1. 诊断小管癌的标准一定要严格，具有小管癌形态特征的小腺管必须占到 90% 以上才能诊断为"纯"小管癌，否则没有实际意义。

2. 小管癌容易被低诊断，其误诊的原因有：①小管癌腺管的形状、大小及生长方式与腺病内的小管及复杂硬化性病变瘢痕区内扭曲变形的小管相似；②小管内衬细胞常具有柱状细胞特点，异型性不明显；③在小叶内及小叶间以隐匿的方式浸润，保留小叶结构；④间质反应可轻微或缺乏；⑤病变小，可能被其他病变（如柱状细胞病变）掩盖。

3. 小管癌需要常规行免疫组化染色，一是明确诊断，二是为治疗及预后的判断提供信息。绝大多数小管癌中 ER、PR 呈克隆性阳性，HER2 通常为阴性，Ki67 增殖指数低，其分子分型一般为管腔 A 型。诊断小管癌时，需注意组织学形态与免疫表型的一致性。当病理诊断为小管癌，但 ER、PR、HER2 状态与之不符时，需要复核诊断和免疫组化检测结果。

4. 小管癌经常与其他低级别乳腺肿瘤共存，包括平坦型上皮非典型增生、非典型导管增生、低级别导管原位癌及小叶原位癌，这些病变具有共同的形态学、免疫组化表型及分子特征，构成所谓的低级别肿瘤家族。当小管癌同时伴有柱状细胞病变和小叶原位癌时，即所谓的"Rosen 三联征"。因此，当病变中出现非典型导管增生、低级别导管原位癌、小叶原位癌和（或）柱状细胞病变时，需仔细寻找周围有无小管癌成分，防止漏诊。

5. 浸润性小管癌的组织学分级为 I 级，如果组织学分级超过 I 级，则不能诊断为小管癌。当小管的衬覆细胞层次增多、细胞异型性显著或核分裂象易见时，不宜诊断为小管癌。癌性腺管超出了诊断小管癌的形态特征时，亦不能诊断为小管癌。

6. 小管癌分化良好，主要需要与硬化性腺病、复杂硬化性病变及导管腺瘤等良性硬化性病变进行鉴别。良性硬化性病变常具有结构特征，如硬化性腺病常有小叶结构，复杂硬化性病变常呈分区改变，导管腺瘤常有导管轮廓，其扭曲变形的小管局限在特定范围内。小管癌缺少肌上皮，微腺体腺病亦没有肌上皮，复杂硬化性病变瘢痕区内扭曲的小管肌上皮可不明显或缺失。对缺少肌上皮的小腺管病变，一定要结合形态学改变及其他免疫组化染色结果综合分析诊断。

第二节　筛状癌

乳腺筛状癌（cribriform carcinoma）是一种以筛状结构为特征的低级别浸润性癌。单纯性浸润性筛状癌罕见，筛状结构必须大于 90% 才能诊断。

一、筛状癌的形态学改变

病例 1

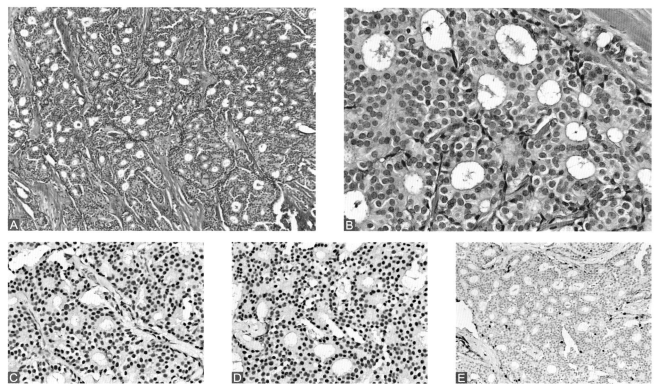

图 16-2-1 筛状癌。癌细胞浸润性生长，细胞巢呈筛状，间质玻璃样变性（A）；细胞围绕筛孔极向排列，细胞界限清楚，细胞核呈圆形－卵圆形，均匀一致，染色质细，有小核仁，细胞质呈弱嗜酸性，有的空淡，细胞具有轻度异型性，类似低级别筛状导管原位癌（A、B）。免疫组化染色显示：ER（C）及 PR（D）癌细胞呈弥漫强阳性，Ki67 增殖指数低（E）。此例需与筛状导管原位癌进行鉴别

病例 2

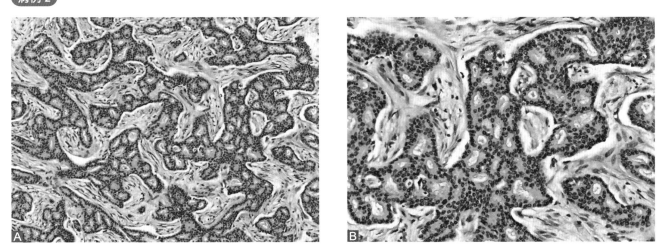

图 16-2-2 筛状癌。癌细胞浸润性生长，排列呈大小不等的岛屿状，有明显整齐的筛状结构，细胞围绕筛孔呈极向分布，细胞核呈圆形－卵圆形，较为均匀一致，染色质细，核仁不清，细胞质呈嗜酸性，细胞具有轻度异型性，间质呈促纤维组织增生改变（A、B）

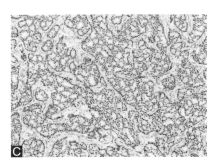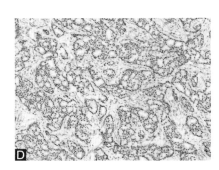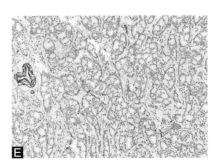

图 16-2-2　筛状癌（续图）。免疫组化染色显示：ER（C）及 PR（D）癌细胞呈弥漫阳性，SMMHC 呈阴性（E）。此例需与腺样囊性癌进行鉴别

二、诊断及鉴别诊断

乳腺筛状癌是一种低级别浸润性癌，癌细胞排列呈筛状结构，呈不规则岛屿状分布。肿瘤细胞核为低 - 中核级，核分裂象少见，细胞具有轻度至中度异型性，组织学分级通常为Ⅰ级，大多数病例中可以见到低至中级别导管原位癌（通常为筛孔状型）。筛状癌中 ER、PR 一般呈阳性，缺乏 HER2 蛋白过表达和基因扩增，分子分型属于管腔 A 型，日常工作中要注意其组织学形态与免疫表型是否吻合。筛状癌需与筛孔状型导管原位癌、腺样囊性癌和分化好的神经内分泌癌区别。鉴别诊断如下。①筛状癌组织学形态与筛孔状型导管原位癌相似，而且常与后者并存。但筛状癌的癌细胞团巢形状不规则，常伴有间质反应；而筛孔状型导管原位癌病灶轮廓较规则，周缘可见肌上皮和基膜。在实际工作中鉴别有时非常困难，肌上皮细胞标记物（如 p63、calponin、SMMHC 等）免疫组化染色有助于鉴别诊断。筛状癌缺乏肌上皮细胞，而筛孔状型导管原位癌周围存在肌上皮细胞。②乳腺腺样囊性癌常形成筛孔状结构及表面光滑的结节，类似筛孔状型导管原位癌，但其筛孔状结构具有真性腺腔（腔内为黏液）和假性腺腔（腔内为基膜样物）两种结构，肿瘤细胞为腺上皮、肌上皮及基底样细胞，通常不表达 ER、PR；而筛状癌的筛状结构周围为肿瘤性腺上皮细胞，多表达 ER、PR，而不表达肌上皮细胞。③分化好的神经内分泌癌可通过免疫组化染色进行鉴别诊断。

第三节　黏液癌

乳腺黏液癌（mucinous carcinoma）是一种会产生大量细胞外黏液，并形成间质黏液湖的浸润性癌。癌细胞漂浮于黏液湖中，多少、疏密不等，呈簇状、微乳头状、巢状、梁索状、腺样或片状分布。细胞核通常为低至中核级，细胞异型性不明显，免疫组化表型通常为 ER、PR 阳性，HER2 阴性，分子亚型属于腔面型，WT-1 亦常呈阳性（高核级阳性少）。一般根据病灶中黏液癌所占比例将其分为单纯型黏液癌（pure mucinous carcinoma）和混合型黏液癌（mixed mucinous carcinoma）两种类型。超过 90% 的肿瘤成分为黏液癌时（也有人认为必须全部为黏液癌），诊断为单纯型黏液癌；10%~90% 的肿瘤成分为黏液癌，同时含有一定比例的其他类型浸润性癌（主要是浸润性导管癌）时，诊断为混合型黏液癌。2019 年 WHO 乳腺肿瘤分类指出，以往诊断的具有高核级的黏液癌，最好归类为产生黏液的浸润性导管癌。

一、单纯型黏液癌，少细胞型

病例 1

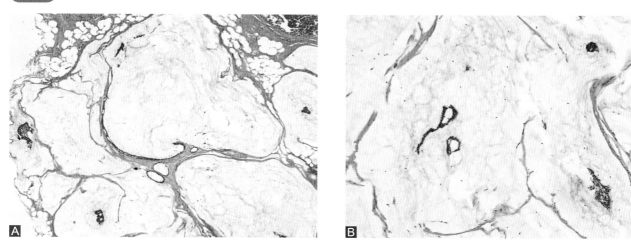

图 16-3-1 单纯型黏液癌，少细胞型。间质内可见大片黏液湖，黏液湖内漂浮少数癌细胞，局部可见破损的管壁样结构（A）；细胞呈小巢状、小腺管样，细胞异型性不明显（B）

病例 2

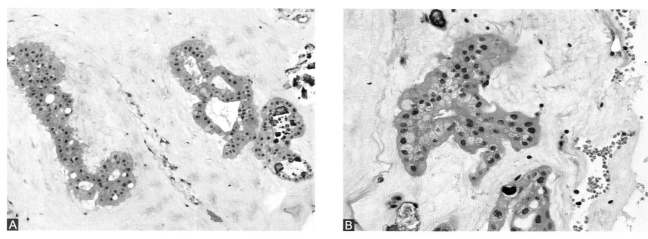

图 16-3-2 单纯型黏液癌，少细胞型。间质黏液湖内缺少细胞成分，局部有小团癌细胞，呈腺样结构（A）；细胞界限清楚，细胞质呈嗜酸性，部分呈泡沫状（类似皮脂腺细胞），细胞核呈低至中核级形态改变，肿瘤细胞内外有钙化灶（B）

病例 3

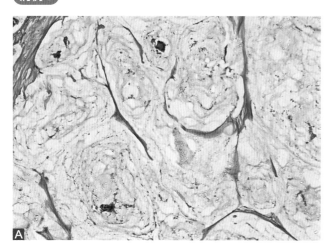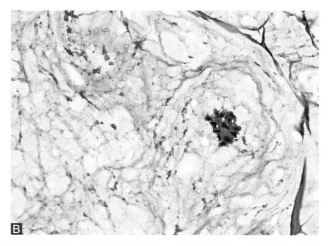

图 16-3-3 单纯型黏液癌，少细胞型。间质内可见黏液湖，黏液湖内可见破碎的胶原纤维及小血管（提示黏液破坏性生长），黏液湖内癌细胞稀少，局部偶见小巢状的癌细胞（A、B）

二、单纯型黏液癌，富于细胞型

病例 4

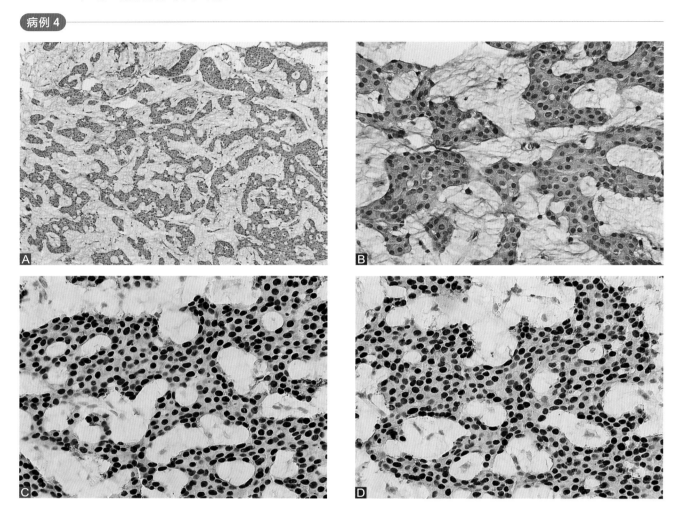

图 16-3-4　单纯型黏液癌，富于细胞型。黏液湖内富于癌细胞，癌细胞排列呈相互连接的条索状，癌细胞胞质呈嗜酸性，界限清楚，细胞核呈圆形且一致，染色质细，核仁不清，细胞异型性不明显（A、B）。免疫组化染色显示：ER（C）及 PR（D）癌细胞呈弥漫强阳性

病例 5

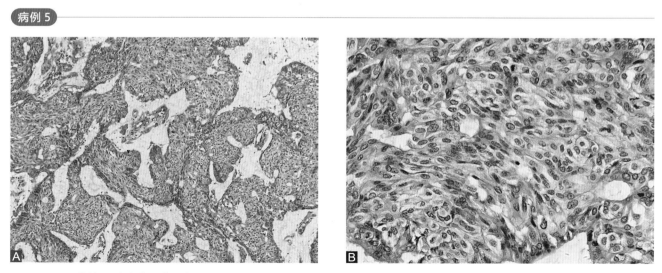

图 16-3-5　单纯型黏液癌，富于细胞型。间质黏液湖内富于癌细胞，呈片块状分布，癌细胞呈胖梭形，细胞质空淡或呈嗜酸性，细胞核呈卵圆形或梭形，染色质呈颗粒状，可见小核仁，细胞有轻度至中度异型性（A、B）

病例 6

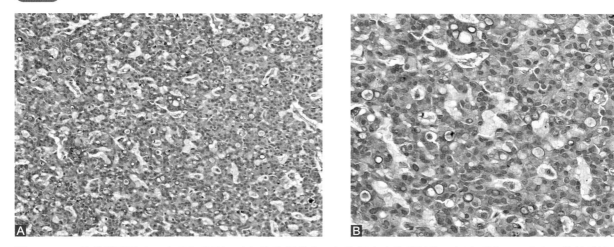

图 16-3-6 单纯型黏液癌，富于细胞型。癌细胞弥漫分布，细胞间有小的黏液湖，细胞质内可见大小不等的黏液空泡，细胞有轻度至中度异型性（A、B）

三、单纯型黏液癌，微乳头型

乳腺部分黏液癌具有微乳头状结构，可局部出现，也可全部呈微乳头状，被称为具有微乳头特征的黏液癌（mucinous carcinoma with micropapillar features）。此黏液癌中的微乳头状结构多数为低 - 中核级，少数亦可为高核级。2019 年 WHO 乳腺肿瘤分类将微乳头型黏液癌作为黏液癌的一种组织学类型，其细胞常有更高的核级，形态类似于浸润性微乳头状癌，部分病例可有 HER2 过表达。高核级微乳头型黏液癌有倾向归属为浸润性微乳头状癌。微乳头型黏液癌更多发生于低年龄女性，常伴发淋巴管内癌栓及淋巴结转移。日常病理报告应对微乳头型黏液癌做出明确诊断，并对核级做出相应判断，而且要提示临床医生此种类型黏液的预后较差。

（一）低核级

病例 7

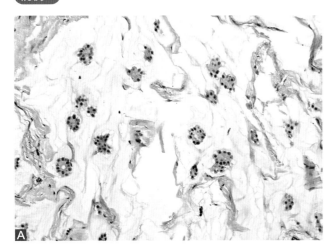
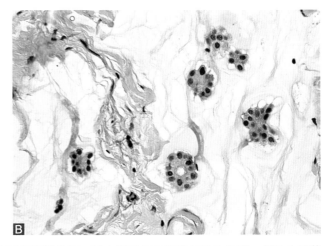

图 16-3-7 单纯型黏液癌，微乳头型、低核级。间质黏液湖内可见纤维分隔，其内漂浮的癌细胞呈微乳头状，微乳头呈花环和小腺管样，细胞呈立方状至低柱状，细胞质双嗜性，可见胞突，细胞核较小，呈圆形－卵圆形，染色质细，核仁不明显，呈低核级形态特征（A、B）

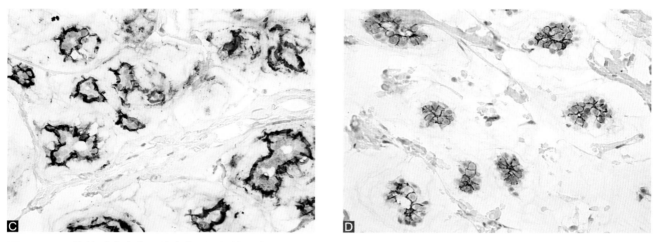

图 16-3-7　单纯型黏液癌，微乳头型、低核级（续图）。免疫组化染色显示：EMA 微乳头外侧缘呈阳性（C），E-cadherin 微乳头外侧缘呈阴性（D）

病例 8

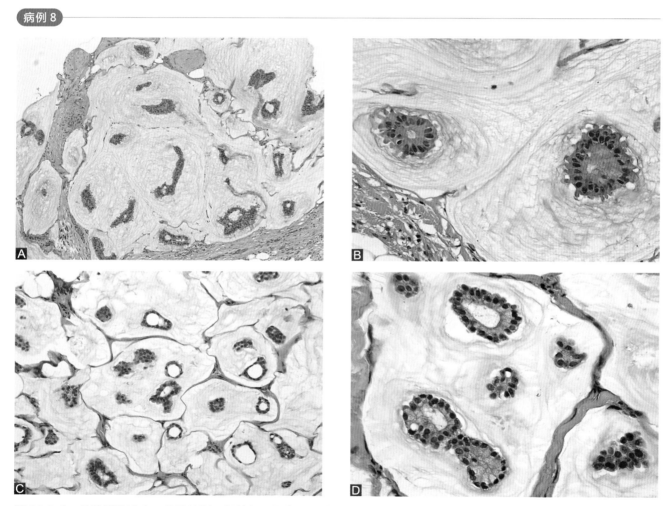

图 16-3-8　单纯型黏液癌，微乳头型、低核级。图为 2 个病例组合。间质黏液湖被纤细的纤维血管组织分割呈蜂窝状，其内漂浮的癌细胞呈微乳头状，微乳头呈实性，形状不规则，周边呈锯齿状，有的微乳头中央可见小腺腔样腔隙，细胞核远离腔隙呈放射状排列，染色质细，核仁不明显，呈低核级形态改变，细胞质较为丰富，呈嗜酸性或空淡细颗粒状（A~D）

病例 9

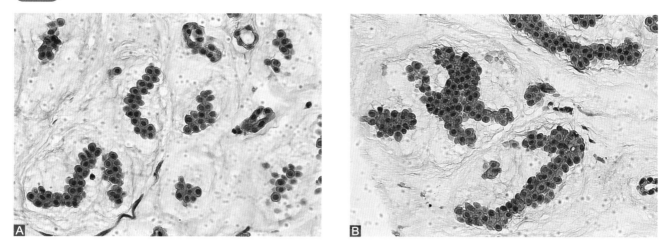

图 16-3-9　单纯型黏液癌，微乳头型、低核级。 黏液湖内漂浮的癌细胞呈微乳头状，微乳头形状、大小不同，边缘呈 "鞋钉" 状，细胞界限清楚，细胞质呈嗜酸性，细胞核呈低核级形态特征（A、B）

（二）中核级

病例 10

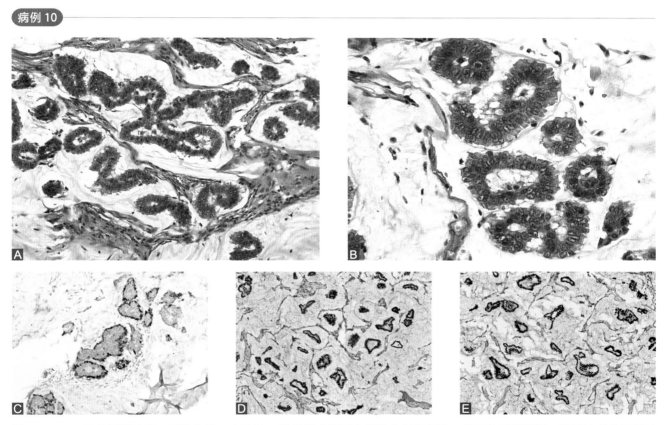

图 16-3-10　单纯型黏液癌，微乳头型、中核级。 黏液湖内漂浮有微乳头状癌细胞，微乳头呈腺管样，随黏液成分切割破坏胶原纤维，细胞呈柱状，围绕微乳头腔隙呈放射状排列，表面呈锯齿状，细胞核具有中核级形态特征（A、B）。免疫组化染色显示：EMA 微乳头外侧边缘呈阳性（C），ER（D）及 WT-1（E）癌细胞呈弥漫阳性

病例 11

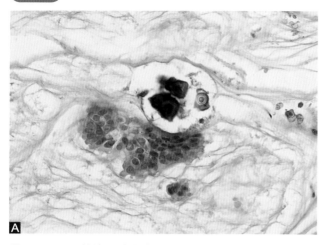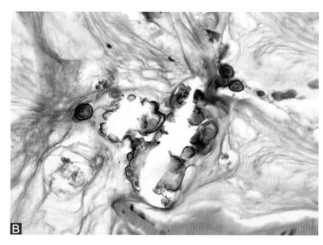

图 16-3-11　单纯型黏液癌，微乳头型、中核级。黏液湖中漂浮少量癌细胞，细胞呈微乳头状排列，细胞核呈中核级形态特征，微乳头内及黏液湖内可见砂砾体样钙化（A、B）

病例 12

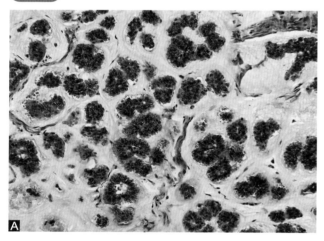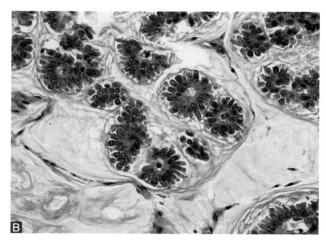

图 16-3-12　单纯型黏液癌，微乳头型、中核级。黏液湖内漂浮的癌细胞较为密集，呈花环状或微乳头状，黏液中可见不完整的纤维分隔及小血管（A）；细胞呈柱状，围绕中心呈放射状排列，表面呈"鞋钉"状，细胞核具有中核级形态特征（B）

（三）高核级

病例 13

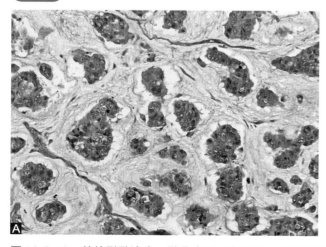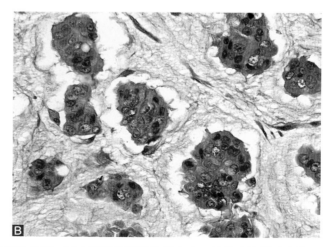

图 16-3-13　单纯型黏液癌，微乳头型、高核级。黏液湖内有纤维分隔，其内漂浮的癌细胞呈大小不等的实性微乳头状，癌细胞胞质呈嗜酸性，细胞核具有高核级形态特征（A、B）

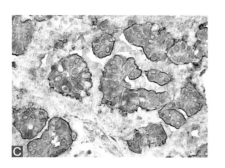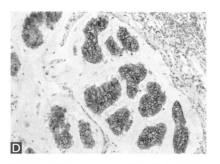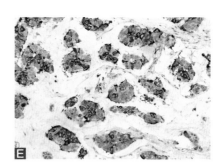

图 16-3-13　单纯型黏液癌，微乳头型、高核级（续图）。免疫组化染色显示：EMA 微乳头外侧缘呈阳性（C），HER2 呈 "U" 形膜阳性，外侧缘呈阴性（D），Syn 呈阳性（E）

病例 14

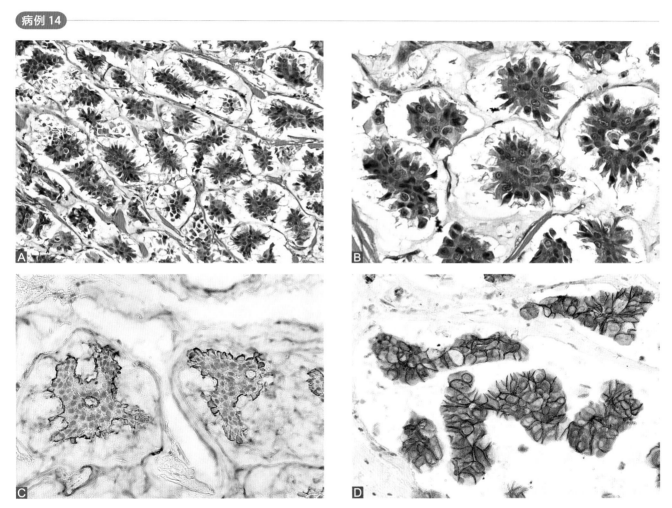

图 16-3-14　单纯型黏液癌，微乳头型、高核级。黏液湖内被纤维分隔呈蜂巢状，其内漂浮的癌细胞呈微乳头状，细胞质呈嗜酸性，细胞核具有高核级形态特征（A、B）。免疫组化染色显示：EMA 微乳头外侧缘呈阳性（C），HER2 呈 "U" 形膜阳性，外侧缘呈阴性（D）

病例 15

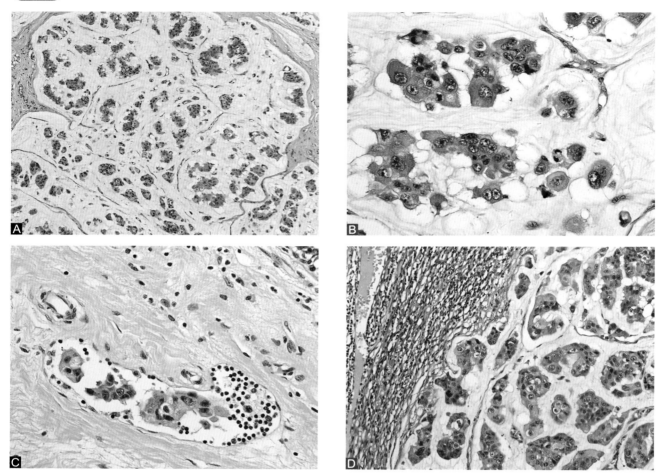

图 16-3-15　单纯型黏液癌，微乳头型、高核级。黏液湖内漂浮的癌细胞呈微乳头状，其内有纤细的纤维分隔（A）；微乳头形状不规则，可见单个分离的癌细胞，细胞质呈嗜酸性，细胞核具有高核级形态特征，细胞具有明显异型性（B）；淋巴管内可见癌栓，呈微乳头状（C）；淋巴结内有转移，亦呈黏液微乳头状（D）

四、混合型黏液癌

病例 16

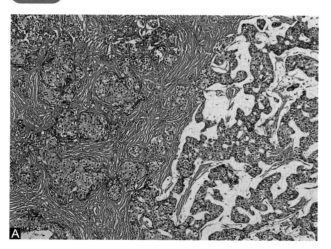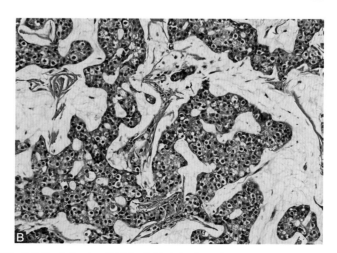

图 16-3-16　混合型黏液癌。肿瘤由浸润性导管癌及黏液癌两种成分构成（A）；黏液湖中的癌细胞呈巢状及梁索状分布，细胞质呈嗜酸性细颗粒状或空淡，细胞核异型性不明显（B、C）

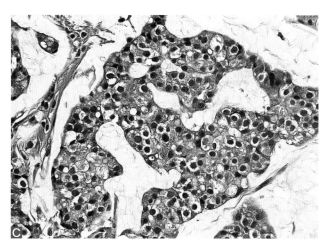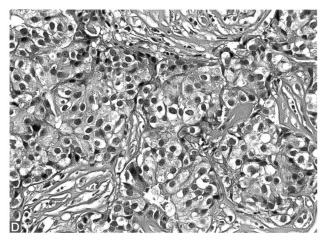

图 16-3-16　混合型黏液癌（续图）。浸润性癌符合浸润性导管癌Ⅰ级形态特征（D）

病例 17

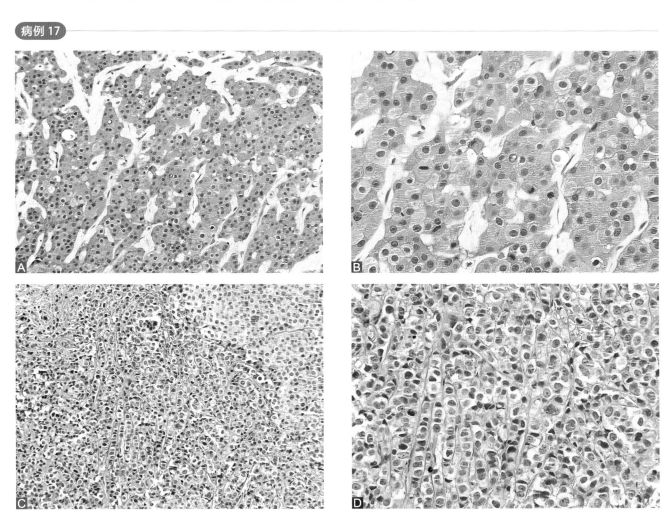

图 16-3-17　混合型黏液癌。肿瘤由浸润性导管癌及黏液癌两种成分构成，黏液癌部分富于细胞，细胞呈梁索状分布，细胞质呈嗜酸性细颗粒状，细胞核具有中度异型性，核分裂象易见（A、B）；浸润性癌部分，细胞呈实性浸润，符合浸润性导管癌Ⅲ级形态特征（C、D）

五、诊断及鉴别诊断

诊断乳腺黏液癌需注意以下问题。①单纯型黏液癌，根据黏液湖内癌细胞的多少，分为少细胞型（A型）和富于细胞型（B型）。富于细胞型常伴有神经内分泌分化。研究显示黏液癌的分型并没有显著的预后意义。需引起注意的是，少细胞型黏液癌黏液湖中的癌细胞稀少，有些病例在大片的黏液湖中找不到漂浮细胞，特别是在取材有限或在旋切及粗针穿刺时，绝不能放松对黏液癌的警惕。对年龄大的患者，更是要首先考虑到黏液癌的诊断。②导管原位癌（特别是黏液型导管原位癌）周围可见间质出现黏液湖，应多取材、多切片，如果黏液湖中的确无漂浮的癌细胞，则可以不考虑诊断为黏液癌，但对年龄大的患者，做出这样的诊断要十分慎重，需排除少细胞型黏液癌。③黏液癌和黏液囊肿样病变的鉴别常比较困难。黏液囊肿样病变是一种良性病变，其特征是充满黏液的囊状扩张的腺管，常伴破裂及黏液外渗进入间质形成黏液湖。导管内衬上皮可以呈扁平状，也可以呈增生、非典型增生及原位癌形态。上皮细胞簇和残存的细胞条索可从导管壁脱落，漂浮于导管腔内或间质内的黏液湖中，很难与黏液癌鉴别。支持黏液囊肿样病变伴上皮脱落的形态包括上皮细胞呈条索样（类似于导管内衬上皮）和有肌上皮细胞的存在（常无肌上皮）。黏液癌呈侵袭性生长，切割、撕裂纤维组织，因此，黏液湖中常可见破损的胶原纤维以及小血管；而黏液囊肿样病变的间质黏液可膨胀、推挤纤维组织，因此，黏液湖中缺乏碎裂的胶原纤维及小血管。两者的鉴别通常采用排除法，特别是年龄大的患者，在排除黏液癌后方可考虑黏液囊肿样病变。对于形态和免疫组化仍无法得出确诊者，只能在报告中注明诊断的困难性，并提示不能完全排除黏液癌的可能性。在穿刺活检标本中区分黏液癌和黏液囊肿样病变更为困难，建议在临床完整切除病变后进一步进行病理评估。

第四节　黏液性囊腺癌

乳腺黏液性囊腺癌（mucinous cystadenocarcinoma）十分罕见，2019 年 WHO 乳腺肿瘤分类将其定义为一种类似胰胆管或卵巢黏液性囊腺癌的浸润性癌，其特征是肿瘤呈囊状黏液样，癌细胞为高柱状，细胞质内富含黏液。

一、黏液性囊腺癌的形态学改变

病例 1

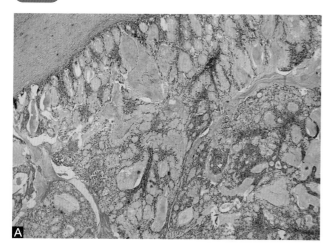
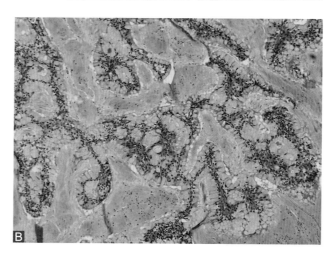

图 16-4-1　黏液性囊腺癌。肿瘤呈囊状，囊内充满黏液，周围界限清楚，黏液内癌细胞排列呈分支乳头状及腺管状，部分腺管囊性扩张（A、B）

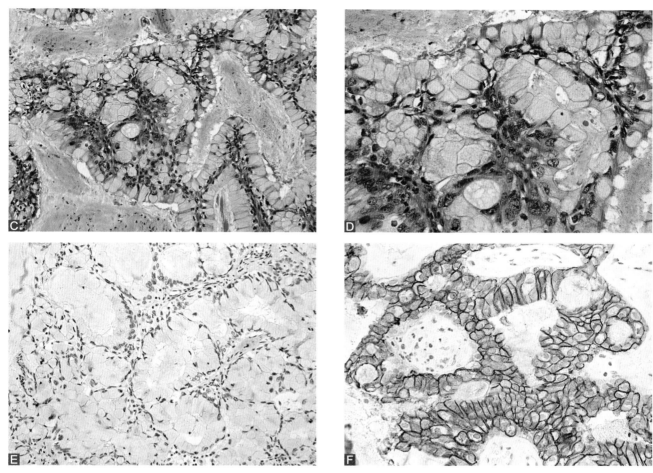

图 16-4-1　黏液性囊腺癌（续图）。被覆癌细胞呈高柱状，细胞核位于基底部，具有明显异型性，细胞质内富含黏液，有些细胞呈"印戒"样，黏液湖内可见坏死组织（C、D）。免疫组化染色显示：p63 癌细胞呈阴性（E），HER2（3+）（F）。此例 ER、PR 呈阴性

病例 2

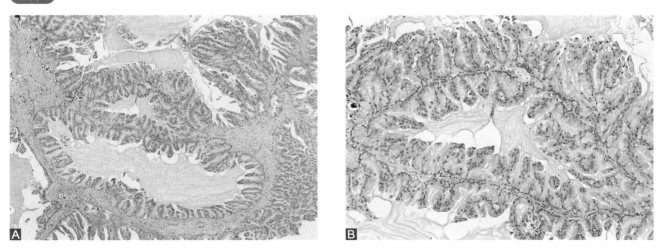

图 16-4-2　黏液性囊腺癌。肿瘤为多囊性，并形成乳头状结构，囊内充满黏液（A、B）

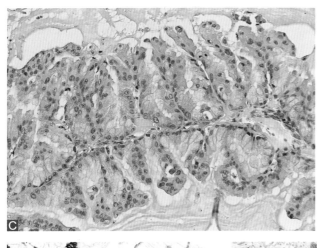
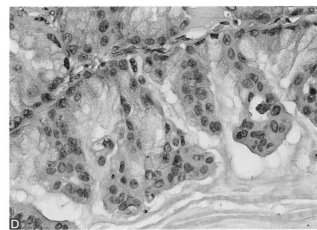
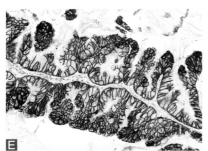
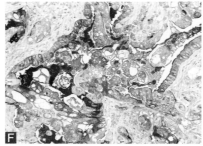
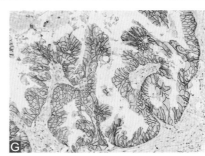

图 16-4-2 　黏液性囊腺癌（续图）。乳头表面被覆高柱状癌细胞，细胞核位于基底部，有明显多形性及异型性，细胞质淡染或含有黏液（C、D）。免疫组化染色显示：CK7（E）及 GCDFP-15（F）癌细胞呈阳性，HER2（3+）（G）。此例 CDX2、ER、PR、CK20 及 PAX8 均呈阴性，GATA3 呈阳性，Ki67 增殖指数约为 35%

二、诊断及鉴别诊断

在 2003 年 WHO 乳腺肿瘤分类中，黏液性囊腺癌 / 柱状细胞黏液癌作为乳腺可以产生黏液的癌的一种类型被列出。但 2012 年 WHO 乳腺肿瘤分类并未收录黏液性囊腺癌。2019 年 WHO 乳腺肿瘤分类又将黏液性囊腺癌作为乳腺特殊类型浸润性癌的一种独立类型收录。此种类型的癌多发生在亚洲女性，发病中位年龄为 61 岁。

1. 黏液性囊腺癌的组织学特点有以下几种。①肿瘤形成大小不等的、充满黏液的囊腔，黏液内通常缺乏漂浮细胞，囊壁无肌上皮。②囊内衬覆高柱状黏液上皮，细胞核位于基底部，细胞可呈复层并形成乳头状结构，细胞具有不同程度异型性。③周围可见导管原位癌，部分为导管内乳头状癌，由柱状黏液细胞组成。④免疫组化表型大多数为 ER、PR、HER2 阴性，亦有 HER2 阳性的病例报道。

2. 鉴别诊断主要是排除转移性胰胆管或卵巢黏液性囊腺癌，乳腺黏液性囊腺癌中 CK7 呈阳性，GCDFP-15 及 GATA3 可呈阳性，CK20、CDX2 及 PAX8 呈阴性，存在导管原位癌时支持为原发性肿瘤。

3. 黏液癌的癌细胞缺乏高柱状细胞特征，黏液中存在漂浮细胞，ER 和 PR 多数呈阳性，Ki67 增殖指数通常较低，与黏液性囊腺癌不同。

4. 包裹性乳头状癌缺乏高柱状细胞特征及细胞内、外的黏液，ER 和 PR 通常呈阳性。

第五节 　浸润性微乳头状癌

乳腺浸润性微乳头状癌（invasive micropapillary carcinoma）是一种伴有癌细胞极性翻转的浸润性癌，癌细胞呈小簇桑葚样、微乳头状或腺样结构，癌细胞巢与间质之间存在透明间隙。75% 的浸润性微乳头状癌的组织学分级为 Ⅱ 级或 Ⅲ 级。33%~67% 的病例可见脉管侵犯。免疫组化染色显示，15%~20% 的病例呈三阴性表型，约 33% 的病例存在 HER2 蛋白过表达，EMA 微乳头外缘呈线性阳性。

一、浸润性微乳头状癌、实性微乳头

病例 1

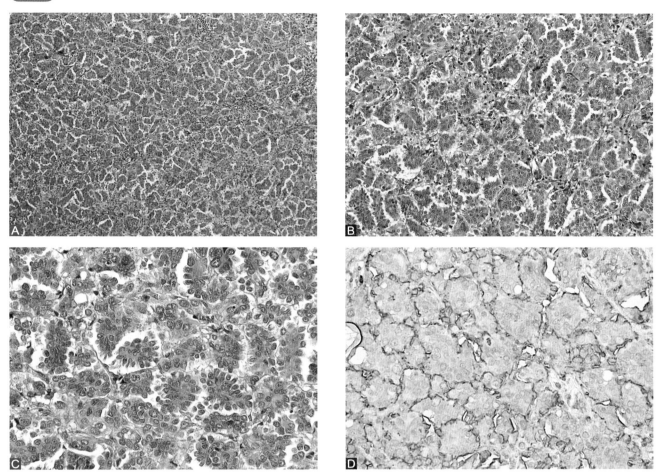

图 16-5-1　浸润性微乳头状癌、实性微乳头。癌细胞弥漫浸润性生长，呈微乳头状或桑葚状，与周围间质之间形成裂隙样空隙（A、B）；微乳头外侧面呈锯齿状及"鞋钉"状，细胞质呈嗜酸性，细胞核呈中核级形态改变，细胞具有较明显异型性（C）。免疫组化染色显示：EMA 微乳头外侧缘呈阳性，提示癌细胞巢极性翻转的特点（D）

病例 2

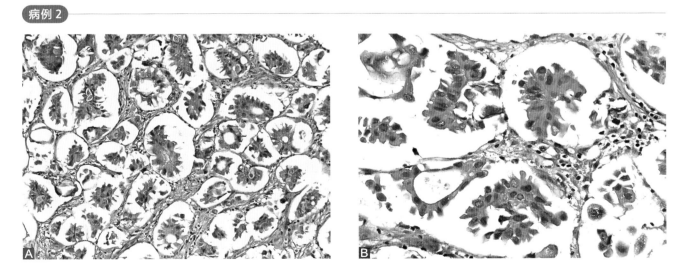

图 16-5-2　浸润性微乳头状癌、实性微乳头。浸润性癌呈微乳头状，部分微乳头中央有小的腔隙，与周围间质之间可见宽大透明空隙，微乳头外缘形成锯齿状或"鞋钉"状，癌细胞呈柱状，细胞质红染，有胞突，细胞核不规则，呈中核级形态改变，细胞具有较明显异型性，部分微乳头内有钙化，部分呈砂砾体样（A~D）

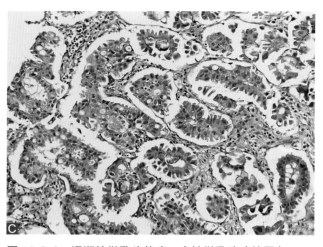
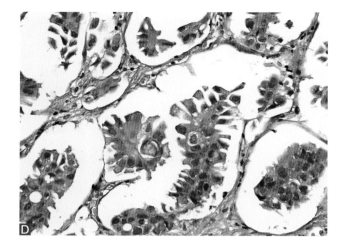

图 16-5-2 浸润性微乳头状癌、实性微乳头（续图）

二、浸润性微乳头状癌、腺样微乳头

病例 3

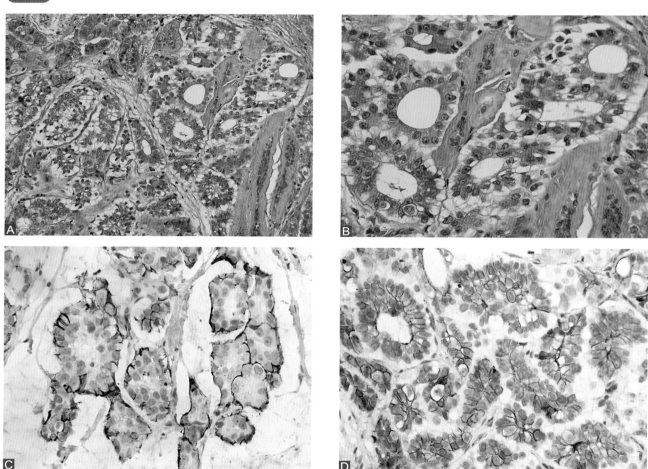

图 16-5-3 浸润性微乳头状癌、腺样微乳头。浸润性癌呈腺样或桑葚状微乳头，与周围间质间有空隙，微乳头中有扩张的腔隙，表面光滑呈腺样，外侧缘呈锯齿状，癌细胞胞质丰富，呈嗜酸性，胞突拉丝呈网状，细胞核中等大小，多沿细胞外侧排列，有明显小核仁，呈中核级形态改变，细胞具有中度异型性（A、B）。免疫组化染色显示：EMA 微乳头外侧缘呈阳性（C），p120 呈 "U" 形膜阳性，外侧缘呈阴性（D）

三、浸润性微乳头状癌、实性－腺样微乳头

病例 4

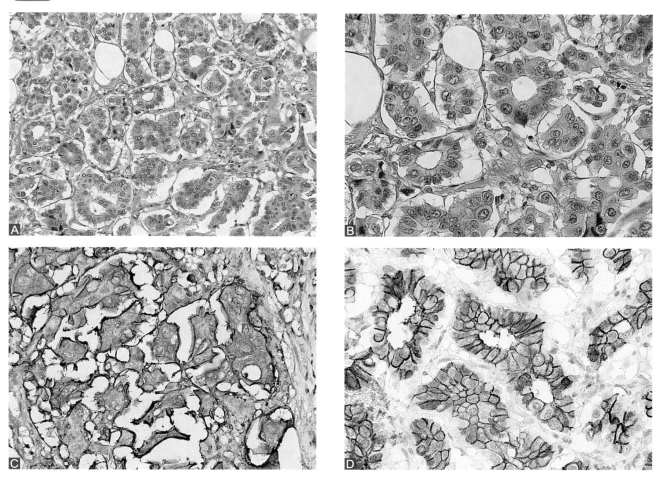

图 16-5-4　浸润性微乳头状癌、实性－腺样微乳头。浸润性癌呈腺样或实性微乳头状，细胞巢团与周围间质之间可见透明空隙，癌细胞呈立方状或柱状，细胞质丰富，呈嗜酸性，胞突拉成细丝状，细胞核呈圆形或卵圆形，核膜厚、染色质粗，核仁明显，呈高核级形态改变，细胞具有明显异型性（A、B）。免疫组化染色显示：EMA 微乳头外侧缘呈阳性（C），HER2 呈 "U" 形膜阳性，外侧缘呈阴性（D）

四、浸润性微乳头状癌伴派杰病

病例 5

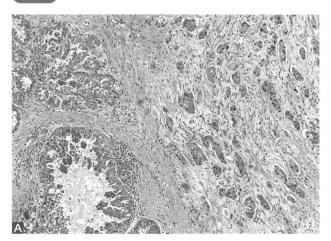
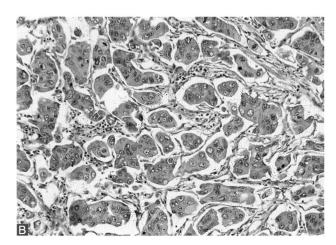

图 16-5-5　浸润性微乳头状癌伴派杰病。左侧区域为微乳头状导管原位癌伴小叶癌化，右侧区域为浸润性微乳头状癌（A）；微乳头形状不规则，表面较光滑，与周围间质间形成透亮空隙，癌细胞胞质丰富，呈嗜酸性，细胞核不规则，核膜厚、染色质粗，核仁明显，呈高核级形态改变，细胞有显著异型性（B、C）

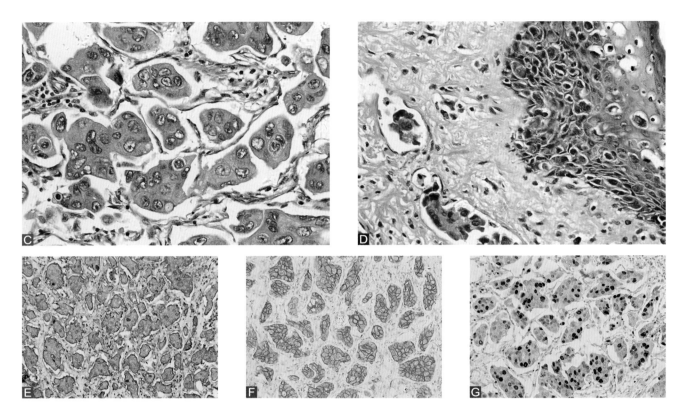

图 16-5-5　浸润性微乳头状癌伴派杰病（续图）。图示表皮有派杰病，真皮脉管内有癌栓（D）。免疫组化染色显示：EMA 微乳头外侧缘呈阳性（E），HER2 呈"U"形膜阳性，外侧缘呈阴性（F），Ki67 增殖指数高（G）

五、诊断及鉴别诊断

浸润性微乳头状癌的诊断需要注意以下几点。

1. 2019 年 WHO 乳腺肿瘤分类指出，单纯型浸润性微乳头状癌十分少见，只占乳腺浸润性癌的 0.9%~2%，只有在肿瘤成分 90% 以上为浸润性微乳头状癌时，才能诊断为单纯型浸润性微乳头状癌。

2. 混合型浸润性微乳头状癌较为常见，约有 7.4% 的乳腺浸润性癌伴多少不等的微乳头状癌成分，无论浸润性微乳头状癌的成分占多少，都应明确诊断为混合型浸润性微乳头状癌，诊断时应注明浸润性微乳头状癌所占的百分比。

3. 浸润性微乳头状癌常发生脉管侵犯，少数病例主要表现为脉管内癌栓，诊断时要注意是否存在脉管侵犯。微乳头状癌的本身形态有时可形成类似脉管内癌栓的结构，必要时免疫组化标记 CD31、CD34、D2-40 辅助诊断。

4. 因为微乳头状导管原位癌更容易出现浸润性微乳头状癌，所以如果诊断了微乳头状导管原位癌（特别是中 - 高核级），就一定要仔细寻找浸润灶，甚至需要多取材。

5. 确认微乳头状结构存在，通常需行 EMA 免疫组化染色，微乳头状结构外缘呈线性阳性或阳性染色更为浓聚，提示具有极性翻转的生长特点。HER2、E-cadherin 及 p120 亦呈特征性的"U"形膜阳性模式。

6. 鉴别诊断：①浸润性导管癌：因组织处理（如固定）欠佳，造成癌细胞巢与周围纤维间质分离，形成细胞巢周围的腔隙，需要与微乳头状癌鉴别。其癌细胞团形状与腔隙形状相符，缺乏微乳头状癌细胞的极性翻转改变，免疫组化染色显示，癌细胞巢 EMA 呈均匀一致的阳性。②具有微乳头状癌特点的转移性癌（如卵巢浆液性乳头状癌、肺癌和甲状腺癌等）：若发现导管原位癌，支持乳腺原发的诊断；另外，了解病史非常重要，ER、PR、GCDFP-15、GATA3、mammaglobin、PAX8、TTF1 等免疫组化染色有助于鉴别诊断。

第六节　化生性癌

2019 年 WHO 乳腺肿瘤分类将化生性癌（metaplastic carcinoma）定义为一种异质性浸润性癌，其形态特征是肿瘤性上皮（腺上皮）向鳞状细胞和（或）梭形细胞、骨等间叶组织分化（异向分化即为化生）。分类根据化生的类型进行描述性分类：①具有鳞状上皮特征或分化的癌，包括低级别腺鳞癌、中 - 高级别腺鳞癌及鳞状细胞癌；②单相肉瘤样癌，包括梭形细胞癌及产生基质的癌；③双相肉瘤样癌，包括存在上皮及间叶两种成分和有异源性分化（如骨、软骨等）的癌。化生性癌需常规进行免疫组化染色，绝大多数化生性癌（大于 90%）ER、PR 及 HER2 呈阴性。大多数化生性癌 AE1/AE3 及高分子量 CK（如 CK5/6、CK14、34βE12）、p63 及 EGFR（HER1）呈阳性，低分子量 CK（如：CK7、CK8/18、CK19）部分呈阳性。SMA、CD10、maspin 及 SOX10 常呈阳性。CD34 及 β-catenin（细胞核）一般为阴性，desmin 及 SMMHC 多数为阴性。如果肿瘤中出现多种成分，建议在病理报告中注明各种成分的类型及所占的大致百分比，其他类型的浸润性癌如出现化生性癌成分，也应在报告中注明。

一、低级别腺鳞癌

乳腺低级别腺鳞癌（low-grade adenosquamous carcinoma）发生在乳腺实质内，以汗管样小腺管浸润性生长为特征，同时伴有不同程度的鳞状分化，小腺管周围的间质常呈纤维瘤病样增生。

（一）低级别腺鳞癌形态学特点

病例 1

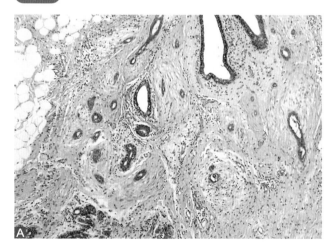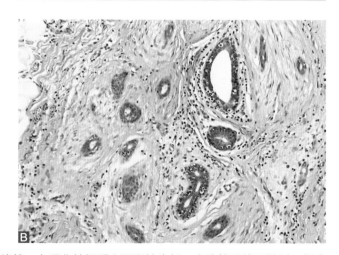

图 16-6-1　低级别腺鳞癌。小叶间散在分布有大小不等的小腺管，在硬化性间质内浸润性生长，小腺管形状不规则，部分呈"逗点"状，管周纤维组织增生玻璃样变性，局部淋巴细胞浸润（A、B）

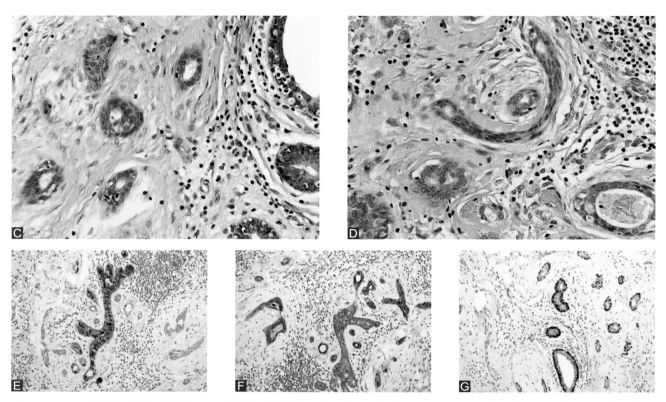

图 16-6-1　低级别腺鳞癌（续图）。小腺管具有汗管样特征，细胞呈鳞状－基底样，无明显异型性，有的小腺管拉长呈鱼钩状，个别管腔内有角化物，管周间质硬化，可见少量梭形细胞（C、D）。免疫组化染色显示：CK8/18 小腺管呈阴性（E），CK5/6（F）及 p63（G）小腺管呈阳性

病例 2

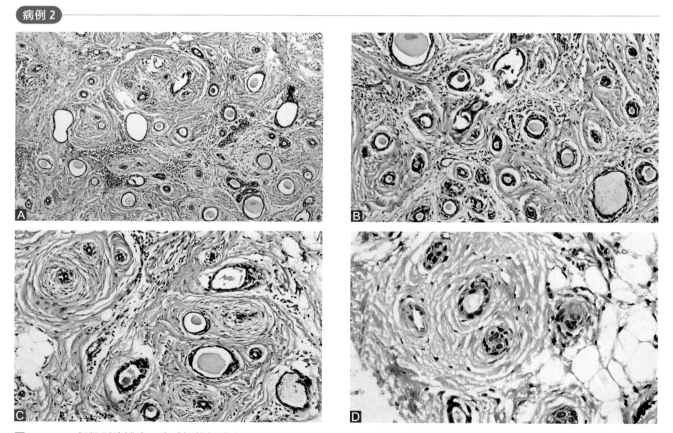

图 16-6-2　低级别腺鳞癌。小叶间的间质内可见大小不等的小腺管呈浸润性生长，部分小腺管扩张，腺腔内可见分泌物（A、B）；小腺管具有汗管样特征，有的管腔稍有扩大，有的闭塞呈小巢状，细胞呈鳞状－基底样，无明显异型性，小腺管周围的间质增生玻璃样变性，围绕小腺管呈"洋葱皮"样（C、D）

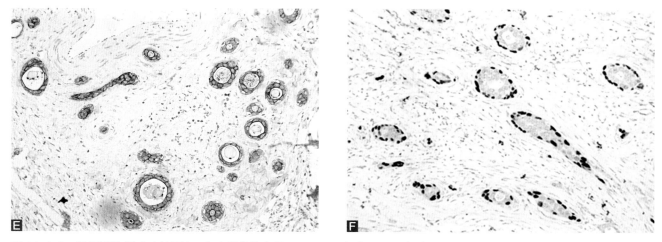

图 16-6-2 低级别腺鳞癌（续图）。免疫组化染色显示：CK5/6（E）及 p63（F）小腺管呈阳性

（二）低级别腺鳞癌伴梭形细胞化生性癌

病例 3

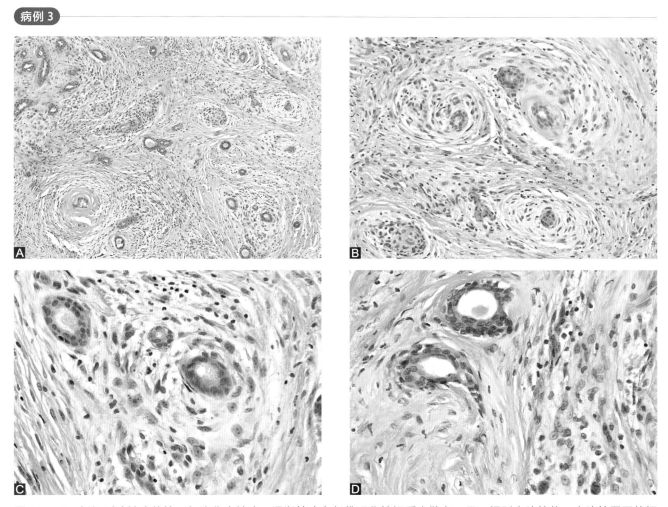

图 16-6-3 低级别腺鳞癌伴梭形细胞化生性癌。浸润性癌在纤维硬化性间质内散布，呈不规则小腺管状，小腺管周围的间质富于梭形细胞，围绕小腺管呈"洋葱皮"样改变（A、B）；小腺管具有汗管样特征，有的呈"逗点"状，周围梭形细胞具有中度异型性（C、D）

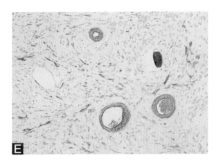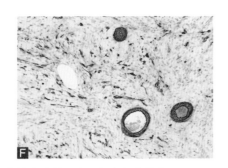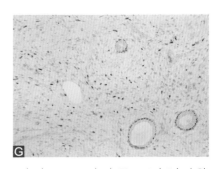

图 16-6-3　低级别腺鳞癌伴梭形细胞化生性癌（续图）。免疫组化染色显示：34βE12（E）、CK5/6（F）及 p63（G）小腺管及间质梭形细胞均呈阳性。低级别腺鳞癌的间质多为反应性间质，此例间质的梭形细胞为化生性癌成分，容易被误认为是低级别腺鳞癌的富于细胞的间质反应。梭形细胞化生性癌细胞核通常为中核级，恶性程度高于低级别腺鳞癌，不应漏诊

（三）低级别腺鳞癌伴恶性腺肌上皮瘤

病例 4（1）

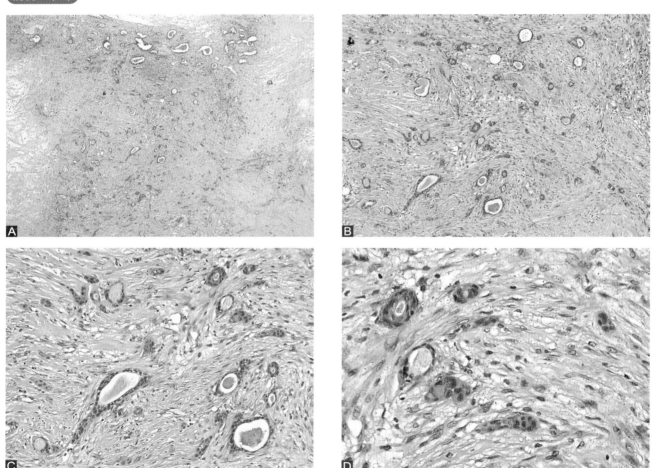

图 16-6-4（1）　低级别腺鳞癌伴恶性腺肌上皮瘤。病变呈分区改变，可见中央瘢痕区，周围增生区的不同区域可见低级别腺鳞癌及恶性腺肌上皮瘤两种不同类型肿瘤的改变。此处显示低级别腺鳞癌区域，纤维组织内可见无规律分布的不规则小管，浸润性生长（A、B）；小腺管具有汗管样特征，有的呈"逗点"状，部分呈实性小条索状，某些管腔开放，腔内有分泌物，间质呈反应性增生改变，梭形细胞无异型性改变（C、D）

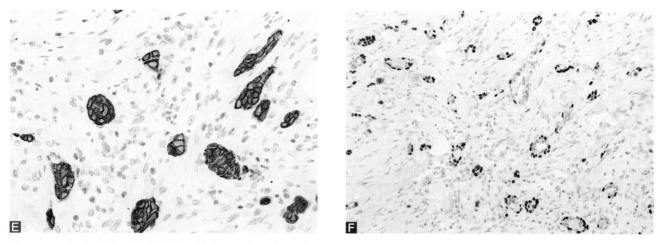

图 16-6-4（1）　低级别腺鳞癌伴恶性腺肌上皮瘤（续图）。免疫组化染色显示：CK5/6（E）及 p63（F）小腺管呈阳性

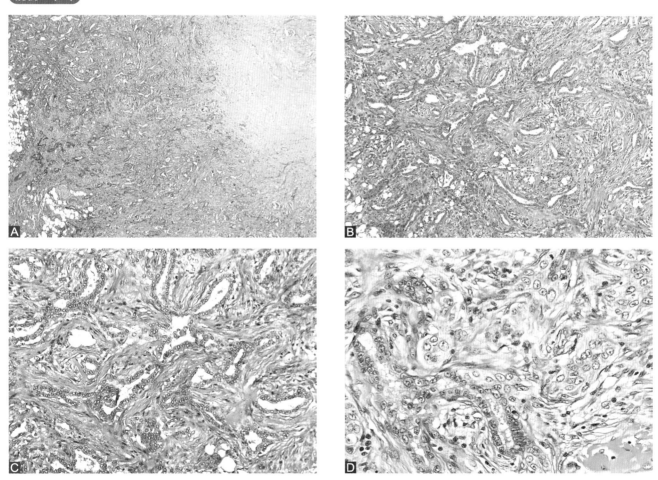

图 16-6-4（2）　低级别腺鳞癌伴恶性腺肌上皮瘤。图示恶性腺肌上皮瘤区域：病变中央为瘢痕区，周围增生区内可见大小不等、形状不规则的腺管，呈浸润性生长（A、B）；腺管被覆腺上皮及肌上皮双层细胞，均有异型性，间质促纤维组织增生改变（C、D）

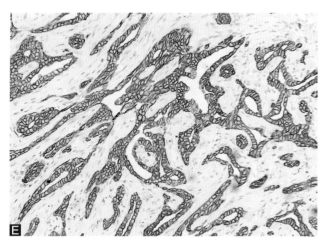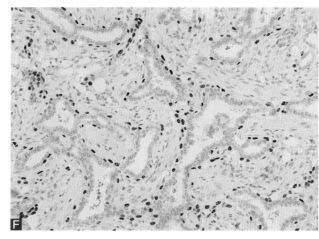

图16-6-4（2） 低级别腺鳞癌伴恶性腺肌上皮瘤（续图）。免疫组化染色显示：CK5/6腺管呈阳性（E），p63肌上皮呈阳性（F）

（四）诊断及鉴别诊断

1. **低级别腺鳞癌的组织学特征** 病变由汗管样小腺管构成，呈圆形、"逗点"状和（或）实性小管状，在乳腺实质内浸润性生长。小腺管衬覆细胞无明显异型性，形态温和，具有鳞状基底样特征，腺腔内可含有嗜酸性分泌物质。小腺管周围的间质常呈"洋葱皮"样和纤维瘤病样增生，也可伴有促纤维结缔组织反应，富于梭形细胞。局部常有显著的淋巴细胞浸润（也可为局灶淋巴细胞浸润或淋巴滤泡形成）。部分低级别腺鳞癌可伴发乳腺硬化性病变（复杂硬化性病变/放射状瘢痕、硬化性乳头状瘤及硬化性腺病）、腺肌上皮性肿瘤及梭形细胞化生性癌。

2. **低级别腺鳞癌免疫组化表型特征** 肌上皮细胞标记物（如p63、calponin、SMMHC、CD10及SMA等）在低级别腺鳞癌中的表达有很大差异，p63可在整个小腺管表达（特别是实性小管），也常在小腺管的外周细胞表达（类似肌上皮的表达模式）。而其他肌上皮细胞标记物的染色结果在不同的病例差异性较大，常呈阴性或局灶阳性表达。肌上皮细胞标记物染色阳性细胞并不完全具有肌上皮细胞的特征。绝大多数低级别腺鳞癌的ER、PR及HER2呈阴性。此外，高分子量角蛋白（如CK5/6、CK14等）通常呈阳性，而低分子量角蛋白（如CK7、CK8/18等）一般呈阴性或弱表达。

3. **低级别腺鳞癌的鉴别诊断** ①乳头部位的汗管瘤样肿瘤：形态相似，局限于乳头、乳晕区，一般不累及深部乳腺组织。②小管癌：尖角小腺管，被覆柱状腺上皮，p63呈阴性，ER、PR呈阳性。③微腺体腺病：开放圆形小腺管，被覆腺上皮，p63呈阴性，S-100蛋白呈阳性。④硬化性腺病：小腺管受挤压，肌上皮细胞呈阳性，ER、PR呈非克隆阳性。⑤腺肌上皮肿瘤：有更复杂的腺性结构，低分子量CK和肌上皮细胞标记物分别在腺上皮及肌上皮表达。⑥低级别腺鳞癌伴梭形细胞癌：间质细胞有异型性，CK及p63呈阳性。⑦穿刺后良性上皮细胞移位埋陷：上皮团巢通常位于针道内，周围呈反应性改变。⑧腺鳞状细胞增生：通常见于复杂硬化性病变、硬化性乳头状瘤及反应性病变，细胞团巢及免疫组化表型具有腺鳞状细胞特征，缺乏汗管样小管。

4. **低级别腺鳞癌容易漏诊及误诊的原因** ①低级别腺鳞癌的小腺管具有汗管样特征，常呈拉长的"逗点"状，可有鳞化，细胞形态温和，腺管周围的间质常呈纤维瘤病样增生。其小腺管常以隐匿的方式在小叶间及小叶内浸润，可留有小叶结构，与某些良性增生性病变（如腺病）相似，没有认清小腺管及浸润性生长的性质。②可在乳腺良性增生性疾病（如放射状瘢痕/复杂硬化性病变）的基础上发生，良性病变掩盖了低级别腺鳞癌小腺管的本质。③可伴发其他类型癌（如梭形细胞癌），因其本身的间质可呈反应性改变，富于梭形细胞，而忽视了间质是化生性癌的成分。④p63在癌细胞表达，细胞巢外周呈阳性，而误解为肌上皮存在和作为腺体为良性的证据。另外，腺肌上皮肿瘤与低级别腺鳞癌在形态学特征及免疫组化表型上会有重叠，特别是在粗针穿刺标本诊断上容易混淆。⑤本病罕见，目前缺乏对该病的认识及诊断经验。

二、中 – 高级别腺鳞癌

乳腺中 - 高级别腺鳞癌（middle to high-grade adenosquamous carcinoma）是具有腺癌及鳞状细胞癌两种上皮成分的浸润性癌。腺癌通常为较高级别的浸润性导管癌。鳞状细胞癌常具有较明显的异型性。两者之间可有移行过渡。

病例 5

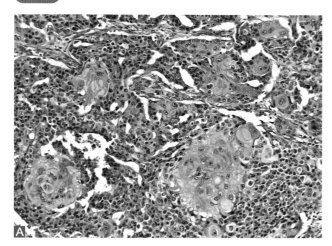 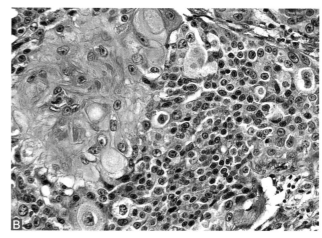

图 16-6-5　中 – 高级别腺鳞癌。肿瘤由腺癌和鳞癌两种成分混合构成，两者之间有移行过渡，鳞癌成分呈巢团状分布，细胞具有较明显的异型性，可见角化，腺癌成分呈片状分布，具有中级别浸润性导管癌形态特征（A、B）

病例 6

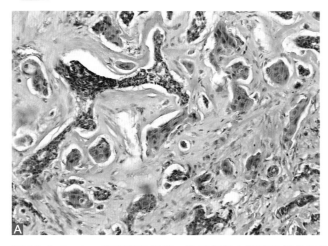 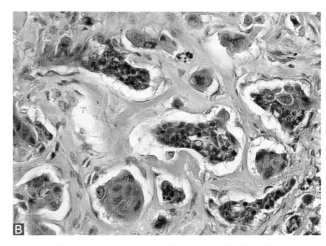

图 16-6-6　中 – 高级别腺鳞癌。肿瘤组织由腺癌和鳞状细胞癌两种成分构成，两者之间可见移行过渡，腺癌成分为高级别浸润性导管癌，鳞状细胞癌有较明显的异型性，部分间质有明显的促纤维组织增生（A、B）

三、鳞状细胞癌

乳腺鳞状细胞癌（squamous cell carcinoma）的诊断标准为：①乳腺肿瘤中 90% 以上为鳞状细胞癌成分；②与表皮无任何关系；③不存在转移性鳞状细胞癌（其他脏器或组织存在鳞状细胞癌）的问题。

（一）角化型鳞状细胞癌

病例 7

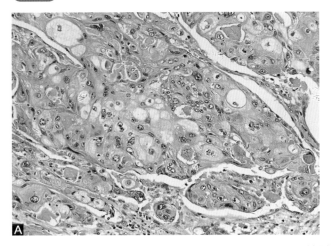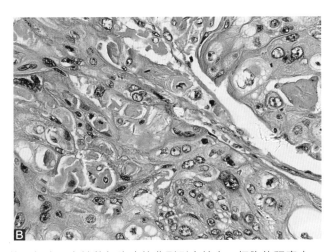

图 16-6-7　角化型鳞状细胞癌。浸润性癌呈不规则的实性巢团状，细胞具有鳞状细胞癌的典型形态特点，细胞体积宽大，多数细胞核呈圆形，空泡状，核仁明显，可见不规则巨核及多核，细胞质丰富、红染，可见单细胞角化，细胞具有明显异型性（A、B）

（二）间变型鳞状细胞癌

病例 8

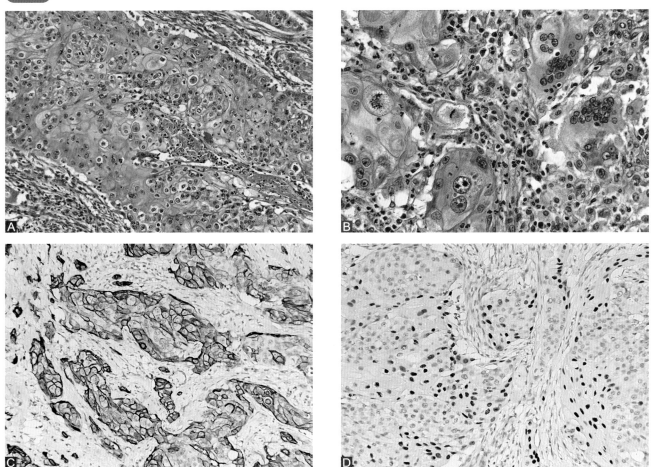

图 16-6-8　间变型鳞状细胞癌。浸润性癌呈巢状分布，癌细胞胞质丰富，可见细胞间桥，细胞核大小不等，核膜厚，核仁明显，核分裂象易见，有异常核分裂，亦见有多核瘤巨细胞，细胞有显著多形性及异型性，间质内有大量淋巴细胞和中性粒细胞（A、B）。免疫组化染色显示：CK5/6 癌细胞呈弥漫强阳性（C），p63 呈部分阳性（D）

（三）非角化型鳞状细胞癌

病例 9

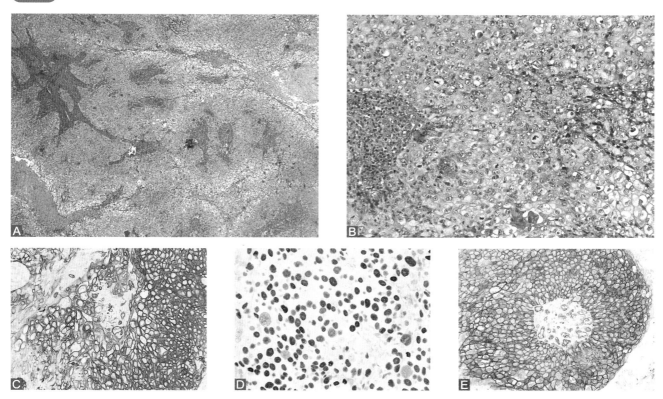

图 16-6-9　非角化型鳞状细胞癌。癌细胞呈浸润性生长，呈实性乳头状排列，细胞呈铺砖样分布，细胞核呈圆形 – 卵圆形，空泡状，核仁明显，核分裂象易见，细胞质较丰富，呈嗜酸性细颗粒状，局部见有细胞间桥，细胞有明显异型性，具有非角化鳞状细胞癌特征（A、B）。免疫组化染色显示：CK5/6（C）、p63（D）及 EGFR（E）癌细胞呈弥漫阳性

（四）棘细胞松解型鳞状细胞癌

病例 10

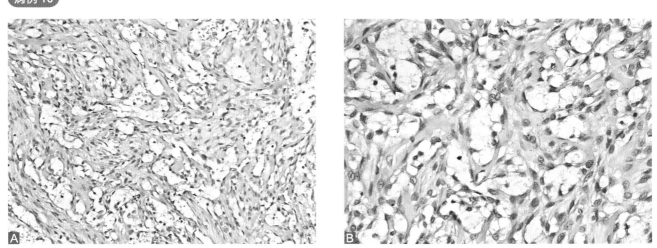

图 16-6-10　棘细胞松解型鳞状细胞癌。浸润性癌呈腔隙样结构，腔隙表面可见梭形细胞，腔隙内外的部分细胞核呈空泡状，可见明显小核仁，细胞有一定异型性，类似血管肉瘤样形态（A、B）

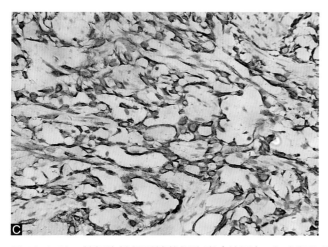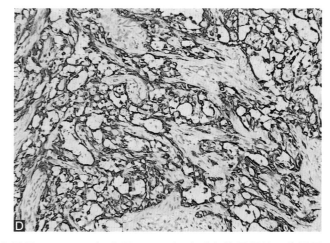

图 16-6-10　棘细胞松解型鳞状细胞癌（续图）。免疫组化染色显示：AE1/AE3（C）及 CK5/6（D）癌细胞呈阳性。此例局部可见较典型鳞状细胞癌成分

（五）诊断及鉴别诊断

乳腺原发性鳞状细胞癌罕见，诊断时应严格按照诊断标准，并且排除其他部位鳞状细胞癌转移至乳腺的可能性。乳腺鳞状细胞癌常表现为囊性病变，囊腔衬覆具有不同程度核异型性的鳞状细胞。肿瘤细胞呈实性片状、条索状或巢状浸润至周围间质，并引起明显的间质反应。炎症细胞浸润可以非常显著。鳞状细胞癌可表现为不同的形态和分化程度，常见的有角化型、非角化型、棘细胞松解型等。角化型鳞状细胞癌可发生于囊壁的原位癌或浸润性癌，具有典型鳞状细胞特点，细胞较大，呈多边形或不规则性，可见细胞间桥和（或）细胞角化，癌细胞质丰富，嗜酸性，细胞核空泡状，核仁明显，可见核分裂象。非角化型鳞状细胞癌缺乏细胞角化，但可见细胞间桥。棘细胞松解型鳞状细胞癌，可形成假腺腔，有时类似吻合血管腔样结构，腔隙被覆立方状、梭形、"鞋钉"状细胞，可类似血管肉瘤。鳞状细胞癌表达广谱、高分子量角蛋白和 p63，绝大多数鳞状细胞癌呈 ER、PR、HER2 阴性。

鉴别诊断除了要排除转移性鳞状细胞癌，还要和鳞状细胞化生增生性改变进行鉴别，如与 Zuska 病输乳管及大导管的鳞状细胞化生增生，肉芽肿性小叶性乳腺炎及导管扩张症皮肤破溃、窦道形成后的鳞状化生增生，导管内乳头状瘤梗死后及医源性病变的鳞状化生增生等进行鉴别。鳞状化生增生细胞受周围炎症及反应性改变的影响，可出现不典型改变及核分裂活性，增加了鉴别诊断的难度，特别是在术中冷冻切片诊断时。棘细胞松解型鳞状细胞癌需和血管肉瘤区别。梭形细胞型鳞状细胞癌需与梭形细胞恶黑及软组织肉瘤鉴别。

四、低级别梭形细胞癌

在 2012 年 WHO 乳腺肿瘤分类中，化生性癌有两种梭形细胞癌类型，一种是以纤维瘤病样梭形细胞癌（fibromatosis-like spindle cell carcinoma）为代表的低级别梭形细胞癌（low-grade spindle cell carcinoma），另一种是中 - 高级别梭形细胞癌。两者可统称为具有梭形细胞特征的化生性癌（metaplastic carcinoma with spindle cell features），其形态改变具有多样性及异质性。低级别梭形细胞癌的异型性不明显，可类似于各种良性梭形细胞病变（如纤维瘤病、肉芽组织、瘢痕组织、筋膜炎、假血管瘤样间质增生等）的形态学改变。

（一）纤维瘤病样梭形细胞癌

病例 11

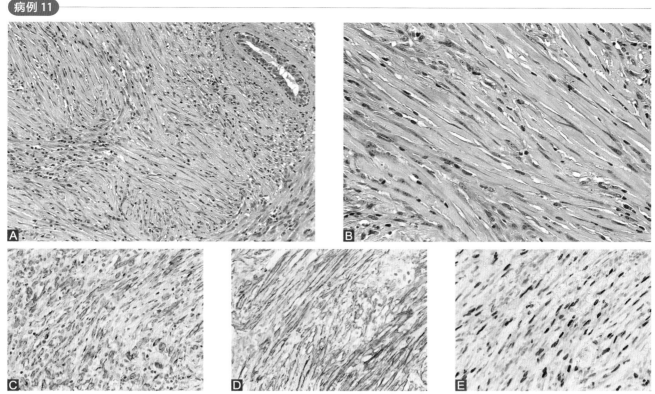

图16-6-11　纤维瘤病样梭形细胞癌。癌细胞呈梭形，沿绳状胶原纤维浸润性生长，可见残存的小导管，细胞形态较温和，细胞质嗜酸性，界限不清，细胞核呈卵圆形或长梭形，染色质细，核仁不明显或有小的核仁，偶见核分裂象，呈纤维瘤病样（A、B）。免疫组化染色显示：AE1/AE3（C）、SMA（D）及 p63（E）癌细胞呈阳性

病例 12

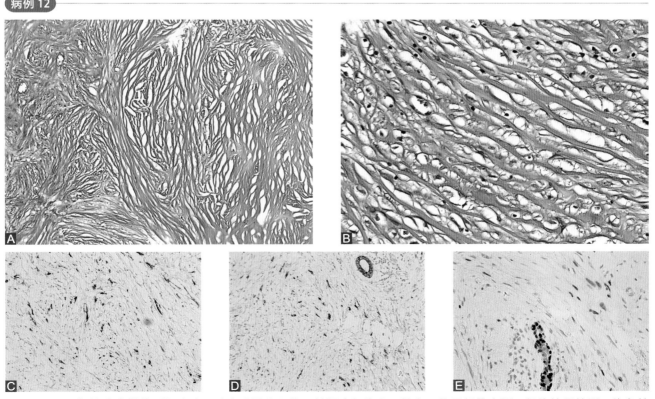

图16-6-12　纤维瘤病样梭形细胞癌。肿瘤明显胶原化，其间癌细胞少，散布于胶原纤维之间，细胞核呈梭形，染色较深，细胞质空淡，细胞异型性不明显，呈纤维瘤病样（A、B）。免疫组化染色显示：CK5/6（C）、CK14（D）及 p63（E）癌细胞呈阳性

（二）纤维组织细胞瘤样梭形细胞癌

病例 13

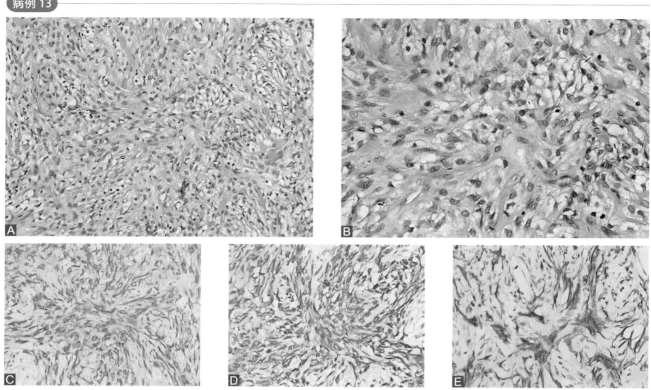

图 16-6-13　纤维组织细胞瘤样梭形细胞癌。癌细胞散布于胶原化间质中，部分细胞排列呈"车轮"状，细胞形态温和，细胞质淡染，界限不清，细胞核呈圆形或卵圆形，染色质呈细颗粒状，核仁不明显，呈纤维组织细胞瘤样（A、B）。免疫组化染色显示：AE1/AE3（C）、CK5/6（D）及 SMA（E）癌细胞呈阳性

病例 14

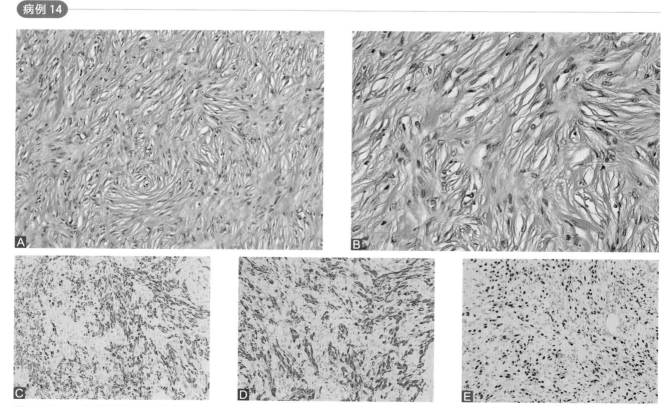

图 16-6-14　纤维组织细胞瘤样梭形细胞癌。间质明显胶原化，癌细胞呈梭形，排列呈短束状、席纹状，细胞核呈卵圆形或长梭形、淡染，核仁不明显或有细小的核仁，细胞异型性不明显，呈纤维组织细胞瘤样（A、B）。免疫组化染色显示：CK8/18（C）、CK5/6（D）及 p63（E）癌细胞呈阳性

（三）筋膜炎样梭形细胞癌

病例 15

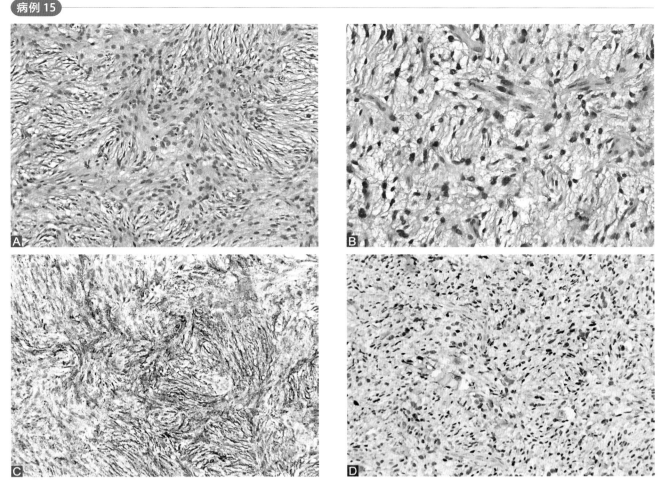

图 16-6-15 筋膜炎样梭形细胞癌。间质黏液样变，癌细胞呈组织培养样生长方式，细胞呈胖梭形或星芒状，细胞核较深染，细胞异型性不明显，呈结节性筋膜炎样（A、B）。**免疫组化染色显示：AE1/AE3（C）及 ER（D）癌细胞呈阳性**

病例 16

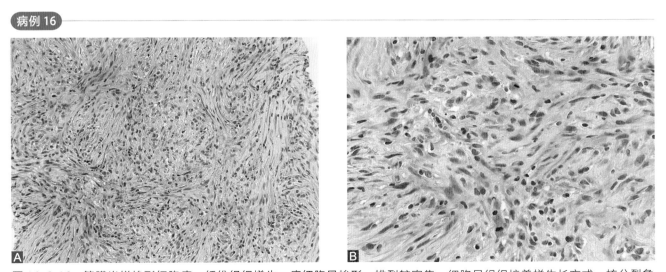

图 16-6-16 筋膜炎样梭形细胞癌。纤维组织增生，癌细胞呈梭形，排列较密集，细胞呈组织培养样生长方式，核分裂象较易见，细胞具有轻度异型性，间质内可见少量炎症细胞浸润，呈结节性筋膜炎样（A、B）

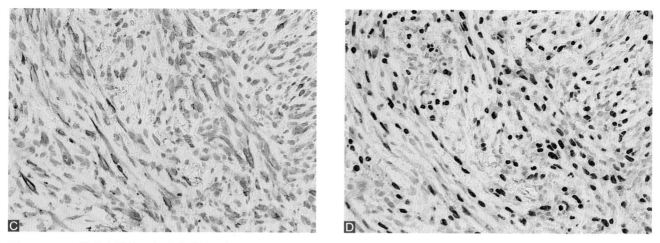

图 16-6-16　筋膜炎样梭形细胞癌（续图）。免疫组化染色显示：CK5/6（C）及 p63（D）癌细胞呈阳性

（四）炎性肌成纤维细胞瘤样梭形细胞癌

病例 17

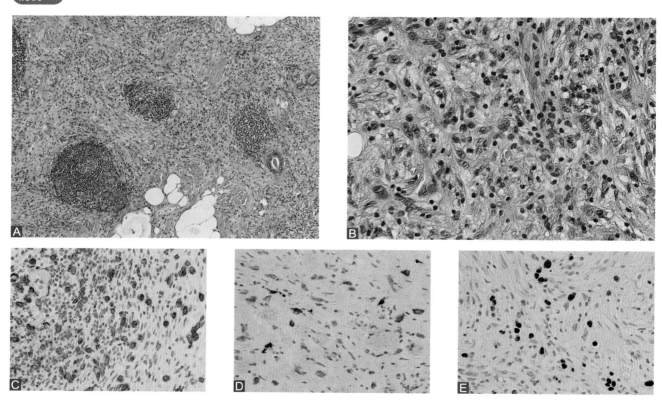

图 16-6-17　炎性肌成纤维细胞瘤样梭形细胞癌。癌细胞呈梭形，浸润性生长，间质可见多灶淋巴细胞浸润，局部可见残存小导管（A）；癌细胞形态较为一致，界限不清，细胞核呈圆形－卵圆形，可见小核仁，异型性不明显，其间有较多淋巴细胞呈炎性肌成纤维细胞瘤样细胞（B）。免疫组化染色显示：AE1/AE3（C）、CK5/6（D）及 p63（E）癌细胞呈阳性

病例 18

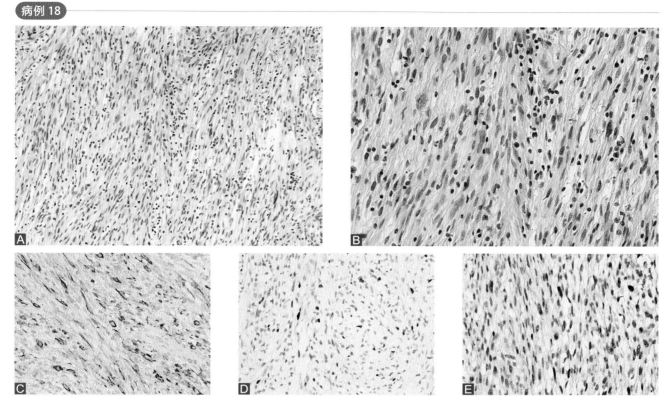

图 16-6-18 炎性肌成纤维细胞瘤样梭形细胞癌。癌细胞呈梭形，浸润性生长，细胞界限不清，细胞核呈胖梭形或长梭形，染色质细，核仁不明显，细胞异型性不明显，间质可见散在淋巴细胞浸润，与肿瘤细胞混杂分布，呈炎性肌成纤维细胞瘤样（A、B）。免疫组化染色显示：AE1/AE3（C）、CK5/6（D）及 PR（E）癌细胞呈阳性

（五）假血管瘤样间质增生样梭形细胞癌

病例 19

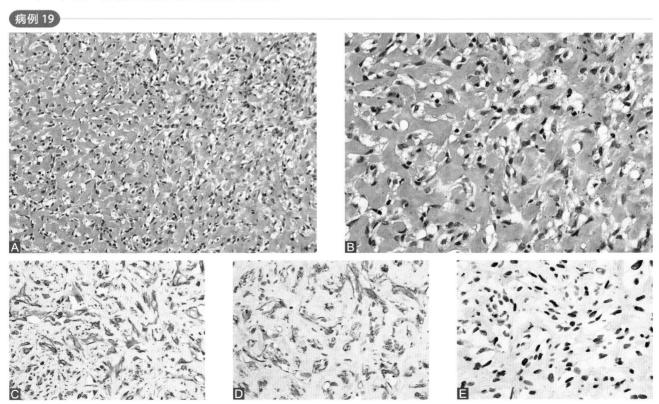

图 16-6-19 假血管瘤样间质增生样梭形细胞癌。肿瘤组织明显纤维化、硬化，胶原纤维之间形成裂隙，癌细胞埋陷于裂隙中，细胞形态较温和，细胞核呈胖梭形－梭形，可见小核仁，细胞无明显异型性，类似假血管瘤样间质增生的形态特点（A、B）。免疫组化染色显示：AE1/AE3（C）、CK5/6（D）、p63（E）癌细胞呈阳性

病例 20

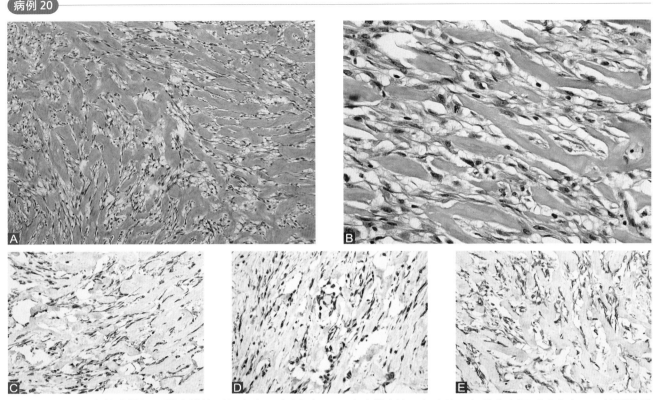

图 16-6-20　假血管瘤样间质增生样梭形细胞癌。肿瘤组织明显玻璃样变性，粗大胶原纤维束之间形成宽窄不一的裂隙样结构，其内癌细胞核呈梭形，细胞质红染或空淡，细胞无明显异型性，类似假血管瘤样间质增生的形态特点（A、B）。免疫组化染色显示：AE1/AE3（C）、CK7（D）和 CK5/6（E）癌细胞呈阳性

（六）瘢痕样梭形细胞癌

病例 21

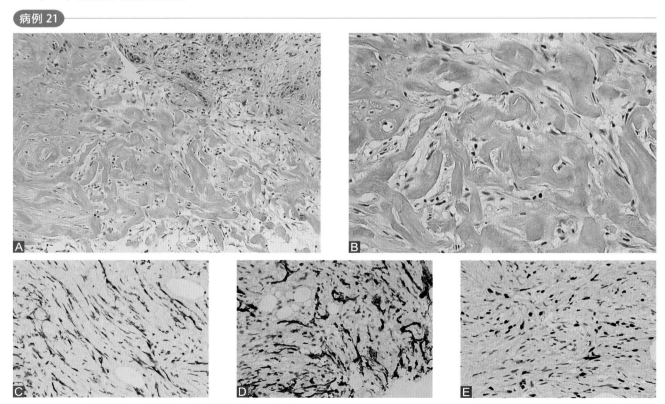

图 16-6-21　瘢痕样梭形细胞癌。乳腺组织内可见瘢痕样肿瘤组织，粗大的胶原纤维束紊乱分布，胶原纤维束之间可见少量形态温和、呈梭形的癌细胞散在分布（A、B）。免疫组化染色显示：CK8/18（C）、CK5/6（D）及 p63（E）癌细胞呈阳性

（七）黏液肿瘤样梭形细胞癌

病例 22

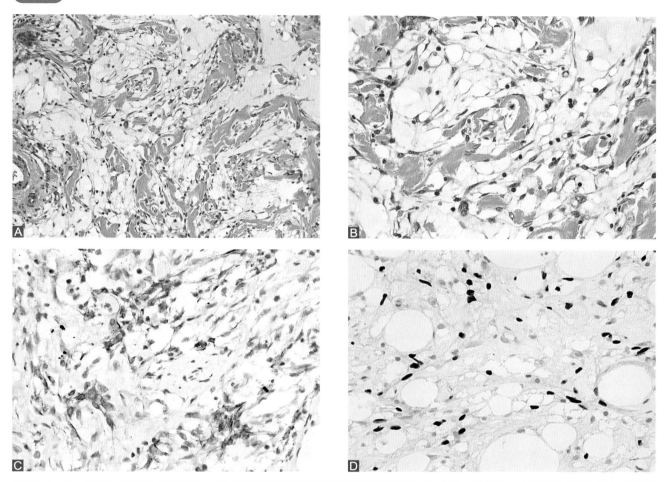

图 16-6-22　黏液肿瘤样梭形细胞癌。肿瘤组织胶原纤维间可见形状不规则的黏液湖，黏液湖内及胶原纤维边缘可见稀疏分布的癌细胞，细胞核呈胖梭形 – 长梭形，有些可见小核仁，部分细胞胞质内可见空泡，形态较温和，类似低级别黏液肿瘤样的形态特点（A、B）。免疫组化染色显示：CK8/18（C）及 p63（D）部分癌细胞呈阳性

（八）伴鳞状细胞化生的梭形细胞癌

病例 23

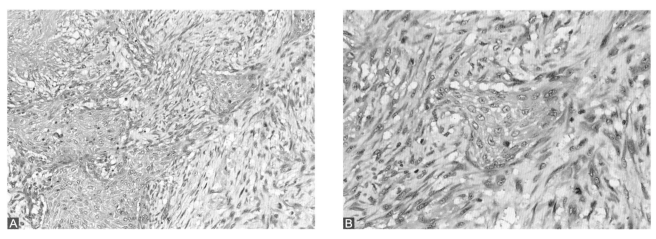

图 16-6-23　伴鳞状细胞化生的梭形细胞癌。浸润性癌由梭形细胞及化生的鳞状上皮构成，梭形细胞形态较温和，细胞核呈长梭形，有小核仁，细胞质呈嗜酸性，鳞状细胞分化较好，可见核分裂象，与梭形细胞有移行过渡，部分间质黏液样变（A、B）

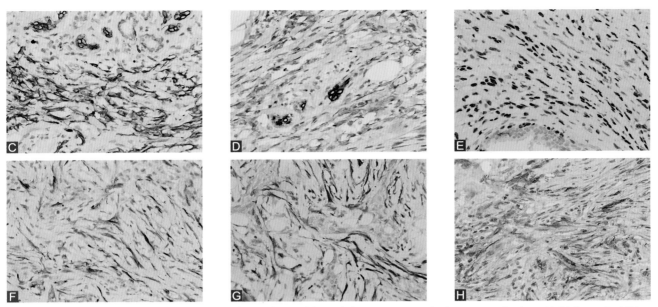

图 16-6-23　伴鳞状细胞化生的梭形细胞癌（续图）。免疫组化染色显示：CK5/6（C）、CK8/18（D）、p63（E）、actin（F）、calponin（G）及 CD10（H）癌细胞呈阳性

五、中 - 高级别梭形细胞癌

乳腺中 - 高级别梭形细胞癌（intermediate to high-grade spindle cell carcinoma）有较明显异型性，类似梭形细胞肉瘤（如纤维肉瘤、肌源性肉瘤、血管肉瘤等）的典型改变。

（一）纤维肉瘤样梭形细胞癌

病例 24

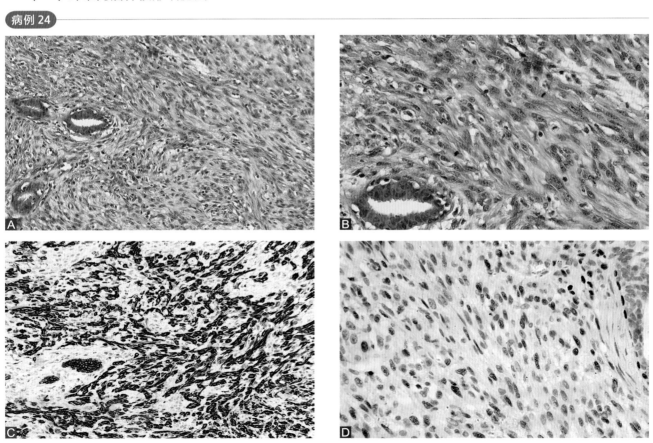

图 16-6-24　纤维肉瘤样梭形细胞癌。癌细胞呈梭形，浸润性生长，可见残存的小导管，细胞排列较密集，细胞核呈胖梭形，染色质粗，可见较清楚的小核仁，核分裂象较易见，细胞具有较明显异型性，呈纤维肉瘤样（A、B）。免疫组化染色显示：AE1/AE3（C）及 p63（D）癌细胞呈阳性

病例 25

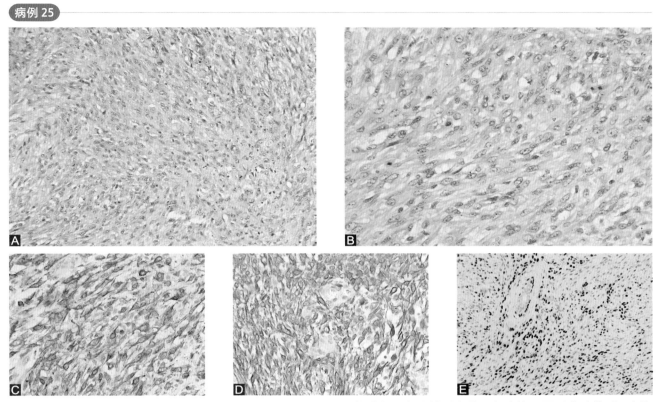

图 16-6-25　纤维肉瘤样梭形细胞癌。癌细胞呈梭形，弥漫浸润性生长，细胞排列密集，细胞核呈圆形或胖梭形、空泡状，可见清楚的小核仁，核分裂象较易见，细胞异型性较明显，局部间质黏液样变，呈纤维肉瘤样（A、B）。免疫组化染色显示: AE1/AE3（C）、CK5/6（D）及 p63（E）癌细胞呈阳性

（二）肌源性肉瘤样梭形细胞癌

病例 26

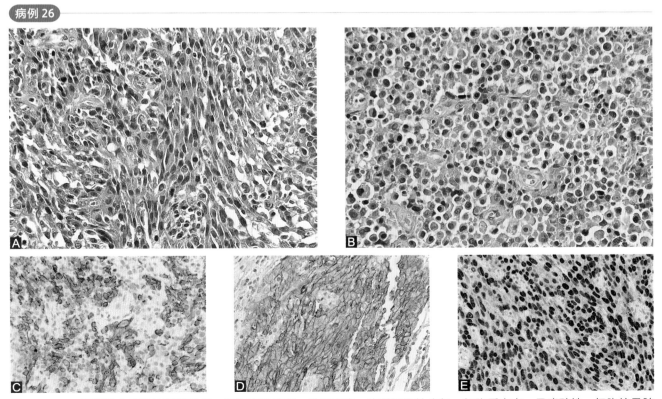

图 16-6-26　肌源性肉瘤样梭形细胞癌。癌细胞呈梭形，排列密集，弥漫浸润性生长，细胞质丰富，呈嗜酸性，细胞核呈胖梭形 – 梭形，深色染，可见核分裂象，部分区域肿瘤细胞质丰富、嗜酸性，核偏位（横切面），细胞异型性明显，呈肌源性肉瘤样（A、B）。免疫组化染色显示: CK5/6（C）、EGFR（D）癌细胞呈阳性，p53 呈弥漫强阳性（E）

（三）血管肉瘤样梭形细胞癌

病例 27

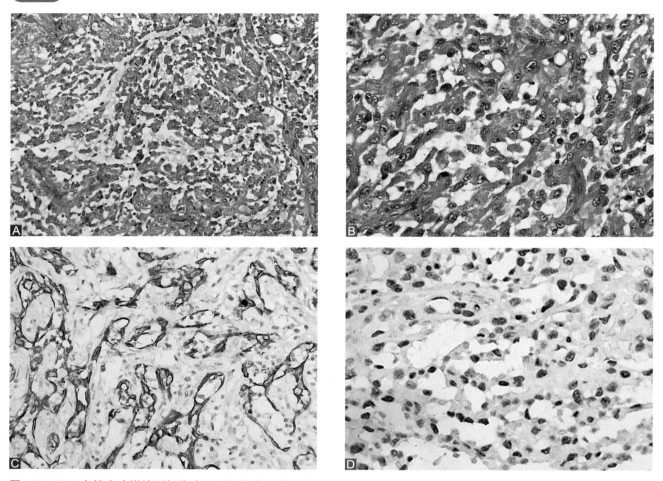

图 16-6-27　血管肉瘤样梭形细胞癌。浸润性癌形成吻合血管样裂隙样结构，细胞有明显异型性，间质黏液样变，类似血管肉瘤样形态（A、B）。免疫组化染色显示：CK5/6（C）及 p63（D）癌细胞呈阳性

（四）滑膜肉瘤样梭形细胞癌

病例 28

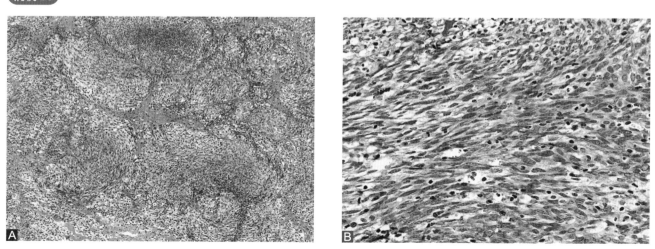

图 16-6-28　滑膜肉瘤样梭形细胞癌。浸润性癌呈多结节状分布，细胞呈梭形，排列密集拥挤，呈束状、羽毛状排列，细胞核呈梭形、染色质细，部分可见核仁，核分裂象易见，细胞异型性明显，形似滑膜肉瘤（A、B）

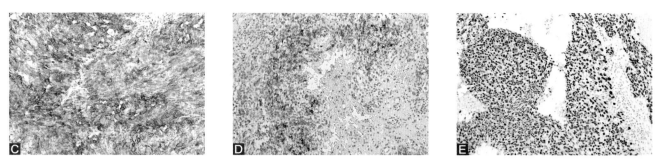

图 16-6-28 滑膜肉瘤样梭形细胞癌（续图）。免疫组化染色显示：CK8/18 癌细胞呈阳性（C），CK5/6 部分呈阳性（D），p63 呈弥漫强阳性（E）

（五）未分化肉瘤样梭形细胞癌

病例 29

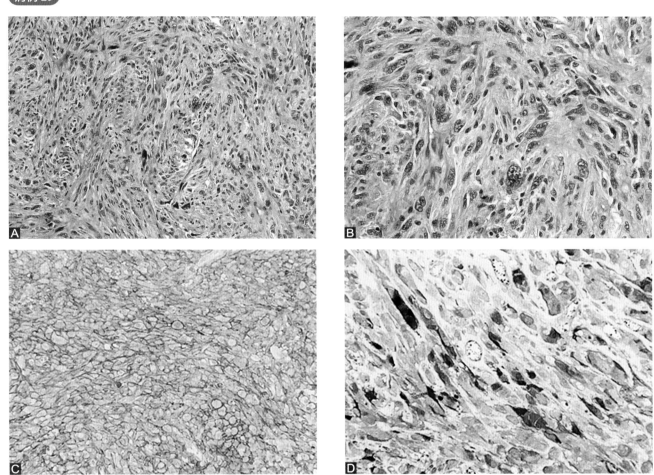

图 16-6-29 未分化肉瘤样梭形细胞癌。癌细胞呈梭形，密集分布，浸润性生长，细胞多形性及异型性十分显著，可见单核 - 多核瘤巨细胞，亦混有破骨细胞样多核巨细胞，呈未分化肉瘤样（A、B）。免疫组化染色显示：AE1/AE3（C）及 vimentin（D）癌细胞呈阳性

病例 30

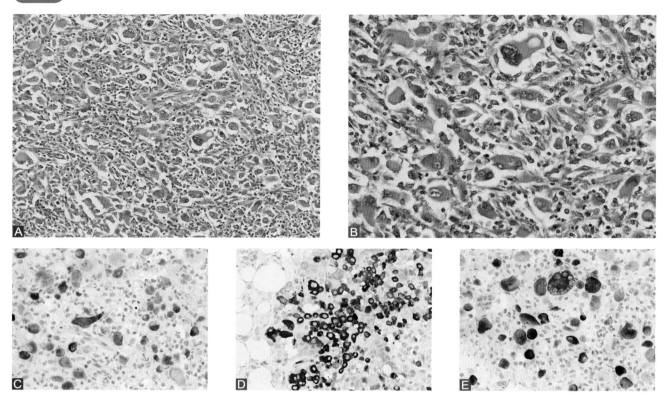

图 16-6-30　未分化肉瘤样梭形细胞癌。浸润性癌酷似未分化肉瘤，细胞有明显多形性和异型性，可见瘤巨细胞，其间有较多炎症细胞（A、B）。免疫组化染色显示：AE1/AE3（C）、CAM5.2（D）及 CK8/18（E）癌细胞呈阳性

（六）诊断及鉴别诊断

乳腺梭形细胞癌（特别是低级别梭形细胞癌）在冷冻和粗针穿刺诊断时比较困难，常出现误诊和漏诊。低级别梭形细胞癌要注意与良性梭形细胞病变做鉴别，中 - 高级别梭形细胞癌需要和乳腺恶性叶状肿瘤及软组织肉瘤区别。为了避免诊断"陷阱"，首先要对病变的组织形态进行仔细及全面的观察，必要时对标本进行多取材，甚至全部取材。应注意寻找提示上皮性病变的线索，包括肿瘤细胞呈簇分布形成上皮样形态、巢状浸润的癌细胞、梭形细胞过渡为鳞状分化细胞以及存在的导管原位癌等，上述变化均提示梭形细胞癌的诊断。

免疫组化染色是诊断化生性癌的重要辅助手段，然而值得注意的是，没有一种标记物可以在所有化生性癌中呈稳定一致的表达。梭形细胞癌可或多或少地表达一种或数种上皮标记物（尤其是高分子量角蛋白），由于肿瘤细胞对某一种上皮标记物（甚至广谱 CK）仅呈局灶阳性甚至不表达，因此，强调需要应用一组上皮标记物，综合分析作为诊断参考。p63 在梭形细胞癌中有很高的阳性率，而在叶状肿瘤及肉瘤中很少有表达，故可与 CK 联合用于乳腺梭形细胞病变或肿瘤的鉴别。值得注意的是，对于低级别与中 - 高级别梭形细胞癌，其 CK 和 p63 的表达状况有不同的诊断思路。低级别梭形细胞肿瘤，如 CK 和（或）p63 呈阳性，首先应该考虑诊断低级别梭形细胞癌；而中 - 高级别梭形细胞肿瘤，特别是穿刺标本，则应同时考虑到梭形细胞癌和恶性叶状肿瘤的可能性，因为恶性叶状肿瘤也可有 CK 及 p63 的表达。在粗针穿刺活检诊断梭形细胞病变或肿瘤时，无论做出支持梭形细胞癌的诊断还是排除梭形细胞癌的诊断，均需慎之又慎，也很有可能无法做出明确诊断，此时建议手术切除全部病变，进行全面病理评估。另外，SOX10 可在大多数三阴性乳腺癌中表达，亦可在恶性黑色素瘤、神经源性肿瘤及基底样鳞癌中表达，其他肿瘤很少有阳性。因此，SOX10 的表达状况在化生性癌、叶状肿瘤和间叶性肿瘤的鉴别中有一定参考价值。

六、上皮、间叶分化的化生性癌

乳腺上皮、间叶分化的化生性癌（metaplastic carcinoma with epithelial/mesenchymal differentiation）的上皮及间叶成分均为恶性。上皮成分多为腺癌，也可为鳞癌；间叶样成分可呈梭形细胞肉瘤样，也可伴有异源性分化。多种成分存在又称为混合型化生性癌。

病例 31

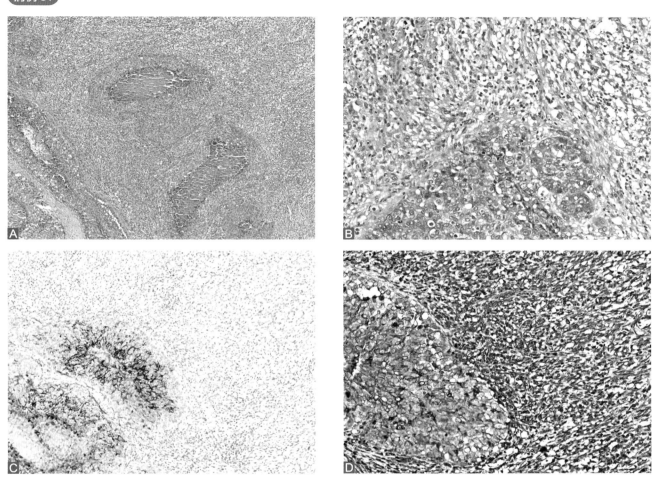

图 16-6-31　上皮、间叶分化的化生性癌。肿瘤由上皮及间叶两种成分构成，上皮成分为浸润性癌，呈大巢状分布，其中可见粉刺状坏死，间叶成分呈肉瘤样（A）；浸润性癌呈高级别浸润性导管癌形态特点，肉瘤样成分呈梭形细胞肉瘤样（B）。免疫组化染色显示：CK5/6 癌细胞呈阳性、肉瘤样细胞呈阴性（C），vimentin 浸润性癌及肉瘤样细胞均呈弥漫强阳性（D）

病例 32

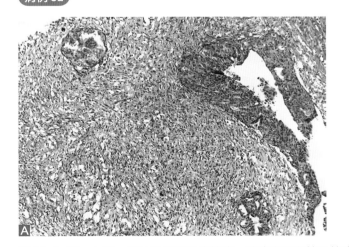
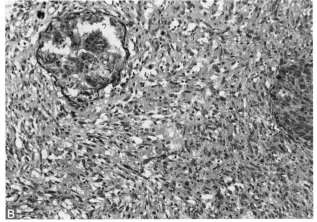

图 16-6-32　上皮、间叶分化的化生性癌。肿瘤由浸润性导管癌（类似于导管原位癌）和梭形细胞肉瘤样成分构成（A、B）

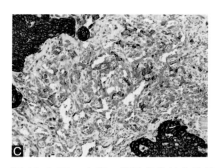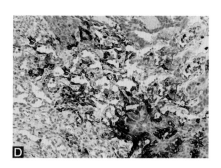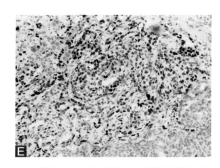

图 16-6-32　上皮、间叶分化的化生性癌（续图）。免疫组化染色显示：AE1/AE3（C）及 CK5/6（D）癌和肉瘤样细胞均呈阳性，p63 肉瘤样细胞呈阳性（E）

七、伴异源间质分化的化生性癌

　　2019 年 WHO 乳腺肿瘤分类将伴有异源间质分化的化生性癌（metaplastic carcinoma with heterologous mesenchymal differentiation）定义为一种由间叶成分（包括软骨、骨、横纹肌，甚至神经胶质分化）和癌组织（各种形态的腺癌和鳞癌）混合组成的浸润性癌。间叶成分表现为从低级别恶性到高级别恶性软组织肉瘤的各种形态改变。

（一）化生性癌伴骨肉瘤、软骨肉瘤样分化

病例 33

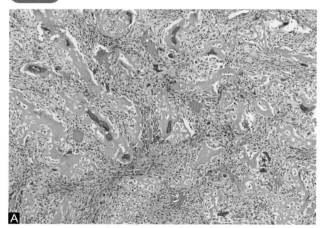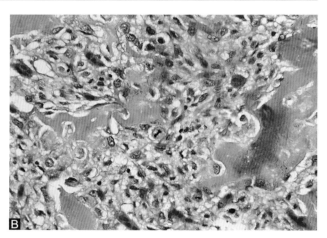

图 16-6-33　化生性癌伴骨肉瘤样分化。浸润性癌大部分由骨肉瘤样成分构成，骨样组织间的细胞有明显异型性，可见核分裂象，亦可见破骨细胞样多核巨细胞（A、B）。此例局部可见浸润性导管癌

病例 34

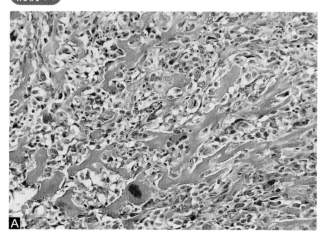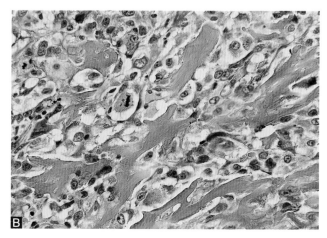

图 16-6-34　化生性癌伴骨肉瘤样分化。浸润性癌主要为骨肉瘤样间叶成分构成，骨样组织呈岛屿状分布，其间肉瘤样细胞多形性及异型性明显，可见病理性核分裂象（A、B）。此例肿瘤边缘可见粉刺型导管原位癌，AE1/AE3 免疫组化染色癌细胞呈灶状阳性

病例 35

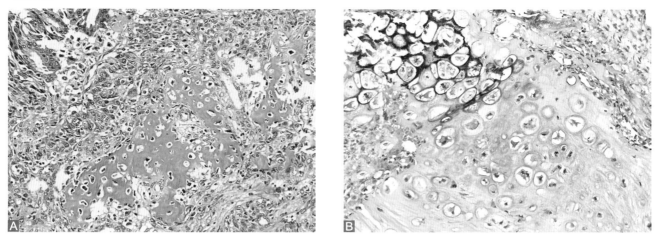

图 16-6-35 化生性癌伴骨肉瘤、软骨肉瘤样分化。肿瘤主要由间叶样成分构成，其中可见浸润性导管癌（左上角）、梭形细胞肉瘤样及骨肉瘤样成分，局部亦可见软骨肉瘤样成分，其中有格子样钙化（A、B）

病例 36

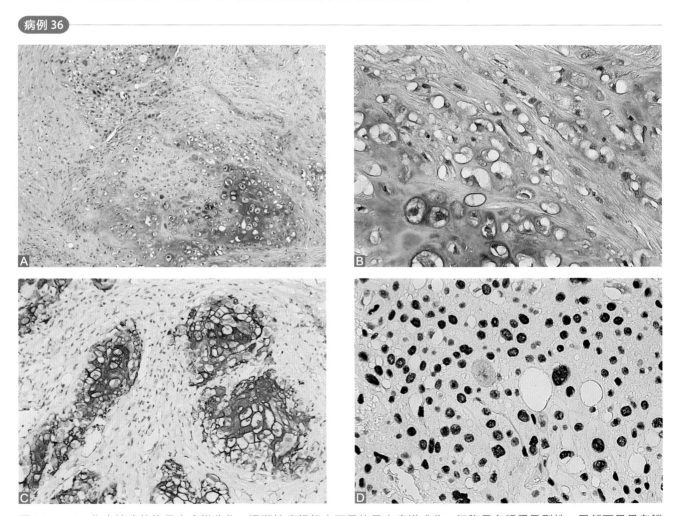

图 16-6-36 化生性癌伴软骨肉瘤样分化。浸润性癌组织内可见软骨肉瘤样成分，细胞具有明显异型性，局部可见具有鳞癌特征的浸润性癌（A、B）。免疫组化染色显示：CK5/6（C）及 p40（D）癌细胞呈阳性

（二）化生性癌伴破骨细胞样巨细胞分化

病例 37

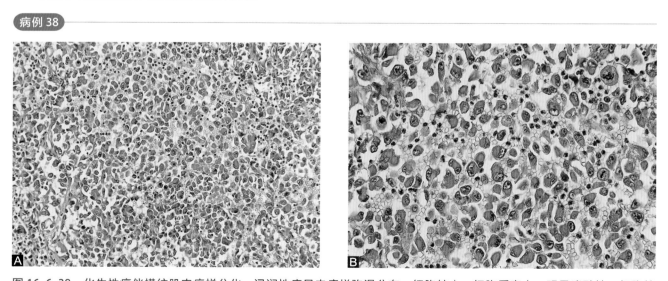

图 16-6-37　化生性癌伴破骨细胞样巨细胞分化。浸润性癌类似于软组织的巨细胞肿瘤，边缘可见乳腺导管，肉瘤样细胞有明显异型性，核分裂象易见，其中混杂大量破骨细胞样多核巨细胞，部分细胞围绕出血区（A、B）。免疫组化染色显示：CK5/6（C）和 p63（D）肉瘤样细胞呈弥漫阳性，Ki67 增殖指数高（E）

（三）化生性癌伴横纹肌肉瘤样分化

病例 38

图 16-6-38　化生性癌伴横纹肌肉瘤样分化。浸润性癌呈肉瘤样弥漫分布，细胞较大，细胞质宽大，明显嗜酸性，细胞核呈空泡状、偏位，核仁显著，核分裂象易见，可见多核瘤巨细胞，具有横纹肌样细胞形态特征（A、B）

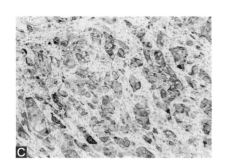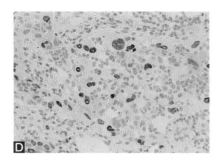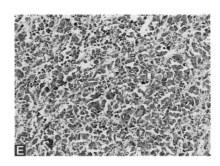

图16-6-38　化生性癌伴横纹肌肉瘤样分化（续图）。免疫组化染色显示：CK5/6 癌细胞呈阳性（C），p63 部分细胞呈阳性（D），vimentin 呈弥漫强阳性（E）

（四）产生基质的化生性癌

乳腺产生基质的化生性癌（matrix-producing metaplastic carcinoma）是一类少见的化生性癌。其形态学特征是浸润性癌直接过渡为伴有黏液软骨样基质的癌，无介于其间的梭形细胞区。其免疫组化表型呈三阴性（ER、PR、HER2 均呈阴性），S-100 蛋白常呈弥漫阳性，CK5/6、CK14 或 EGFR 可呈阳性，Ki67 增殖指数高。

病例 39

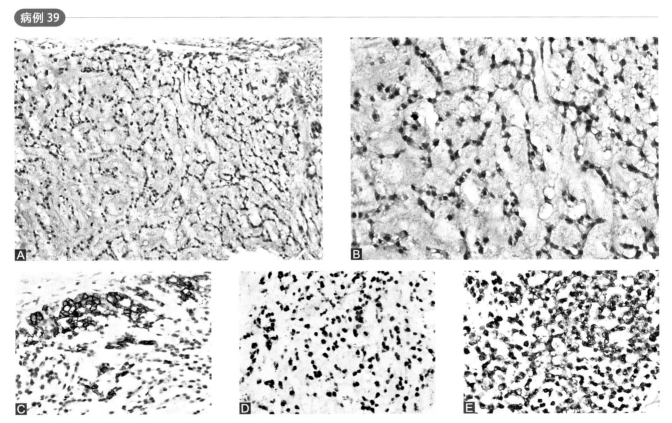

图16-6-39　化生性癌伴黏液软骨样基质。肿瘤呈多结节状，癌细胞漂浮在黏液软骨样基质中，呈条索状和相互连接呈网格状，细胞核小，染色深，细胞质少，红染或空淡（A、B）。免疫组化染色显示：AE1/AE3 癌细胞部分呈阳性（C），Ki67 增殖指数高（D），vimentin 呈弥漫强阳性（E）

病例 40

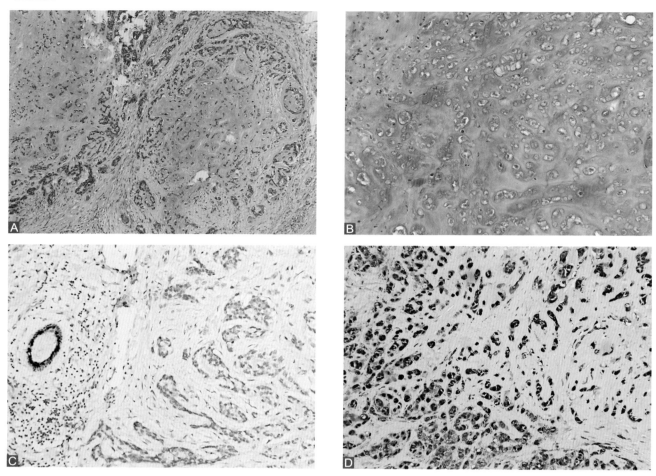

图 16-6-40 化生性癌伴黏液软骨样基质。肿瘤呈多结节状生长，结节周边癌细胞较密集，中央为黏液软骨样基质区，其内的癌细胞单个散在或呈条索状排列，异型性明显（A、B）。免疫组化染色显示：ER 癌细胞呈阴性，周围残存的导管上皮呈阳性（C），S-100 蛋白呈弥漫强阳性（D）

病例 41

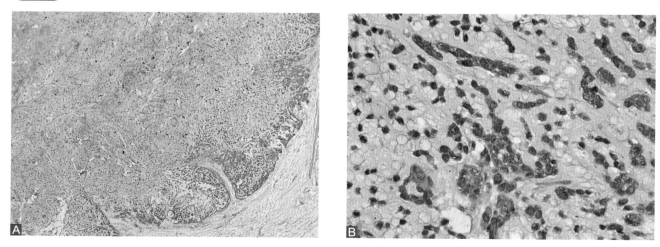

图 16-6-41 化生性癌伴黏液软骨样基质。肿瘤呈大结节状，结节内黏液软骨样基质中的癌细胞呈单个散在或条索状分布，细胞具有上皮细胞特征，有较明显异型性（A、B）

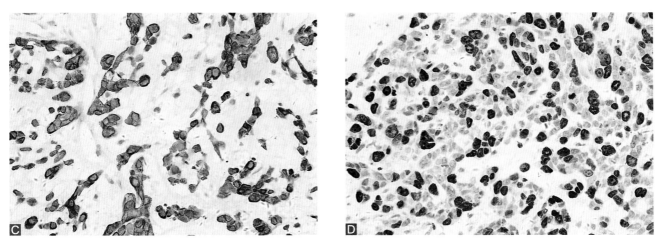

图 16-6-41　化生性癌伴黏液软骨样基质（续图）。免疫组化染色显示：CK（C）及 GATA3（D）癌细胞呈阳性

（五）诊断及鉴别诊断

乳腺上皮、间叶双相分化的化生性癌及伴有异源性间叶分化的化生性癌，在上皮成分稀少或没有取到上皮成分时，需要和恶性叶状肿瘤及软组织肉瘤鉴别。①要了解临床（包括影像）情况。例如，是否是复发肿瘤？如果是复发肿瘤，原来的病理诊断及影像学情况如何？是支持癌还是支持叶状肿瘤？尽可能复查原病理切片，进行一元化解释是更明智的做法。②多取材。寻找恶性上皮成分（包括导管原位癌）及上皮与肉瘤样成分之间的过渡形态，是否支持化生性癌。恶性叶状肿瘤的上皮成分可以很少（特别是复发肿瘤），但经多取材后，多数病例可发现纤维上皮性肿瘤痕迹，如拉长裂隙样腺管、叶状结构、周边的纤维上皮性肿瘤。如果肿瘤内有脂肪肉瘤成分，多是叶状肿瘤。叶状肿瘤也可伴发原位癌和浸润性癌，但总会有叶状肿瘤的改变。③免疫组化染色结果对鉴别诊断很有帮助。一般情况下，CK、GATA3、SOX10 及 p63 呈阳性，提示为化生性癌；少数情况下，恶性叶状肿瘤亦会有 CK 和（或）p63 的表达，但一般比较局限。软组织肉瘤极少数可有 CK 表达，但 p63 通常呈阴性。特别是在粗针穿刺标本中，应注意区别。

第七节　唾液腺型肿瘤

2019 年 WHO 乳腺肿瘤分类指出，正常乳腺与唾液腺具有相似的结构（均为小管状腺泡样腺体构成）及细胞成分（均有腺上皮及肌上皮双层细胞）。此外，乳腺小叶腺泡细胞也类似唾液腺浆液性腺泡细胞，均具有相同的免疫组化表型特征。这样就导致两者发生的肿瘤具有相似性。乳腺唾液腺型肿瘤（salivary gland-type tumors）通常表现为 ER、PR 和 HER2 阴性，具有低 - 中度侵袭性。

一、腺泡细胞癌

乳腺腺泡细胞癌（acinic cell carcinoma）非常罕见，2019 年 WHO 乳腺肿瘤分类将腺泡细胞癌定义为一种恶性上皮性肿瘤，细胞的胞质透明或呈颗粒状，某些含有酶原颗粒，呈微腺体或实性排列。免疫组化染色显示，ER、PR、HER2 表达阴性，溶菌酶、α-1 抗胰糜蛋白酶、S-100 蛋白、EMA 及低分子量 CK 表达阳性，GCDFP-15 可呈局灶阳性。近来有文献报道，微腺体腺病、非典型微腺体腺病与腺泡细胞癌在组织学、免疫组化表型及分子特征上有某些相似之处。

（一）腺泡细胞癌的形态学改变

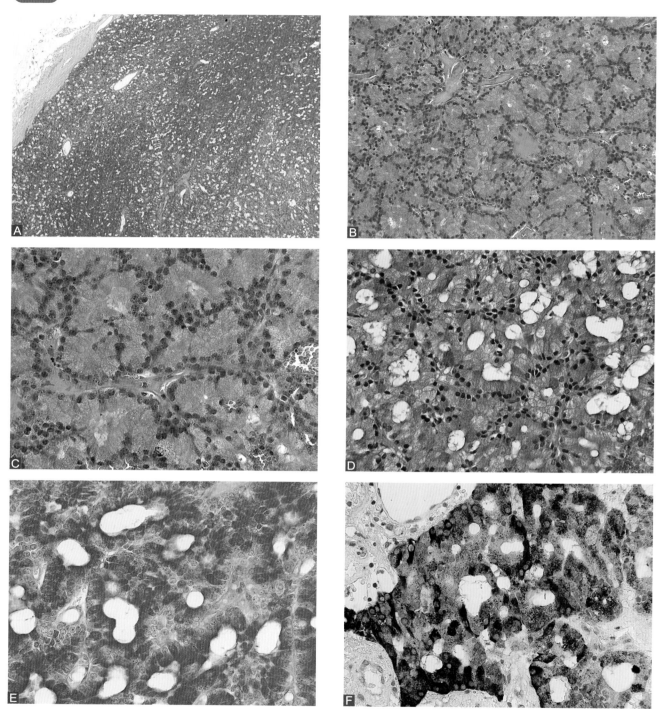

图 16-7-1　腺泡细胞癌。浸润性癌呈实性大结节状，界限清楚（A）；细胞排列呈腺泡状，腺腔不明显，细胞质丰富，呈双嗜性细颗粒状，细胞核位于腺泡的周边排列，呈圆形、较为一致，染色质细，有的可见小核仁，细胞异型性不明显，类似于唾液腺的浆液性腺泡（B、C）；部分区域腺泡内可见大小不等的腔隙（D）。组织化学染色显示：PAS 癌细胞胞质呈阳性（E）。免疫组化染色显示：α-1 抗胰糜蛋白酶癌细胞呈阳性（F）

病例 2

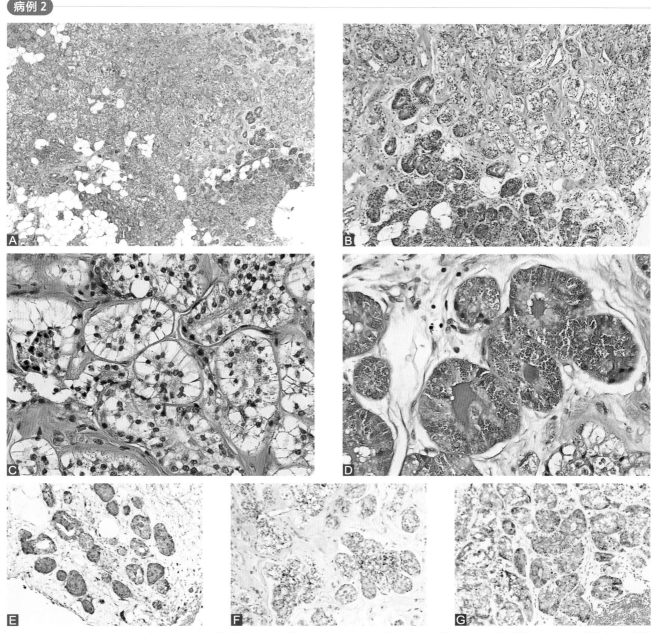

图 16-7-2　腺泡细胞癌。癌细胞呈腺管状分布，于纤维脂肪组织中浸润性生长（A）；可见细胞质透明和呈双嗜性的 2 种腺管状结构，其间有移行过渡（B）；癌细胞的胞质透明，散在分布嗜酸性粗颗粒，细胞核内移，核形不规则，核膜厚，可见小核仁，腺腔狭小（C）；癌细胞的胞质呈双嗜性，富含嗜酸性粗颗粒，细胞核大，可见小核仁（D）。免疫组化染色显示：溶菌酶癌细胞呈阳性（E），α-1 抗胰糜蛋白酶细胞质呈颗粒状阳性（F），EMA 呈阳性（G）

（二）诊断及鉴别诊断

　　乳腺腺泡细胞癌需与以下肿瘤做鉴别。①分泌性癌：肿瘤可见细胞内外微囊，含丰富的嗜酸性分泌物，*ETV6-NTRK3* 融合基因检测常呈阳性。②微腺体腺病：腺泡细胞癌与微腺体腺病在组织学改变、免疫组化染色表型及分子特点上均有某些类似之处，有人认为，微腺体腺病是腺泡细胞癌的前驱病变。两者的区别在于微腺体腺病为单一性病变，小腺管和衬覆细胞均无异型性。EMA 通常呈阴性，腺管外周有基膜。而腺泡细胞癌的病变呈多样性，小腺管及细胞有程度不同的异型性，EMA 通常呈阳性，腺管外周无基膜。③转移性腺泡细胞癌：两者从形态上区别困难，要在排除转移性腺泡细胞癌（唾液腺或胰腺等来源）后，才能诊断乳腺原发性腺泡细胞癌。④大汗腺癌：癌细胞具有嗜酸性颗粒状 - 泡沫状细胞质，和腺泡细胞癌类似。大汗腺癌细胞多形性及异型性更明显，常伴顶浆分泌。GCDFP-15、AR 呈阳性，溶菌酶、α-1 抗胰糜蛋白酶呈阴性。⑤转移性肾癌：癌细胞常呈实性片状排列，借助病史及免疫组化有助于鉴别诊断。

二、腺样囊性癌

2019 年 WHO 乳腺肿瘤分类将腺样囊性癌（adenoid cystic carcinoma）定义为一种由上皮和肌上皮组成的浸润性癌，以形成真假腺腔，产生嗜碱性黏液基质及基膜样物质为特点，常排列呈管状、筛孔状及实性，大多数具有 *MYB-NFIB* 融合基因。乳腺腺样囊性癌的组织学改变与唾液腺的腺样囊性癌类似，根据其结构及细胞学特征，将乳腺腺样囊性癌分为经典型（classic）、实性 - 基底样型（solid-basaloid）和高级别转化型（high-grade transformation）3 种基本类型。经典型以形成筛孔状 - 小管状结构为主；实性 - 基底样型是由基底样细胞组成实性巢状，细胞异型性明显，常有坏死；高级别转化型以出现一种或多种其他类型高级别癌（如高级别浸润性导管癌、腺肌上皮癌等）为特征。免疫组化染色，腺上皮 CK7、CK8 及 EMA 呈阳性，某些情况下，CK5/6 亦可呈阳性；肌上皮 CK5/6、CK14 及 p63 常呈阳性，还可不同程度表达肌上皮细胞标记物（如 SMMHC、calponin、S-100 蛋白及 CD10）。MYB 及 CD117 常呈阳性。

（一）经典型腺样囊性癌、筛腺样 - 嗜碱性黏液

病例 3

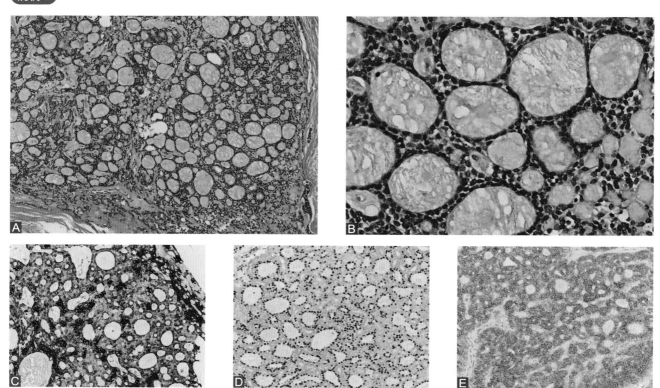

图 16-7-3　经典型腺样囊性癌、筛腺样 - 嗜碱性黏液。浸润性癌呈结节状，细胞呈筛孔状囊腺样改变，筛孔呈圆形、大小不一，大部分筛孔内充满嗜碱性黏液（真腺腔），少部分为红染胶原样物（假腺腔），筛孔周围的细胞呈基底细胞样，异型性不明显（仅凭形态无法判定为腺上皮或肌上皮）（A、B）。免疫组化染色显示：CK5/6 大部分癌细胞呈阳性（C），p63 筛孔旁肌上皮细胞呈阳性（D），CD117 大部分癌细胞胞膜呈阳性（E）

病例 4

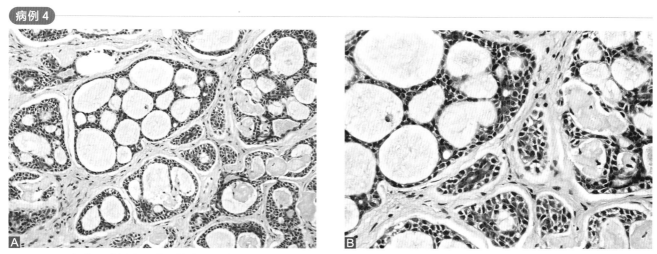

图 16-7-4　经典型腺样囊性癌、筛腺样 – 嗜碱性黏液。浸润性癌，排列呈筛孔状 – 腺管状，筛孔大小不一，部分筛孔扩张呈囊状，大部分筛孔内为稀疏的嗜碱性黏液，小部分为红染胶原样物，部分与玻璃样变性的间质相连，筛孔周围的细胞呈基底细胞样，小筛孔及小腺管内侧可见胞质较深染的腺上皮细胞，细胞无明显异型性，间质纤维化，伴玻璃样变或黏液样变（A、B）

病例 5

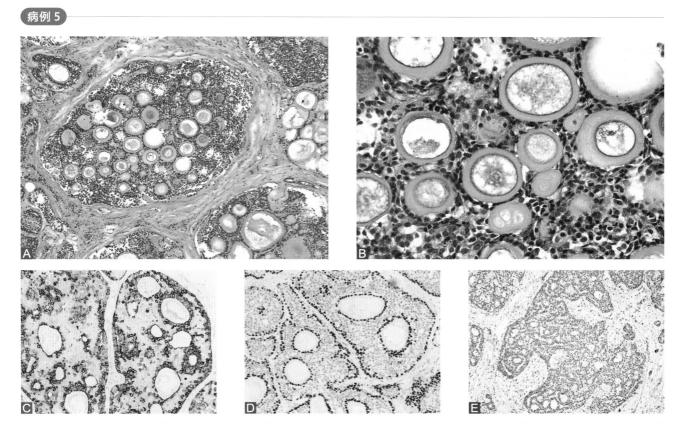

图 16-7-5　经典型腺样囊性癌、筛腺样 – 嗜碱性黏液。浸润性癌呈结节状，细胞呈整齐筛孔状排列，筛孔外周为均质基膜样物质，内侧为嗜碱性黏液，周围基底样细胞异型性不明显（A、B）。免疫组化染色显示：CK5/6（C）和 p63（D）癌巢筛孔周围肌上皮细胞和散在腺上皮细胞呈阳性，MYB 大部分癌细胞核呈阳性（E）

病例 6

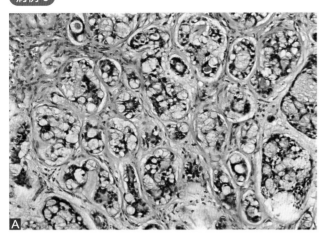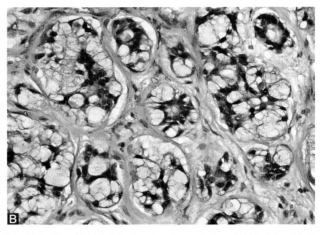

图 16-7-6　经典型腺样囊性癌、筛腺样 - 嗜碱性黏液。浸润性癌呈结节状，结节与周围纤维化间质形成清楚的边界，结节内呈筛孔状黏液样，大部分筛孔内有嗜碱性黏液，其周围细胞呈两种细胞形态，一种为基底样，另一种为细胞质较红染，细胞核呈空泡状，细胞具有一定异型性，癌巢周边细胞于黏液中渐稀疏，部分细胞胞质有黏液空泡，有些细胞呈星芒状（A、B）

（二）经典型腺样囊性癌、假腺样 - 基膜样物质

病例 7

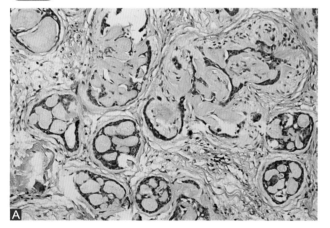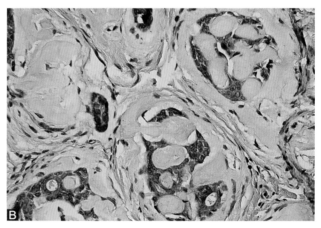

图 16-7-7　经典型腺样囊性癌、假腺样 - 基膜样物质。浸润性癌呈多结节状，分界不清，部分结节内呈筛孔状，筛孔内有基膜样物质沉淀（呈假腺样结构）。有的筛孔内基膜样物质直接与周围间质融合，局部基膜样物质内细胞稀少，细胞呈基底样；有的呈短梭形，细胞异型性不明显（A、B）

病例 8

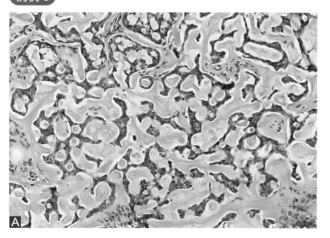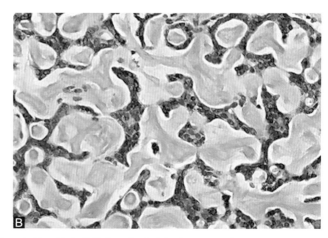

图 16-7-8　经典型样囊性癌、假腺样 - 基膜样物质。浸润性癌呈实性、蜂窝状结构，细胞之间有均质粉染胶原 - 基膜样物质，基膜样物质相互沟通呈网状，其中埋陷的细胞呈岛屿状，具有基底样细胞特点，异型性不明显（A、B）

（三）经典型腺样囊性癌、小管状

病例 9

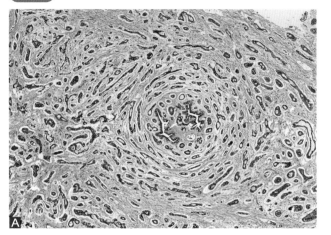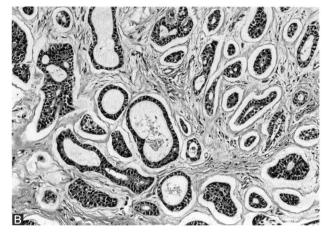

图 16-7-9　经典型腺样囊性癌、小管状。浸润性癌排列呈小管状，在硬化性间质内围绕残存的小导管浸润性生长，小管大小、形态多样，部分呈巢状或囊腺样，腺腔内有黏液性分泌物，周围细胞呈基底样，具有轻度异型性，小管周围亦有环状黏液湖围绕，与纤维化间质界限清楚（A、B）

病例 10

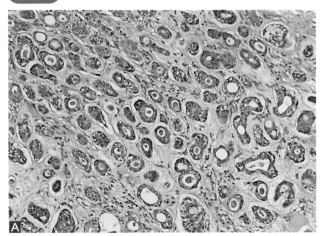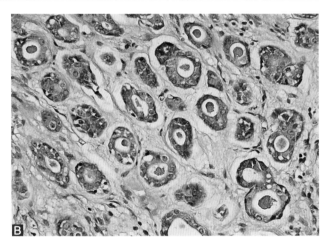

图 16-7-10　经典型腺样囊性癌、小管状。浸润性癌呈形态多样的小腺管状，间质黏液样变，有的小腺管闭塞呈实性，部分管腔内有嗜酸性小球状分泌物，细胞核呈圆形，可见小核仁，细胞具有一定异型性（A、B）

病例 11

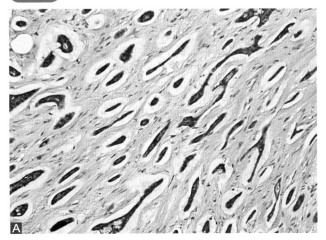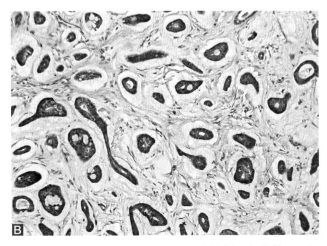

图 16-7-11　经典型腺样囊性癌、小管状。癌细胞在纤维硬化的间质中浸润性生长，形态多样，呈腺管样、条索状及"逗点"状，腺管及细胞巢周围可形成间隙，其内有稀薄黏液，部分细胞呈基底细胞样，具有一定异型性（A、B）

（四）经典型腺样囊性癌、混合性改变

病例 12

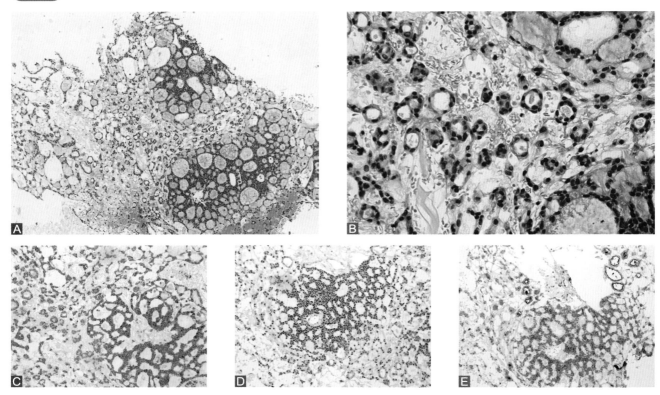

图 16-7-12　经典型腺样囊性癌、混合性改变。浸润性生长的癌呈小腺管和结节状、筛孔状结构，两者间有移行过渡，小腺管主要由单层细胞构成，细胞核染色深，细胞质少，个别腺管内可见小球状分泌物，筛孔状结构呈蜂窝状，筛孔大小不等，其内为嗜碱性黏液，周围细胞呈基底细胞样，细胞异型性不明显（A、B）。免疫组化染色显示：CK5/6（C）及 p63（D）筛孔旁及小腺管部分癌细胞呈阳性，CD117 部分细胞呈阳性（E）

病例 13

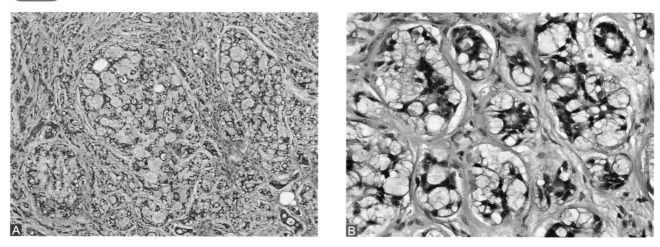

图 16-7-13　经典型腺样囊性癌、混合性改变。癌细胞呈蜂巢状浸润性生长，可见筛孔状真腺腔内充满嗜碱性黏液，假腺腔内有粉染基膜样物质沉淀，亦可见形状不规则小管结构，内、外有多少不等的黏液，癌细胞形状不规则，细胞核染色深，细胞具有一定异型性（A、B）

（五）实性－基底样型腺样囊性癌

病例 14

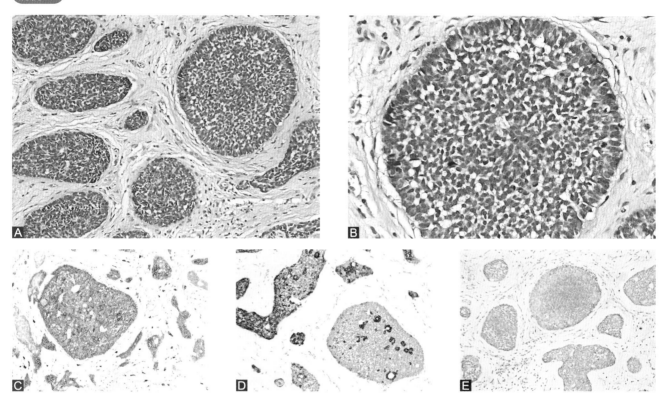

图 16-7-14 实性－基底样型腺样囊性癌。癌细胞浸润性生长，排列呈大小不等的实性巢状，细胞巢呈圆形、卵圆形或不规则形，巢内细胞具有基底样细胞特点，外周呈栅栏状排列，细胞有异型性（A、B）。免疫组化染色显示：CD117 部分癌细胞呈阳性（C），CK5/6 灶状小腔隙周围的细胞呈阳性（D），p63 呈阴性（E）

病例 15

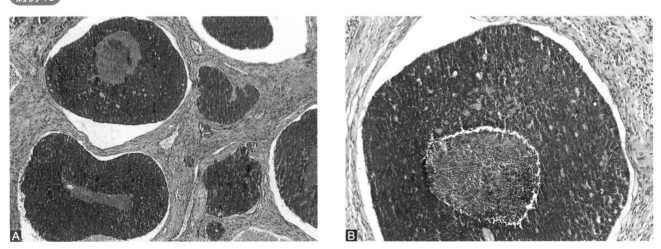

图 16-7-15 实性－基底样型腺样囊性癌。纤维间质中可见大小不等的实性癌细胞巢，部分癌巢体积较大，周围形成环状空隙，局部间质内可见小团状浸润的癌细胞，实性癌巢中心可见粉刺样坏死，周围癌细胞呈基底细胞样，具有明显异型性，其中可见菊形团样结构，癌巢周边间隙内可见稀薄黏液（A、B）

（六）高级别转化型腺样囊性癌

病例 16

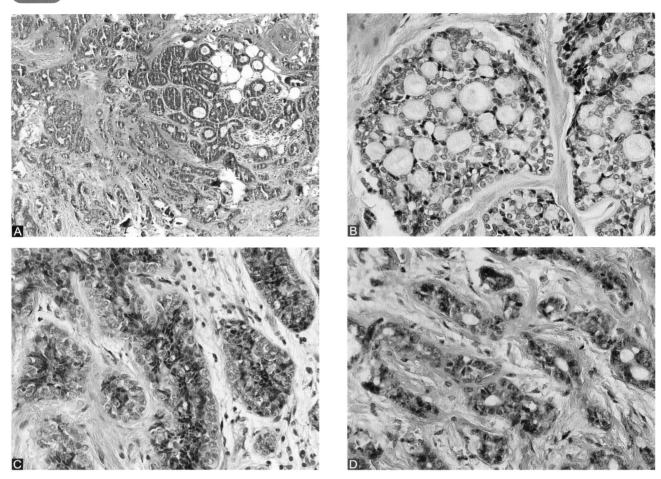

图 16-7-16　高级别转化型腺样囊性癌。纤维间质中浸润的癌组织形态多样（A）；局部可见腺样囊性癌典型的筛孔状结构，筛孔内充满嗜碱性黏液（B）；肿瘤出现明显的异质性，局部可见腺肌上皮癌（C）或高级别浸润性导管癌结构（D）

病例 17

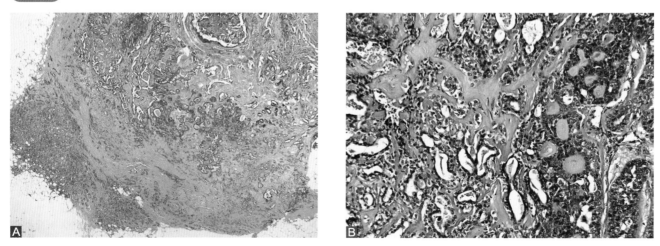

图 16-7-17　高级别转化型腺样囊性癌。肿瘤呈异质性改变（A）；局部可见经典型腺样囊性癌的筛孔状结构及腺肌上皮癌成分（B）

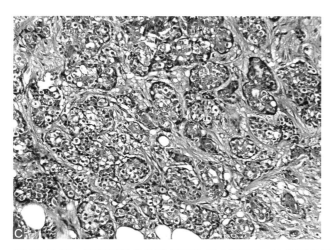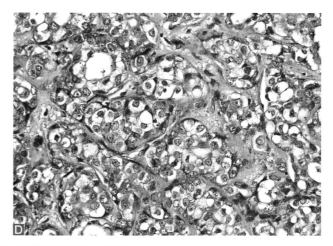

图 16-7-17　高级别转化型腺样囊性癌（续图）。部分呈高级别浸润性导管癌形态特征（C、D）

（七）诊断及鉴别诊断

乳腺腺样囊性癌是一种基底样细胞（basaloid cell）肿瘤，基底样细胞是相对原始的前体细胞，具有多潜能分化功能，可进一步向腺上皮或肌上皮细胞分化，也可向鳞状上皮、皮脂腺细胞及黏液上皮分化。超微结构观察显示基底样细胞具有肌上皮细胞的某些特征，但大多数基底样细胞缺乏可识别成分，其免疫组化表型不典型，肌上皮细胞标记物常呈阴性。乳腺腺样囊性癌的形态呈多样性，组织形态学可分为经典型、实性 - 基底样型及高级别转化型，各种类型常混合存在。其组织学改变可概括为 3 种细胞（腺上皮细胞、肌上皮细胞及基底样细胞）、2 种腺腔（衬覆腺上皮细胞且充满嗜碱性黏液的真腺腔及肌上皮细胞围绕基膜样物质的假腺腔）及 3 种排列方式（筛孔状、管状及实性）。其最具特征的改变是充满嗜碱性黏液或基膜样物质的囊腺样筛孔状结构，以及出现基底样细胞。此外，亦可出现与腺肌上皮肿瘤重叠的形态变化，以及高级别浸润性癌的转化（多为浸润性导管癌）。

乳腺腺样囊性癌需与以下疾病鉴别，特别是在穿刺标本中。①浸润性筛状癌：均为腺上皮，缺乏真假腺腔改变，ER、PR 为阳性，肌上皮为阴性。②小管癌：小腺管衬覆 1 层腺上皮细胞，具有柱状上皮特征，腔内缺乏黏液，ER、PR 为阳性，肌上皮为阴性。③微腺体腺病：小腺管通常为圆形，内衬 1 层腺上皮，无异型性，腔内含伊红色浓缩分泌物，肌上皮为阴性。④胶原小球病：为镜下病变，常伴随良性导管内增生性病变，增生的肌上皮围绕基膜样球状结构（放射状、线团状）的小体。腺样囊性癌的小腺管大小、形状变化大，常出现实性小管，被覆细胞具有囊腺样及基底细胞样特征，管腔内及腺管周围常有黏液。

组织学分级与预后的关系很不明确。应将组织学亚型视为预后指标。

三、黏液表皮样癌

2019 年 WHO 乳腺肿瘤分类将黏液表皮样癌（mucoepidermoid carcinoma）定义为一种混有黏液、中间细胞和鳞状上皮，常呈囊性和实性排列的浸润性癌。免疫组化染色结果显示，高、低分子量 CK 及 p63 均可有表达，ER、PR、HER2 及 CK20 通常呈阴性。

（一）黏液表皮样癌的形态学改变

病例 18

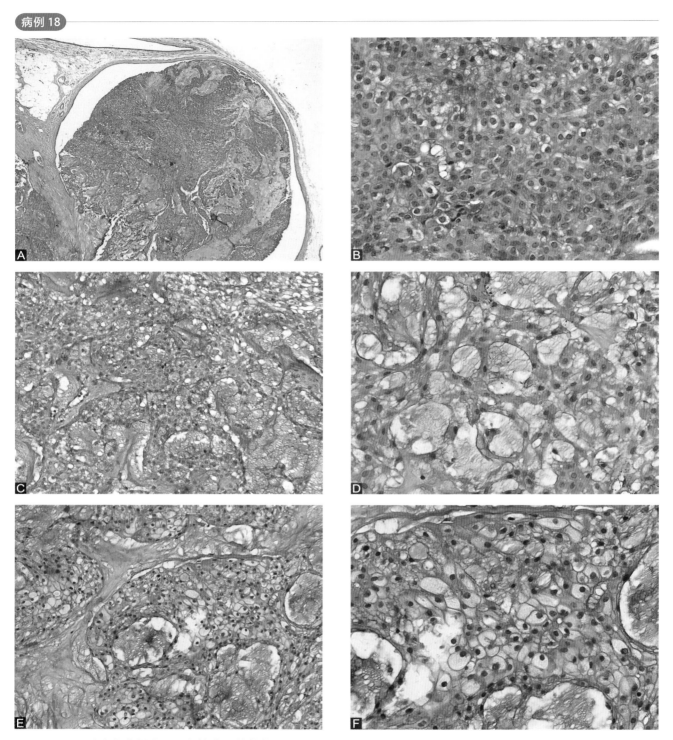

图 16-7-18　黏液表皮样癌。浸润性癌呈结节状，部分在扩张的导管内，可见实性少黏液区及富于黏液区（A）；实性少黏液区：细胞具有表皮细胞及中间细胞的形态特征，呈铺砖样排列，细胞质丰富、红染，细胞核呈圆形－卵圆形，染色质细，有小核仁，细胞异型性不明显（B）；富于黏液区：可见细胞内黏液及细胞外大小不等、形状不规则的黏液湖（C、D）；部分区域黏液湖之间细胞质淡染，呈泡沫状（E、F）

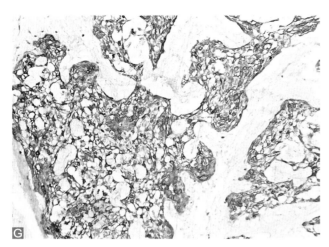
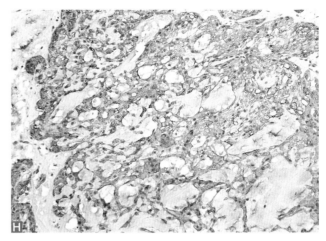

图 16-7-18　黏液表皮样癌（续图）。 免疫组化染色显示：CK7 部分癌细胞呈阳性（G），CK5/6 部分细胞呈阳性（H）。此例 ER、PR 及 HER2 呈阴性

（二）诊断及鉴别诊断

组织学分级是重要的预后指标。基于细胞、结构的异型性及核分裂活性，现将黏液表皮样癌分为低、中及高级别。低级别肿瘤中常含有大小不等的囊腔，囊壁常见黏液细胞及多少不等的嗜酸性细胞，黏液细胞占肿瘤细胞的 50% 以上。高级别肿瘤常呈实性结构，以表皮样细胞和中间细胞为主，而黏液细胞较少，通常不足 10%。瘤细胞异型性明显，核分裂多见，可出现坏死。中级别肿瘤介于两者之间。

鉴别诊断可从以下几点进行。①鳞状细胞癌 / 腺鳞癌：当鳞状细胞癌富含糖原，胞质透亮时，容易和黏液表皮样癌中的表皮样细胞混淆。黏液表皮样癌通常有 3 种细胞成分，即表皮样细胞、黏液细胞和中间型细胞，而鳞状细胞癌的细胞成分单一。黏液表皮样癌中不会出现明显的角化或角化珠形成。②混合型黏液癌：混合型黏液癌通常与浸润性导管癌混合存在，可见成片分布的细胞，部分细胞质呈空泡状甚至透明，也可见到细胞外黏液，和黏液表皮样癌有相似之处，但混合型黏液癌缺乏黏液表皮样癌的 3 种细胞成分，黏液湖内常可见漂浮的细胞。③腺样囊性癌：特别是实性腺样囊性癌，因具有实性区域和黏液样基质，故需要和黏液表皮样癌鉴别。腺样囊性癌实性区域由基底样细胞组成，可伴有肌上皮分化，缺乏中间型细胞、表皮样细胞和黏液细胞。④腺肌上皮瘤：腺肌上皮瘤的局部可呈黏液表皮样癌样改变。

四、多形态癌

2019 年 WHO 乳腺肿瘤分类将多形态腺癌（polymorphous adenocarcinoma）定义为一种形态学上类似唾液腺多形性腺癌，结构呈多样性，有多种排列方式（包括大巢周围有条索状、单个细胞浸润）的浸润性癌。免疫组化染色结果显示，ER、PR 及 HER2 呈阴性，bcl-2 呈阳性，CK7 呈局灶阳性，E-cadherin 呈细胞膜弱阳性。乳腺多形性腺癌十分罕见，目前尚没有关于预后的确切依据，故不能像唾液腺多形性腺癌那样判断是低级别。

（一）多形态癌的形态学改变

病例 19

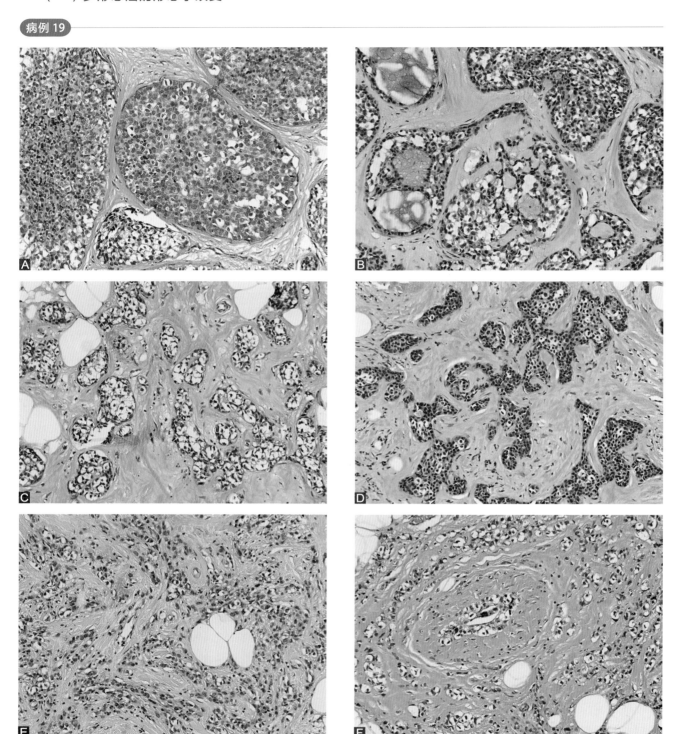

图 16-7-19　多形态腺癌。肿瘤由多种结构组成，呈多样排列方式，癌细胞呈大巢状 - 结节状，表面光滑，类似导管原位癌（A）；部分呈腺样囊性癌样（B）；部分呈不规则大小不等的巢状，细胞胞质透明（C）；部分呈梁索状，细胞核小、深染，细胞质呈嗜酸性（D）；部分呈浸润性小叶癌样，呈线状排列（E）；部分呈小腺泡性，细胞质透明（F）

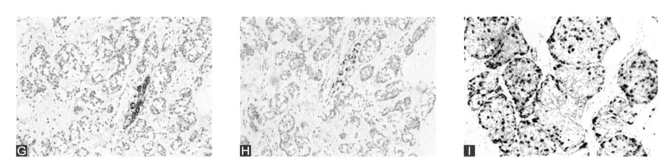

图 16-7-19　多形态腺癌（续图）。免疫组化染色显示：CK5/6（G）和 p63（H）癌细胞呈阴性，Ki67 增殖指数较高（I）。此例 ER、PR 及 HER2 呈阴性

（二）诊断及鉴别诊断

乳腺多形态腺癌形态多样，需要与浸润性小叶癌和腺样囊性癌进行鉴别。①浸润性小叶癌：多形性腺癌局部可类似浸润性小叶癌，但 CK7 呈弱阳性，bcl-2 呈显著阳性，ER 和 PR 呈阴性，与浸润性小叶癌不同。②腺样囊性癌：多形性腺癌部分可类似腺样囊性癌，但缺乏典型真假腺腔及基底样细胞的特征，肌上皮亦呈阴性。

第八节　分泌性癌

2019 年 WHO 乳腺肿瘤分类将乳腺分泌性癌（secretory carcinoma）定义为一种具有细胞内外微囊、富含嗜酸性分泌物、结构多样的浸润性癌。男性、女性均可发生，存在青少年（平均 25 岁）和成年人（平均 45 岁）2 个发病高峰，近半数患者（特别是儿童和男性）的病变部位位于乳晕附近。组织形态学上形成细胞内外微囊并充有分泌物为其特征性改变。另外，可出现腺管状、乳头 - 微乳头状、大囊及导管原位癌样等多种结构。免疫组化表型，ER、PR、HER2 多为阴性，或有 ER、PR 的低表达，癌细胞 CK5/6、EGFR 及 CEA 常有阳性，S-100 蛋白及 SOX10 通常呈弥漫强阳性。p63 在肿瘤细胞部分胞质呈弥漫强阳性。遗传学上分泌性癌具有特征性的 t（12;15）（p13;q25）所致的 ETV6-NTRK3 融合基因。分泌性癌是一种低度恶性、具有惰性生物学行为的浸润性乳腺癌。

一、微囊型分泌性癌

病例 1

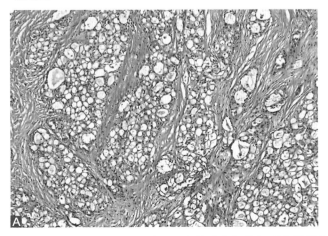
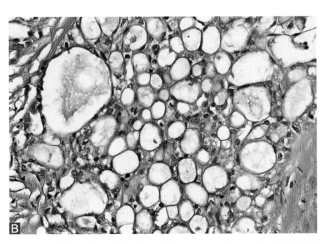

图 16-8-1　微囊型分泌性癌。浸润性癌在纤维间质中呈巢状分布，具有明显的微囊状结构，细胞内、外有大小不等的微囊且内含嗜酸性分泌物（A、B）

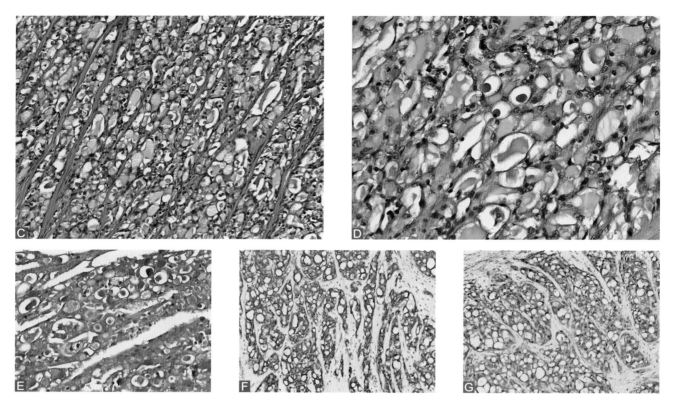

图 16-8-1　微囊型分泌性癌（续图）。有的微囊内可见嗜酸性球状小体，细胞质呈嗜酸性细颗粒状或空泡状，细胞核不规则，有的呈圆形－卵圆形空泡状，有的呈月牙形深染，有些细胞呈"印戒"样，细胞异型性不明显（C、D）。组织化学染色：PAS 细胞内、外微囊内含有阳性分泌物（E）。免疫组化染色显示：CK5/6（F）及 S-100（G）癌细胞呈弥漫阳性。此例中 CK14 癌细胞呈弥漫阳性，GCDFP-15 部分细胞呈阳性，ER、PR 呈阴性，HER2（0），Ki67 增殖指数低

病例 2

图 16-8-2　微囊型分泌性癌。浸润性癌呈弥漫分布，细胞内、外呈广泛显著的微囊结构，微囊内含淡粉色分泌物，其中有较大的、充满分泌物的囊腔，有些细胞呈"印戒"样（A、B）

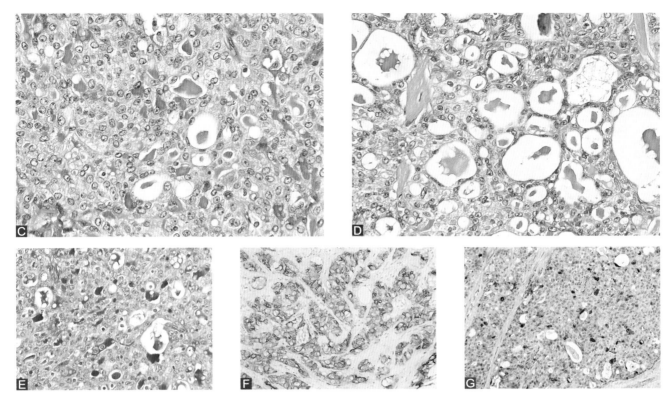

图 16-8-2　微囊型分泌性癌（续图）。局部区域细胞外微囊比较少，有的扩大呈腺腔样，肿瘤细胞胞质丰富、淡染、呈细颗粒状，胞质微囊内有嗜酸性小球状分泌物，细胞核较大，呈空泡状，核仁清楚，异型性不明显（C、D）。组织化学染色显示：PAS 微囊腔内嗜酸性分泌物呈阳性（E）。免疫组化染色显示：CK5/6 癌细胞呈阳性（F），S-100 蛋白部分细胞呈阳性（G）。此例中 ER 在少数癌细胞核呈阳性，PR 呈阴性，AR 普遍呈阳性，HER2（0），Ki67 增殖指数低

二、乳头、微乳头状分泌性癌

病例 3

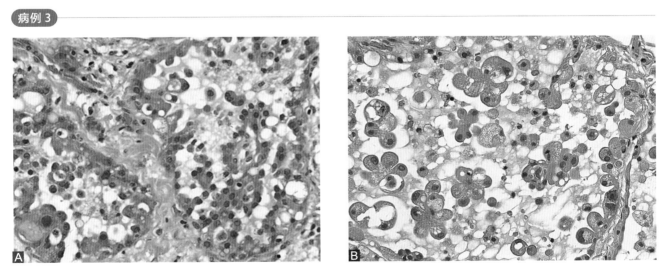

图 16-8-3　微乳头状分泌性癌。浸润性癌呈腺 - 囊样改变，其内充满蛋白性分泌物，腺管表面衬覆的肿瘤细胞呈"鞋钉"状或微乳头状，囊腔内微乳头呈花瓣状，细胞质丰富，呈嗜酸性细颗粒状，有的胞质内有分泌空泡，核级低，细胞异型性不明显（A、B）

病例 4

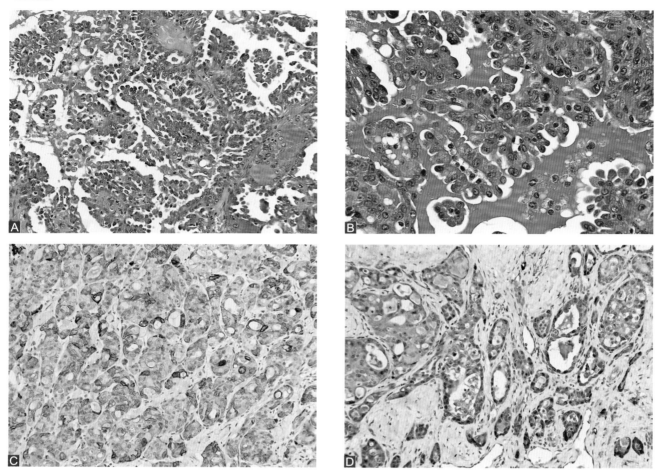

图 16-8-4　乳头、微乳头状分泌性癌。浸润性癌呈显著的乳头状结构，乳头状结构含有纤维血管轴心，表面细胞呈"鞋钉"状，细胞质丰富，呈嗜酸性细颗粒状，可见分泌空泡或微囊，细胞核呈圆形－卵圆形，中等大小，可见清楚的小核仁，细胞具有轻度异型性，乳头之间有嗜伊红分泌物（A、B）。免疫组化染色显示：CK5/6（C）及 S-100 蛋白（D）癌细胞呈弥漫阳性

三、腺管状分泌性癌

病例 5

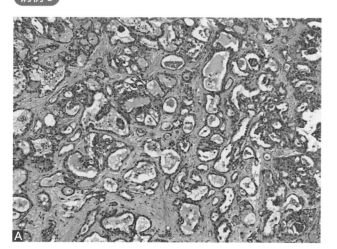
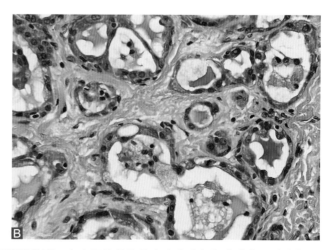

图 16-8-5　腺管状分泌性癌。癌细胞浸润性生长，呈不规则腺管状排列，大小不等的腺腔内含有嗜伊红分泌物，肿瘤细胞呈扁平－立方状，细胞质丰富，呈嗜酸性颗粒状或空淡，有的胞质内有微囊或空泡，细胞核形态较一致，呈低核级形态特征，细胞异型性不明显（A、B）

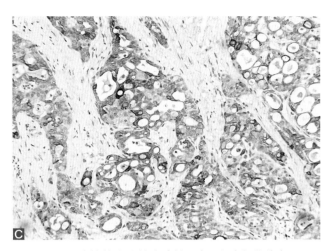
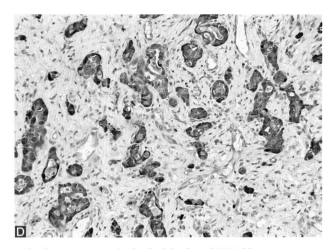

图 16-8-5 腺管状分泌性癌（续图）。免疫组化染色显示：CK5/6（C）及 S-100 蛋白（D）癌细胞呈弥漫阳性

四、间质硬化型分泌性癌

病例 6

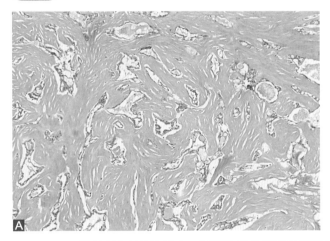
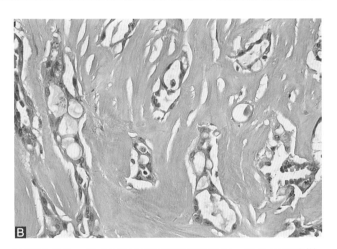

图 16-8-6 间质硬化型分泌性癌。浸润性癌的间质明显硬化、玻璃样变性，其内可见不规则腺管状结构，部分呈裂隙样；细胞呈扁平 - 立方状，细胞核具有低核级形态特征，细胞质内可见微囊和空泡，细胞外亦有大小不等的微囊，有的扩张呈腺腔样，微囊及腺腔内可见淡染的分泌物（A、B）。本例需要与硬化性乳腺病相鉴别

病例 7

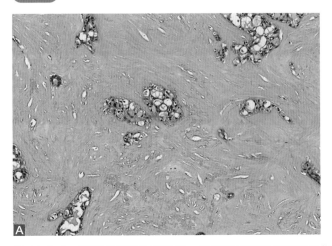
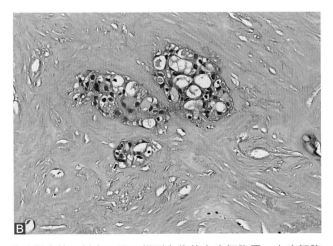

图 16-8-7 间质硬化型分泌性癌。浸润性癌的间质明显硬化、玻璃样变性，其内可见不规则岛屿状上皮细胞团，上皮细胞内、外可见大小不等的微囊，其内可见淡染的分泌物，细胞核深染，细胞异型性不明显（A、B）

五、间质黏液变型分泌性癌

病例 8

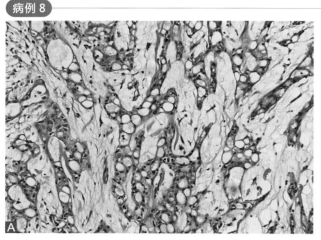
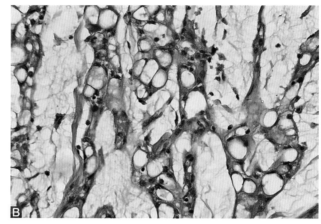

图 16-8-8　间质黏液变型分泌性癌。浸润性癌的间质明显黏液样变，细胞排列呈条索状，相互连接呈网状，细胞内、外可见微囊，其内有稀薄分泌物，有的细胞呈"印戒"样，细胞核深染、不规则，细胞异型性不明显（A、B）

六、导管原位癌样分泌性癌

病例 9

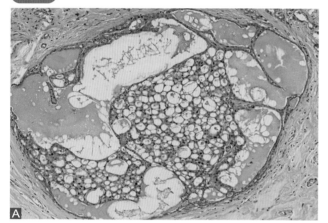
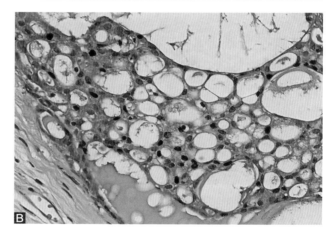

图 16-8-9　导管原位癌样分泌性癌。浸润性癌呈圆形巢状结构，类似导管原位癌，巢状结构内细胞排列呈大小不等的囊状，部分区域似蜂窝状，囊腔内含有丰富的淡染分泌物，肿瘤细胞内、外可见大小不等的微囊结构，细胞核较小而深染，细胞异型性不明显（A、B）

七、大囊型分泌性癌

病例 10

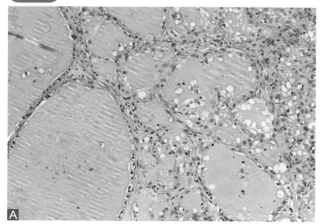
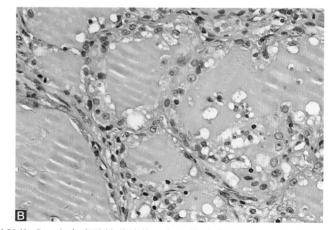

图 16-8-10　大囊型分泌性癌。浸润性癌由大小不等的囊性腔隙构成，内含嗜酸性分泌物，与甲状腺滤泡结构相似，囊腔内衬细胞胞质内可见大小不等空泡，细胞核中等大小，核膜稍厚，有核仁，细胞具有轻度异型性（A、B）

病例 11

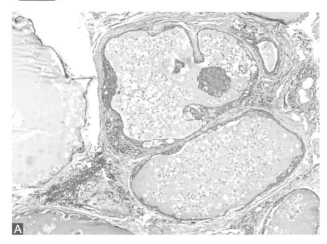
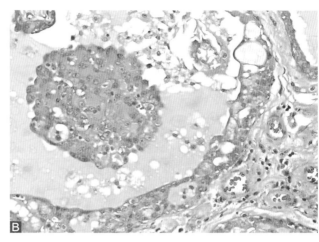

图 16-8-11　大囊型分泌性癌。浸润性癌呈大小不等的囊性结构，囊壁衬覆单层－复层细胞，囊腔内充满粉染分泌物，并可见小巢状癌细胞，细胞质丰富、呈嗜酸性，细胞质内可见空泡及微囊，细胞核呈低核级形态特征，细胞异型性不明显（A、B）

八、诊断及鉴别诊断

分泌性癌主要需与以下疾病鉴别。

1. 非典型假泌乳性增生：上皮呈分泌性增生，可呈簇状、微乳头-乳头状，细胞核大、深染，病变呈灶状分布，存在小叶结构，黏液染色阴性。

2. 大汗腺癌：细胞异型性明显，界限清楚，细胞质含嗜酸性颗粒，常有明显的核仁。免疫组化染色显示，GCDFP-15 和 AR 呈阳性。

3. 反极性高细胞癌：也可出现滤泡腔样结构，内含嗜伊红分泌物，故需要与分泌性癌进行鉴别。两种肿瘤均主要呈三阴性表型，反极性高细胞癌呈典型实性乳头状排列，且具有细胞核呈反极性排列的高柱状细胞，以及可有特征性的 *IDH2* 基因突变。而分泌性癌以细胞内、外微囊形成为特征，常具有特征性的 *ETV6-NTRK3* 融合基因。

4. 腺泡细胞癌：常呈实性结构，也可伴有微腺体样及微囊结构。细胞质内富含双嗜性粗颗粒，PAS阳性且耐淀粉酶消化。免疫表型显示溶菌酶、抗胰蛋白酶呈阳性，GCDFP-15 呈局灶阳性，缺乏 *ETV6-NTRK3* 融合基因。

5. 囊性高分泌导管原位癌：导管高度扩张，腔内有甲状腺胶质样分泌物，被覆细胞有较明显的异型性，缺乏微囊及分泌性改变，两者免疫组化表型亦有不同。

第九节　反极性高细胞癌

2019 年 WHO 乳腺肿瘤分类首次将反极性高细胞癌（tall cell carcinoma with reversed polarity）作为一个独立疾病实体，其特点是肿瘤呈实性乳头状结构，细胞为高柱状，细胞核呈反极性排列，可见核沟及核内包涵体，细胞质丰富，呈嗜酸性细颗粒状。免疫组化染色，大多数病例呈 ER、PR 及 HER2 阴性，少数可有 ER、PR 呈局灶性弱表达，CK7、CK5/6、线粒体及 calretinin 通常呈阳性，GCDFP-15 及 GATA3 可呈阳性、Ki67 增殖指数低。TG 及 NKX2-1（甲状腺转录因子 1）呈阴性。常见有 *IHD2*（p.R172）基因突变。此种癌十分罕见，大多数临床过程缓慢，预后良好。

一、反极性高细胞癌的形态学改变

病例 1

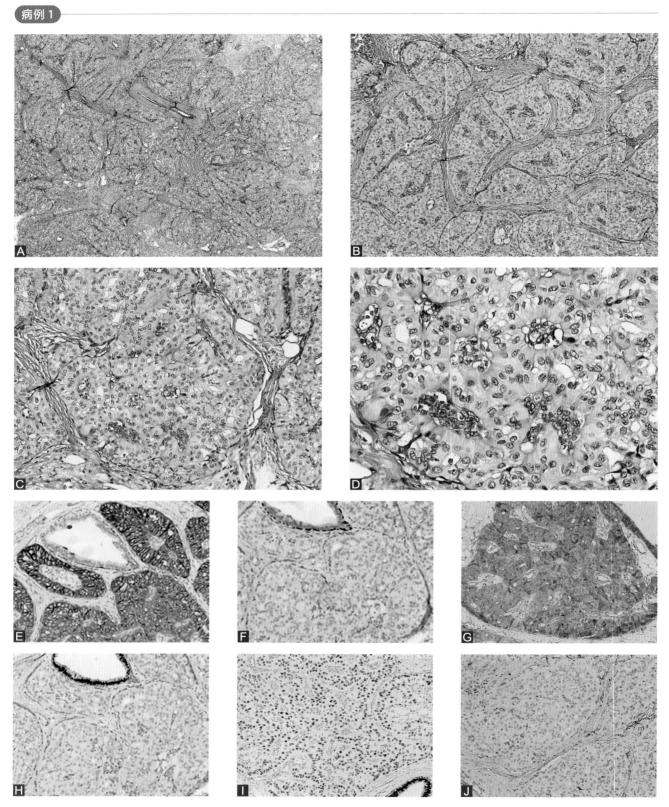

图 16-9-1　反极性高细胞癌。癌细胞浸润性生长，细胞巢大小、形状不等，呈实性乳头状，周围界限清楚（A、B）；细胞围绕轴心呈高柱状，细胞核远离轴心呈反极性放射状排列，细胞核呈圆形 - 卵圆形，染色质呈颗粒状，可见小核仁，亦可见核沟，细胞质丰富淡红染，呈细颗粒状，轴心毛细血管内皮细胞增生（C、D）。免疫组化染色显示：CK5/6 癌细胞呈弥漫阳性（E），p63 呈阴性（F），calretinin 呈弥漫阳性（G），ER 呈阴性（H），GATA3 呈弥漫阳性（I），TTF1 呈阴性（J）。此例 ER、PR 及 HER2 呈阴性，有 *IDH2*（p.R172）基因突变伴 *PIK3CA* 及 *PDCDI* 基因突变

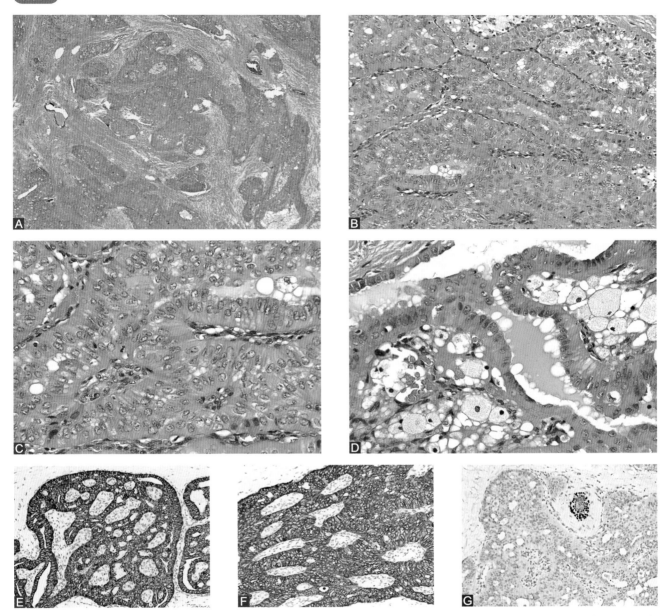

图 16-9-2　反极性高细胞癌。浸润性癌呈不规则实性乳头状，边界清楚，细胞围绕轴心呈放射状排列（A、B）；围绕轴心的细胞呈高柱状，细胞核远离轴心呈反极性放射状分布，细胞核呈圆形 - 卵圆形，染色质呈颗粒状，可见小核仁，有的还可见核沟，细胞质丰富，呈嗜酸性细颗粒状（C）；局部呈导管内乳头状，宽大的乳头表面被覆高柱状细胞，细胞核呈反极性放射状分布，腔内有分泌物，轴心内有较多泡沫状组织细胞（D）。免疫组化染色显示：CK5/6（E）及 calretinin（F）癌细胞呈弥漫阳性，p63 呈阴性（G）。此例 ER、PR 及 HER2 呈阴性，Ki67 增殖指数低

二、诊断及鉴别诊断

反极性高细胞癌需与以下疾病进行鉴别。

1. 转移性甲状腺乳头状癌（高细胞亚型）　两者形态相似，不好鉴别。甲状腺乳头状癌（高细胞亚型）远处转移通常是晚期事件，转移到乳腺者较为罕见。其免疫组化染色 CK19、TG 及 NKX2-1 常为阳性，常有 *RET* 和 *BRAF* 基因突变。反极性高细胞癌 CK7、CK5/6 及 calretinin 通常呈阳性，GCDFP-15 及 GATA3 可为阳性，而 CK19、TG 及 NKX2-1 呈阴性。常见有 *IHD2*（p.R172）基因突变。

2. 实性乳头状癌　呈实性乳头状结构，局部轴心周围细胞可排列呈栅栏状，细胞质呈嗜酸性细颗粒状，与反极性高细胞癌的形态有相似之处。但实性乳头状癌缺乏高柱状细胞及细胞核呈反极性排列的形态特征，

细胞核亦无核沟及核内包涵体，而且常会出现梭形细胞、浆细胞样细胞及胞质内、外黏液。免疫组化染色 ER、PR 呈克隆性阳性，CgA 及 Syn 常呈阳性，CK5/6 呈阴性，其免疫组化表型亦与反极性高细胞癌不同。

第十节　神经内分泌癌

　　乳腺神经内分泌癌（neuroendocrine carcinoma）是一种细胞质内有神经内分泌颗粒，以及神经内分泌标记物免疫组化染色呈弥漫性均质性阳性（90% 以上的细胞呈阳性）的浸润性癌。虽然乳腺某些神经内分泌癌的形态学改变与胃肠道及肺部神经内分泌肿瘤存在相似之处，但由于器官和发生机制不同，乳腺神经内分泌癌与其他部位的神经内分泌肿瘤也有不同的特点，可表现为乳腺浸润性癌（非特殊类型和特殊类型）的各种构型和细胞形态特征，有着广泛的异质性。因此，本书采用乳腺浸润性导管癌（非特殊类型）通用的组织学分级方式，综合腺管多少、核异型性程度及核分裂象计数，同时参考 Ki67 增殖指数，对神经内分泌癌进行组织学分级。以下列举的病例均有 1~2 种神经内分泌标记物免疫组化染色呈弥漫阳性。

一、组织结构

　　乳腺神经内分泌癌可表现为传统浸润性乳腺癌的各种构型，不一定出现类似胃肠道及肺神经内分泌肿瘤的典型结构。可呈小管 - 腺管状、腺泡状、梁索状、岛屿状、实性巢状 - 团状 - 片状、乳头状等，具有广泛异质性。

病例 1

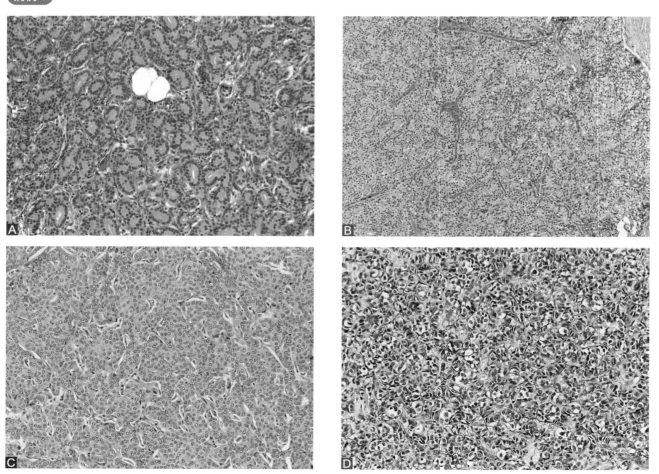

图 16-10-1　神经内分泌癌。图为 6 个病例组合。病变呈小管状（A）；病变呈菊形团样，毛细血管丰富（B）；病变呈片状，毛细血管丰富（C）；病变呈腺泡状（D）

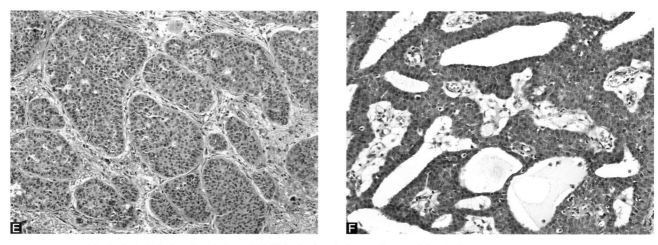

图 16-10-1 神经内分泌癌（续图）。病变呈实性巢状（E）；病变呈网状－乳头状（F）

病例 2

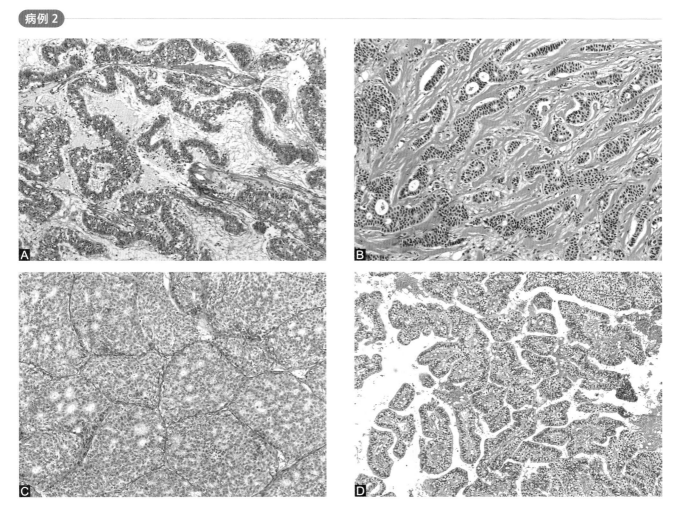

图 16-10-2 神经内分泌癌。图为 6 个病例组合。病变呈缎带状（A）；病变呈梁索状（B）；病变呈导管原位癌样（C）；病变呈乳头状（D）

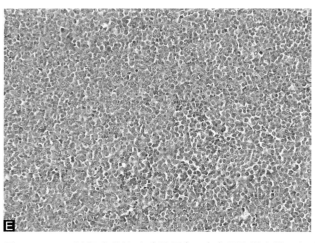
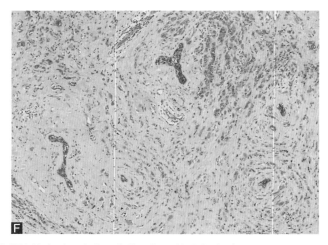

图 16-10-2　神经内分泌癌（续图）。病变呈弥漫实性，细胞黏附性差（E）；病变呈线状、靶环状分布（F）

二、细胞形态

　　乳腺神经内分泌癌的细胞可具有浸润性乳腺癌（非特殊类型及特殊类型）的各种细胞学特征，细胞黏附性或强或弱，细胞可大可小，呈立方状 - 柱状、圆形 - 卵圆形、多边形或胖梭形 - 梭形，细胞核从低核级到高核级，细胞质可呈嗜酸性颗粒状、淡染 - 透明，含有空泡或黏液等，变化多种多样。

病例 3

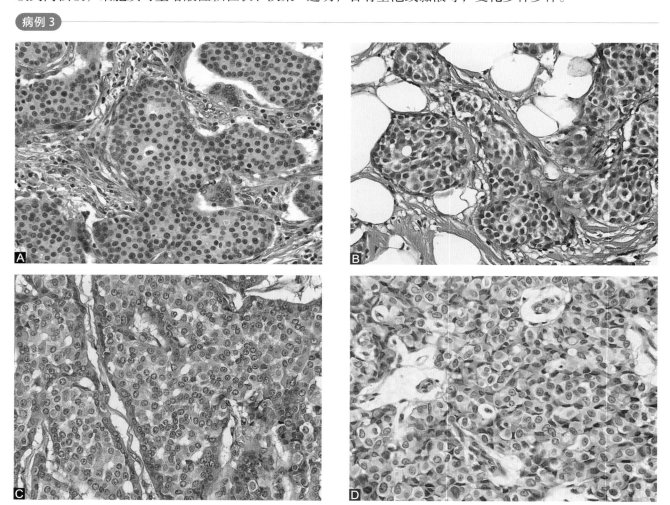

图 16-10-3　神经内分泌癌。图为 6 个病例组合。癌细胞胞质呈淡嗜酸性细颗粒状，细胞核染色质较细，可见小核仁，呈低核级形态改变（A）；细胞质呈嗜酸性，细胞核染色质细，核仁不清楚，呈低核级形态改变（B）；细胞质呈明显嗜酸性，核染色呈细颗粒状，可见小核仁，呈低核级形态改变，部分细胞呈浆细胞样（C）；可见两种细胞，一种胞质较丰富淡染，核染色质较细，可见小核仁，另一种胞质呈明显嗜酸性，核不规则深染，两种核均呈中核级形态改变（D）

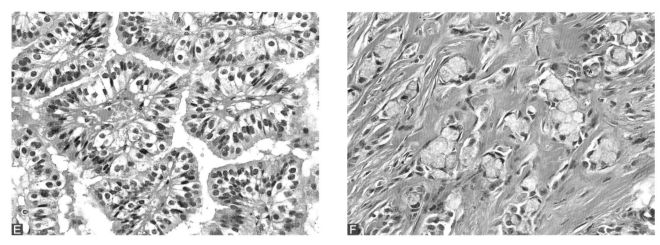

图 16-10-3 神经内分泌癌（续图）。细胞呈高柱状，胞质空淡，细胞核呈胖梭形－梭形，染色质细，细胞核仁不明显，细胞核呈中核级形态改变（E）；细胞呈"印戒"样，胞质充满黏液，细胞核呈月牙样深染（F）

病例 4

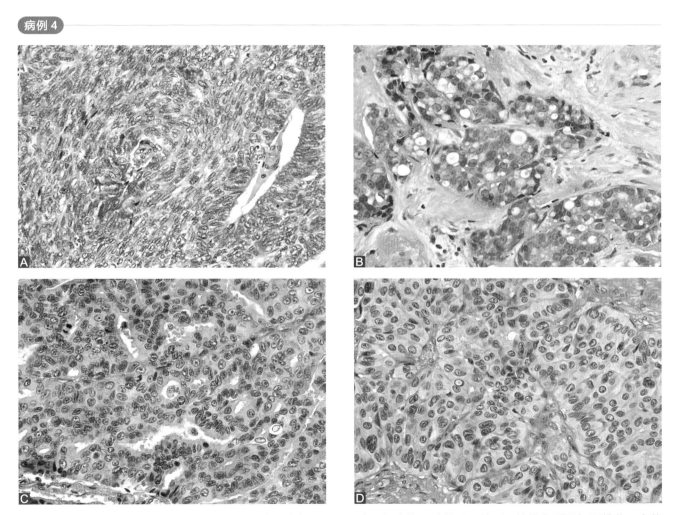

图 16-10-4 神经内分泌癌。图为 6 个病例组合。癌细胞界限不清，细胞核呈胖梭形－梭形，核染色质呈细颗粒状，有的可见小核仁，细胞核呈中核级形态改变（A）；细胞核多形性、异型性明显，呈高核级形态改变，细胞质可见大小不等的空泡，内有小红球样结构（B）；细胞核多形性、异型性明显，染色质粗，可见核沟，呈高核级形态改变（C）；细胞呈高柱状，细胞核多形性、异型性明显，染色质粗，可见核沟及包涵体，呈高核级形态改变（D）

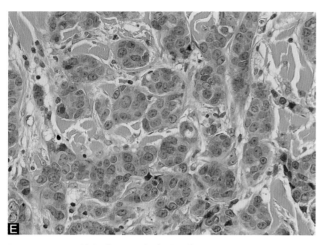
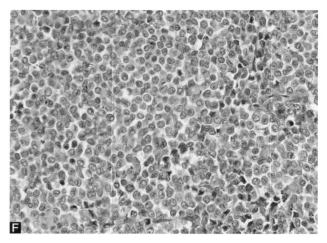

图 16-10-4　神经内分泌癌（续图）。细胞核大、核仁明显，有明显异型性，呈高核级形态改变（E）；细胞松散分布，细胞核形状不规则，核染色质呈颗粒状，核分裂象易见，细胞有较明显异型性，呈多形性小叶癌特征（F）

三、I级神经内分泌癌

病例 5

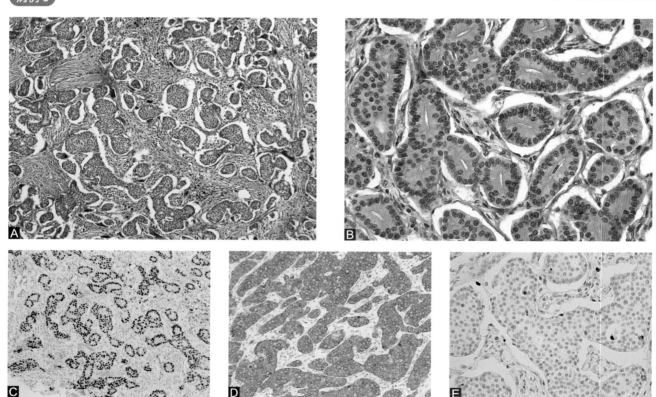

图 16-10-5　I级神经内分泌癌。浸润性癌呈小腺管状和菊形团样结构，与周围间质之间形成空隙，小腺管呈裂隙状或闭塞，细胞沿小腺管外侧排列，细胞核小呈圆形，染色质细，核仁不清，细胞质呈嗜酸性细颗粒状，细胞异型性不明显（A、B）。免疫组化染色显示：ER（C）及 Syn（D）癌细胞呈弥漫阳性，Ki67 呈低增殖指数（E）

病例 6

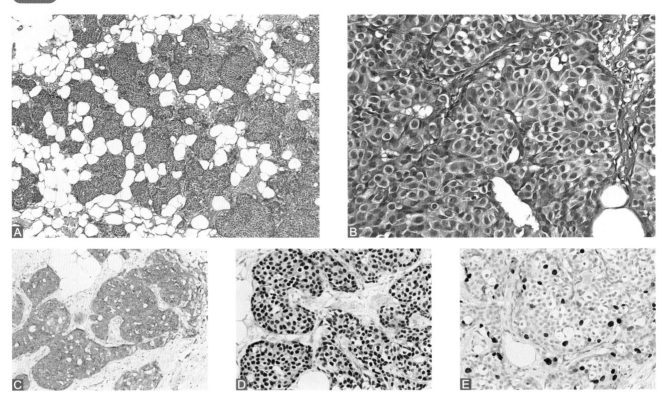

图 16-10-6　Ⅰ级神经内分泌癌。浸润性癌呈腺泡状排列，被纤细的纤维血管间质分隔，细胞界限清楚，细胞核呈圆形 - 卵圆形，染色质细，核仁不清，细胞质呈嗜酸性细颗粒状，局部可见菊形团样结构（A、B）。免疫组化染色显示：Syn（C）及 ER（D）癌细胞呈弥漫阳性，Ki67 增殖指数较低（E）

病例 7

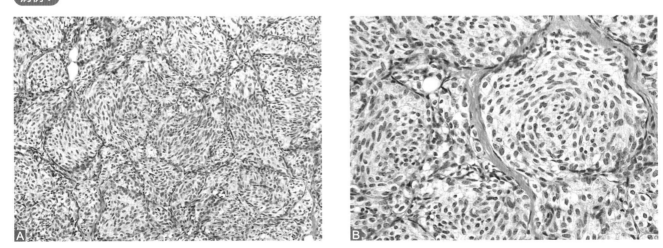

图 16-10-7　Ⅰ级神经内分泌癌。浸润性癌呈不规则的、大小不等的巢状分布，部分区域呈同心圆和流水结构，巢间有少数纤维组织，细胞中等大小，界限不清，细胞核呈椭圆 - 短梭形，染色质细，核仁不清，细胞质淡染，细胞异型性不明显（A、B）

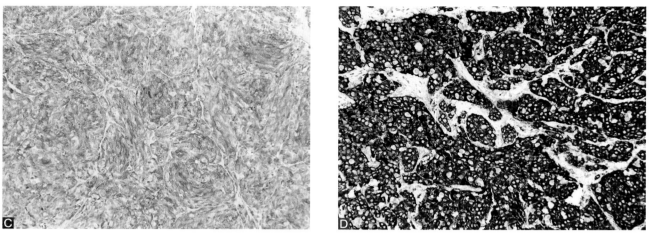

图 16-10-7　I 级神经内分泌癌（续图）。免疫组化染色显示：NSE（C）及 Syn（D）癌细胞呈弥漫阳性

病例 8

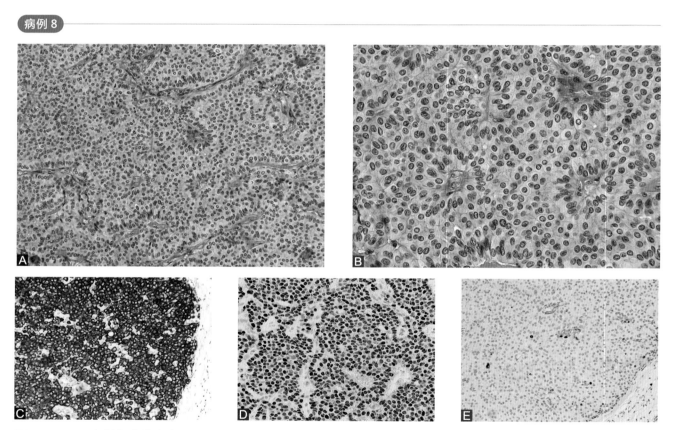

图 16-10-8　I 级神经内分泌癌。浸润性癌呈实性乳头状结构，纤维血管轴心周围细胞呈栅栏状排列，形成菊形团样结构，其间细胞呈铺砖样分布，细胞界限清楚，中等大小，细胞核呈圆形 - 卵圆形，染色质细，核仁不明显，部分细胞可见核沟，细胞质呈淡嗜酸性细颗粒状，细胞具有轻度异型性（A、B）。免疫组化染色显示：Syn 癌细胞呈弥漫阳性（C），ER 呈弥漫强阳性（D），Ki67 呈低增殖指数（E）

病例 9

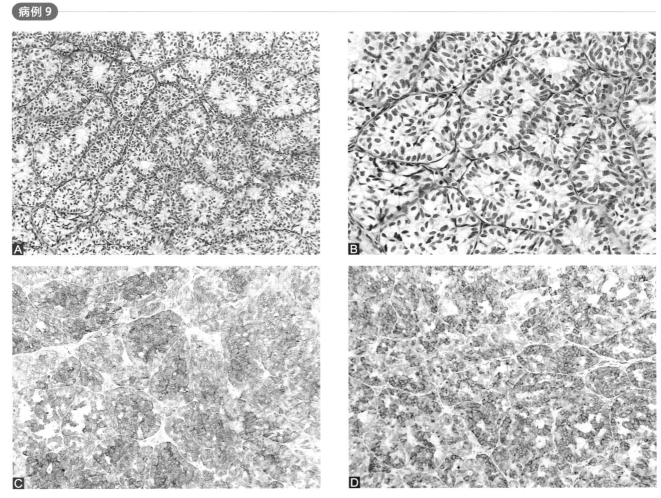

图 16-10-9　Ⅰ级神经内分泌癌。浸润性癌细胞呈导管原位癌样紧密排列，细胞质丰富淡染，细胞核呈卵圆形，染色质呈粉尘状，核仁不明显，细胞具有轻度异型性（A、B）。免疫组化染色显示：Syn（C）及 NSE（D）癌细胞呈弥漫阳性

四、Ⅱ级神经内分泌癌

病例 10

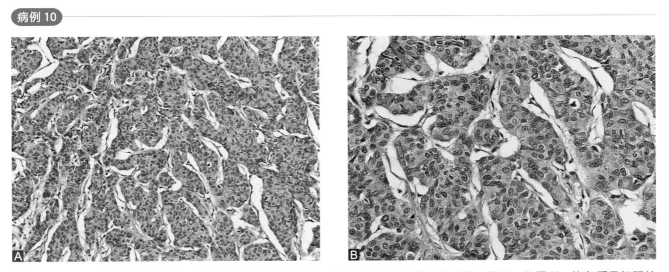

图 16-10-10　Ⅱ级神经内分泌癌。浸润性癌呈梁索状分布，周围间质呈血窦状，细胞核呈圆形 - 卵圆形，染色质呈细颗粒状，可见小核仁，细胞质呈嗜酸性细颗粒状，细胞具有中度异型性（A、B）

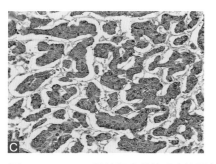
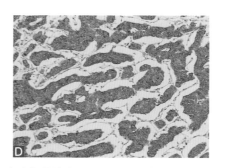
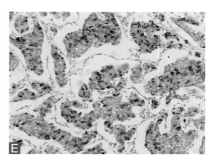

图 16-10-10　Ⅱ级神经内分泌癌（续图）。免疫组化染色显示：CgA（C）及 Syn（D）癌细胞呈弥漫阳性，GCDFP-15 呈阳性（E）

病例 11

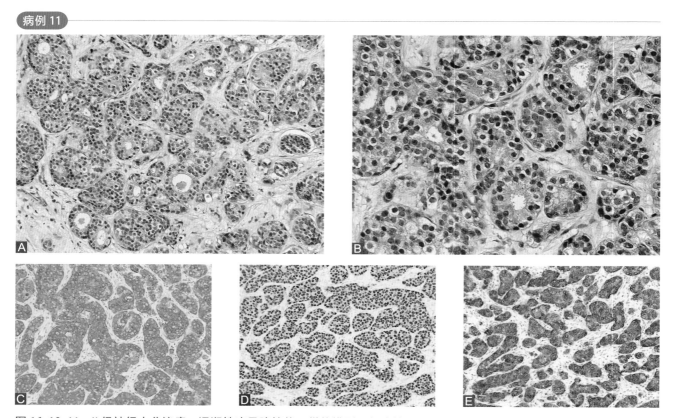

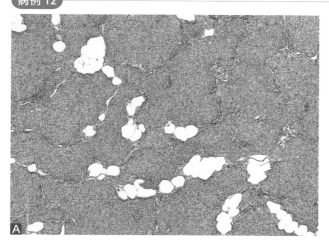
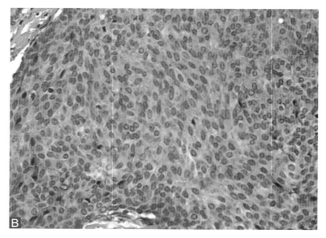

图 16-10-11　Ⅱ级神经内分泌癌。浸润性癌呈腺管状 - 巢状排列，细胞核呈圆形，染色质细，可见小核仁，细胞质呈嗜酸性细颗粒状，细胞具有中度异型性（A、B）。免疫组化染色显示：Syn（C）、ER（D）及 CEA（E）癌细胞呈弥漫阳性

病例 12

图 16-10-12　Ⅱ级神经内分泌癌。浸润性癌呈实性片状分布，其中可见纤细纤维组织及脂肪，细胞均匀一致，中等大小，细胞核呈圆形 - 椭圆形，染色质细，可见小核仁，细胞质呈嗜酸性细颗粒状，细胞具有轻度至中度异型性（A、B）

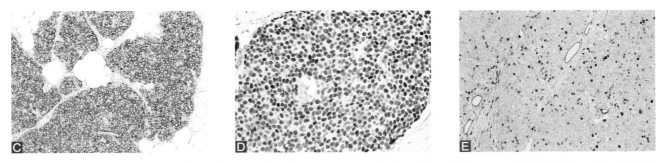

图 16-10-12　Ⅱ级神经内分泌癌（续图）。免疫组化染色显示：Syn 癌细胞呈弥漫阳性（C），ER 呈弥漫阳性（D），Ki67 增殖指数中等（E）

病例 13

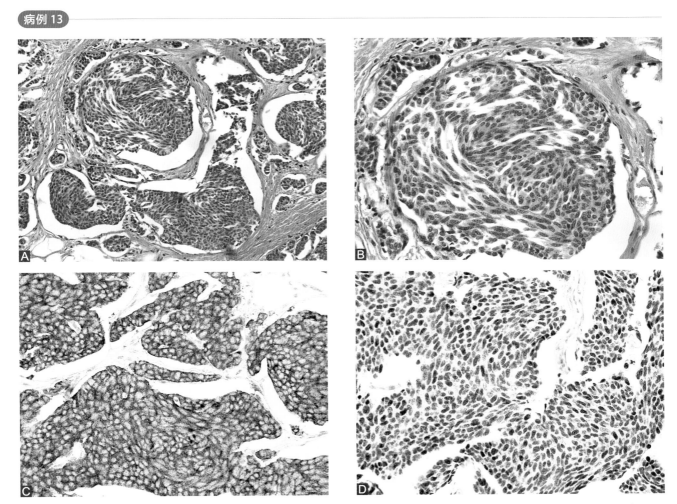

图 16-10-13　Ⅱ级神经内分泌癌。浸润性癌呈片巢状分布，部分呈流水状，细胞界限不清，细胞核呈梭形，染色质细，可见小核仁，细胞质较少，呈嗜酸性细颗粒状，细胞具有中度异型性（A、B）。免疫组化显示：Syn 癌细胞呈弥漫阳性（C），ER 呈弥漫阳性（D）

五、Ⅲ级神经内分泌癌

病例 14

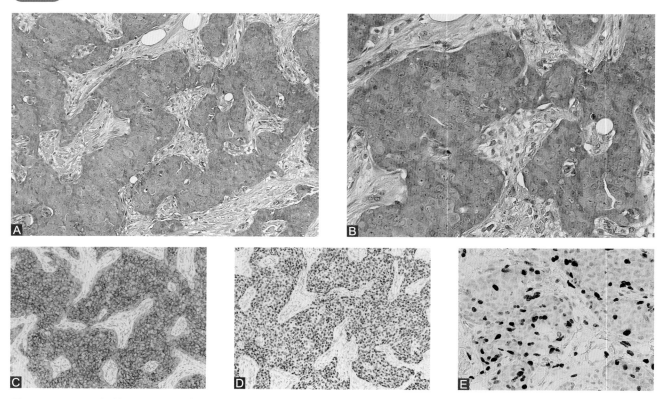

图 16-10-14　Ⅲ级神经内分泌癌（大细胞型）。浸润性癌呈条索状分布，细胞体积大，界限不清，细胞核呈空泡状，呈圆形－椭圆形，核仁明显，可见核分裂象，细胞质呈嗜酸性，细胞具有明显异型性，间质纤维化，有反应性改变（A、B）。免疫组化染色显示：Syn（C）及 ER（D）癌细胞呈弥漫阳性，Ki67 增殖指数较高（E）

病例 15

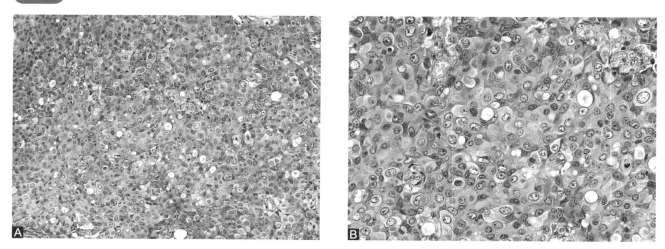

图 16-10-15　Ⅲ级神经内分泌癌（大细胞型）。浸润性癌呈实性弥漫分布，细胞体积大，界限较清楚，细胞核呈空泡状，呈圆形－卵圆形，核膜厚，核仁明显，可见核分裂象，细胞质丰富，呈嗜酸性细颗粒状，可见胞质内大空泡，细胞具有明显异型性（A、B）

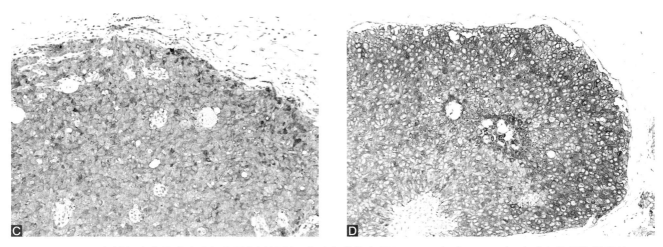

图 16-10-15 III 级神经内分泌癌（大细胞型）（续图）。免疫组化染色显示：CgA（C）及 Syn（D）癌细胞呈弥漫阳性

病例 16

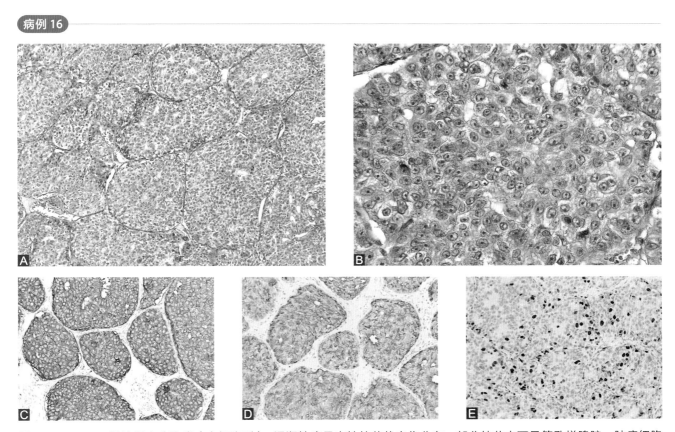

图 16-10-16 III 级神经内分泌癌（大细胞型）。浸润性癌呈实性结节状密集分布，部分结节内可见筛孔样腺腔，肿瘤细胞体积大，细胞核大呈空泡状，呈圆形 – 卵圆形，核膜厚，核仁突出，核分裂象易见，细胞质呈嗜酸性细颗粒状，细胞具有显著异型性（A、B）。免疫组化染色显示：Syn（C）及 CgA（D）癌细胞呈弥漫阳性，Ki67 增殖指数较高（E）

六、小细胞神经内分泌癌

病例 17

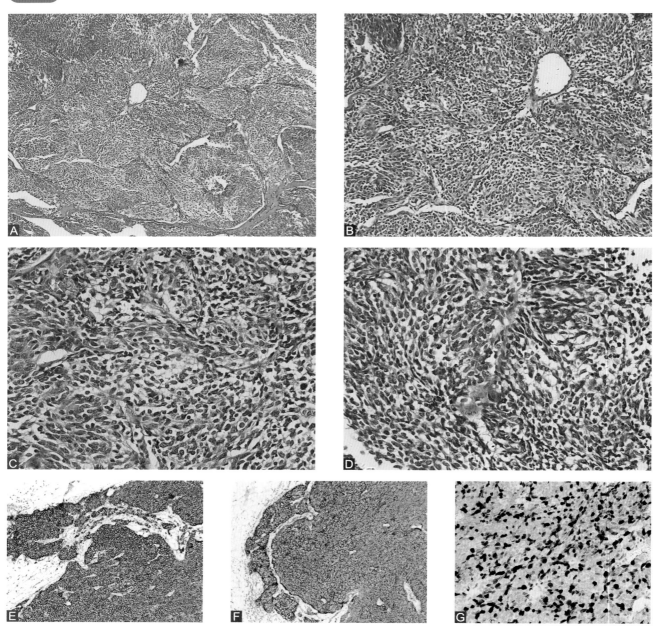

图 16-10-17　小细胞神经内分泌癌。浸润性癌呈弥漫实性，其中可见纤细的纤维隔（A）；细胞小，细胞质少，且界限不清，细胞核呈圆形 - 卵圆形，染色质细，核仁不清（B、C）；局部可见梭形细胞（D）。免疫组化染色显示：CgA（E）及 Syn（F）癌细胞呈弥漫阳性，Ki67 增殖指数高（G）。此例 ER、PR 及 HER2 呈阴性

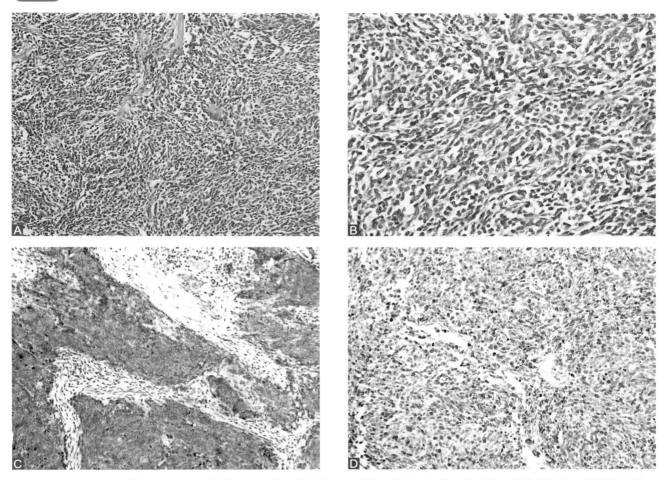

病例 18

图 16-10-18 小细胞神经内分泌癌。浸润性癌呈实性弥漫分布，其间可见纤细纤维血管分隔，细胞体积小，黏附性较差，呈椭圆形 – 短梭形，染色质细，核仁不清，细胞质稀少（A、B）。免疫组化染色显示：Syn 癌细胞呈弥漫阳性（C），Ki67 增殖指数高（D）

七、小叶癌型神经内分泌癌

病例 19

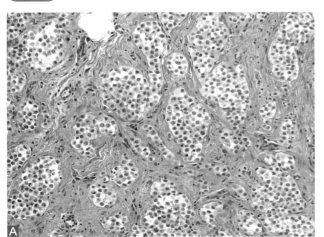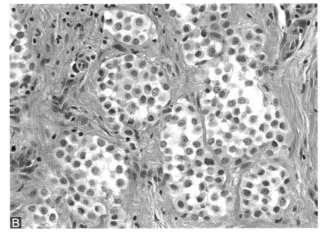

图 16-10-19 小叶癌型神经内分泌癌。浸润性小叶癌呈腺泡 – 巢状排列，间质纤维化，细胞中等大小，黏附性较差，细胞核呈圆形 – 椭圆形，有的偏位，可见小核仁，呈中核级改变，细胞质嗜酸性或淡染，见有胞质内空泡（A、B）

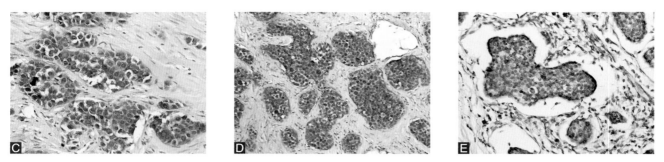

图 16-10-19　小叶癌型神经内分泌癌（续图）。免疫组化染色显示：p120 癌细胞胞质呈阳性（C），CgA 呈弥漫阳性（D），Syn 呈阳性（E）。此例 E-cadherin 呈阴性

病例 20

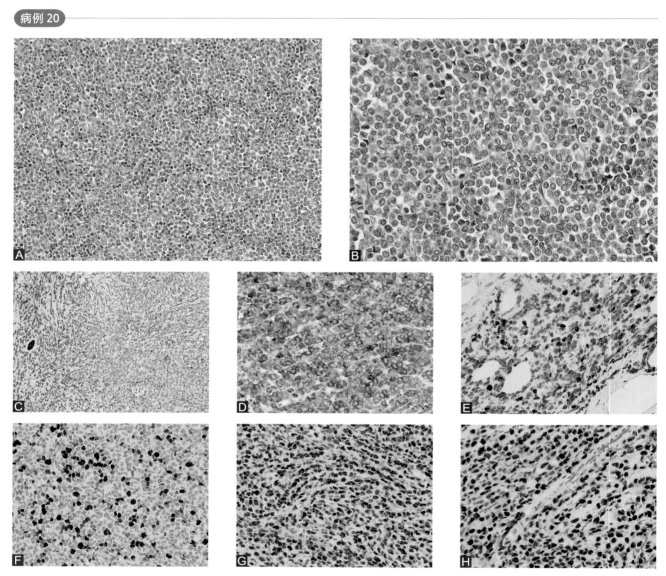

图 16-10-20　小叶癌型神经内分泌癌。浸润性小叶癌呈实性弥漫分布，形态一致，黏附性较差，细胞核不规则，有的偏位，可见核凹或核沟，有 1~2 个小核仁，细胞质呈嗜酸性，细胞有较明显异型性，呈多形性浸润性小叶癌细胞形态特征（A、B）。免疫组化染色显示：E-cadherin 癌细胞呈阴性（C），Syn 呈弥漫阳性（D），CgA 呈阳性（E），Ki67 增殖指数较高（F），ER（G）及 PR（H）呈弥漫强阳性

八、诊断及鉴别诊断

1. 关于乳腺神经内分泌肿瘤的分类及分级，目前尚未形成统一意见。2003 年 WHO 乳腺肿瘤分类认可乳腺原发性神经内分泌癌（neuroendocrine carcinoma）是独立疾病实体，是一组与胃肠道和肺神经内分泌肿瘤形态相似的肿瘤，诊断标准为至少有 50% 的浸润性癌细胞表达神经内分泌标记物（特别是 CgA 和 Syn），依据其结构特征、细胞类型及组织学分级可分为不同的亚型。2012 年 WHO 乳腺肿瘤分类用具有神经内分泌特征的癌（carcinomas with neuroendocrine features）这一说法代替了神经内分泌癌，表示浸润性癌细胞一定程度上表达神经内分泌标记物就能诊断，并分为高分化神经内分泌肿瘤（低、中级）、神经内分泌癌（低分化 / 小细胞癌）和伴神经内分泌分化的浸润性癌。2019 年 WHO 乳腺肿瘤分类使用的相应名称为神经内分泌肿瘤（neuroendocrine neoplasms），包括神经内分泌瘤（neuroendocrine tumor，是一种具有低至中级别神经内分泌特征的浸润性肿瘤，分为 1 和 2 级）与神经内分泌癌（是一种具有高级别神经内分泌特征的浸润性癌，分为小细胞型和大细胞型）。本书采取神经内分泌癌（Ⅰ、Ⅱ、Ⅲ级）的分类方式。关于乳腺神经内分泌肿瘤的诊断分类仍有分歧，因此，有必要进行更深入的研究，结合乳腺浸润性癌的本身特点，寻找临床及病理均能接受的实用分类系统。

2. 2019 年 WHO 乳腺肿瘤分类在神经内分泌肿瘤（瘤和癌）的定义中指出，诊断神经内分泌肿瘤（瘤和癌）需证实肿瘤细胞胞质内具有神经内分泌颗粒和神经内分泌标记物免疫组化染色呈弥漫一致性阳性表达。通常按划定特殊类型浸润性乳腺癌的规则，把超过 90% 的肿瘤细胞神经内分泌标记物阳性作为免疫组化染色结果诊断神经内分泌肿瘤（瘤和癌）的指标是可行的。几版分类中均没有明确指出应有几种神经内分泌标记物阳性才能诊断神经内分泌肿瘤（瘤和癌），因不同神经内分泌标记物的特异性和敏感性不同，所以笔者认为，有 2 种或 2 种以上的神经内分泌标记物呈弥漫阳性（特别是 NSE 或 CD56 阳性时，必须有 Syn 或 CgA 两者之一表达）时，才能更有把握诊断神经内分泌肿瘤（瘤和癌）。

3. 2019 年乳腺肿瘤分类明确指出，实性乳头状癌和富细胞黏液癌是不同的疾病实体，即便是神经内分泌标记物呈弥漫阳性，也不能归入神经内分泌肿瘤（瘤和癌）中。另外，10%~90% 的肿瘤神经内分泌标记物阳性时，应酌情考虑，诊断为混合型浸润性癌或伴有神经内分泌分化的浸润性导管癌。

4. 在诊断原发乳腺神经内分泌癌前，要排除来自身体其他部位（尤其是肺及消化道）的转移性神经内分泌癌（特别是小细胞癌）的可能性。存在导管原位癌，肿瘤细胞表达 MG、GCDFP-15、GATA3、ER，同侧腋窝淋巴结转移及乳腺外脏器无神经内分泌癌的病史，均有助于诊断乳腺原发性神经内分泌癌。

第十一节　特殊临床表现的癌

一、炎性乳腺癌

炎性乳腺癌（inflammatory breast carcinoma）是一个乳腺癌临床诊断名称，指由于真皮内有大量的淋巴管内癌栓，阻塞了淋巴管，引起淋巴回流障碍，导致受累乳房（大于 1/3，常大于 2/3）红、热、痛及皮肤广泛水肿，临床表现与急性乳腺炎相似。患者就诊时多有淋巴结转移，并易发生远处转移，预后较差。

（一）炎性乳腺癌的形态学改变

病例 1

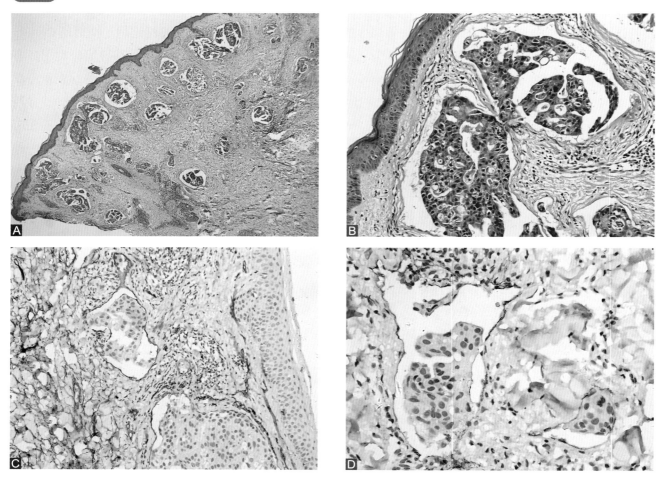

图 16-11-1　炎性乳腺癌。患者女性，45 岁，左乳房弥漫性增大，红肿、触痛。镜下可见：乳房区表皮下淋巴管扩大，其内可见异型细胞，具有导管癌的形态特征，间质内有淋巴细胞呈灶状浸润（A、B）。免疫组化染色显示：CD34（C）和 D2-40（D）癌栓周围淋巴管内皮细胞呈阳性

病例 2

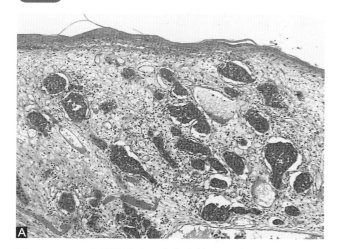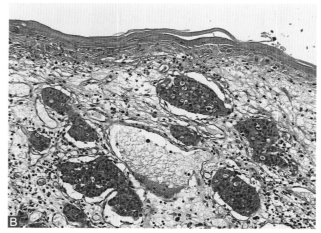

图 16-11-2　炎性乳腺癌。患者女性，50 岁，右乳房弥漫性增大，表面皮肤潮红、发热及触痛，广泛水肿。镜下可见：乳房区表皮下有广泛淋巴管内癌栓，癌栓大小不等，部分淋巴管内癌细胞与管壁粘连紧密，真皮浅层组织疏松、呈水肿样，可见散在淋巴细胞浸润，毛细血管扩张充血（A、B）

（二）诊断及鉴别诊断

炎性乳腺癌的临床表现与急性乳腺炎相似，病理组织学的主要特点是真皮广泛水肿，淋巴管内广泛的癌栓，间质中可伴有淋巴细胞、浆细胞浸润。在诊断中需注意：①诊断炎性乳腺癌时，临床表现是第一要素，且要求累及乳房范围至少大于 1/3；②临床表现符合炎性乳腺癌的病例，组织学上未发现真皮内淋巴管内癌栓，也不能排除炎症性癌的诊断；③组织学上有真皮淋巴管广泛癌栓，但无上述特征性临床表现的乳腺癌，不能诊断为炎症性癌。血管肉瘤时，乳房也可表现为红、肿、痛，但病理学改变与炎性乳腺癌不同。

二、妊娠期和哺乳期乳腺癌

妊娠期和哺乳期乳腺癌（breast carcinoma in pregnancy and lactation）指在妊娠期、哺乳期或产后 1 年内确诊的原发性乳腺癌。乳腺在妊娠期和哺乳期由于激素水平的影响，出现生理性肥大、腺体组织较致密，导致早期不易发现肿块，且影像学检查也受到影响，确诊时常为中晚期，因此，临床上常见到延误诊治的病例，多伴有腋窝淋巴结肿大，出现乳头溢液、乳头内陷、皮肤破溃等明显症状。乳腺癌在妊娠期和哺乳期的组织学类型以高级别浸润性导管癌多见，炎性乳腺癌在此期间内发病率较高，占所有妊娠哺乳期乳腺癌的 20%~30%。

病例 3

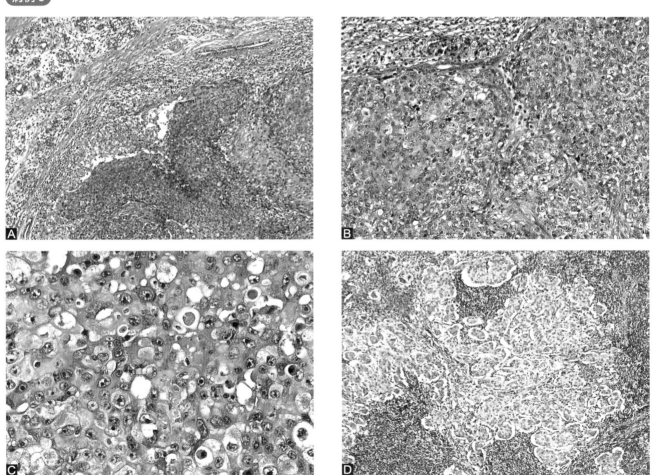

图 16-11-3　妊娠期乳腺癌。患者女性，38 岁，妊娠 6 个月时发现右侧乳腺肿物，行改良根治手术，1 年 8 个月后发生颅内转移。镜下可见：浸润性癌中有坏死，周围可见呈分泌状态的乳腺小叶，癌细胞呈 III 级浸润性导管癌的形态特征，有明显多形和性异型（A~C）；腋窝淋巴结有转移（D）。

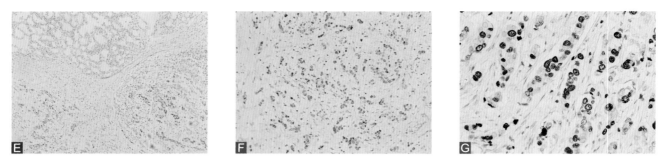

图 16-11-3　哺乳期乳腺癌（续图）。免疫组化染色显示：ER（E）及 PR（F）癌细胞呈中度弥漫阳性，Ki67 增殖指数高（G）。此例 HER2 呈阴性

病例 4

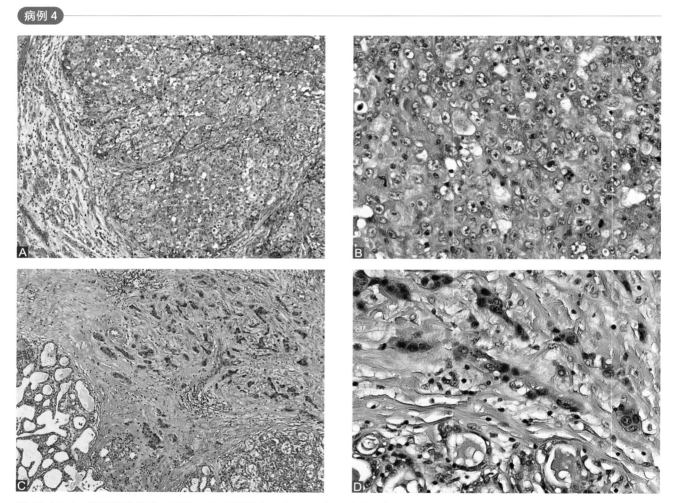

图 16-11-4　哺乳期乳腺癌。图为 2 个病例组合。女，28 岁，哺乳期发现右乳腺肿物，逐渐长大。镜下见：浸润性癌呈大巢状，周围可见呈分泌状态的小叶，癌细胞多形性和异型性十分显著，具有Ⅲ级浸润性导管癌的形态特征（A、B）；患者女性 26 岁，哺乳期发现左侧乳腺肿物。镜下见：呈分泌状态的乳腺小叶周围可见浸润性癌，细胞呈条索状排列，具有Ⅲ级浸润性导管癌的形态特征，有明显异型性（C、D）

第十二节　脉管内癌栓

血管淋巴管侵犯是乳腺浸润性癌的常见现象，脉管内癌栓（intravascular carcinoma embolus）指浸润性癌侵犯血管 - 淋巴管，在血管 - 淋巴管内发现癌细胞。脉管内癌栓是最重要的独立预后因素，对于 T1期、淋巴结呈阴性的患者，识别其是否有脉管内的癌栓十分重要，在病理诊断报告中需注明这一点，而且应该使用严格标准来确认是否存在癌栓。识别脉管内癌栓的组织学改变包括以下几点。①通常在浸润性癌前峰（癌组织周围）进行评估。②癌细胞在衬覆内皮细胞的腔隙内。③腔隙内有红细胞和（或）淋巴液。④癌细胞团的形状与脉管腔隙形状不符。⑤位于正常血管 - 淋巴管的解剖位置，与血管伴行、导管周围及小叶外间质的淋巴管内，少数位于血管内。若鉴别困难，免疫组化内皮细胞标记和肌上皮细胞标记可协助诊断。淋巴管内皮细胞常表达 CD34、D2-40；血管内皮细胞常表达 CD34、CD31、ERG。

病例 1

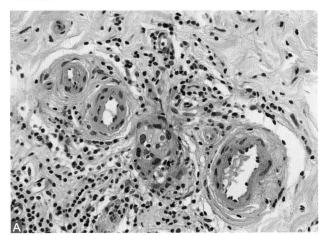 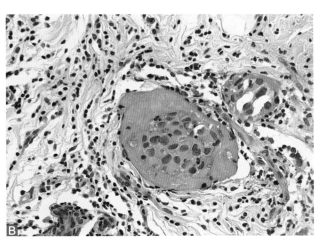

图 16-12-1　**血管内癌栓。**小动脉周边的小静脉内可见癌栓，癌栓大小不等，紧密成团，周围有红细胞或均质伊红深染的蛋白分泌物，提示癌细胞位于血管内，间质可见较多淋巴细胞浸润（A、B）

病例 2

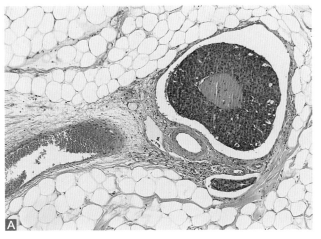 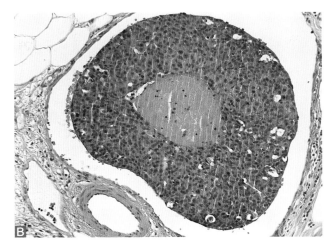

图 16-12-2　**淋巴管内癌栓。**脂肪组织肌性小血管周围的淋巴管扩张，其内癌栓形态类似导管原位癌，边缘圆润，中央为凝固性坏死，周边间质内可见少量淋巴细胞浸润（A、B）

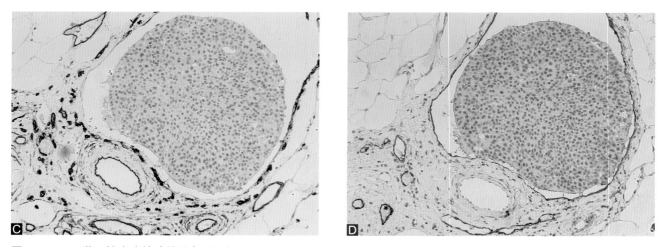

图 16-12-2　淋巴管内癌栓（续图）。免疫组化染色显示：CD34 有癌栓的淋巴管呈阴性（C），D2-40 呈阳性（D）

病例 3

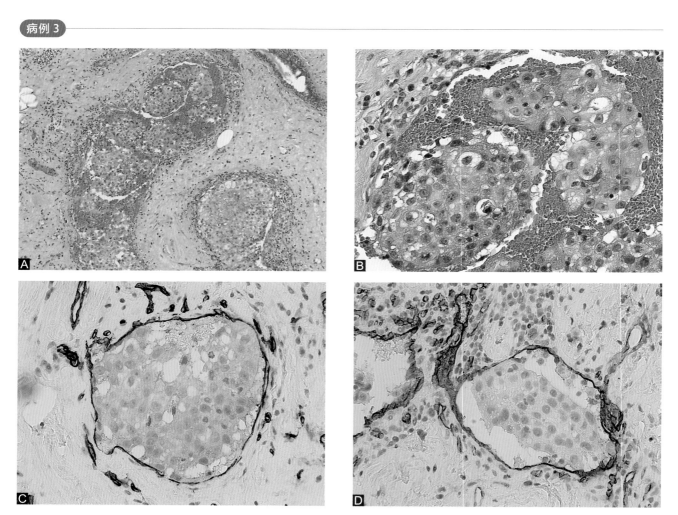

图 16-12-3　脉管内癌栓。小导管旁的脉管内可见癌栓，癌细胞排列紧密，与红细胞混杂，局部可见癌细胞与管壁粘连，脉管周围有少量淋巴细胞浸润（A、B）。免疫组化染色显示：CD34（C）和 D2-40（D）脉管呈阳性

病例 4

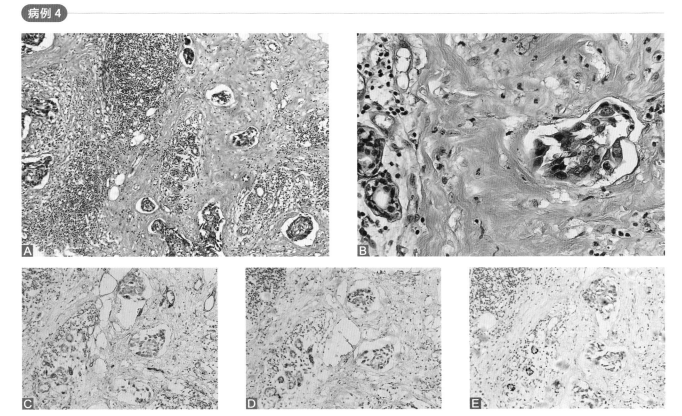

图 16-12-4　癌巢周围裂隙，类似脉管内癌栓。病变内可见小团状或小巢状分布的癌组织，形态不规则，周围均有一圈空隙与间质分隔，形态类似于脉管内癌栓，其周围无伴随血管，间质内可见多灶性淋巴细胞浸润（A）；癌巢形状与腔隙形状相符，周围的空隙未见明显内皮细胞，仅见个别与间质纤维细胞相似的梭形核细胞（B）。免疫组化染色显示：CD34（C）和 D2-40（D）癌巢周围的空隙表面呈阴性，CD34 小血管内皮细胞呈阳性，p63 癌巢周围呈阴性，而腺泡周围肌上皮呈阳性（E）。病变为浸润性导管癌，由于组织固定欠佳、制片中组织收缩等导致类似于脉管内癌栓的形态学假象

（滨州市人民医院病理科付丽梅在复旦大学附属肿瘤医院进修时参加了本章编写）

第十七章

乳腺纤维腺瘤

丁华野　柳剑英　梅　放

▌章目录

乳腺纤维腺瘤（fibroadenoma）是一种起源于乳腺终末导管小叶单位的具有上皮和间叶双相分化的良性肿瘤。纤维腺瘤主要是乳腺小叶特化性间质的成纤维细胞增生，腺上皮受其诱导而伴随增生，两者相互依存。组织学上，纤维腺瘤一般边界清楚，但不一定有包膜，肿瘤内部结构有序，间质与腺体分布规律，间质缺乏异质性改变，细胞的形态和密度一致，无异型性。肿瘤的间叶成分围绕腺体周围生长，间叶成分挤压腺体，可导致腺体细长，腺腔呈裂隙状，称之为管内型（ intracanalicular pattern ）；如果腺腔呈开放状态，则称之为管周型（ pericanalicular pattern ）。普通型纤维腺瘤的组织学表现常为特征性的多结节状结构，小叶特化性间质（常为黏液样）内的成纤维细胞增生，形成肿瘤性结节，其中增生的腺体（具有腺上皮及肌上皮细胞双层结构）扭曲变形，非特化性间质（常为胶原性）包绕在结节周围，低倍镜下呈现腺体周围为淡染疏松黏液样间质，外围为红染胶原化间质，犹如膨大而结构紊乱的乳腺小叶。某些时候，特化性和非特化性间质的特征并不明显，很难辨认出肿瘤多结节状结构模式，表现为均质胶原性或黏液样的间质。纤维腺瘤的间质和上皮可以发生许多变化，导致其形态变化呈多样性，形成多种组织学亚型，甚至发生肿瘤性质的改变。

第一节　管内型纤维腺瘤

一、边界清楚，内部结构有序

病例 1

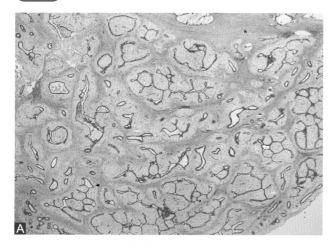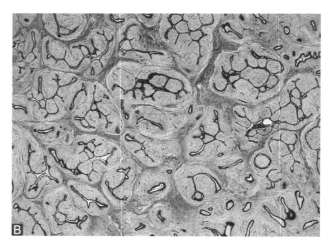

图 17-1-1　管内型纤维腺瘤。图为 2 个病例组合。肿瘤与周围组织分界清楚，特化性间质和腺体增生，分布规律，呈多结节状，结节外周有非特化性间质穿插包绕，形成有序的内部结构（A、B）。叶状肿瘤内部结构紊乱，间质与腺体分布无规律，具有组织结构的异质性

二、特化性、非特化性两种间质，间质与上皮比例协调

病例 2

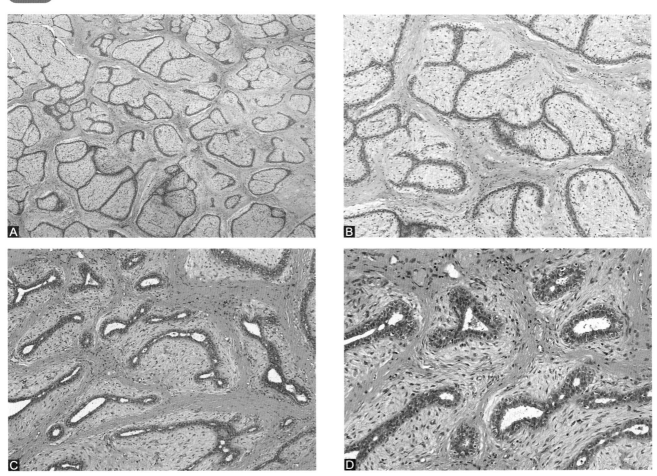

图 17-1-2　管内型纤维腺瘤。图为 2 个病例组合。肿瘤呈**群集多结节状**，结节大小、形状不一，腺管拉长、扭曲、变形，周围的间质疏松淡染或呈黏液样，外周间质为致密红染胶原性，间质与腺体分布比例协调一致，相互依存，形成类似于正常乳腺小叶的有序结构（A~D）。叶状肿瘤缺乏间质与腺体相互依存的关系，间质与腺体的比例失调，间质过度增生，缺少上皮成分

三、间质同质化，细胞密度均匀一致

病例 3

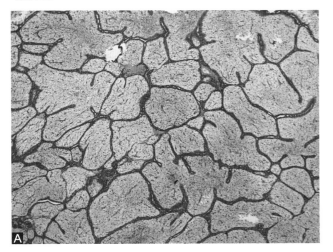 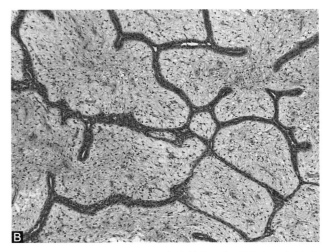

图 17-1-3　管内型纤维腺瘤。图为 2 个病例组合。增生的腺管细长狭窄，形成均匀分布的网格状结构，间质特征及细胞密度基本一致，缺乏异质性（A~D）。叶状肿瘤常有异质性间质，细胞密度增加，而且分布不均匀

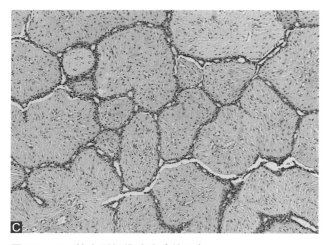

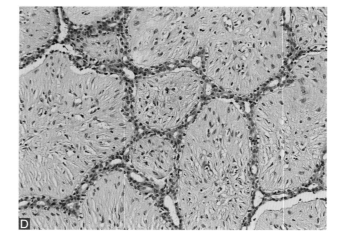

图 17-1-3　管内型纤维腺瘤（续图）

四、腺体拉长、扭曲，呈轨道样、串珠样改变

病例 4

图 17-1-4　管内型纤维腺瘤。图为 2 个病例组合。受间质挤压的腺管形成均匀分布的网格状结构（A、B）；腺管狭长而宽度均匀呈轨道样，腔缘上皮对接或桥接形成串珠样结构，串珠样结构与非典型性桥接不同，其分布规律，桥接距离很短，一般不形成复杂的筛孔状结构，仅腺管交汇处可有简单筛孔，间质呈同质性，细胞密度一致（B~D）。串珠样结构是管内型纤维腺瘤最常见而且最具特征性的上皮变化，组织学观察到的串珠样结构其实是纵横交错的立体管道的平面像，反映上皮管道的复杂程度和有序性。叶状肿瘤常呈管内型结构，但上皮增生呈无序性，常缺乏腺管轨道样、串珠样模式

五、腺管呈双层结构，细胞缺乏增生活性

病例 5

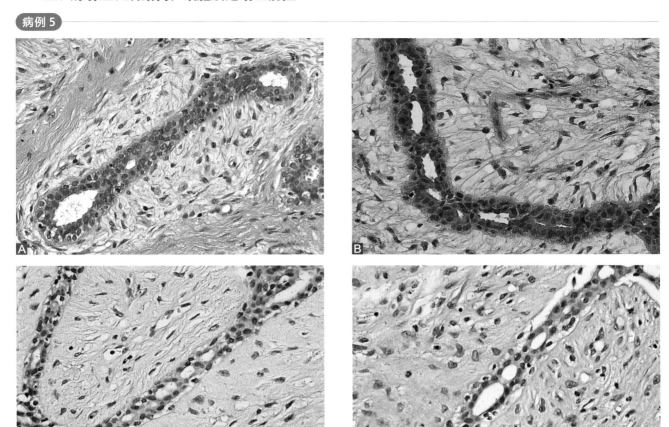

图 17-1-5　管内型纤维腺瘤。图为 4 个病例组合。肿瘤内腺体被间质挤压成细长形，腺腔闭合呈狭缝状，部分腺体腔缘上皮对接或桥接，形成间隔不一的串珠样外观，腺体由腺上皮、肌上皮和基膜有序排列构成，腺上皮呈立方状或扁平状，细胞核小，呈圆形－卵圆形，染色质细，有时可见小核仁，胞突不明显或有少许胞突，缺乏增生活性（A~D）。叶状肿瘤的腺体亦具有双层结构，但上皮具有增生活性，更常出现柱状细胞增生、普通型导管增生及肿瘤性导管增生

六、间质细胞缺乏异型性，腺管周围偶见核分裂

病例 6

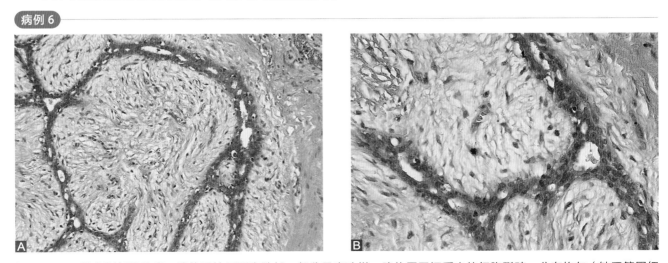

图 17-1-6　管内型纤维腺瘤。腺体受挤压而变狭长，部分呈串珠样，腺体周围间质内的细胞稀疏，分布均匀（缺乏管周细胞密集改变），细胞无异型性，近腺管处偶见核分裂象（A、B）。叶状肿瘤细胞密度不一致，常形成腺管周围细胞密集区（袖套状），细胞具有不同程度异型性，管周区核分裂增多，亦常出现远离腺体的间质核分裂

七、腺上皮萎缩，腺管结构不清

病例 7

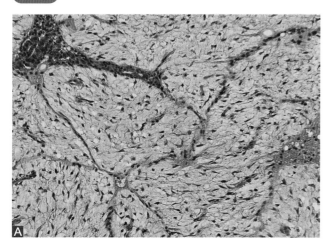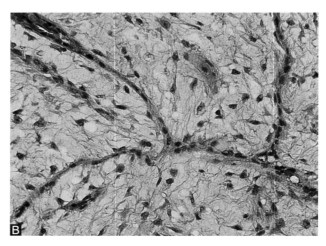

图 17-1-7　管内型纤维腺瘤。肿瘤部分腺体的腺上皮细胞可发生萎缩消失，肌上皮细胞不明显，给人一种间质增生扩大及内部结构紊乱的假象（A、B）。管内型纤维腺瘤的腺上皮常有受压萎缩或消失的现象，导致间质分布不均或过度增生的假象，需要与叶状肿瘤的间质过度增生、出现大片状无腺体的间质区域相鉴别

八、间质黏液样变

　　每个纤维腺瘤内部的间质都具有同质性，但不同纤维腺瘤的间质可以有明显差异，主要表现为间质细胞的密度和形态、黏液和胶原纤维的含量等不同。某些纤维腺瘤间质可呈广泛黏液样变，黏液型纤维腺瘤（myxoid fibroadenoma）不常见，大多为散发性，少数见于卡尼综合征。特别是在年龄大的患者，应注意和叶状肿瘤做鉴别。

病例 8

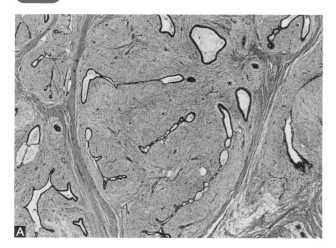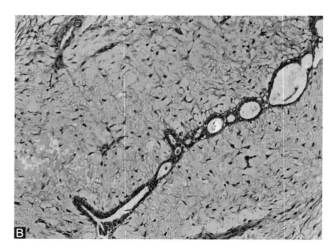

图 17-1-8　管内型纤维腺瘤。肿瘤界限清楚，可见胶原纤维间隔形成多结节状，结节内部间质呈嗜碱性黏液样，腺体分布均匀，腺腔扩张、闭合或呈串珠样，腺体周围黏液样基质内漂浮着稀疏的星芒状间质细胞，分布均匀，无异型性（A、B）

九、囊内生长

少数纤维腺瘤部分或全部生长于囊腔内，无论是大体检查还是镜下观察，都有可能与导管内乳头状瘤或叶状肿瘤相混淆。

病例 9

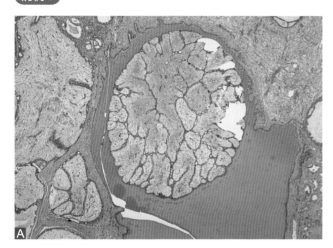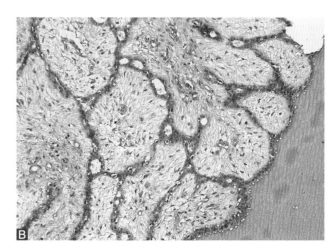

图 17-1-9　管内型纤维腺瘤。纤维腺瘤可以全部或局部位于扩张的囊腔内，囊内充满红染分泌物，形成"囊内型纤维腺瘤"，这与导管内乳头状瘤有些相似，但"囊内型纤维腺瘤"中突入囊腔的"乳头"有间质细胞增生，即使伴有间质胶原化，其间质细胞的丰富程度和间叶成分的占比也高于真正的乳头状结构，并且可见较为特征性的串珠样腺体（A、B）。本例与叶状肿瘤的不同之处在于其突入囊腔的部分与周围组织相似，但仍然具有纤维腺瘤的结构特征

十、上皮脱落与堆叠

纤维腺瘤的上皮脱落现象很常见。医源性因素（如穿刺、固定不良等）是常见的原因之一。上皮脱落于腺腔或囊腔内，无序堆叠在一起，很难识别原有结构，可类似导管内乳头状瘤，即使做免疫组化染色，对鉴别诊断的帮助也很有限。周围上皮脱落的间质结节如果互相分离，可以形成假叶状结构；如果互相嵌合，则会产生间质过度增生的假象。

病例 10

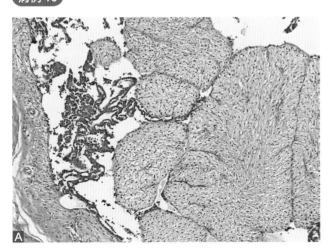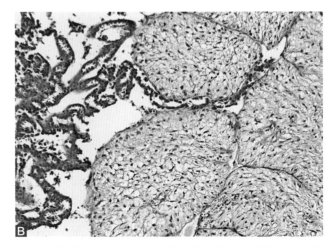

图 17-1-10　管内型纤维腺瘤。纤维腺瘤界限清楚，完全位于一个扩张的囊腔内，腺上皮大部分脱落并堆叠于囊内，以致肿瘤内部几乎见不到腺体，只能辨认出嵌合结节之间的缝隙，有些脱落上皮保留原有的腺样结构，甚至保留正常腺体的双层上皮，但多数情况下脱落上皮呈无序堆积，其中往往缺乏肌上皮，容易被误认为是导管上皮良性或恶性增生（A、B）。这些脱落上皮的周围一般没有炎症反应，提示为制片过程中产生的伪象

十一、普通型导管上皮增生

病例 11

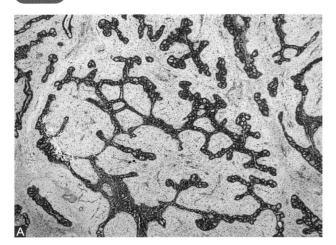
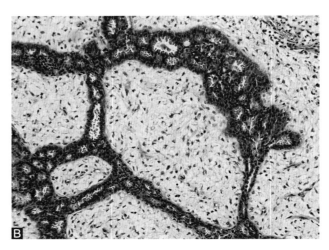

图 17-1-11 管内型纤维腺瘤。肿瘤呈管内型纤维腺瘤改变，腺管扩大，上皮增生呈筛孔状，细胞具有普通型导管上皮增生形态特征，可见胞突（A、B）。腺管上皮明显增生更常见于叶状肿瘤，如果纤维上皮性肿瘤内有腺上皮的明显增生，特别是发生于年龄较大的患者及肿瘤周边缺乏导管上皮增生时，需排除叶状肿瘤

第二节　管周型纤维腺瘤

　　乳腺管周型纤维腺瘤相对少见，常与管内型混合存在。两者在组织学上没有严格标准。一般而言，具有偏圆形或椭圆形腺体时多考虑是管周型纤维腺瘤。

病例 1

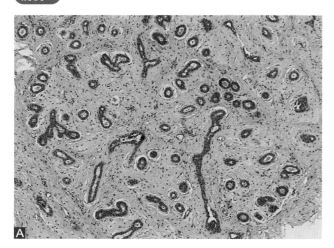
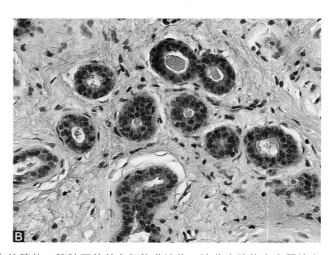

图 17-2-1 管周型纤维腺瘤。纤维腺瘤，间质内可见散在分布的腺体，腺腔开放并有红染分泌物，这些小腺体由内层腺上皮和外层肌上皮有序构成，状似正常乳腺小叶内的腺泡（A、B）。这些小腺体间距不一，间质成分多少不等，貌似正在发生间质增生而膨大的小叶，这种结构在管周型纤维腺瘤中并不少见，也许是分化好的表现。当纤维腺瘤内形成较多的小叶结构时，需要与错构瘤相鉴别，后者一般没有间质细胞增生

病例 2

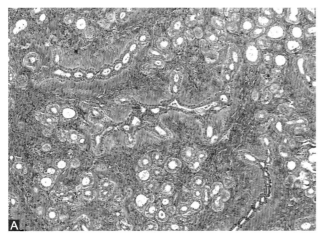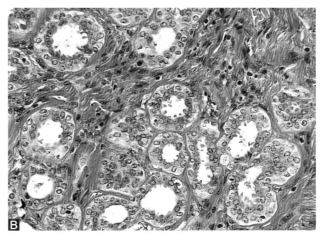

图 17-2-2　管周型纤维腺瘤。纤维腺瘤，肿瘤大部分由管腔开放的腺管构成，小腺管密集处类似间质有增生的小叶，局部可见拉长、分枝状腺管，部分呈串珠样，小腺管被覆腺上皮及肌上皮双层细胞，部分有胞突，腺体周围纤维组织增生（A、B）

第三节　复杂型纤维腺瘤

　　乳腺复杂型纤维腺瘤（complex fibroadenoma）指纤维腺瘤内的上皮成分出现一些特殊的形态学改变，包括腺病、大汗腺化生及囊肿形成等多种变化。此外，还可以出现柱状细胞及普通型导管增生性病变等多种改变。常需要与叶状肿瘤做鉴别。

病例 1

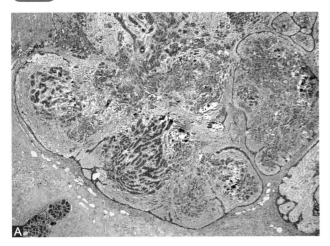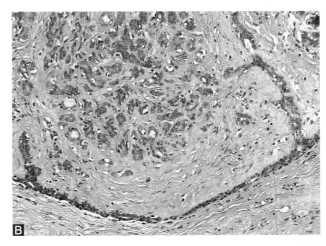

图 17-3-1　复杂型纤维腺瘤。管内型纤维腺瘤，边界清楚，间质内有灶性增生的小腺体，形成小叶结构，类似硬化性腺病，腺体受挤压而变形、狭小，甚至形成上皮簇，细胞分化良好（A、B）

病例 2

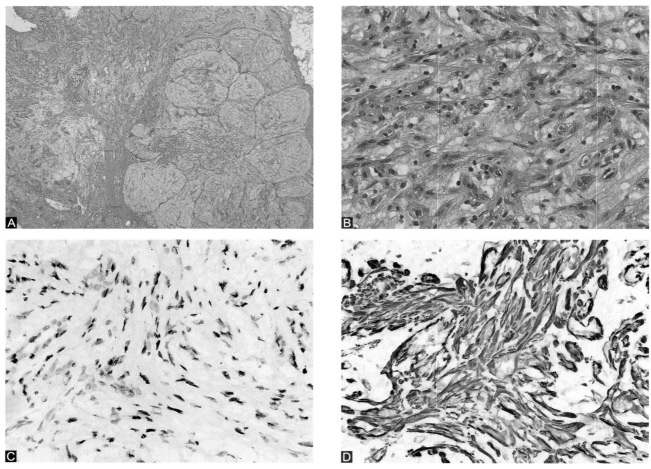

图 17-3-2 复杂型纤维腺瘤。肿瘤具有管内型纤维腺瘤特征，间质呈黏液样，其中可见硬化性腺病改变，梭形细胞增生，略呈束状，纵横交错，细胞分化良好，细胞质红染而类似平滑肌细胞，腺管状结构不明显（A、B）。免疫组化显示：p63（C）和 SMA（D）增生的梭形细胞呈阳性

病例 3

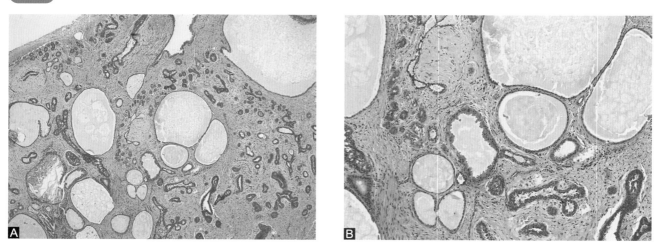

图 17-3-3 复杂型纤维腺瘤。管周型纤维腺瘤背景，肿瘤内的上皮成分出现多种形式的增生，可见多个类圆形囊肿，囊壁内衬大汗腺细胞，亦可见腺病样小腺体增生伴普通型导管增生（A、B）

第四节 纤维腺瘤伴间质巨细胞及假血管瘤样间质增生

一、纤维腺瘤伴间质巨细胞

病例 1

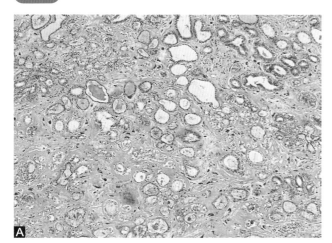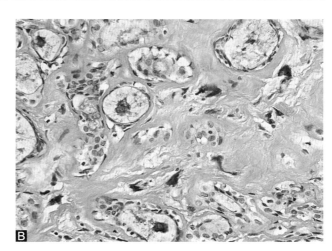

图 17-4-1 管周型纤维腺瘤伴间质巨细胞。管周型纤维腺瘤，间质内可见散在分布的怪异巨细胞，单核或多核，细胞核重叠，结构不清，呈深蓝色，无核分裂象，细胞质淡染（A、B）

二、纤维腺瘤伴假血管瘤样间质增生

病例 2

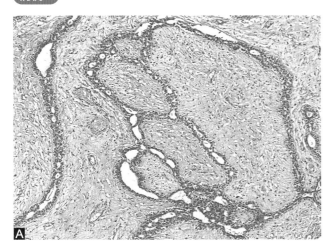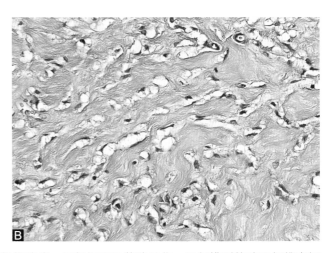

图 17-4-2 管内型纤维腺瘤伴假血管瘤样间质增生。管内型纤维腺瘤，局部间质显著胶原化，平行排列的胶原纤维束间形成很多条纹状裂隙，可弯曲、分支或互相吻合，裂隙内衬梭形或多角形细胞，貌似薄壁血管或血窦，但裂隙内没有红细胞，裂隙两侧黏附的细胞分布缺乏对称性和闭合性，部分裂隙内有浅蓝色黏液样物质沉积，提示这些裂隙并非制片造成的假象（A、B）

病例 3

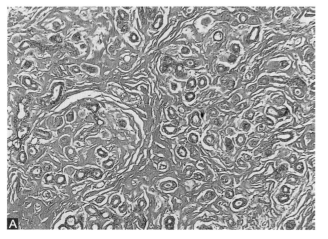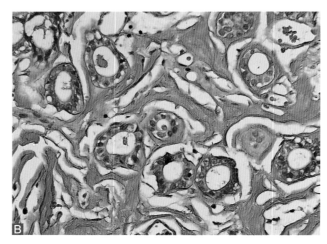

图 17-4-3　管周型纤维腺瘤伴假血管瘤样间质增生。管周型纤维腺瘤，肿瘤内有模糊的结节或分叶结构，结节内腺体为大小一致、腺腔开放的小圆形腺管，结节内、外均为胶原性间质，胶原纤维之间有大量的裂隙，裂隙边缘黏附着扁平梭形细胞，形似薄壁血管（A、B）

第五节　纤维腺瘤伴泌乳改变及假泌乳性增生

一、纤维腺瘤伴泌乳改变

病例 1

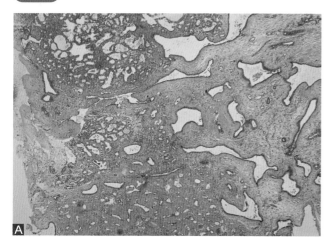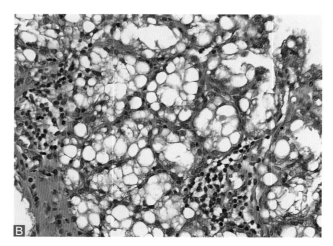

图 17-5-1　复杂型纤维腺瘤伴泌乳改变。患者女性，26 岁，哺乳期发现右乳肿物，直径约 2 cm，边界清楚。镜下可见：管周型纤维腺瘤背景，部分区域小腺体密集增生，部分扩张，腺腔内有红染分泌物，腺上皮细胞胞质透明，呈分泌性改变，间质内有灶状淋巴细胞浸润（A、B）

二、纤维腺瘤伴假泌乳性增生

病例 2

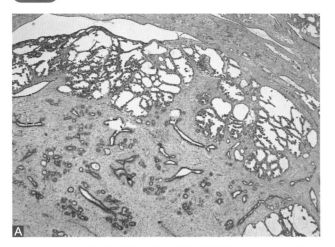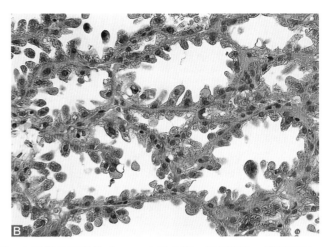

图 17-5-2 复杂型纤维腺瘤伴假泌乳性增生。患者女性，38 岁，左乳肿物直径约 2 cm，小孩 8 岁，无妊娠史。镜下可见：复杂型纤维腺瘤，局部腺体密集增生伴腺腔扩大，腺腔内形成微乳头状突起，内衬"鞋钉"状细胞，上皮呈显著的分泌性改变，表现为细胞体积增大，细胞质空泡化，细胞核体积增大、上移（A、B）。本例患者并非妊娠期或哺乳期，故称之为假泌乳性增生，增生的腺体之间间质极少，肌上皮不明显，在结构上有可能被误认为恶性，尤其是在冷冻切片诊断时，其特征性的细胞核上移和分泌性亢进的细胞学特点是确诊的重要线索

第六节 纤维腺瘤伴囊性高分泌及积乳改变

一、囊性高分泌改变

病例 1

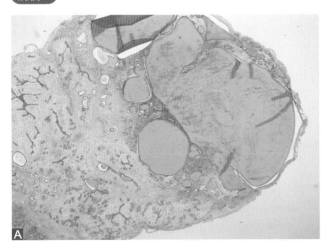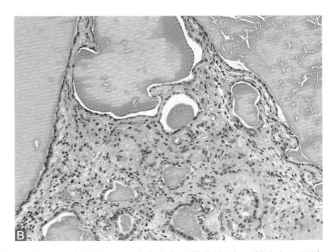

图 17-6-1 复杂型纤维腺瘤伴囊性高分泌改变。肿瘤边界清楚，局部可见腺体扩张，形成大小不等的囊肿，囊腔内可见浓稠的嗜酸性分泌物潴留，囊壁上皮细胞呈立方状或扁平状（A、B）。囊性高分泌上皮病变在乳腺组织中形成的囊肿多为圆形，偶尔形成乳头状结构，而纤维腺瘤中其囊腔形态不甚规则，甚至形成囊壁锯齿状或叶状假象，但其间质细胞密度和分布仍具有均质性特点

二、囊性积乳改变

病例 2

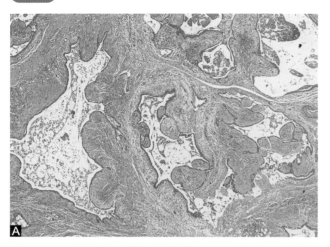
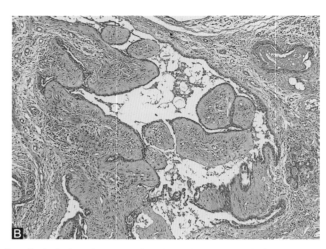

图 17-6-2　管内型纤维腺瘤伴囊性积乳改变。患者女性，28 岁，终止哺乳 3 个月后，发现右乳腺肿物，临床诊断为积乳症。镜下可见典型管内型纤维腺瘤结构，其余大部分区域表现为腺腔不规则扩张，管腔内分泌物潴留、浓聚，腔面上皮萎缩、变性和脱落，管壁周围的间质内可见灶状及散在炎症细胞浸润，囊性扩张的腺管内可形成假叶状结构（A、B）

第七节　纤维腺瘤伴泡沫状组织细胞聚集及出血梗死

一、纤维腺瘤伴泡沫状组织细胞聚集

病例 1

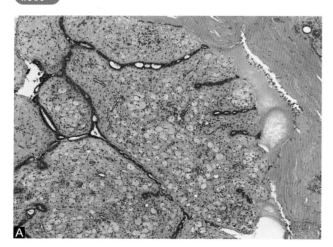
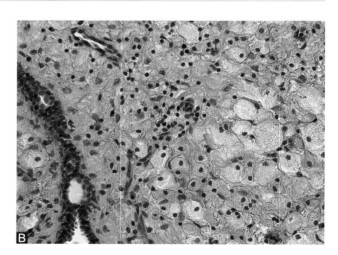

图 17-7-1　管内型纤维腺瘤伴泡沫状组织细胞聚集。管内型纤维腺瘤边界清楚，间质内有成片分布的泡沫状组织细胞和散在的淋巴细胞，泡沫状组织细胞胞质丰富而淡染，细胞核小而位于细胞中央（A、B）。本例纤维腺瘤上皮未见明显变化，间质内未见出血或坏死，其泡沫细胞的成因需要结合周围乳腺组织情况和临床情况进行判断

二、纤维腺瘤伴出血、梗死

纤维腺瘤可以出现自发性梗死，尤其是在妊娠期和哺乳期。部分病例与血栓形成有关，但大多原因不明。梗死也可继发于穿刺等创伤后。临床表现为肿物疼痛或触痛等。组织学上梗死可以累及纤维腺瘤的局部或全部，新鲜梗死常伴出血，陈旧性病变常伴吸收反应和纤维化，有时病变的诊断只能依靠梗死灶的轮廓推断。

病例 2

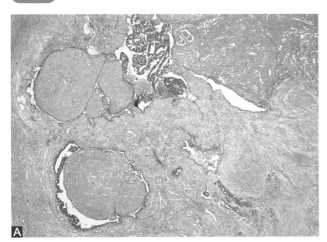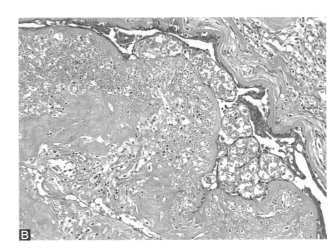

图 17-7-2 管内型纤维腺瘤伴梗死。肿瘤内可见多个梗死灶，其中一个梗死灶位于囊腔内，轮廓清晰，但细胞核消失，囊壁组织基本正常，梗死灶内可见充血、出血和炎症细胞浸润（A、B）

第八节 硬化型纤维腺瘤

乳腺硬化型纤维腺瘤（sclerosing fibroadenoma）是一种老化的纤维腺瘤。主要表现为间质细胞减少，黏液样基质被胶原纤维取代并发生玻璃样变性，上皮细胞一般也同时萎缩，甚至消失，形成闭塞管内型结构，故又称透明变型纤维腺瘤（hyalinized fibroadenoma）。老化型纤维腺瘤还可以出现继发性间质改变，包括营养不良性钙化、骨化和脂肪化及周围淋巴细胞反应等。

病例 1

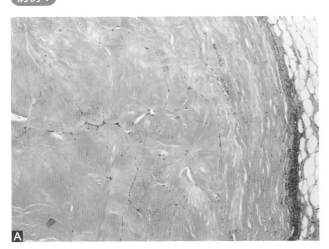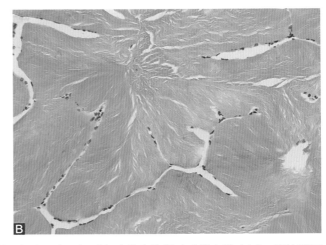

图 17-8-1 硬化型纤维腺瘤。肿瘤境界清楚，周边可见带状淋巴细胞浸润，间质细胞发生弥漫玻璃样变性（A）；高倍镜下几乎未见间质细胞，玻璃样变性的胶原性间质细胞中可见纵横交错的裂隙，裂隙内衬上皮细胞高度萎缩，细胞小而扁平，难以辨别腺上皮细胞和肌上皮细胞，局灶间质呈细颗粒状钙化（A、B）

病例 2

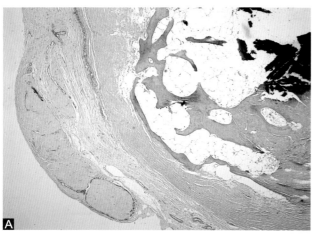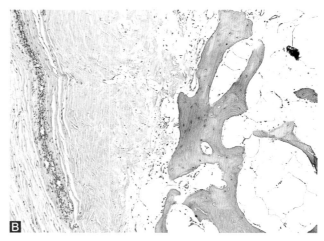

图 17-8-2 硬化型纤维腺瘤。病变大部分区域为分化成熟的骨组织和穿插其间的脂肪组织及团块状钙化，仅周边可见少量间质呈玻璃样变性的管内型纤维腺瘤（A、B）。本例纤维腺瘤伴发骨化生，其中的脂肪组织相当于黄骨髓

第九节　纤维腺瘤内癌

乳腺纤维腺瘤内癌（carcinoma in fibroadenoma）是指原发于纤维腺瘤内的原位癌及浸润性癌，以小叶原位癌最常见，其次为导管原位癌、浸润性导管癌（中、高级别为主）和浸润性小叶癌。

一、纤维腺瘤内原位癌

（一）纤维腺瘤内小叶原位癌

乳腺纤维腺瘤内小叶原位癌（lobular carcinoma in situ in fibroadenoma）在形成膨胀性腺管时较易识别，而在肿瘤细胞以派杰样播散为主要生长方式时，则容易被忽略。经典型小叶原位癌细胞与正常细胞相比仅轻度增大，且大小比较一致，细胞排列松散，可能被误认为纤维腺瘤的上皮细胞自溶脱落假象。此时，需要全面观察切片，明确松散现象是否具有普遍性，松散细胞的细胞核是否仍然保持镶嵌排列的规则性。

病例 1

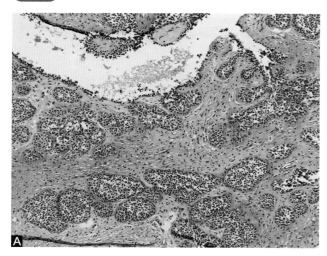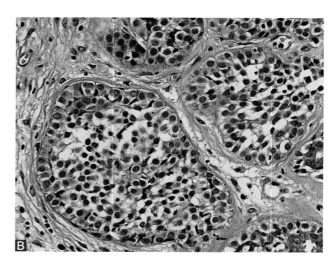

图 17-9-1 纤维腺瘤内小叶原位癌。图为 2 个病例组合。纤维腺瘤的局部区域，见部分腺管膨大，呈实性增生，增生的癌细胞大小、形态一致，分布均匀，细胞核圆形 – 卵圆形，染色质细，核仁不明显，细胞质呈嗜酸性或空淡，可见胞质内空泡（A~D）

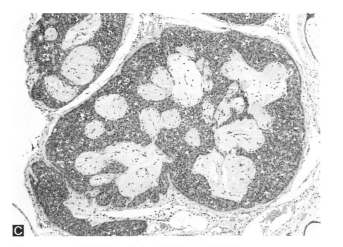

图 17-9-1 纤维腺瘤内小叶原位癌（续图）

病例 2

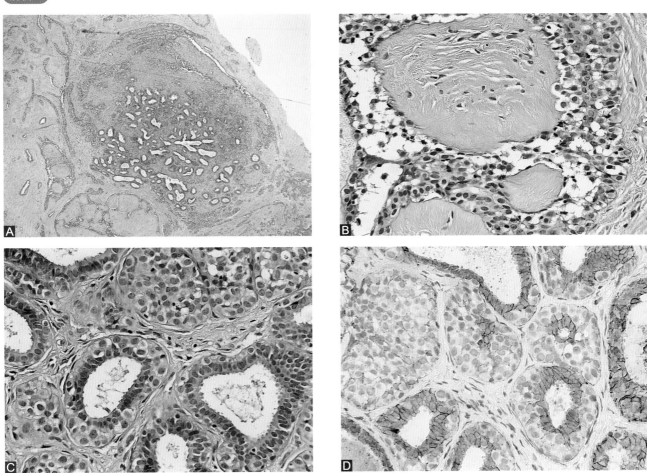

图 17-9-2 纤维腺瘤内小叶原位癌。管内型为主的纤维腺瘤，局部呈管周型（A）；部分腺管呈实性胀大，细胞具有多形性小叶原位癌形态特征（B、C）；部分腺体的柱状腺上皮细胞和肌上皮细胞之间可见形态具有多形性及异型性的类圆形肿瘤细胞（派杰样播散）（C）。免疫组化染色显示：E-cadherin 癌细胞呈阴性，柱状细胞膜呈阳性（D）。腺体内派杰样播散的小叶癌细胞在 HE 切片上有时不易识别，可能会被误认为肌上皮细胞

（二）纤维腺瘤内导管原位癌

乳腺纤维腺瘤内导管原位癌（ductal carcinoma in situ in fibroadenoma）可具有低 - 高核级各种类型导管原位癌形态特征。发生于管周型纤维腺瘤的导管原位癌较易识别；发生于管内型纤维腺瘤由于其癌变腺管有时扩张不明显，仍然呈长条状而容易被漏诊，尤其是低、中核级的筛孔状型导管原位癌，需要与串珠样结构相鉴别。

病例 3

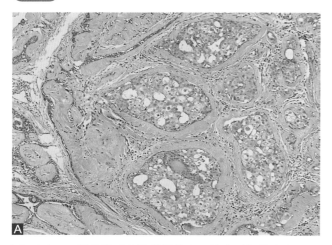
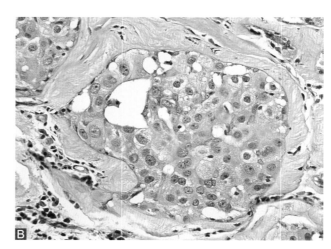

图 17-9-3　纤维腺瘤内导管原位癌。管内型纤维腺瘤，间质广泛玻璃样变性，其中可见膨大的导管，其内上皮细胞增生，充填管腔并形成少量筛孔状结构，增生的上皮细胞体积大，核仁明显，呈高核级形态特征，细胞质呈嗜酸性细颗粒状或淡染，细胞具有明显异型性（A、B）

病例 4

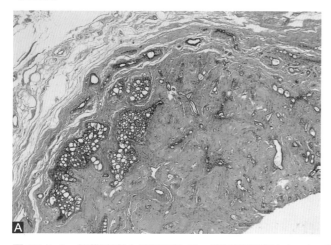
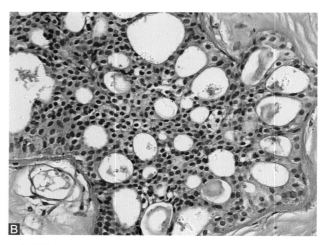

图 17-9-4　纤维腺瘤内导管原位癌。管周型纤维腺瘤，间质广泛玻璃样变性，其中可见膨大的导管，腺管内增生细胞形成张力性筛孔状结构，筛孔间细胞形态一致，界限清楚，细胞核呈低核级改变，细胞具有低级别导管原位癌形态特征（A、B）

（三）纤维腺瘤内小叶原位癌及导管原位癌

病例 5

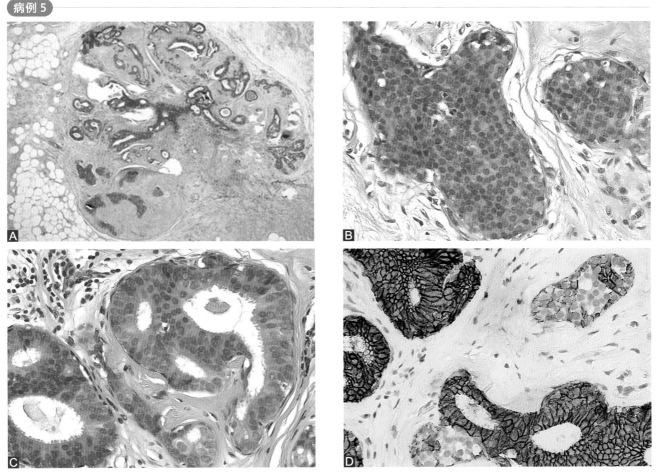

图 17-9-5　纤维腺瘤内小叶原位癌及导管原位癌。管周型为主的纤维腺瘤伴间质硬化（A）；局部可见经典型小叶原位癌（B）及中级别导管原位癌（C）。免疫组化染色显示：E-cadherin 小叶原位癌细胞呈阴性或点状膜阳性，导管原位癌细胞膜呈弥漫阳性（D）

二、纤维腺瘤内浸润性癌

乳腺纤维腺瘤内浸润性癌（infiltrating carcinoma in fibroadenoma）十分罕见，需排除纤维腺瘤外的浸润性导管癌或小叶癌的累及。

（一）纤维腺瘤内浸润性小叶癌

病例 6

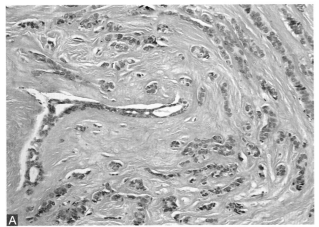
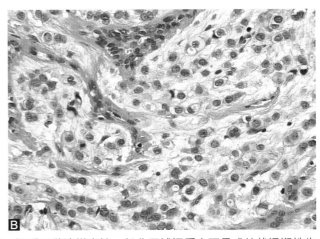

图 17-9-6　纤维腺瘤内浸润性小叶癌。管内型为主的纤维腺瘤，间质呈黏液样变性，部分区域间质内可见成片状浸润性生长的癌细胞，细胞大小形态一致，排列松散，呈单行排列，部分细胞胞质内形成空泡，空泡内可见红染分泌物，形态符合经典型浸润性小叶癌（A、B）

（二）纤维腺瘤内浸润性导管癌

病例 7

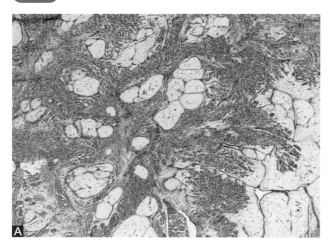 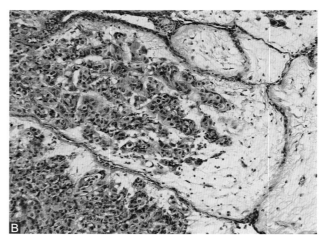

图 17-9-7　纤维腺瘤内浸润性导管癌。管内型纤维腺瘤，间质呈黏液样变性，可见浸润性生长的癌细胞，细胞具有中级别浸润性导管癌特征（A、B）

第十节　诊断及鉴别诊断

参见第十八章乳腺叶状肿瘤。

（北京大学第三医院苏静参加了本章编写）

第十八章

乳腺叶状肿瘤

丁华野　梅　放　柳剑英

章目录

2019 年 WHO 乳腺肿瘤分类将乳腺叶状肿瘤（phyllodes tumor）定义为一种局限性纤维上皮性肿瘤，腺管被覆腺上皮及肌上皮双层细胞，呈明显具有叶状结构的管内型生长模式，间质富于细胞。

第一节　基本病理改变

乳腺叶状肿瘤的间质呈无限制性增生，同时刺激腺体增生，间质与腺体呈无规律性分布，内部结构紊乱，间质及上皮具有异质性及侵袭性生长能力。基本病理改变表现为常可见到纤维腺瘤成分，间质过度生长，细胞密度及核分裂增加，细胞有不同程度的异型性，出现叶状结构及异源性成分，腺体排列增生紊乱，串珠样结构消失，腺管扩张、拉长和分支，柱状上皮增生、普通型导管增生及肿瘤性上皮增生，具有浸润性边缘。

一、纤维腺瘤伴叶状肿瘤

2019 年 WHO 乳腺肿瘤分类中指出，在 60% 的纤维腺瘤中存在 *MED12* 基因突变，而更多的叶状肿瘤的间质细胞中也存在 *MED12* 基因突变，此外，这些叶状肿瘤中存在纤维腺瘤样区域，提示部分叶状肿瘤的发生机制与纤维腺瘤相同，叶状肿瘤可发生在纤维腺瘤的基础上，且与 *MED12* 基因突变相关。

病例 1

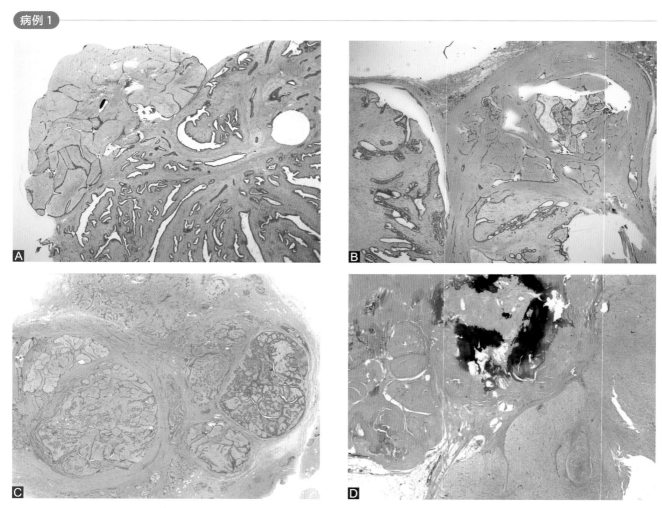

图 18-1-1　纤维腺瘤伴叶状肿瘤。图为 4 个病例组合。在同一肿瘤中，部分区域呈纤维腺瘤结构，部分区域呈叶状肿瘤结构，其中的纤维腺瘤可以表现为管内型、管周型、硬化型，也可以为各种亚型的混杂（A~D）

二、肿瘤内部结构紊乱

叶状肿瘤的内部结构通常分布紊乱，无规律可寻，表现为腺体、间质分布的无序性。腺体大小、形状、复杂程度不一，可伴有上皮的增生及间质的过度增生，间质排布杂乱无章。这样的分布及排列方式缺乏一定的规律，在同一个肿瘤结节中组织学形态可呈多样性。

病例 2

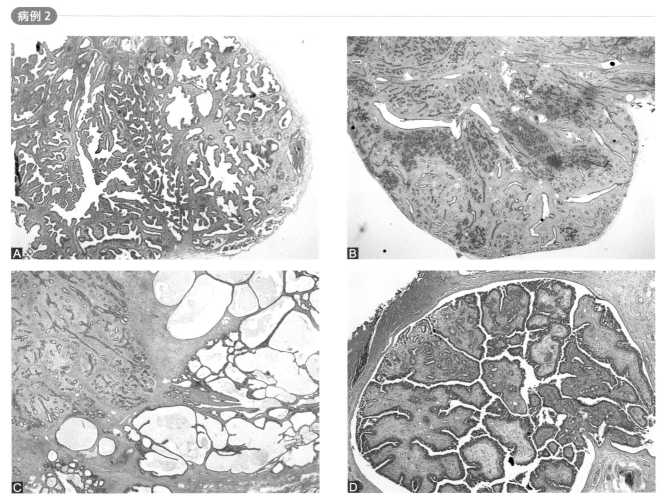

图 18-1-2　肿瘤内部结构紊乱。图为 4 个病例组合。间质有不同程度的增生，腺体的形状、走行、密度以及与间质的比例在同一个瘤结节中的不同区域各不相同，部分腺体扩张、分支，有的呈微囊肿状，亦可见到复杂小叶结构，腺上皮的增生程度亦各不相同（A~D）

三、间质过度增生

间质过度增生是叶状肿瘤诊断分级的指标之一。2019 年 WHO 乳腺肿瘤分类仍然规定诊断标准为一个低倍视野（为 4 倍物镜 ×10 倍目镜）中仅见间质，不见腺体。间质过度增生常伴随着细胞密度增加，但两者之间并非总是呈正比关系。恶性叶状肿瘤更容易出现间质的过度增生，如果出现间质过度增生现象，必须首先考虑叶状肿瘤。

病例 3

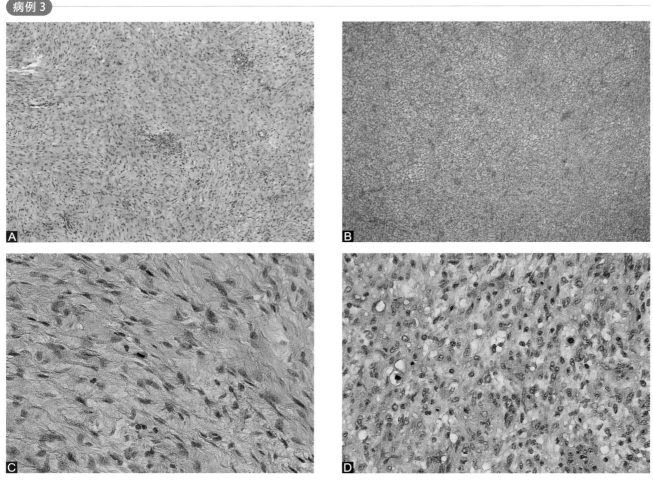

图 18-1-3 间质过度增生。图为 2 个病例组合。间质过度增生，低倍视野内无腺体（A、B）；高倍视野间质细胞密度不同，间质细胞较丰富—细胞密集，均见有多少不等的核分裂象（C、D）

四、间质细胞密度

间质细胞的丰富程度也是叶状肿瘤诊断分级的指标之一，但对丰富程度的判断会带有一定的主观性，缺乏客观的衡量标准，不同的医师在判断时可能存在一定的差异性。纤维上皮性肿瘤出现间质细胞密度的异质性，是提示为叶状肿瘤的重要指标之一。

病例 4

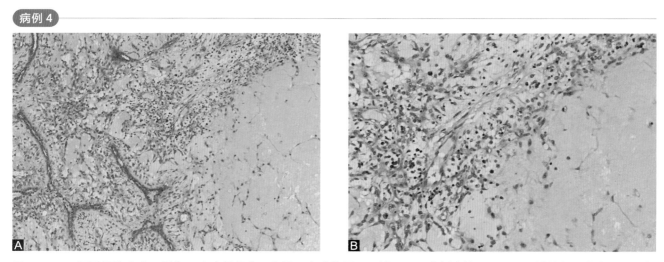

图 18-1-4 间质细胞密度。图为 2 个病例组合，均显示有腺管周围区域。同一病例腺管周围不同区域的细胞密度及异型性不同，其差别非常显著（A~D）

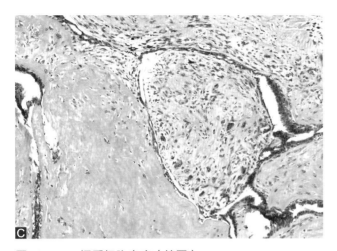
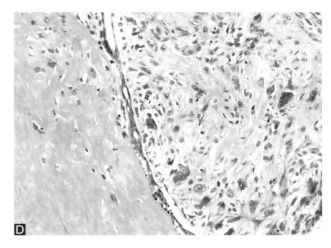

图 18-1-4　间质细胞密度（续图）

病例 5

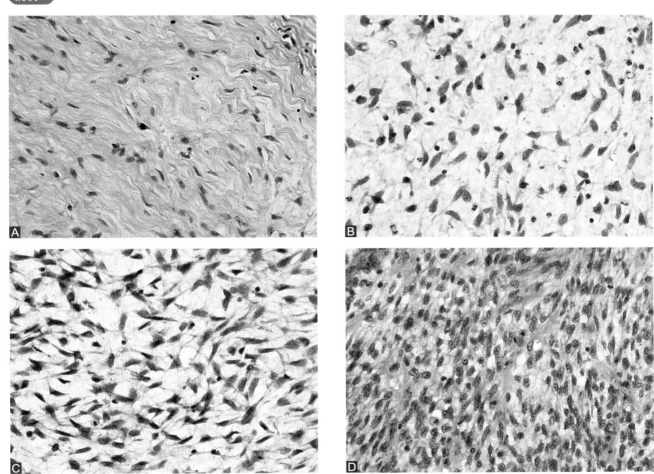

图 18-1-5　间质细胞密度。图为 4 个病例组合，均为远离腺管的区域。不同病例细胞的异型性及密度差别十分明显，显现细胞的密度、细胞外基质的组成成分及比例各不相同（A~D）

五、间质细胞异型性

叶状肿瘤间质细胞的异型性亦是肿瘤诊断分级指标之一。叶状肿瘤的间质细胞均会具有不同程度的异型性，但与间质细胞丰富程度一样，其判断标准总带有一定的主观性。总体来说，细胞形态相对温和、分布相对稀疏时，可视为轻度异型性；细胞密度明显增高、核质比显著升高，甚至出现核多形性时，可视为高度异型性；介于二者之间则视为中度异型性。

（一）轻度异型性

间质细胞的轻度异型性常为良性 - 交界性叶状肿瘤的形态改变。

病例 6

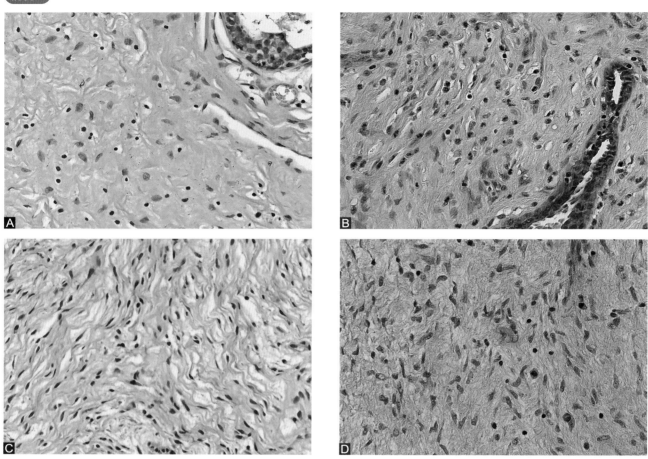

图 18-1-6　轻度异型性。图为 4 个病例组合。腺管周围区域（A、B），远离腺管区域（C、D），间质细胞稀疏，多少不等，细胞的异型性不明显或有轻度异型性，核分裂象少见，有的间质内有散在炎症细胞（A-D）

（二）中度异型性

间质细胞的中度异型性常为交界性 - 低级别恶性叶状肿瘤的形态改变。

病例 7

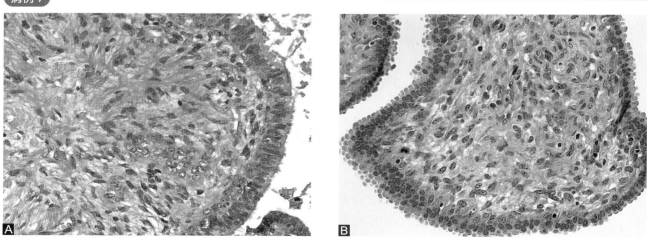

图 18-1-7　中度异型性。图为 4 个病例组合。腺管周围区域（A、B），远离腺管区域（C、D），间质细胞较为丰富，有中度异型性，核分裂象相对多见（A~D）

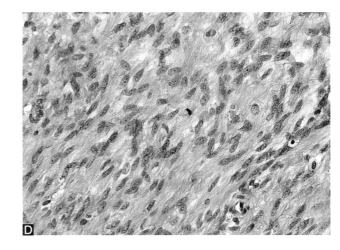

图 18-1-7　中度异型性（续图）

（三）高度异型性

间质细胞的高度异型性为恶性叶状肿瘤的形态改变。

病例 8

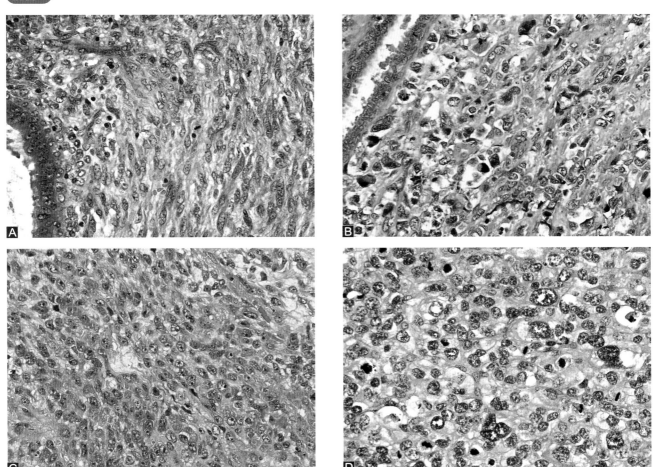

图 18-1-8　高度异型性。图为 4 个病例组合。腺管周围的间质（A、B），远离腺管的间质（C、D），间质细胞密集，有显著多形性及异型性，可见瘤巨细胞，核分裂象多见（A~D）

（四）黏液性基质中的细胞异型性

具有黏液性基质的叶状肿瘤，由于有丰富的黏液性基质，使间质细胞密度普遍偏低，核分裂亦显得稀少，容易给人造成异型性程度低的错觉。在判断黏液性基质非常明显的叶状肿瘤级别时应更为认真仔细，因为这种类型的叶状肿瘤级别容易被低估。

病例 9

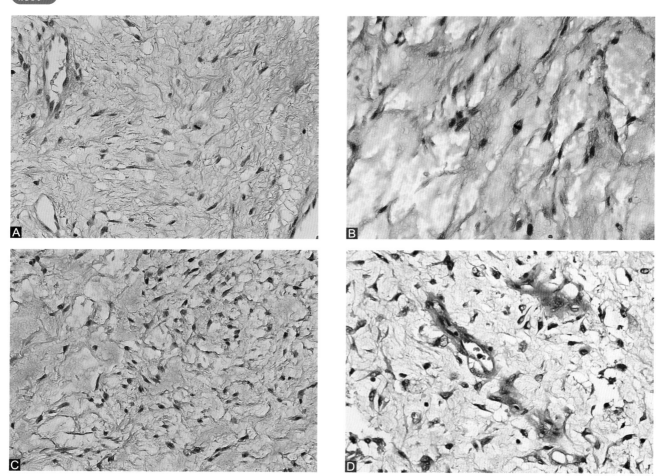

图 18-1-9　黏液性基质中的细胞异型性。图为 4 个病例组合。黏液性基质背景中的细胞相对稀疏，细胞有不同程度的异型性，核分裂象多少不等（A~D）

六、间质细胞核分裂

叶状肿瘤的核分裂象计数是分级的 5 大指标之一，肿瘤的级别越高，核分裂象越常见，甚至出现病理性的核分裂象。核分裂象在腺管周围的间质细胞中更容易找到，而远离腺管的间质细胞出现核分裂象更有意义。由于叶状肿瘤的异质性是普遍存在的现象，即同一肿瘤结节中的不同区域的组织学级别可以迥异，因此核分裂象计数的统计一定是在观察了所有的切片后，通常选取细胞密度最高、核分裂最活跃的区域进行，否则计数结果的可重复性会很低，对分级的指导意义也变弱。

因为不同显微镜的 10 个 HPF 对应的面积并不相同。2019 年 WHO 乳腺肿瘤分类再次强调了组织学分级中核分裂象计数不再以 10 个 HPF 计算，而是以面积（mm^2）计算。这也为今后数字扫描切片中核分裂象的计数统计提供了便利。

病例 10

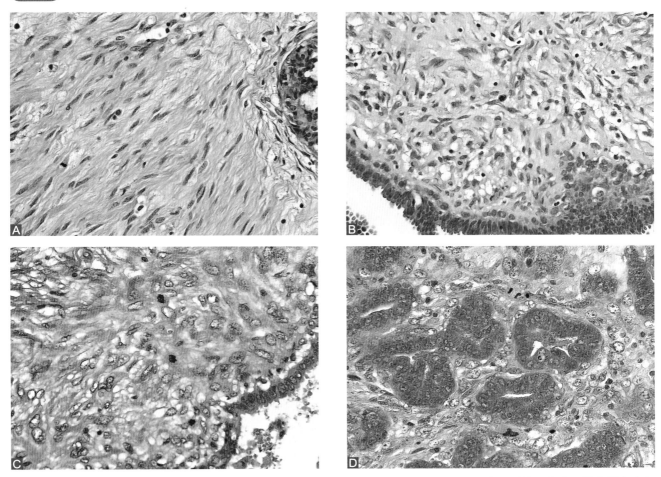

图 18-1-10 间质细胞核分裂。图为 4 个病例的组合。腺管周围区域，间质细胞有不同程度异型性及密度，核分裂多少不等，可见异常核分裂象（A~D）

病例 11

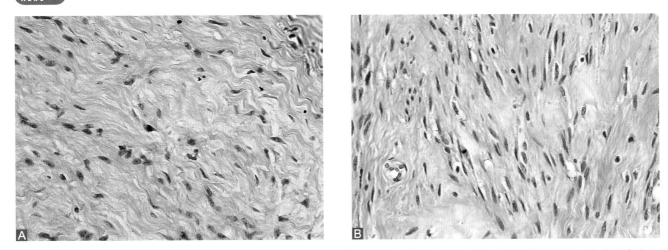

图 18-1-11 间质细胞核分裂。图为 4 个病例的组合。远离腺管区域，间质细胞有不同程度异型性及密度，核分裂多少不等，可见异常核分裂象（A~D）

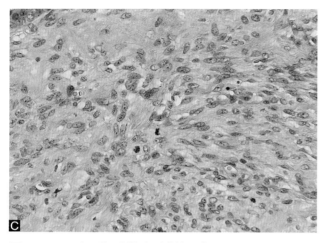
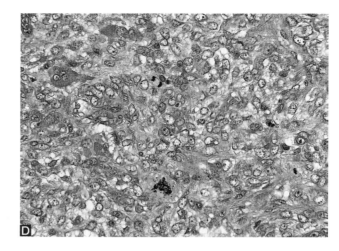

图 18-1-11　间质细胞核分裂（续图）

七、拉长的裂隙状腺管、墓碑状及叶状结构

在纤维腺瘤中开放的管腔可见于管周型纤维腺瘤，其管腔通常为小圆形，或为短小简单的分枝状。在叶状肿瘤中总能看到开放的管腔，但这些管腔通常明显拉长，呈不规则开放的裂隙状，而非管内型纤维腺瘤的管腔呈光滑的串珠样。在叶状肿瘤的拉长的管腔中，经常能看见管壁一侧的腺体及间质突起形成不规则小丘或整齐排列的墓碑状结构；也可见扩张的囊腔内形成赘生于囊壁的宽大的叶状结构，末端可形成分支。叶状结构是诊断叶状肿瘤的重要指标之一，在缺乏叶状结构的情况下，细长、狭窄、裂隙状、分枝状和墓碑状腺管是诊断叶状肿瘤的组织学线索。

病例 12

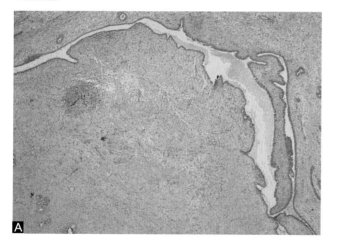
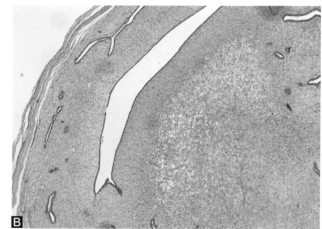

图 18-1-12　拉长的裂隙状腺管、墓碑状结构。图为 4 个病例组合。叶状肿瘤间质过度增生，其中的腺体往往呈开放式的拉长，形成不规则圆弧形管腔（A、B）

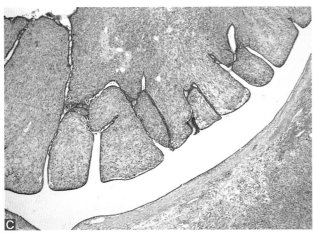

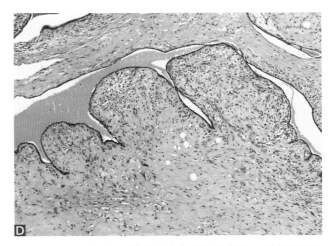

图 18-1-12 拉长的裂隙状腺管、墓碑状结构（续图）。在拉长扩张管腔的一侧，间质带动上皮向管腔内增生，形成平行排列的墓碑状突起（C、D）

病例 13

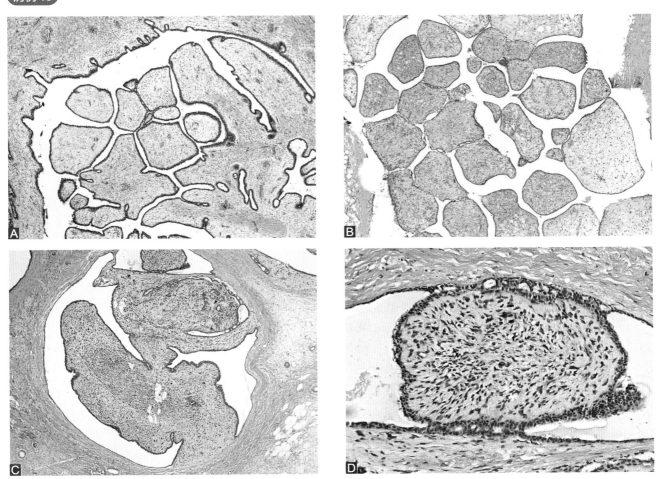

图 18-1-13 叶状结构。图为 4 个病例组合。叶状肿瘤典型的组织学表现为形成叶状结构，即间质增生顶着上皮突向开放的腺腔或扩张的囊腔中，形成宽大的叶状结构，叶状结构可有简单或复杂的分支，分支之间仍为开放管腔结构，不同形状、不同大小的叶状结构内的间质及与腺管周围的间质均存在异质性（A~D）。这种普遍存在的开放的管腔结构，往往是叶状结构不能与管腔完全契合所造成的，但典型的叶状结构不一定出现在所有的叶状肿瘤中

八、间质异质性及异源性成分

（一）间质异质性

间质异质性是叶状肿瘤最常见的特征，是与纤维腺瘤相鉴别的重要指征。在叶状肿瘤中，经常能看到叶状结构相邻的分叶之间或腺腔样结构两侧的间质性质迥然不同。如一侧间质细胞密度非常高，异型性非常明显，而另一侧间质细胞呈高度玻璃样变性。

病例 14

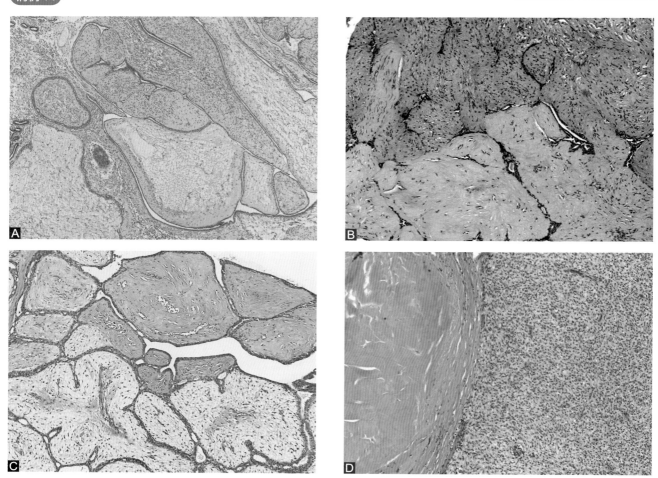

图 18-1-14　间质异质性。图为 4 个病例组合。腺样结构的两侧，叶状结构中相邻的分叶之间，间质的性质迥然不同，或为高度玻璃样变性，或为黏液水肿状，或富于细胞，性质迥异的间质之间甚至是相互毗邻的，缺乏上皮间隔（A~D）

（二）间质异源性成分

叶状肿瘤常见的间质异源性成分有平滑肌、脂肪、骨、软骨等，这些异源性成分可以为完全成熟的表现，也可以为明显恶性的形态，是间质细胞向不同方向分化及化生的结果。恶性异源性成分是诊断恶性叶状肿瘤最强有力的证据，如果存在，可直接帮助确诊为恶性叶状肿瘤。

病例 15

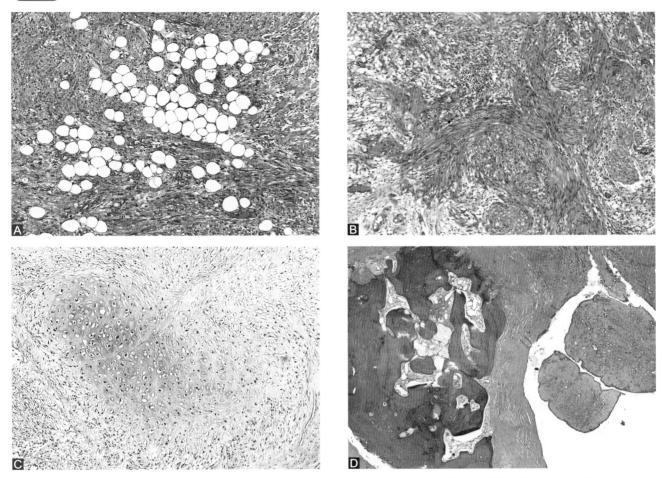

图 18-1-15　良性异源性成分。图为 4 个病例组合。叶状肿瘤常见的良性异源性成分有：脂肪组织（A），肌样组织（B），软骨组织（C），骨及骨髓组织（D）

病例 16

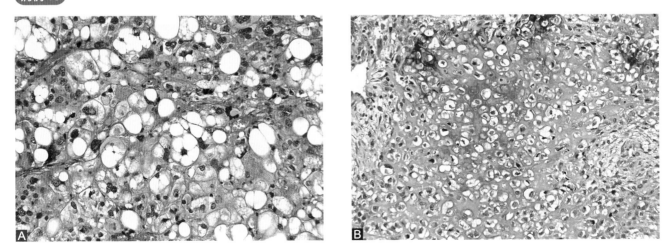

图 18-1-16　恶性异源性成分。图为 4 个病例组合。叶状肿瘤常见的恶性异源性成分有：脂肪肉瘤样（A），软骨肉瘤样（B）

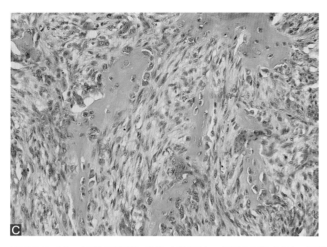
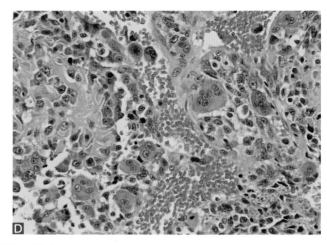

图 18-1-16　恶性异源性成分（续图）。骨肉瘤样（C），巨细胞肉瘤样（D）

（三）假血管瘤样间质增生

　　假血管瘤样间质增生是间质纤维 - 肌成纤维细胞增生的一种特殊表现形式，可见于乳腺的多种肿瘤及非肿瘤疾病中。增生的间质细胞常呈有序的条索状，细胞条索内常能出现裂隙样结构，与血管的形态非常相似，但管腔中不会出现红细胞。间质细胞条索周围常分布有非常丰富的不同程度的玻璃样变性的胶原性间质。有时假血管瘤样间质增生中的间质细胞可以非常丰富，呈片状弥漫性分布，甚至略呈上皮样，此时往往伴随着细胞异型性、核分裂活性的增高，以及周围成熟性胶原间质比例的减少。如果在一个纤维上皮性肿瘤中，出现广泛有过度增生趋势的假血管瘤样间质增生，一定要首先排除叶状肿瘤，此外，还需要与血管肿瘤及化生性癌进行鉴别。

病例 17

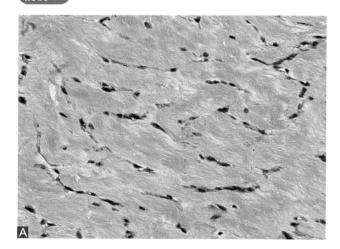
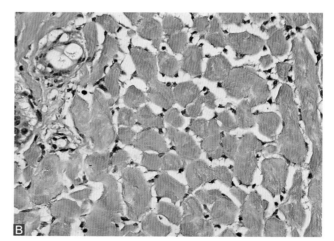

图 18-1-17　假血管瘤样间质增生。图为 4 个病例组合。叶状肿瘤的间质呈假血管瘤样间质增生，粗大成熟的胶原纤维束之间有大量毛细血管样或血窦样结构，衬覆内皮细胞样细胞，腔内无红细胞，腔隙可呈狭长或闭塞状，衬覆细胞呈梭形，异型性不明显（A、B）

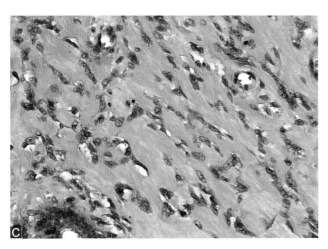
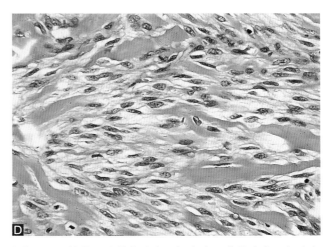

图 18-1-17　假血管瘤样间质增生（续图）。腔隙衬覆细胞明显增生，可呈簇状、片巢状分布，细胞也可非常丰富，细胞有中度至重度异型性，周围成熟性胶原间质减少（C、D）

（四）间质巨细胞

叶状肿瘤的间质中可出现怪异核的间质巨细胞，这类细胞可能是一种退行性变的纤维 - 肌成纤维细胞。间质巨细胞常为多核，拥挤重叠、结构不清，染色质呈墨块状，核分裂象罕见，这种表现不一定提示肿瘤的异型性高。如果不认识肿瘤的间质巨细胞，会将其误认为异型瘤巨细胞，干扰对肿瘤分级的判断。

病例 18

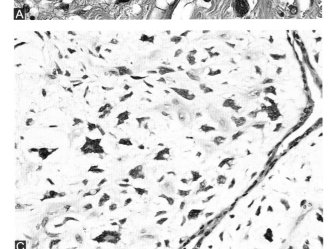
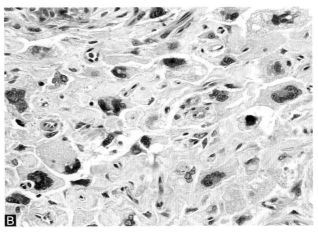
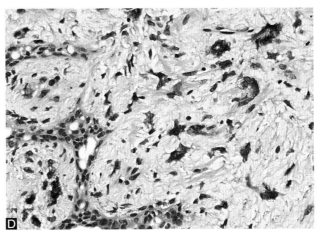

图 18-1-18　间质巨细胞。图为 4 个病例组合。叶状肿瘤间质可出现怪异核的单核或多核巨细胞，可散在、灶状或片状分布，巨细胞的核重叠，大小不等、形状不一，普遍深染，结构不清，有的排列呈花环状，核分裂象罕见，部分细胞可见嗜酸性细胞质（A~D）

（五）间质炎症细胞

叶状肿瘤的间质中可以出现各种炎症细胞，有时炎症非常显著，可淹没肿瘤性间质细胞，影响到对间质细胞密度及性质的判断。如果一个纤维上皮性肿瘤有广泛显著的炎症细胞浸润，就要考虑到叶状肿瘤的可能性。有时需要与淋巴瘤鉴别。

病例 19

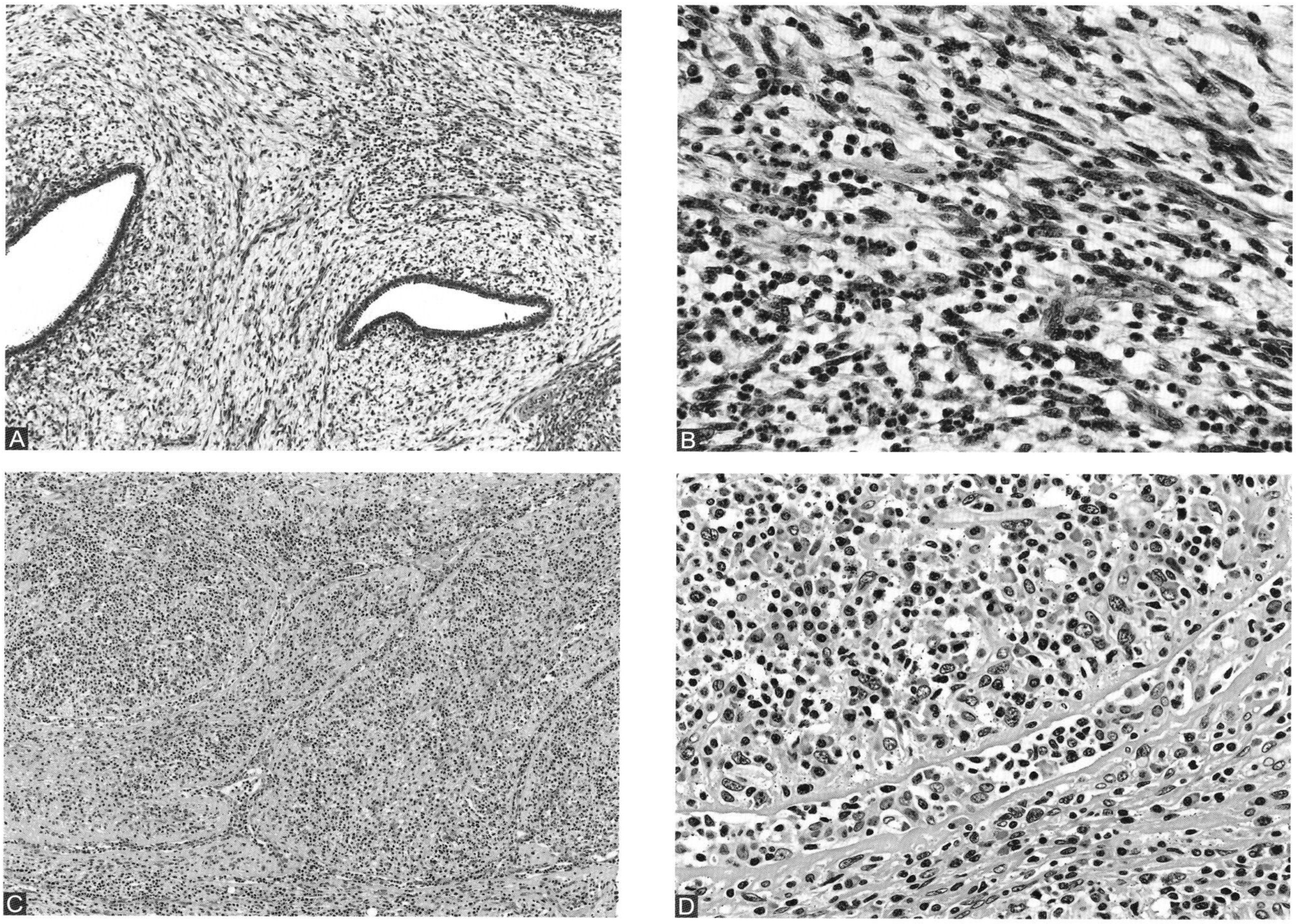

图 18-1-19　间质炎症细胞。图为 2 个病例组合。恶性叶状肿瘤间质中有弥漫性炎症细胞浸润，梭形细胞间可见大量中性、嗜酸性粒细胞浸润（A、B）；叶状肿瘤的间质中有弥漫性淋巴细胞、浆细胞浸润，掩盖了间质的本来面貌（C、D）

九、袖套状结构

袖套状结构是叶状肿瘤间质细胞增生的一种生长方式，即间质细胞常常有聚集在腺体周围的趋势，腺体周围间质细胞相对更加丰富，细胞的异型性也更为明显，核分裂象更易见到。如果观察到有袖套状结构，要考虑到叶状肿瘤的可能。某些纤维腺瘤，腺管周围的间质细胞较远处细胞增多，有一个渐进过程，细胞无异型性，与叶状肿瘤的袖套状结构不同。

病例 20

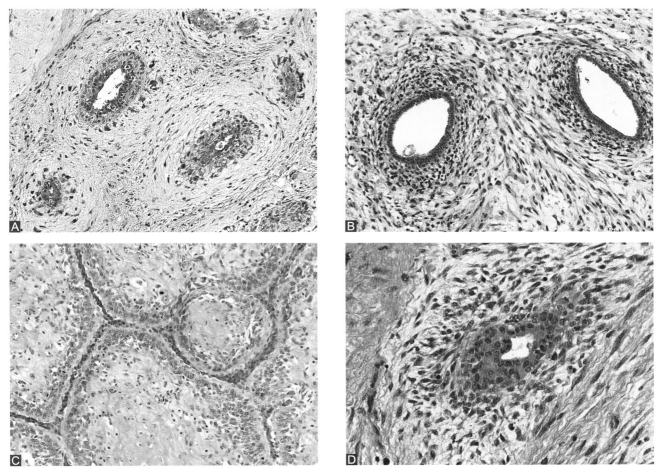

图 18-1-20　袖套状结构。图为 4 个病例组合。叶状肿瘤，腺体周围的间质细胞丰富，细胞核大而多形，细胞有明显的异型性，与远离腺体的间质在细胞形态、密度、异型性、间质纤维走行上都形成了鲜明的反差，与腺管之间或在外周常有狭窄的无细胞透明带（A~D）

十、上皮的异质性

　　叶状肿瘤与纤维腺瘤不同，间质增生的同时会刺激上皮增生，形成异质性变化。上皮的异质性改变包括腺体形状、分布、排列的差异，如形成复杂的小叶结构、扩张分枝状腺管结构、叶状结构、拉长裂隙样结构、腺病样结构等；还可出现上皮的增生及化生性改变，如柱状细胞增生、普通型导管增生、鳞状化生、大汗腺化生、黏液化生等。如果纤维腺瘤的管内型和（或）管周型的构型发生改变，要注意排除叶状肿瘤。

（一）复杂小叶结构及扩张分枝状腺管

病例 21

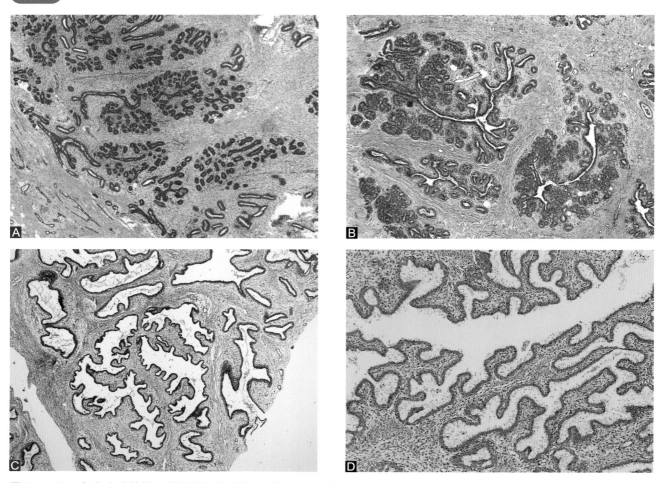

图 18-1-21 复杂小叶结构及扩张分枝状腺管。图为 4 个病例组合。叶状肿瘤的上皮成分呈明显的异质性及多样性，形成复杂的小叶结构（A、B）；腺管拉长、扩张和出现分枝状结构（C、D）

（二）普通型导管增生

病例 22

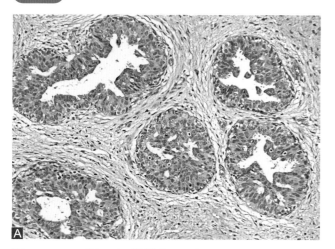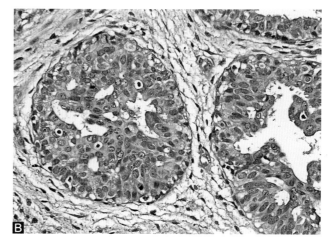

图 18-1-22 普通型导管增生。图为 2 个病例组合。叶状肿瘤上皮的增生状态千差万别，最常见的增生形式是普通型导管增生，增生的腺上皮呈不规则假复层状、微乳头状甚至实性增生（A~D）

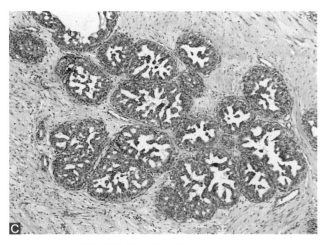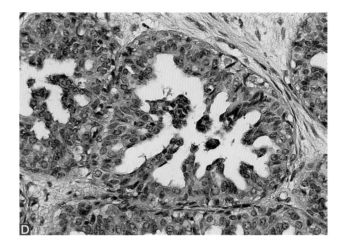

图 18-1-22 普通型导管增生（续图）

（三）柱状细胞增生

病例 23

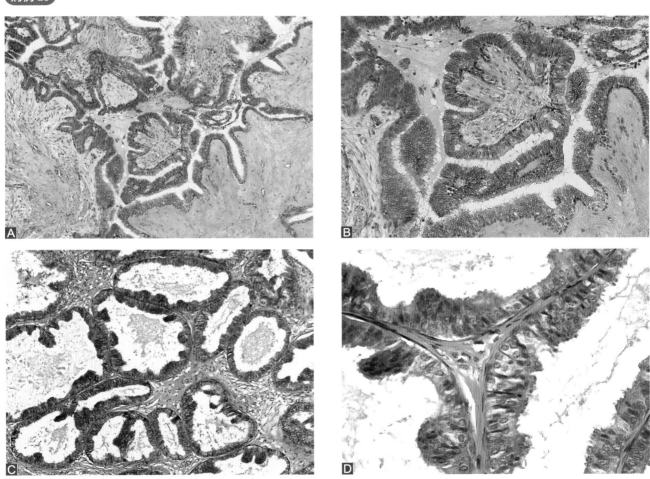

图 18-1-23 柱状细胞增生。图为 2 个病例组合。叶状肿瘤，腺管衬覆的柱状上皮细胞增生，细胞明显拥挤、拉长、假复层化（A、B）；假复层化的细胞突起呈驼峰样（C、D）。腺管衬覆的腺上皮柱状上皮化是叶状肿瘤上皮改变的特点之一

（四）鳞状、大汗腺及黏液细胞化生

病例 24

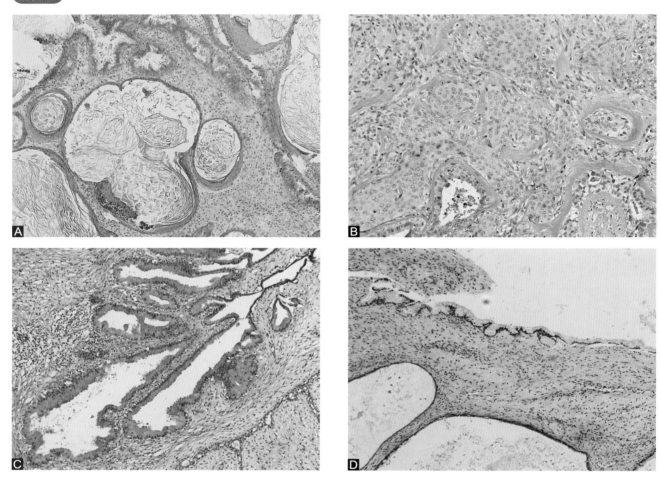

图 18-1-24　鳞状、大汗腺及黏液细胞化生。图为 4 个病例组合。叶状肿瘤的上皮可出现不同形式的化生，如鳞状上皮化生（A、B）、大汗腺化生（C）及黏液细胞化生（D）。纤维上皮性肿瘤，当上皮出现明显广泛的化生改变时，应考虑到叶状肿瘤

十一、上皮脱落、堆集

由于肿瘤性间质的挤压作用，叶状肿瘤的上皮可以萎缩、脱落、消失，原有的腺体仅剩下基膜样的结构，形似血管。由于手术或取材时的挤压，叶状肿瘤的上皮也可以脱落并聚集于腺腔内，形成腺体增生的假象。

病例 25

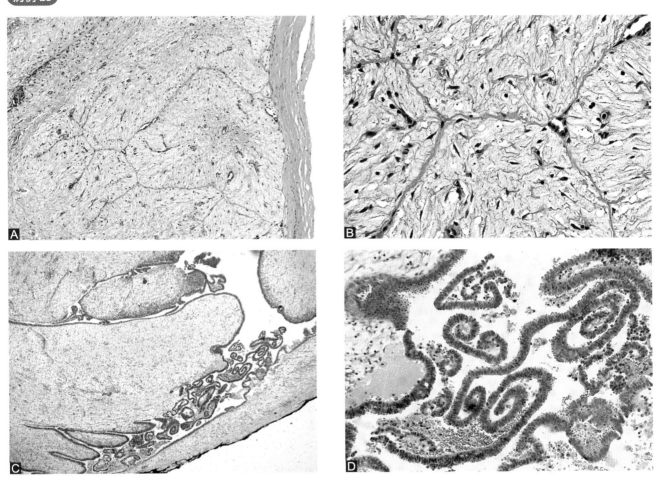

图 18-1-25　上皮脱落、堆集。叶状肿瘤上皮被间质挤压成裂隙样，甚至上皮被挤压萎缩、消失，但基膜尚存，形成红染的细丝样结构，形似血管（A、B），这种挤压现象更容易出现在黏液性间质的叶状肿瘤中，如果缺乏经验或观察不仔细，就容易将此区域判读为无腺体，从而认为是间质过度增生。腺上皮可以脱落并聚集于腺腔中，形成细胞丰富的簇状、假乳头状结构（C、D），也可因手术或取材时的挤压造成，此时切勿认为是腺体的增生

十二、浸润性生长

叶状肿瘤除良性外，常出现浸润性边缘，浸润性生长可以表现为肿瘤向包膜外形成"蘑菇"样、小结节状突起，也可表现为间质细胞与周围脂肪结缔组织随机穿插。浸润性生长时，间质可以"携带着"上皮一起浸润，也可以仅为单一的间质成分浸润。叶状肿瘤的边缘有无浸润也是肿瘤分级的 5 大指标之一。浸润性边缘有时是局灶性的，需有足够的切片，才能说明问题。

病例 26

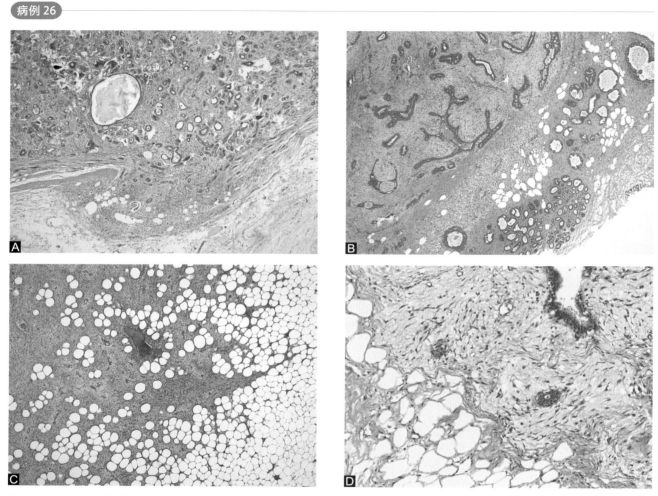

图 18-1-26　浸润性生长。图为 4 个病例组合。叶状肿瘤边缘的浸润形式也很多样，类似甲状腺滤泡癌蘑菇样的突破包膜浸润（A）；浸润性生长，穿插包围小叶（B）；树枝样浸润周围脂肪（C）；黏液性间质的叶状肿瘤浸润处缺乏包膜，黏液性间质不规则地突入间质脂肪及结缔组织中（D）

第二节　良性叶状肿瘤

乳腺良性叶状肿瘤（benign phyllodes tumor）边界清楚，通常无间质过度增生及浸润性边缘，可以呈管内型或管周型的生长方式，可出现典型的叶状结构。间质细胞较典型的纤维腺瘤轻微丰富，细胞异型性常较轻微，核分裂象小于 2.5 个 / mm^2（<5 个 /10HPF）。上皮可以出现第一节所提到的所有增生性或化生性改变。良性叶状肿瘤与纤维腺瘤的鉴别常会遇到困难，两者最容易观察到的形态学上的不同，就是良性叶状肿瘤会出现不同程度的间质与上皮的异质性改变。

病例 1

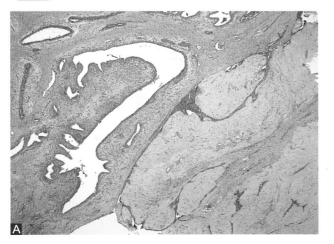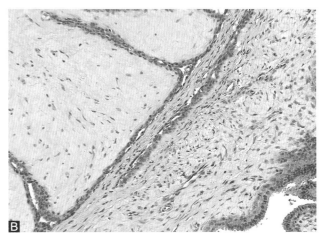

图 18-2-1 良性叶状肿瘤。肿瘤间质呈异质性改变，局部可见叶状结构，肿瘤的不同区域，间质细胞的丰富程度、细胞外基质的类型、腺体的形态结构、上皮的增生程度均不尽相同（A、B）

病例 2

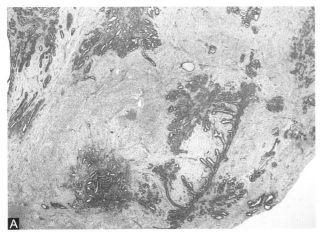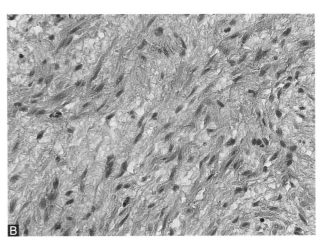

图 18-2-2 良性叶状肿瘤。肿瘤中有腺病样增生的簇状腺体，类似复杂小叶结构，间质有过度增生趋势，细胞呈梭形，纤维－肌成纤维细胞样，轻微异型性，周围伴有成熟度不同的胶原生成（A、B）

病例 3

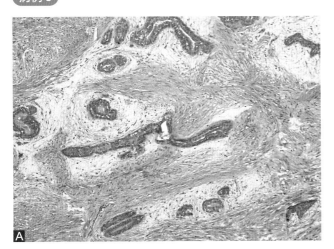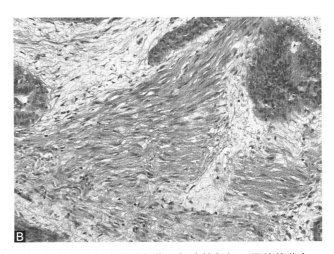

图 18-2-3 良性叶状肿瘤。叶状肿瘤腺体周围的间质呈黏液水肿状，远处间质细胞胞质红染，细胞核纤细，呈片状分布，类似于平滑肌细胞，细胞异型性不明显（A、B）

第三节　交界性叶状肿瘤

乳腺交界性叶状肿瘤（borderline phyllodes tumor）的边界可非常清晰，局部可呈浸润性生长，间质细胞常为中等丰富，细胞轻度至中度异型性，核分裂象较良性叶状肿瘤多，可达 2.5~5 个 / mm^2（5~10 个 /10HPF），局部可以出现间质的过度增生，但一般为局限性。交界性叶状肿瘤细胞的增生程度较良性叶状肿瘤明显，较恶性叶状肿瘤轻，分级鉴别主要依赖 5 大分级指标。

病例 1

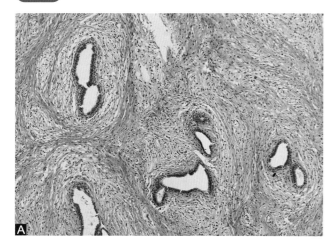
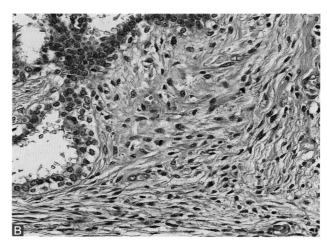

图 18-3-1　交界性叶状肿瘤。肿瘤呈管周型纤维腺瘤样生长方式，间质的比例增加，细胞相对比较丰富，细胞核较为肥硕，有轻度至中度异型性，可见核分裂象（热点区域 8 个 /10HPF），腺体减少，有轻度扩大（A、B）

病例 2

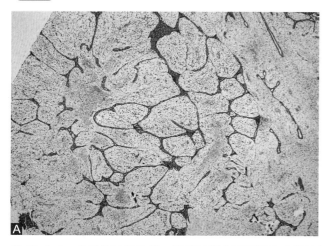
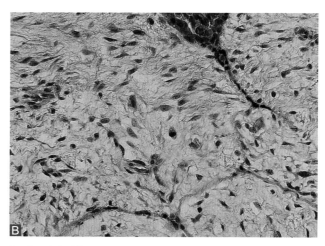

图 18-3-2　交界性叶状肿瘤。肿瘤呈管内型纤维腺瘤样生长方式，间质黏液样，但与黏液型纤维腺瘤相比，间质更富于细胞，细胞呈轻度至中度异型性，可见核分裂象（热点区域 6 个 /10HPF）（A、B）

第四节 恶性叶状肿瘤

2019 年 WHO 乳腺肿瘤分类指出，诊断乳腺恶性叶状肿瘤（malignant phyllodes tumor）必须具备以下所有条件：包括显著的间质细胞核异型性、间质过度生长、核分裂象超过 5 个 / mm^2（>10 个 /10HPF）、间质弥漫富于细胞及具有浸润性边缘。分类还强调，一旦存在恶性异源性成分（高分化脂肪肉瘤除外），不需要其他条件，即可确诊为恶性叶状肿瘤。实际工作中，许多恶性叶状肿瘤缺乏间质过度增生，也只有局部富于细胞。另外，在某些指标（如细胞密度、细胞异型性、核分裂象计数等）的判断上会带有主观性，即便是同一肿瘤，不同医师在良、恶性判断上也会有不同的意见，常会出现低诊断问题。

一、间质细胞异型性明显、核分裂象易见

病例 1

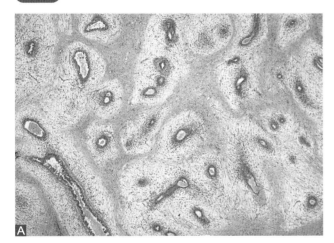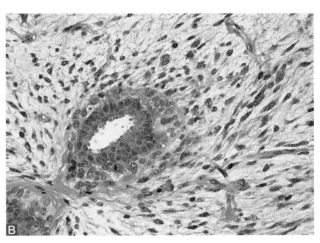

图 18-4-1 恶性叶状肿瘤。肿瘤呈管周型纤维腺瘤样生长方式，可见管周特化性间质及外周非特化胶原性间质（A）；腺体周围的间质黏液样变，细胞十分丰富，呈袖套状分布，有中度至重度异型性，核分裂象易见，上皮（包括腺上皮及肌上皮）增生，层次增多，基膜模糊不清（B）

病例 2

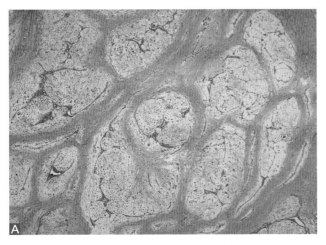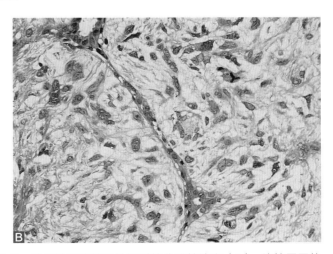

图 18-4-2 恶性叶状肿瘤。肿瘤保持管内型纤维腺瘤样生长方式，特化性及非特化性间质的分界较清晰（A）；腺管周围的间质黏液样变，细胞丰富，细胞核多形性及异型性明显，可见病理性核分裂象（B）

病例 3

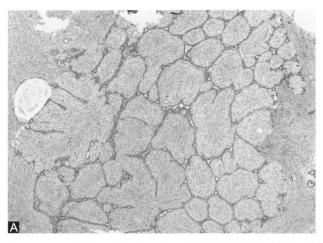
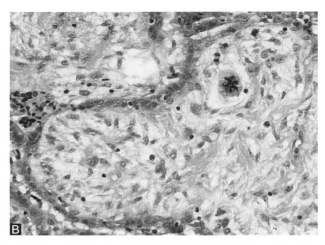

图 18-4-3　恶性叶状肿瘤。肿瘤呈管内型纤维腺瘤样生长方式，异质性不明显（A）；近腺管处间质更富于细胞，细胞有中度至重度异型性，核分裂象易见，可见异常核分裂象（B）

病例 4

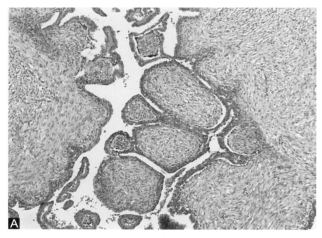
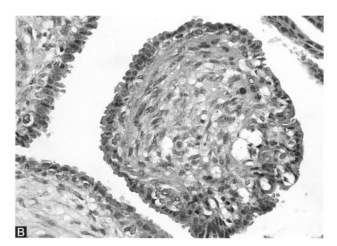

图 18-4-4　恶性叶状肿瘤。腺体囊状扩张，其内见大小不等、形状不一的叶状结构，叶状结构表面被覆柱状细胞，间质细胞有明显异型性，可见核分裂象，与腺管周围的间质存在异质性（A、B）

病例 5

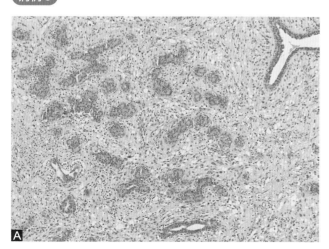
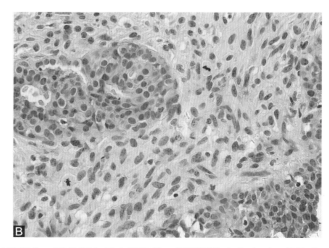

图 18-4-5　恶性叶状肿瘤。肿瘤叶状结构不明显，亦无间质过度增生，腺体基本呈小腺泡状，间质细胞丰富（A）；细胞有中度至重度异型性，核分裂象易见，腺上皮增生（B）

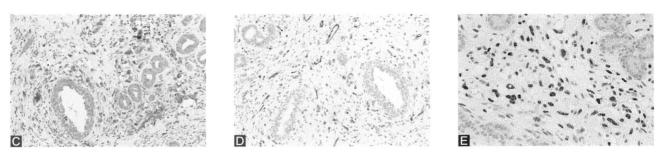

图 18-4-5 恶性叶状肿瘤（续图）。免疫组化染色显示：bcl-2 间质细胞呈阳性（C），CD34 呈阴性，间质小血管呈阳性（D），p53 呈弥漫强阳性（E）

病例 6

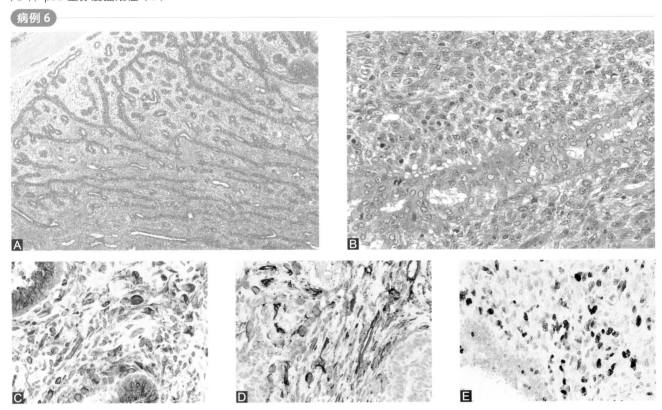

图 18-4-6 恶性叶状肿瘤。肿瘤分布比较均匀，无间质过度增生，可见拉长的狭窄腺管（A）；腺管之间细胞密集分布，细胞有中度至重度异型性，核分裂象易见，腺上皮增生（B）。免疫组化染色显示：bcl-2（C）和 CD34（D）间质细胞呈阳性，Ki67 增殖指数高（E）

病例 7

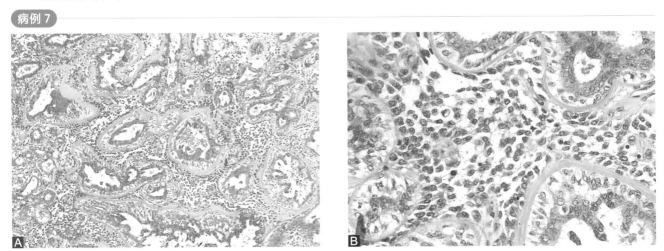

图 18-4-7 恶性叶状肿瘤。肿瘤内部结构紊乱，呈异质性改变，无间质过度增生，腺管增生，较密集分布，腺管腺上皮及肌上皮细胞均有增生，有厚层基膜样物质包绕，间质细胞极为丰富，细胞有明显异型性，核分裂象易见（A、B）

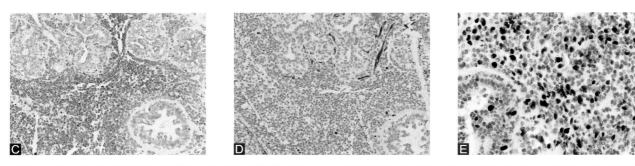

图 18-4-7　恶性叶状肿瘤（续图）。免疫组化染色显示：bcl-2 间质细胞呈阳性（C），CD34 呈阴性，间质小血管呈阳性（D），Ki67 增殖指数高（E）

二、间质过度增生，恶性异源性成分

病例 8

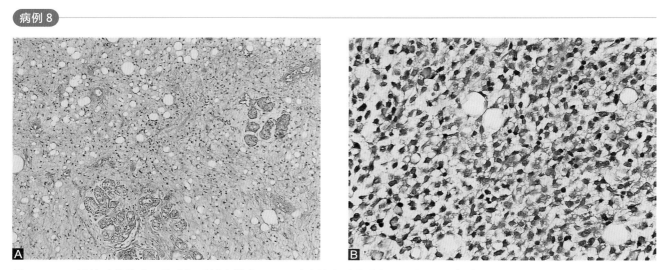

图 18-4-8　恶性叶状肿瘤。肿瘤间质过度增生，可见黏液性脂肪肉瘤样异源性成分（A）；部分区域间质细胞异常丰富，细胞核质比升高，其间穿插脂肪母细胞样细胞，类似于小圆细胞脂肪肉瘤（B）

病例 9

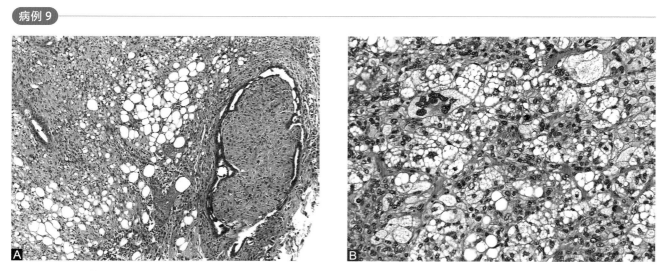

图 18-4-9　恶性叶状肿瘤。肿瘤间质过度增生，可见脂肪肉瘤样异源性成分，可见密集脂肪母细胞样细胞，细胞呈明显多形性及异型性（A、B）

病例 10

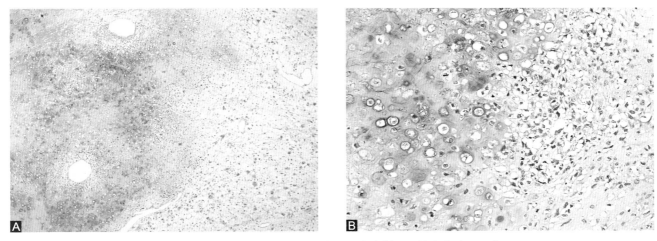

图 18-4-10　恶性叶状肿瘤。肿瘤间质过度增生，可见大片状软骨肉瘤样异源性成分（A、B）

病例 11

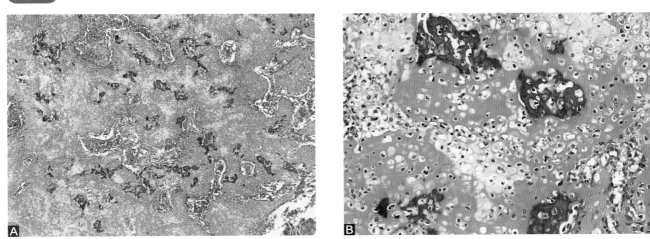

图 18-4-11　恶性叶状肿瘤。肿瘤间质过度增生，可见大量骨样组织及钙化，呈骨肉瘤样改变（A、B）

第五节　复发性叶状肿瘤

　　乳腺叶状肿瘤无论是良性、交界性还是恶性均可复发，只不过复发率随肿瘤级别升高而增加。在复发性叶状肿瘤，原发肿瘤的病理诊断可以是叶状肿瘤，也可以是纤维腺瘤（特别是细胞性纤维腺瘤），低诊断是肿瘤复发的一个重要原因。复发性叶状肿瘤（recurrent phyllodes tumor）与原发肿瘤级别可以一致，也可以升高。此种级别或类型的变化可能是肿瘤演进的结果，也可能是对原发肿瘤取材不当或低诊断所致。

病例 1

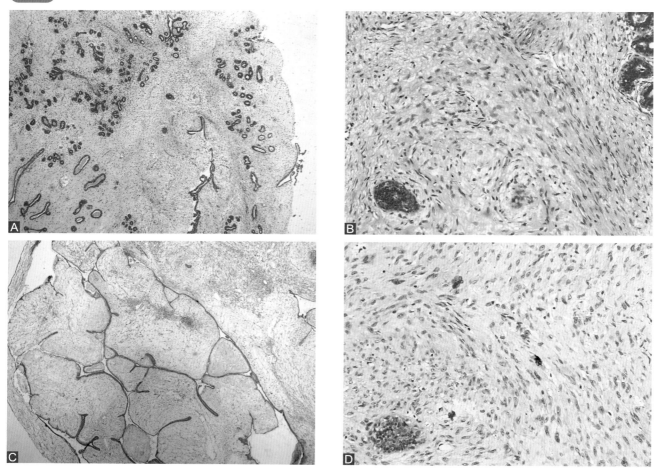

图 18-5-1　复发性叶状肿瘤。患者女性，32 岁，右侧乳腺肿物，首发时直径约 2.5 cm。镜下可见：肿瘤部分呈管内型生长，部分呈管周型生长，局部区域腺体减少，间质细胞密度稍有增加，细胞形态较温和，核分裂象罕见，病理诊断为富于细胞性纤维腺瘤（A、B）。4 年后肿瘤复发，复发后的肿瘤间质出现明显异质性，细胞丰富程度增加，细胞出现明显多形性及异型性，核分裂象易见，并可见病理性核分裂象，病理诊断为恶性叶状肿瘤（C、D）。讨论：回顾首次病理切片，肿瘤内部结构已出现紊乱，部分区域可见类似小叶结构的腺体分布，局部间质有过度增生趋势，腺体减少，间质细胞密度已显现异质性，腺体区域的间质较富于细胞，首次病理诊断应为叶状肿瘤，根据核分裂象计数考虑良性或交界性

病例 2

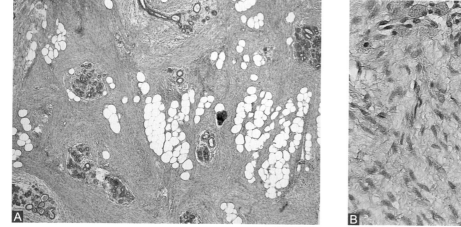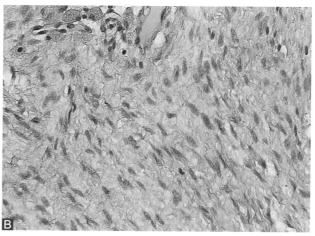

图 18-5-2　复发性叶状肿瘤。患者女性，28 岁，左侧乳腺肿物，首发时直径约 2 cm。镜下可见：肿瘤内有较多成熟脂肪组织，梭形细胞呈长束状分布，包裹类似小叶结构的小簇状腺体，间质细胞形态较温和，偶见核分裂象，病理诊断为纤维腺瘤（A、B）

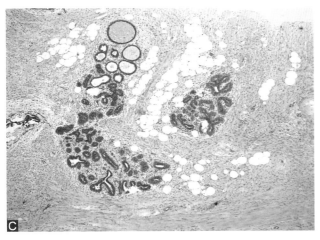
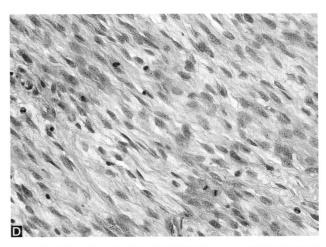

图 18-5-2　复发性叶状肿瘤（续图）。1 年后肿瘤复发，复发后的肿瘤结构及生长方式基本同首发肿瘤，束状排列的间质细胞穿插于腺体与脂肪之间，部分腺体被覆柱状上皮，间质细胞丰富，有轻度至中度异型性，核分裂象易见，诊断为恶性叶状肿瘤（C、D）。讨论：回顾首次诊断病理切片，肿瘤内部结构已有紊乱，肿瘤深部有较多脂肪组织，局部间质细胞有轻度异型性，肿瘤近边缘处可见小叶结构，提示肿瘤是浸润性边缘，所以首次病理诊断应为交界性叶状肿瘤

病例 3

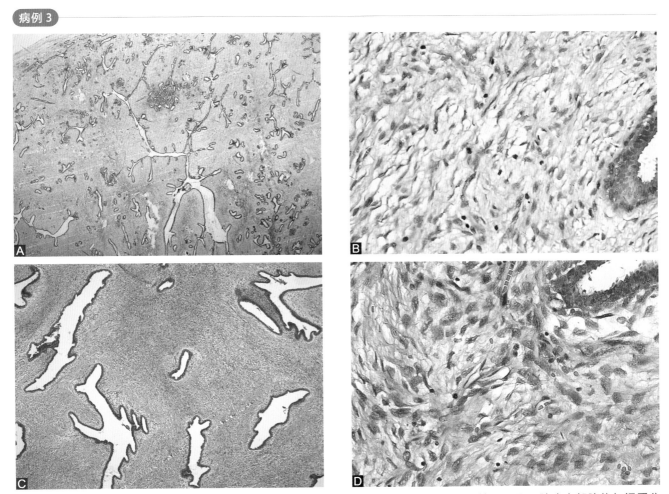

图 18-5-3　复发性叶状肿瘤。患者女性，24 岁，左侧乳腺肿物，首发时直径约 3 cm。镜下可见：肿瘤内部腺体与间质分布相对有序，局部可见早期的叶状结构形成，间质有异质性，部分间质淡染，呈黏液样，间质轻度富于细胞，有轻度异型性，核分裂象可见，病理诊断为富于细胞性纤维腺瘤（A、B）。3 年后肿瘤复发，肿瘤内部结构明显紊乱，间质比例增加，有过度增生趋势，腺管拉长、扩张和呈分枝状，间质富于细胞，有轻度至中度异型性，核分裂象可见，病理诊断为叶状肿瘤，考虑为交界性，不排除低级别恶性（C、D）。讨论：回顾首次病理切片，肿瘤结构虽然没有出现明显的紊乱，但间质已显现异质性，亦可见早期的叶状结构形成（A 图下方），间质细胞也较普通的纤维腺瘤丰富，而且有轻度异型性，核分裂增多，首次病理诊断应为良性 - 交界性叶状肿瘤

第六节　叶状肿瘤内癌

乳腺叶状肿瘤内癌（carcinoma in phyllodes tumor）是指原发于叶状肿瘤的癌，包括原位癌及浸润性癌。与纤维腺瘤间质增生依赖腺体不同，叶状肿瘤的间质增生刺激上皮增生，因此，叶状肿瘤会出现更多良性或恶性上皮增生性病变。

一、叶状肿瘤内原位癌

病例 1

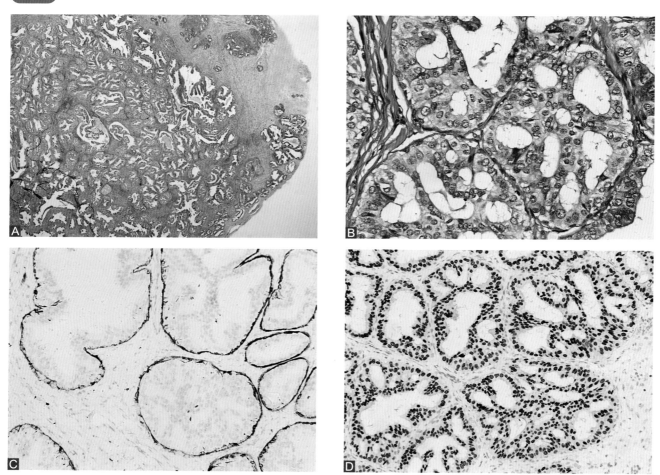

图 18-6-1　叶状肿瘤、导管原位癌。良性叶状肿瘤，其中可见腺体密集增生，有的腺管明显膨胀，腺上皮呈筛孔状增生，细胞形态及结构改变具有中级别导管原位癌特征（A、B）。免疫组化染色显示：CK5/6 癌细胞呈阴性，周围肌上皮呈阳性（C），ER 呈克隆性阳性（D）

病例 2

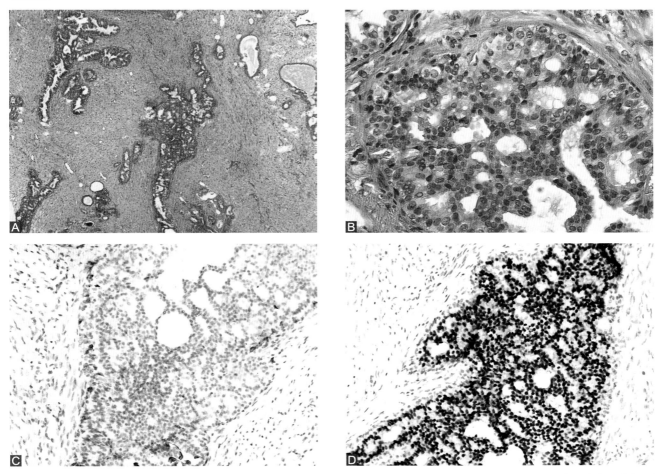

图 18-6-2　叶状肿瘤、导管原位癌。交界性叶状肿瘤，局部可见导管内肿瘤性增生，细胞形态及结构改变具有低 - 中级别导管原位癌特征（A、B）。免疫组化染色显示：CK5/6 癌细胞呈阴性，残留少数上皮呈阳性（C），ER 呈克隆性阳性（D）

病例 3

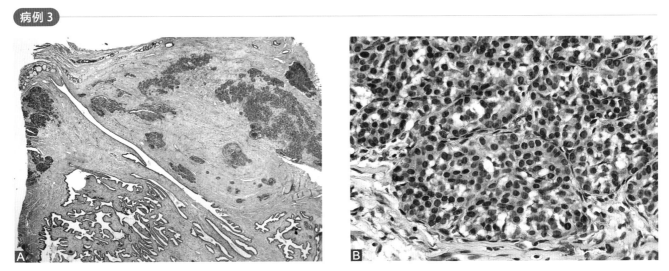

图 18-6-3　叶状肿瘤、经典型小叶原位癌。交界性叶状肿瘤，部分区域腺体呈簇状密集增生，腺体呈实性腺泡样，增生的细胞较小，细胞核呈圆形 - 卵圆形，形态较一致，具有经典型小叶原位癌细胞特征（A、B）

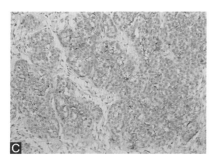
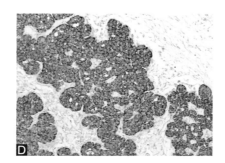
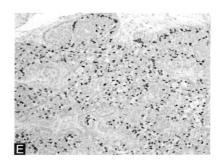

图 18-6-3　叶状肿瘤、经典型小叶原位癌（续图）。免疫组化染色显示：E-cadherin 癌细胞呈阴性（C），p120 细胞质呈弥漫阳性（D），p63 部分细胞呈阳性（E）

病例 4

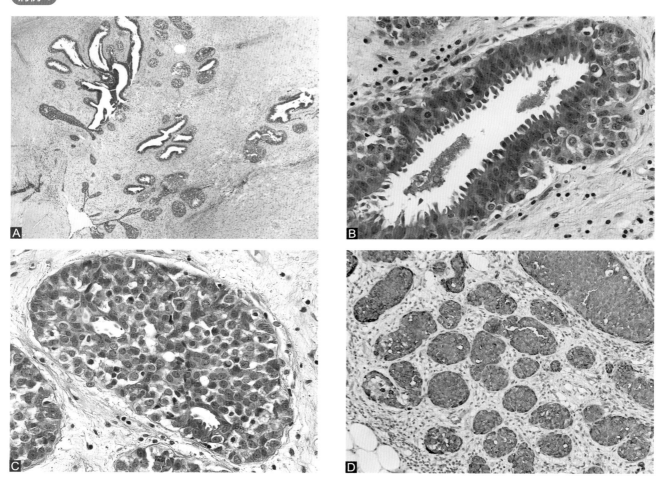

图 18-6-4　叶状肿瘤、多形性小叶原位癌。恶性叶状肿瘤，部分区域腺体增生，实性膨大，增生细胞松散分布，有较明显异型性，具有多形性小叶原位癌细胞特征，并可见派杰样播散，腺管表面有增生的柱状上皮（A～C）。免疫组化染色显示：p120 癌细胞胞质呈弥漫阳性（D）

二、叶状肿瘤内浸润性癌

病例 5

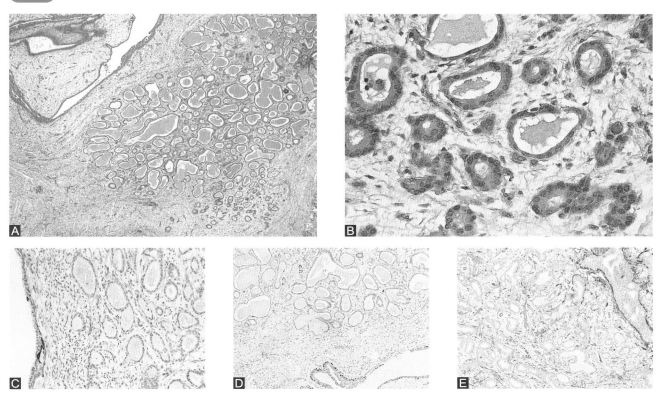

图 18-6-5　叶状肿瘤伴浸润性导管癌。恶性叶状肿瘤，部分区域腺体明显增生，呈片状扩张，管腔中可见嗜酸性的分泌物，少数腺体管腔不明显，上皮细胞具有轻度异型性，腺管周围间质内可见松散－小簇状异型细胞（A、B）。免疫组化染色显示：CK5/6（C）、p63（D）及 calponin（E）均呈阴性

病例 6

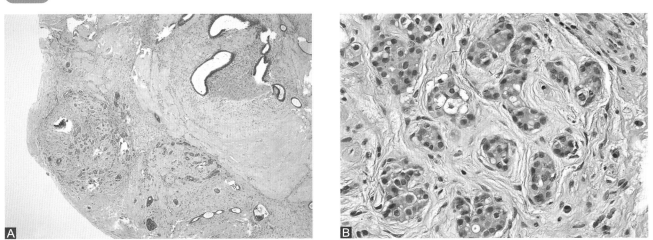

图 18-6-6　叶状肿瘤伴浸润性小叶癌。恶性叶状肿瘤，局部间质中可见增生的腺体，呈散在的小腺泡状结构，部分细胞胞质中可见空泡，细胞具有腺泡型浸润性小叶癌形态特征（A，B）

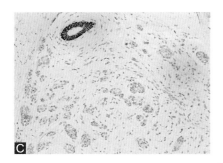
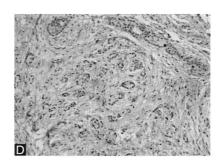
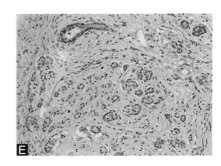

图 18-6-6　叶状肿瘤伴浸润性小叶癌（续图）。免疫组化染色显示：E-cadherin 癌细胞呈阴性（C），p63（D）及 calponin（E）均呈阴性

第七节　叶状肿瘤 CK 和 p63 阳性

　　乳腺叶状肿瘤，尤其是上皮成分明显减少的恶性叶状肿瘤，需与化生性癌做鉴别，而且通常需要 CK（特别是高分子量角蛋白）及 p63 免疫组化染色辅助诊断。化生性癌中的梭形细胞 CK5/6 和 p63 一般呈阳性，而恶性叶状肿瘤中的通常呈阴性，但也有少数的恶性叶状肿瘤会出现 CK 和（或）p63 局灶性阳性、甚至弥漫性阳性。虽然这种叶状肿瘤 CK 和 p63 阳性的原因尚不清楚，但由此提示我们，叶状肿瘤不能仅凭免疫组化结果进行诊断及鉴别诊断，一定要结合组织学进行综合判断。

病例 1

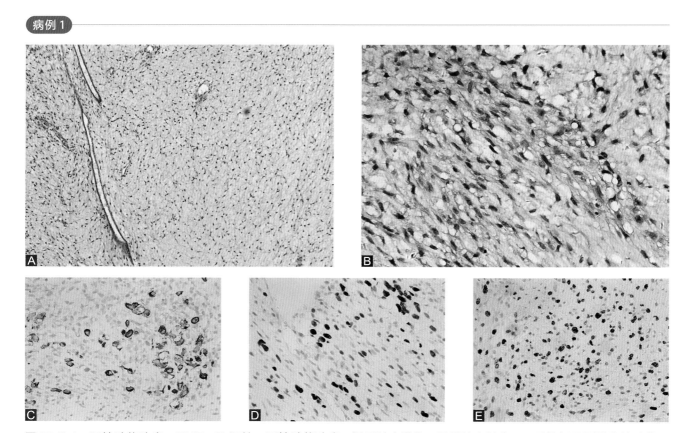

图 18-7-1　恶性叶状肿瘤，CK 和 p63 阳性。恶性叶状肿瘤，间质过度增生，呈黏液水肿状，可见拉长呈裂隙状的腺体，细胞丰富，中度异型性（A、B）。免疫组化染色显示：AE1/AE3（C）及 p63（D）部分间质细胞呈阳性，Ki67 增殖指数高（E）

病例 2

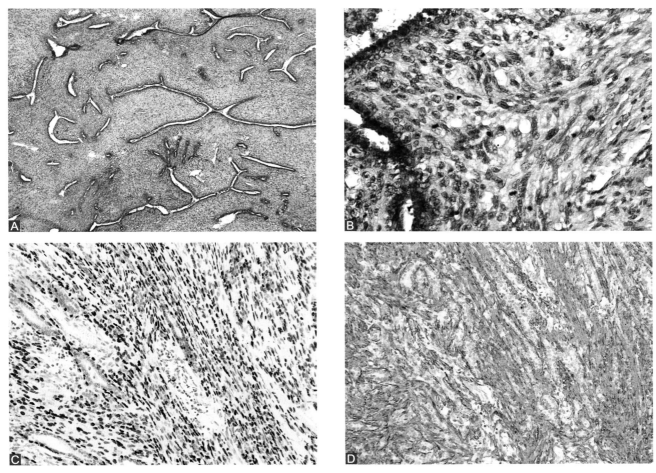

图 18-7-2 恶性叶状肿瘤，p63 弥漫阳性。恶性叶状肿瘤，间质富于细胞，细胞有中度至重度异型性，核分裂象易见（A、B）。免疫组化染色显示：p63（C）及 SMA（D）间质细胞呈弥漫强阳性，腺管周围肌上皮亦呈阳性

病例 3

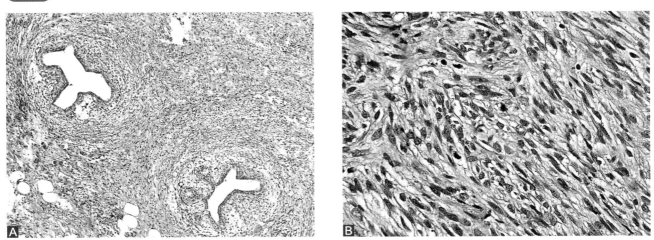

图 18-7-3 恶性叶状肿瘤，CK 和 p63 阳性。恶性叶状肿瘤，间质细胞丰富，细胞有明显异型性（A、B）

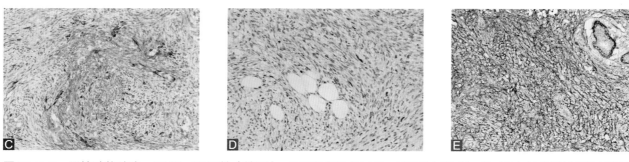

图 18-7-3　恶性叶状肿瘤，CK 和 p63 阳性（续图）。免疫组化染色显示：CK5/6（C）及 p63（D）部分间质细胞呈阳性，CD10 呈弥漫阳性（E）

病例 4

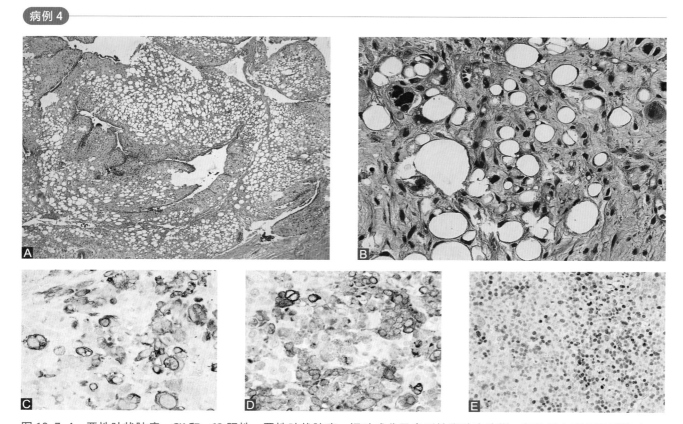

图 18-7-4　恶性叶状肿瘤，CK 和 p63 阳性。恶性叶状肿瘤，间叶成分呈多形性脂肪肉瘤样，细胞具有明显异型性（A、B）。免疫组化染色显示：CK14（C）、CK7（D）及 p63（E）部分间质细胞呈阳性

第八节　叶状肿瘤腺体肌上皮染色阴性

我们观察到，在乳腺叶状肿瘤中，某些具有柱状细胞特征的腺管，肌上皮细胞标记物及 CK5/6 免疫组化染色均呈阴性，这是因为肌上皮细胞缺失还是因为肌上皮抗原丢失？目前尚不清楚。本节选择两个病例进行展示，两例均为叶状肿瘤，其中局部可见呈囊性高分泌增生的腺管，衬覆不同状态的柱状上皮，细胞有非典型性改变，管腔内充满伊红色分泌物。多种肌上皮细胞标记物免疫组化染色显示，腺管周围均为阴性。如何解释这些病变？供大家思考和讨论。

病例 1

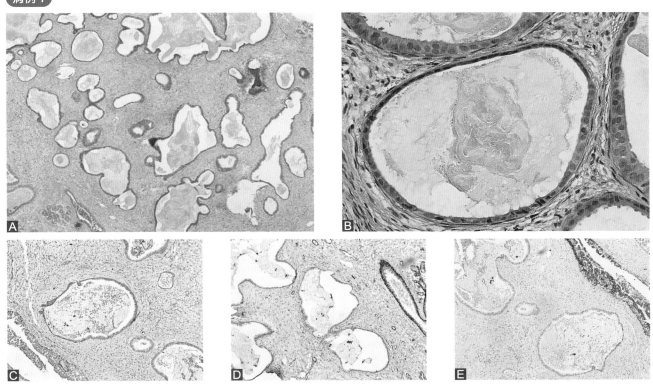

图 18-8-1　叶状肿瘤，腺体肌上皮细胞标记物阴性。交界性叶状肿瘤，其内可见腺体增生，囊状扩张，形状不规则，衬覆柱状上皮，单层 – 复层 – 扁平状，细胞有一定异型性，腔内有淡伊红色分泌物，腺管周围肌上皮不明显，可见压扁的梭形纤维细胞（A、B）。免疫组化染色显示：p63（C）、SMMHC（D）及 CK5/6（E）腺管周围均呈阴性。此例 calponin、CD10、SMA 及 p40 亦呈阴性，经多次免疫组化染色

病例 2

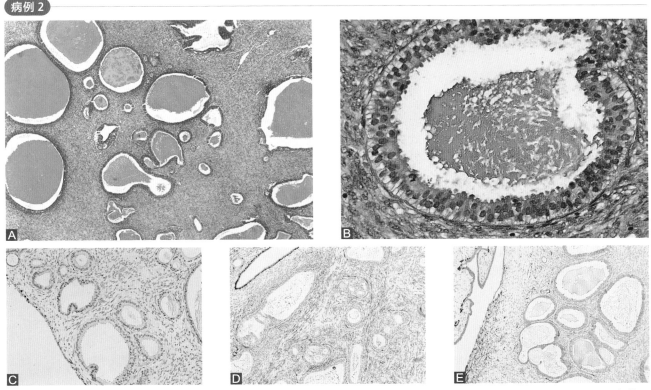

图 18-8-2　叶状肿瘤，腺体肌上皮细胞标记物及 CK5/6 阴性。恶性叶状肿瘤，其内可见腺体不同程度扩张，有些呈囊状，被覆复层柱状上皮，细胞有一定异型性，腔内有伊红色分泌物，腺管周围肌上皮不明显，可见压扁的梭形纤维细胞（A、B）。免疫组化染色显示：p63（C）、calponin（D）及 SMMHC（E）腺管周围均呈阴性。此例 CK5/6、CD10、SMA 及 p40 亦呈阴性，经多次免疫组化染色

第九节　叶状肿瘤穿刺后的形态改变

　　乳腺叶状肿瘤穿刺后的形态改变主要是肿瘤组织机械性损伤后的修复性改变。修复性改变不但会掩盖原有病变的本质，还可能因此造成对叶状肿瘤级别的过诊断。

病例 1

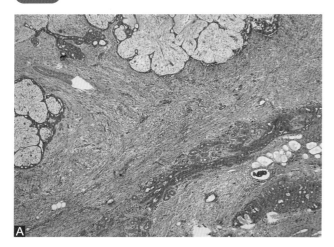
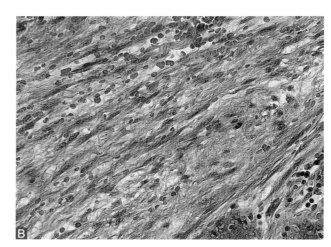

图 18-9-1　**叶状肿瘤穿刺后改变。**此例叶状肿瘤近期有粗针穿刺史。镜下可见：穿刺道内及附近组织内出血，细胞退变，纤维－肌成纤维细胞增生活跃，可见核分裂象（A、B）

病例 2

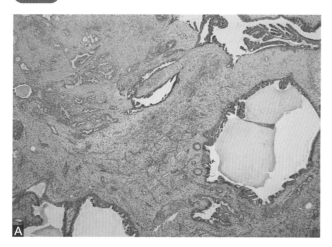
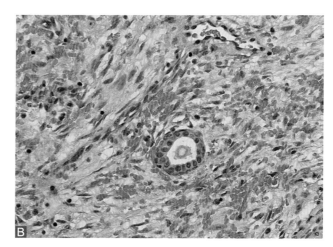

图 18-9-2　**叶状肿瘤穿刺后改变。**此例叶状肿瘤近期有粗针穿刺史。镜下可见：穿刺道内及附近组织内出血，纤维－肌成纤维细胞及血管内皮细胞增生，其内可见移位埋陷的小腺体（A、B）

第十节 叶状肿瘤伴梗死

乳腺叶状肿瘤伴梗死（phyllodes tumor with infarction）是由于肿瘤生长过快、创伤（包括医源性）等原因，导致肿瘤自发性或继发性的梗死。一般梗死区内部可见原有的组织残影，周边常出现炎性反应区。

病例 1

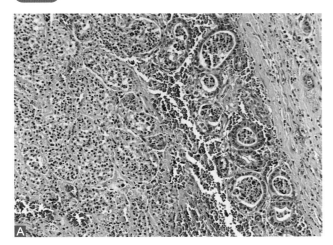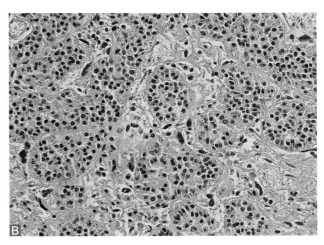

图 18-10-1　叶状肿瘤伴梗死样坏死。叶状肿瘤出现梗死样坏死，坏死区似乎保留了原有的组织结构残影，细胞核并非呈溶解消失状，而是呈核固缩、核碎片（A、B）

病例 2

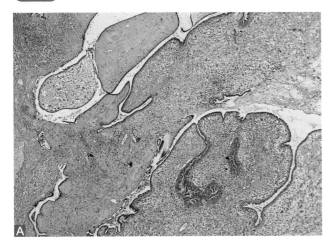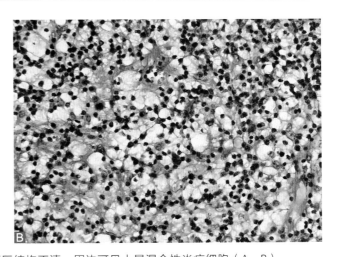

图 18-10-2　叶状肿瘤伴梗死样坏死。叶状肿瘤伴梗死，梗死区结构不清，周边可见大量混合性炎症细胞（A，B）

第十一节　诊断及鉴别诊断

乳腺纤维腺瘤与叶状肿瘤的临床表现常无法区分两者，影像学改变亦相似重叠，主要依靠病理学做出诊断，但病理形态学的判断常带有主观性，免疫组化染色的鉴别诊断价值也十分有限，遗传学检测仍待进一步研究，因此，两者的鉴别常遇到困难。

纤维腺瘤及叶状肿瘤均发生于终末导管 - 小叶单位的特发性间质，形态学上为间质、腺体双相改变的肿瘤。纤维腺瘤的间质依赖腺体呈限制性增生，内部结构有序，间质与腺体分布规律，缺乏异质性改变及间质侵袭生长的能力。叶状肿瘤的间质则是无限制性增生，刺激腺体增生，内部结构紊乱，间质与腺体分布无规律，具有异质性改变及间质侵袭生长的能力。两者的本质不同，所以在形态学上也呈不同的变化模式。

1. 纤维腺瘤与叶状肿瘤的关系　组织形态学上，纤维腺瘤与叶状肿瘤既可以独立发生，也可以同时出现，可分别在不同的结节，也可同时存在于一个结节内，而且两者之间常有移行过度，形态学改变显示部分纤维腺瘤可能是叶状肿瘤的前驱病变。分子遗传学上，60% 的纤维腺瘤存在 *MED12* 基因突变，相当数量叶状肿瘤亦存在 *MED12* 基因突变，*MED12* 基因突变与纤维腺瘤的进展有关，纤维腺瘤在向良、恶性叶状肿瘤转变的不同阶段，有多基因、多因素参与。

2. 肿瘤内部结构　纤维腺瘤的内部结构分布有序，缺乏异质性改变。叶状肿瘤的内部结构改变与纤维腺瘤有明显的差别，可以用"乱"加以概括。低倍镜下观察，叶状肿瘤的间质、腺体排布异常，肿瘤内部结构紊乱无序，区域性异质性明显，间质和腺体比例失调，间质排布随机而无章，间质可过度增生，腺体大小、形状、复杂程度不一，上皮可呈不同程度的普通型增生、肿瘤性增生，形态非常多样，分布排列方式缺乏规律性。注意观察纤维上皮性肿瘤内部结构的变化，对区分叶状肿瘤与纤维腺瘤是至关重要的。

3. 间质细胞密度　叶状肿瘤的间质细胞密度的界定缺乏客观指标，间质细胞密度的判断是与正常小叶间质相比较，间质细胞的数量有不同程度增多。轻度增加：间质细胞数量略有增多，细胞核之间有距离，无相互重叠。重度增加：间质富于细胞，细胞核密集，相互重叠。中度增加：介于两者之间。通常情况下，叶状肿瘤的间质细胞密度会有不同程度增加，富细胞区与少细胞区域相混杂存在，呈异质性分布模式。良性叶状肿瘤（特别是早期）间质细胞密度的增加常不明显，但已经出现区域性异质性变化，特别是腺管周围的间质细胞数量增加，呈"袖套"状改变。年轻患者间质富于细胞应避免过诊断，年长患者间质富于细胞需避免低诊断。

4. 间质核分裂活性　纤维腺瘤的间质核分裂通常少见，一般少于 2 个 /10HPF，少数幼年 / 细胞性纤维腺瘤的间质核分裂可适当增多。叶状肿瘤的间质核分裂可有不同程度的增多，呈明显区域性异质性改变，核分裂象在腺管周围相对更容易见到，远离腺体的间质核分裂增多更有诊断意义。要注意对少细胞区域出现的核分裂象进行计数，异常核分裂象的出现是诊断恶性叶状肿瘤的重要依据。Ki67 增殖指数对诊断纤维上皮性肿瘤没有形成明确分类、分级的阈值，只能作为诊断的参考指标。另外，Ki67 计数的可重复性差，即便是同一张切片，不同人的计数结果也会有较大差别，间质细胞的核分裂象计数常被低估。年轻患者间质核分裂增多应避免过诊断，年长患者间质核分裂增多需避免低诊断，不能因缺少核分裂而排除叶状肿瘤。间质核分裂象计数常被低估的原因可能有：切片质量欠佳；诊断经验不足，不知道核分裂异质性变化规律及没能在核分裂最活跃区域计数；核分裂形态多样，没有掌握核分裂的形态变化特点；不善于排除凋亡、炎症、肥大、间质细胞等的干扰；缺乏足够的耐心及观察时间。

5. 间质过度增生　间质过度增生是指叶状肿瘤的间质无限制性增生，低倍视野下无腺体出现，间质过度增生可是局部表现，亦可是广泛现象。间质过度增生趋势是描述间质有明显增生，但达不到诊断过度增生的标准，视野边缘仍可以见到少数腺体。纤维腺瘤缺乏间质过度增生，但局部可以出现间质适当增宽。叶状肿瘤常有间质过度增生及间质过度增生趋势，恶性较良性更常出现间质过度增生。如果存在间质的过度增生，就要考虑叶状肿瘤的诊断，缺少间质的过度增生，也不能排除叶状肿瘤。间质过度增生与细胞密度、异型性不完全成正比，部分间质过度增生，并没有更高的细胞密度及细胞异型性。

6. 间质细胞异型性　叶状肿瘤间质细胞异型性是指与正常小叶间质细胞比较，增生细胞出现的异常形态学改变，间质细胞出现异型性，就要考虑叶状肿瘤。轻度异型性：细胞核小而一致，变化不明显。重度异型性：细胞核有明显多形性，染色质粗，核膜不规则，核仁清楚。中度异型性：介于两者之间。纤维腺瘤的间质细胞缺乏异型性改变，叶状肿瘤间质细胞可有不同程度的异型性。良性叶状肿瘤间质细胞的异型性常不明显，恶性叶状肿瘤间质细胞常有显著异型性。部分叶状肿瘤的间质增生不如腺体明显，主要表现为腺管/上皮细胞的增生，腺管周围的间质少，间质细胞的多形性/异型性及非典型核分裂象的存在，是诊断恶性的关键指标。细胞异型性与细胞密度、间质过度增生不完全成正比，腺管周围增生的间质细胞常更早出现细胞密度增加及细胞异型性。异型瘤巨细胞需要与间质巨细胞区别。组织疏松、黏液样变间质内的细胞异型性常会被低估。

7. 腺体及上皮的变化　纤维上皮性肿瘤是双相分化的肿瘤，在间质增生的过程中，必然会有腺体及上皮的改变。纤维腺瘤间质依赖上皮增生，呈管内型增生的腺管常呈串珠样，管周型增生的腺体比较一致，缺乏明显的扩张及分支，而且比较少的出现上皮增生。叶状肿瘤与纤维腺瘤不同，叶状肿瘤的间质无限制性增生的同时会刺激腺体及上皮增生，常会出现更加明显的腺体及上皮的变化。主要表现在腺体大小、形状、分布有不同程度的异质性，管内型的小管丧失串珠样外观，管周型的小管扩张、拉长、有不规则分支，出现不典型小叶、复杂小叶结构。此外，叶状肿瘤内的腺体常有柱状细胞变并增生、普通型导管增生、大汗腺及鳞状上皮化生、增生，亦可有肌上皮细胞的增生。分析肿瘤内部腺体、上皮的改变及与间质增生的分布模式，能更好地帮助区分纤维腺瘤及叶状肿瘤。

叶状肿瘤较纤维腺瘤更多的出现导管/小叶非典型增生、原位癌，甚至浸润性癌。诊断叶状肿瘤内的肿瘤性增生需要更加严格的诊断标准。源于叶状肿瘤内的平坦型上皮非典型增生、非典型导管增生、导管原位癌、小叶性肿瘤（非典型小叶增生、小叶原位癌）及浸润性癌与叶状肿瘤外的肿瘤性增生、浸润性癌累及叶状肿瘤是不同的概念。人们会有这样的疑问，叶状肿瘤内存有肿瘤性增生及浸润性癌有何临床病理意义？与肿瘤的分级诊断有什么关系？是否能认为是癌肉瘤的一种类型？到目前为止，很少有人涉及此类问题的讨论。叶状肿瘤虽然是间质及腺体双相分化的肿瘤，但其分级诊断一直是根据间质的状况执行，不涉及腺体和上皮问题。叶状肿瘤内的导管/小叶原位癌、浸润性癌通常只是局部表现，可采取以下诊断模式：叶状肿瘤（良性、恶性）内导管/小叶原位癌和（或）浸润性癌（范围大小）。

8. 叶状结构　叶状肿瘤出现的叶状结构是间质、腺体增生，共同作用、不平衡发展的结果。叶状结构形成的条件有：腺体充分拉长、分支、扩张，间质增生挤压腺体，向腔内生长。囊腔内形成赘生于囊壁的宽大的叶状结构，其末端可再分支形成大小、形状不等的叶状结构，其边缘形状与周围囊腔的形状不匹配，叶片内间质及与周围间质呈异质性改变。纤维上皮性肿瘤内出现叶状结构，就要考虑叶状肿瘤的诊断，恶性比良性容易见到叶状结构。部分叶状肿瘤的叶状结构不典型、甚至缺乏，不能因缺少叶状结构而排除叶状肿瘤。纤维腺瘤通常缺乏叶状结构，有时局部可出现类似于发育不良/不典型的叶状改变。

有些病例虽然缺乏叶状结构，但可以看到腺管明显拉长，呈不规则开放的裂隙状，拉长的腺管壁一侧的腺体及间质向腺腔侧突起，形成不规则丘状或整齐排列的"墓碑"状结构，这些改变的存在与出现叶状结构有类似的诊断意义。

9. 浸润性边缘　纤维腺瘤通常边缘整齐或有包膜，某些形态典型的纤维腺瘤，局部可与周围组织交错，边缘带有少量脂肪组织，此类改变不是真正的浸润性边缘，不影响纤维腺瘤的诊断。叶状肿瘤具有潜在侵袭能力，特别是恶性叶状肿瘤常具有浸润性边缘，表现为肿瘤组织穿透包膜，分割包绕周围的乳腺小叶，浸润周边纤维、脂肪、横纹肌组织。如果一个形态呈良性的叶状肿瘤，具有浸润性边缘，需要多取材切片，进一步寻找细胞有更明显异型性及核分裂活性的区域，如果没有更严重的病变发现，可考虑诊断为交界性叶状肿瘤。

10. CK、p63 在叶状肿瘤中的表达　　一般认为叶状肿瘤增生的间质细胞缺乏 CK、p63 表达，但少数恶性叶状肿瘤的间质异型细胞 CK、p63 可有不同程度表达，阳性细胞通常为散在、灶状分布。特别是在肿瘤穿刺、复发及转移的标本，肿瘤主要表现为梭形细胞时，需与化生性癌做鉴别。低级别核的梭形细胞 CK 阳性，首先考虑化生性癌。高级别核的梭形细胞 CK 阳性，在肿瘤没有双相分化特征时，需与化生性癌做鉴别。如果是先前诊断过叶状肿瘤的病例，首先要考虑叶状肿瘤复发，但仍需排除化生性癌。AE1/AE3、CK5/6、CK8/18、p63、SOX10、CD34、bcl-2 等免疫组化染色对区别两者有一定的帮助。穿刺标本可建议完整切除肿瘤，进一步病理评估。

11. 纤维腺瘤与良性叶状肿瘤的鉴别　　良性叶状肿瘤与纤维腺瘤的鉴别是乳腺病理诊断中的难点问题。由于良性叶状肿瘤边界常清晰，间质细胞异型性轻微，核分裂象少见，常无叶状结构及间质过度增生，所以，良性叶状肿瘤经常被低诊断为纤维腺瘤。良性叶状肿瘤间质细胞的增生程度一般略高于典型纤维腺瘤，但和富于细胞的纤维腺瘤相比几乎无明显差异。良性叶状肿瘤与纤维腺瘤最大的区别在于异质性改变。虽然良性叶状肿瘤的异质性较交界性、恶性叶状肿瘤程度偏轻，但异质性总是普遍存在，且在同一肿瘤中这种异质性改变往往呈多样性表现，无论是腺体的形状、结构、分布、密度及增生程度，还是间质细胞的密度、形态、走行、增殖活性及细胞外基质成分，常为许多种形态的随意无序组合，而非纤维腺瘤的几种组织学亚型的简单搭配。但正是因为叶状肿瘤异质性存在的普遍性具有诊断及鉴别意义，所以充分的取材、全面的评估是有效鉴别的基础。

在纤维腺瘤与叶状肿瘤的鉴别中，人们最关注的是所谓富于细胞性纤维腺瘤与叶状肿瘤的区别，笔者在日常工作中很少会考虑细胞性纤维腺瘤的诊断，特别是在年龄大的患者中，因为在遇到的首次诊断为纤维腺瘤，后来复发为叶状肿瘤的病例中，很大一部分最初的形态学改变都类似于细胞性纤维腺瘤。细胞性纤维腺瘤与叶状肿瘤的鉴别诊断可以从肿瘤的内部结构改变、间质改变及腺体改变 3 个方面考虑。①结构改变：细胞性纤维腺瘤的内部结构呈均质性、分布有序，腺体与间质的比例一致，叶状肿瘤呈异质性、紊乱分布，腺体与间质的比例不一致。②间质改变：细胞性纤维腺瘤间质细胞密度轻度增加，无细胞异型性，核分裂活性为无 - 轻度，缺乏叶状结构，呈推挤性边缘，叶状肿瘤间质细胞密度轻度、中度或重度增加，细胞异型性无、轻度、中度或重度，核分裂活性轻度，中度或高度，叶状结构存在或缺乏，边缘呈推挤或浸润性。③腺体改变：细胞性纤维腺瘤腺体均匀分布，腺管通常受压、没有扩张，上皮一般缺少增生活性，叶状肿瘤腺体呈异质性分布，腺管不规则扩张，上皮有增生活性和增生改变。总之，不要轻易诊断细胞性纤维腺瘤，要在排除叶状肿瘤后才能考虑。细胞性纤维腺瘤只是间质轻度富于细胞，如果出现异质性生长模式，中度以上的细胞密度，腺管周围间质细胞袖套样增生，间质细胞有异型性、较明显核分裂活性，出现叶状结构，腺体分布异常，腺体扩张分支，上皮明显增生及具有浸润性边缘，均要考虑叶状肿瘤的诊断。另外，所谓巨大纤维腺瘤、具有叶状结构的纤维腺瘤、核分裂增多的纤维腺瘤等，特别是在年龄大的患者中，其本质可能均是叶状肿瘤。

12. 提示为叶状肿瘤的形态学改变　　纤维上皮性肿瘤，除间质过度增生，叶状结构，间质富于细胞，细胞有异型性、核分裂活性及浸润性生长外，如果出现以下形态学改变，也应考虑到叶状肿瘤。①肿瘤的内部结构紊乱，间质和腺体分布的比例失调，出现明显区域性异质性改变。②间质性状存在差异，出现不同类型的间质基质〔如水肿 - 黏液样、纤维 - 胶原性、脂肪和（或）软骨 - 骨样基质〕的混合。③不同区域的间质细胞密度变异较大且无规律，含有富细胞区及少细胞区，甚至有的区域细胞密度较纤维腺瘤还低。④管内型的小管丧失串珠样外观，腺管拉长呈裂隙状，管周型的小管扩张、拉长，出现不规则分支及复杂小叶样结构。⑤腺管衬覆腺上皮广泛柱状细胞变及增生，明显微乳头状增生、旺炽性增生及肿瘤性增生。⑥间质内出现大量脂肪组织、肌组织、软骨－骨组织等异源性成分。

13. **良性叶状肿瘤与恶性叶状肿瘤的鉴别**　乳腺叶状肿瘤病理诊断的一般原则是，首诊时应尽最大努力对恶性叶状肿瘤做出明确诊断。但是，由于对恶性叶状肿瘤诊断标准的理解不同，各项指标的判断带有主观性，部分病例缺乏间质过度增生、叶状结构和（或）浸润性边缘，所以细胞异型性常被低估，核分裂象计数常被低判，再加上取材不到位，特别是在年轻患者中，恶性叶状肿瘤常被低诊断为交界性、良性，甚至诊断为纤维腺瘤。2019 年 WHO 乳腺肿瘤分类提出诊断恶性叶状肿瘤必须具备 5 项指标。虽然，恶性叶状肿瘤常会出现前述 5 种形态学表现，但是实际工作中的经验表明，叶状肿瘤并不一定要具备全部 5 种表现才是恶性，间质细胞有明显多形性／异型性、出现非典型核分裂象及浸润性生长，是诊断恶性叶状肿瘤最重要的指标。细胞异型性增高一般会伴有细胞密度增加，但是，某些肿瘤细胞异型性已很明显，但细胞密度并不高，如黏液－软骨样基质内的肿瘤细胞常比较分散，其异型性及核分裂常被低估，容易造成低诊断。在考虑叶状肿瘤的诊断时，肿瘤体积小、内部结构协调，缺乏间质过度增生及叶状结构、细胞密度不高、核分裂少等表现都不是排除恶性叶状肿瘤的理由。

14. **纤维上皮性肿瘤的诊断**　纤维上皮性肿瘤的病理诊断需紧密结合临床及影像学表现，充分取材，镜下仔细观察，综合全部信息，谨慎判断，力求做出精确报告，特别是首诊时要诊断出恶性。灰色病变客观存在，不强求一定分清是纤维腺瘤还是良性叶状肿瘤，叶状肿瘤是良性、交界性还是恶性，可采用不肯定或描述性诊断，必要时加注解，如：良性纤维上皮性肿瘤。亦可加倾向意见，如：叶状肿瘤，考虑为交界性－恶性。对疑难病例可进行集体讨论、专科病理会诊、多学科联合会诊。

第十九章

乳腺错构瘤

丁华野　赵丽华

章目录

第一节　错构瘤的组织学类型

乳腺错构瘤（hamartoma）是一种少见的良性肿瘤，其内含有乳腺组织，与纤维组织、脂肪组织、平滑肌组织以不同比例混合，亦可出现软骨组织、假血管瘤样间质增生等，肿瘤通常有包膜。主要以乳腺导管、小叶和脂肪组织为主的错构瘤称为腺脂肪瘤（adenolipoma）。主要由成熟脂肪组织和透明软骨组织构成的错构瘤称为软骨脂肪瘤（chondrolipoma）。间质中有大量平滑肌成分时称为肌样错构瘤（myoid hamartoma）。由乳腺导管和小叶组成，密集分布，背景中有不同比例纤维组织及脂肪组织的错构瘤称为小叶型错构瘤（lobular hamartoma）。以增生玻璃样变性的纤维组织为主，其中有少数腺管时称为纤维性错构瘤（fibroid hamartoma）。某些乳腺错构瘤除乳腺导管、小叶外，同时有更多类型的间叶成分。少数病例可伴发纤维上皮性肿瘤等病变。在不知道临床及影像学检查结果时，几乎不可能对乳腺错构瘤做出诊断。粗针穿刺活检标本与纤维腺瘤很难进行鉴别。

一、腺脂肪瘤

病例 1

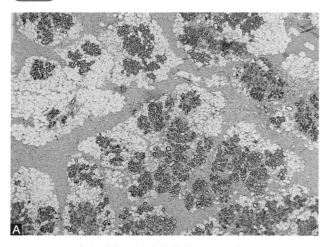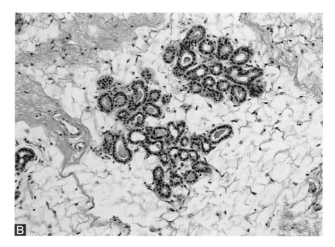

图 19-1-1　腺脂肪瘤。肿瘤腺体成分呈小叶状结构，其间有大量杂乱分布的脂肪组织及致密的纤维组织（A、B）

二、软骨脂肪瘤

病例 2

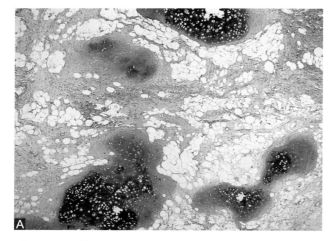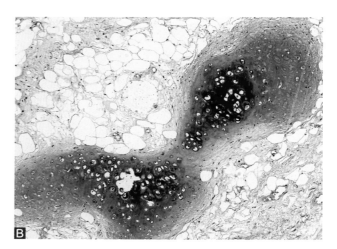

图 19-1-2　软骨脂肪瘤。肿瘤由纤维脂肪组织和透明软骨组织组成（A、B）

三、肌样错构瘤

病例 3

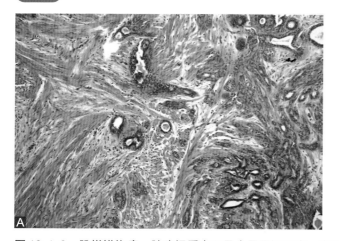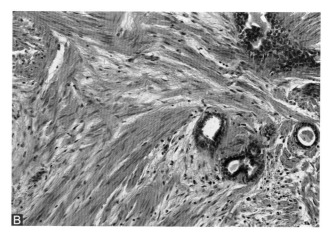

图 19-1-3　肌样错构瘤。肿瘤间质中可见大量平滑肌束，穿插于乳腺腺管之间（A、B）

四、小叶型错构瘤

病例 4

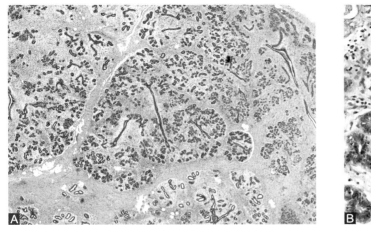
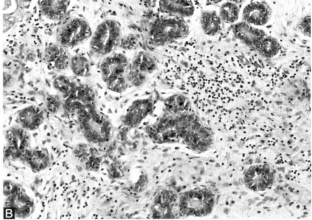

图 19-1-4　小叶型错构瘤。患者女性，21 岁，右乳内上可触及一直径约 3 cm 包块，质韧、界清，活动，B 超检查考虑为纤维腺瘤。肉眼检查可见：肿物有完整包膜，切面呈实性，灰白、灰黄色，质稍韧。镜下可见：肿瘤有包膜，纤维脂肪组织将腺体分割成众多密集分布的小叶单位，腺体具有正常小叶腺体的形态特征，间质纤维化，有较多淋巴细胞浸润（A、B）

五、纤维硬化型错构瘤

病例 5

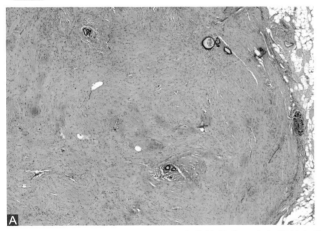
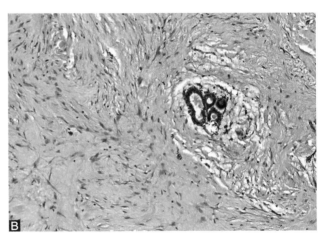

图 19-1-5　纤维硬化型错构瘤。病变结节状，有纤维性包膜，纤维组织显著增生，玻璃样变性，其中可见稀疏分布的腺管及萎缩的小叶（A、B）

六、具有多种成分的错构瘤

病例 6

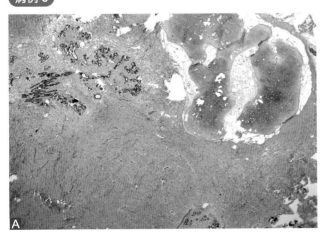
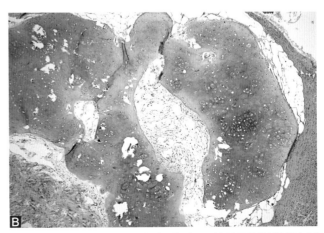

图 19-1-6　具有多种成分的错构瘤。肿瘤内可见乳腺小叶结构、纤维组织、软骨及脂肪组织（A），透明软骨及脂肪组织（B）

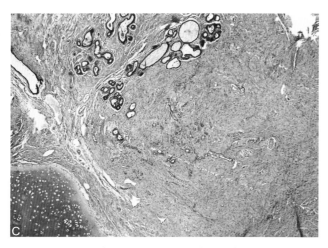
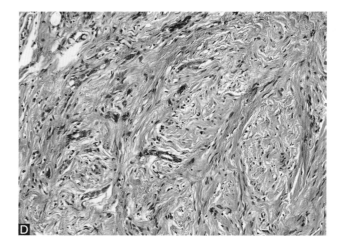

图 19-1-6　具有多种成分的错构瘤（续图）。乳腺内可见腺体、软骨之间有增生的纤维组织及平滑肌组织（C、D）

七、错构瘤伴纤维腺瘤

病例 7

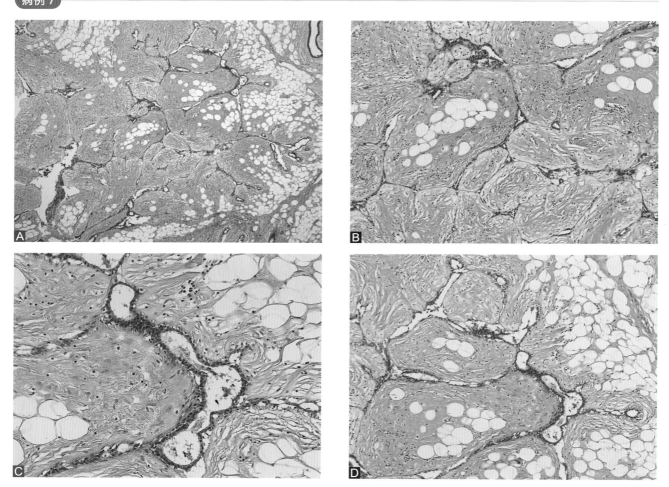

图 19-1-7　错构瘤伴纤维腺瘤。肿瘤呈腺脂肪瘤的形态特征（A）；部分可见管内型纤维腺瘤改变（B、C）；局部可见假血管样间质增生，胶原纤维内可见裂隙样结构（D）

八、错构瘤伴叶状肿瘤

病例 8

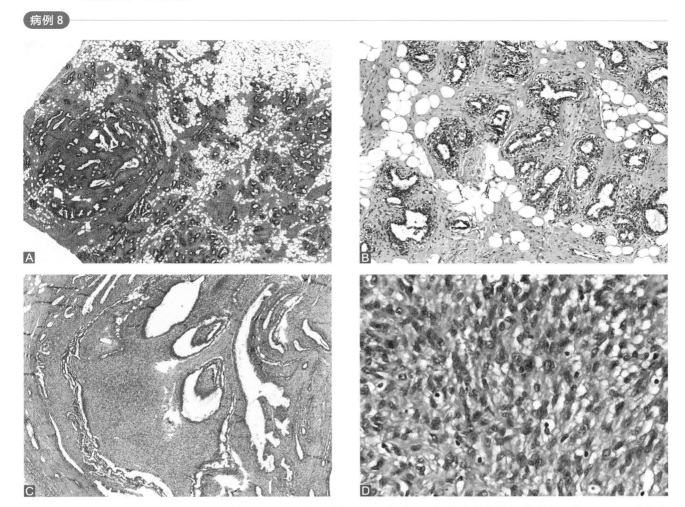

图 19-1-8　错构瘤伴叶状肿瘤。患者女性，19 岁，右乳肿物，近期长大，B 超检查考虑为纤维腺瘤。肉眼可见：肿物直径约 3.8 cm，有完整包膜，切面灰黄色。镜下可见：肿瘤呈腺脂肪瘤形态改变，其中可见结节状病灶，结构紊乱，腺管扩张，间质增生（A、B）；间质富于细胞，具有中度异型性，有形成叶状结构的趋势，具有恶性叶状肿瘤特征（C、D）

第二节　诊断及鉴别诊断

　　乳腺错构瘤在诊断时，应注意以下问题。①诊断乳腺错构瘤需与临床及影像学特征相符合，在不知道临床及影像学检查意见时，几乎不可能对乳腺错构瘤做出正确的诊断。②肉眼检查与镜下观察相结合，典型乳腺错构瘤一般都会有完整、菲薄的包膜，取材时一定要带有包膜，而且要在不同区域充分取材，否则将无法对镜下观察到的乳腺导管小叶、纤维脂肪组织进行归类及分析。③与脂肪瘤进行鉴别：脂肪瘤位于皮下表浅位置，不会含有乳腺导管及小叶成分。④与纤维上皮性肿瘤进行鉴别，乳腺错构瘤可伴发纤维上皮性肿瘤，纤维腺瘤有典型管内型和（或）管周型结构模式，可见特化性及非特化性两种间质，缺乏小叶结构及脂肪组织。叶状肿瘤具有本身的异质性结构特征。粗针穿刺活检标本很难与纤维上皮性肿瘤区别。⑤与腺病进行鉴别，腺病通常无包膜，具有各类腺病的形态学特点，常伴有经前期胀痛症状。⑥免疫组化染色：错构瘤上皮及间质细胞 ER 及 PR 均可阳性，正常乳腺组织及纤维上皮性肿瘤 ER 及 PR 通常在腺上皮均有阳性表达。

第二十章
乳腺腺上皮－肌上皮病变

丁华野　刘　梅

章目录

第一节　肌上皮增生

肌上皮增生（myoepithelial hyperplasia）表现为肌上皮细胞数目增多，胞体增大，呈圆形 - 卵圆形或多边形 - 梭形，细胞质透明或呈嗜酸性。肌上皮细胞增生可在腺管周围，也可在腺管内增生。常见于乳腺良性增生性病变，如纤维囊性乳腺病、腺病、复杂硬化性病变及导管内乳头状瘤等。

病例 1

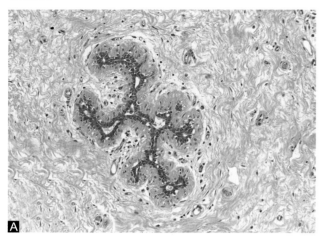 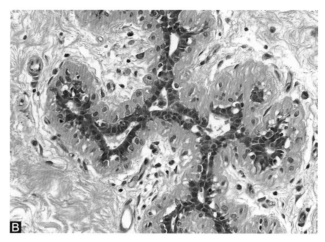

图 20-1-1　肌上皮增生。终末小导管周围的肌上皮细胞增生，细胞质红染（A）；增生的肌上皮细胞呈肌细胞样，细胞质丰富、红染，细胞间界限不清（A、B）

病例 2

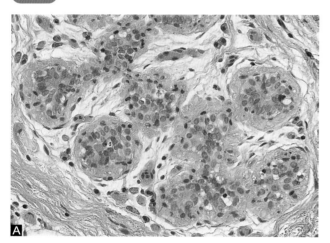 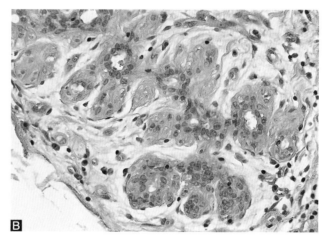

图 20-1-2　肌上皮增生。小叶内腺泡周围的肌上皮细胞明显增生，细胞质呈嗜酸性，细胞核小、不规则，有的深染，小叶内间质黏液样变，有散在淋巴、浆细胞（A、B）

病例 3

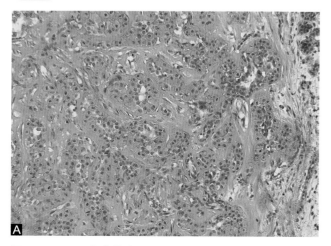 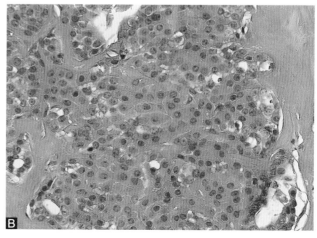

图 20-1-3　肌上皮增生。小叶内腺泡周围的肌上皮增生，呈小片状分布，细胞质丰富、红染，细胞核呈圆形 - 卵圆形，染色质呈细颗粒状，可见 1~2 个小核仁，细胞呈上皮样，腺泡腔狭小或闭塞（A、B）

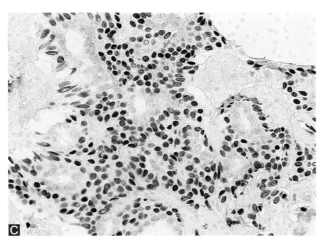
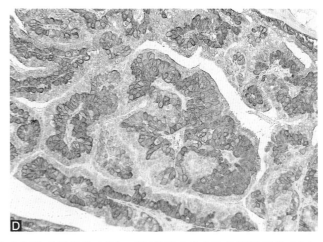

图 20-1-3　肌上皮增生（续图）。免疫组化染色显示：p63 肌上皮细胞核呈阳性（C），CK5/6 肌上皮细胞胞质呈阳性（D）

病例 4

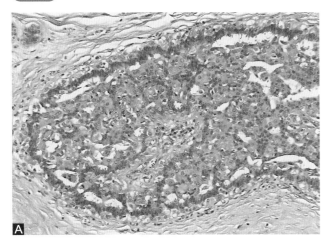
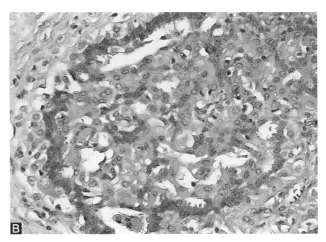

图 20-1-4　肌上皮增生。普通型导管增生，肌上皮细胞增生更为显著，细胞质宽、红染，细胞核呈圆形－卵圆形，可见小核仁，细胞呈上皮样，腺上皮细胞密集，细胞质少，有的可见胞突，导管外周的肌上皮亦有增生（A、B）

第二节　胶原小球病

　　乳腺胶原小球病（collagenous spherulosis）是一种少见的良性腺管内肌上皮细胞增生性病变。由于腺管（腺泡及导管）内的肌上皮细胞增生，产生丰富的基膜样物质，因此，形成了一种特殊的形态学改变。其特征为腺管内上皮细胞呈筛孔状增生，筛孔内有界限清楚的无细胞性球形小体（基膜样物质沉积），小体为嗜酸性细丝状，呈分层状、同心圆状或放射状排列，小体周围可见肌上皮及腺上皮增生。胶原小球病主要见于纤维囊性乳腺病、硬化性腺病、放射状瘢痕、普通型导管增生、导管内乳头状瘤等良性病变及腺肌上皮肿瘤等。

病例 1

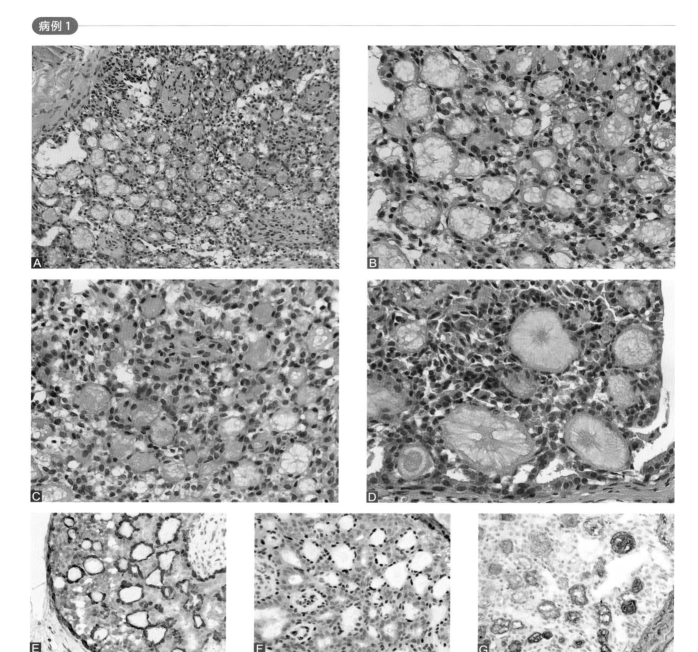

图 20-2-1　胶原小球病。导管内乳头状瘤，细胞呈筛孔状增生，筛孔内充满淡染或嗜酸性物质，亦可见具有纤维血管轴心的乳头状结构（A）；胶原小体部分呈均匀嗜酸性，部分透明，呈丝网状结构，周围增生的肌上皮细胞呈基底细胞样，形态温和（B、C）；胶原小体中心为星状的致密红染小球，周围呈嗜碱性放射细纤维状（D）。免疫组化染色显示：calponin（E）及 p63（F）胶原小体周围的肌上皮细胞呈阳性，Ⅳ型胶原胶原小体呈阳性（G）

病例 2

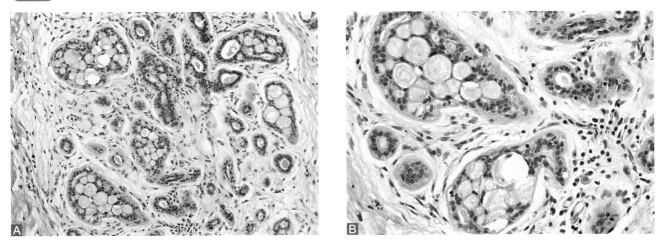

图 20-2-2　**胶原小球病。**腺病，导管上皮增生呈筛孔状，导管周围肌上皮细胞增生，筛孔内的胶原小体呈嗜碱性黏液样，呈放射细纤维状，周围可见未被累及的腺泡（A、B）

病例 3

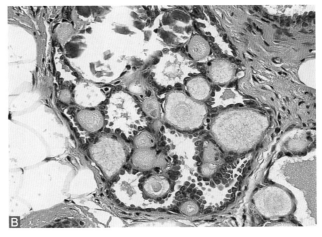

图 20-2-3　**胶原小球病。**导管内增生，胶原小体间的腺上皮为柱状细胞，并可见顶浆分泌性胞突，局部出现钙化，部分胶原小体的中央呈嗜酸性毛线团样，周围呈淡染放射细纤维状，部分胶原小体呈较均质的嗜酸性，个别胶原小体有钙化（A、B）

病例 4

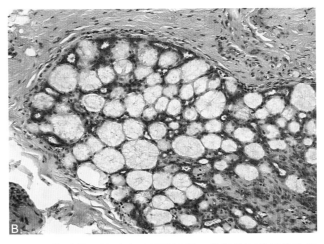

图 20-2-4　**胶原小球病。**普通型导管增生，部分呈实性乳头状，部分呈筛孔状，筛孔内可见黏液样、放射丝网状结构的胶原小体，腺上皮细胞有胞突（A、B）

病例 5

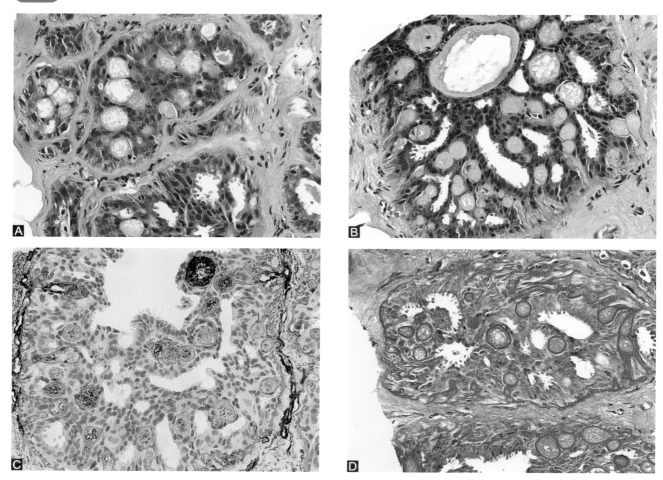

图 20-2-5 　胶原小球病。普通型导管增生呈筛孔状，筛孔内胶原小体由均质基膜样物质构成，部分呈网状，小体旁可见梭形肌上皮细胞，腺上皮细胞呈柱状，有胞突（A、B）。免疫组化染色显示：Ⅳ型胶原胶原小体呈阳性（C）。组织化学（AB-PAS）染色显示：胶原小体呈 PAS 着色（D）

病例 6

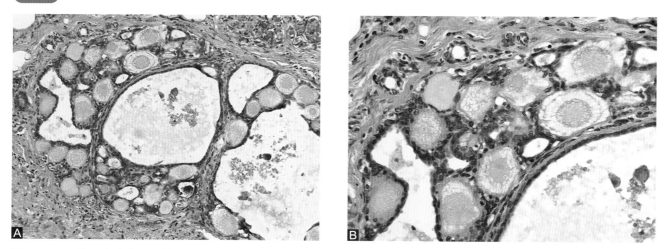

图 20-2-6 　胶原小球病。导管内增生性病变，部分呈筛孔状，筛孔内有嗜酸性丝网状物质，围绕中央球形小体呈分层放射状（胶原小体），小体周围可见增生的肌上皮，部分管腔囊性扩张，腔内有絮状分泌物（A、B）

第三节　腺肌上皮增生

乳腺腺肌上皮增生（adenomyoepithelial proliferations）是腺上皮细胞及肌上皮细胞均出现增生的良性增生性病变。腺上皮的增生主要表现为腺体数量增多及腺腔内层上皮细胞的增生，肌上皮增生则表现为腺管周围肌上皮细胞数量增多及胞体增大。当腺病伴明显腺肌上皮细胞增生时，又被称为腺肌上皮腺病（adenomyoepithelial adenosis）。腺肌上皮增生呈结节状，又称结节型腺肌上皮腺病。腺肌上皮增生主要见于纤维囊性乳腺病、腺病、导管内乳头状瘤及纤维上皮性肿瘤等。

一、腺肌上皮腺病

病例 1

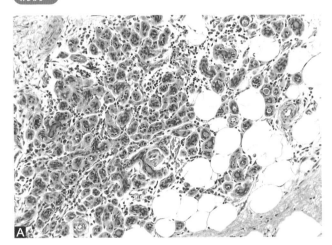
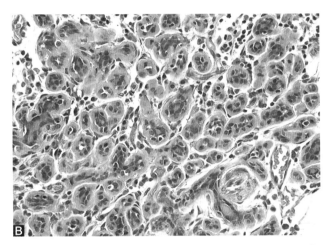

图 20-3-1　腺肌上皮腺病。小叶增大、融合，小腺管增生，周围肌上皮细胞增生，细胞质红染，部分腺腔内有分泌物，部分腺腔狭小或闭塞，间质内可见慢性炎症细胞浸润（A、B）

病例 2

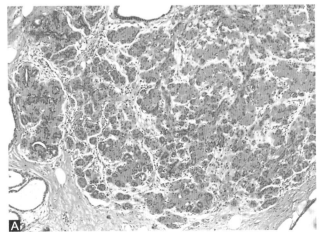
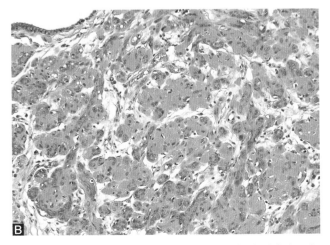

图 20-3-2　腺肌上皮腺病。小叶结构存在，小叶内腺泡增生呈花蕾状，腺腔闭塞，肌上皮增生呈小团状，细胞质丰富、红染，局部可见基膜样物质沉积（A、B）

病例 3

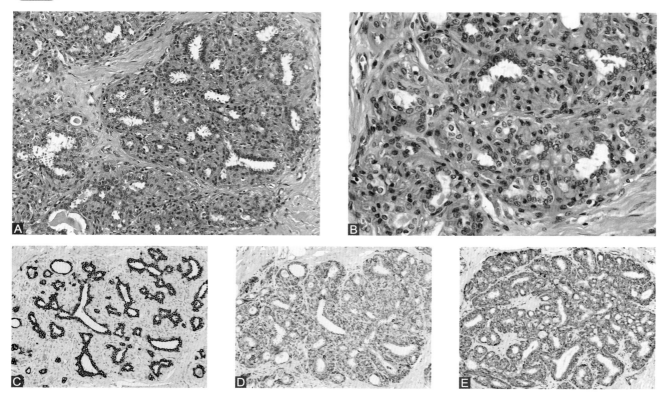

图 20-3-3 腺肌上皮腺病。小叶增大，肌上皮细胞增生明显，细胞胞质丰富、红染，细胞核呈卵圆形 - 梭形，深染，呈肌细胞样，腺上皮细胞较拥挤，部分有胞突（A、B）。免疫组化染色显示：CK8/18 腺上皮细胞呈强阳性，肌上皮细胞呈阴性（C），CK5/6（D）和 SMA（E）肌上皮细胞呈阳性，腺上皮细胞呈阴性

病例 4

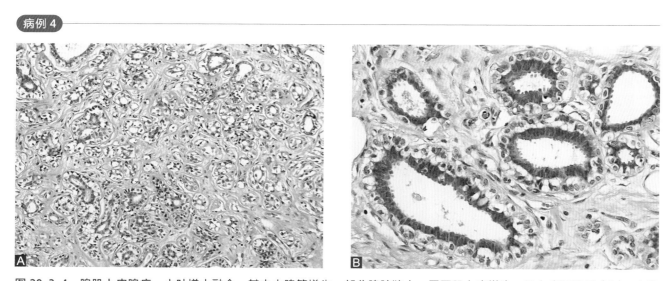

图 20-3-4 腺肌上皮腺病。小叶增大融合，其内小腺管增生，部分腺腔狭小，周围肌上皮增生，肌上皮层明显（A）；小腺管被覆柱状上皮，外层增生的肌上皮呈 1 层，分布较均匀，细胞质丰富透亮，细胞核形状不规则，可见小核仁（B）

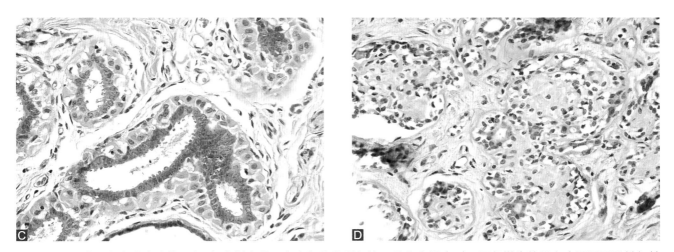

图 20-3-4　腺肌上皮腺病（续图）。部分增生的肌上皮细胞胞质红染，呈上皮样（C）；局部增生的肌上皮周围可见粉红基膜样物质沉积，管腔狭小或闭塞（D）

二、腺肌上皮腺病伴腺肌上皮瘤形成趋势

病例 5

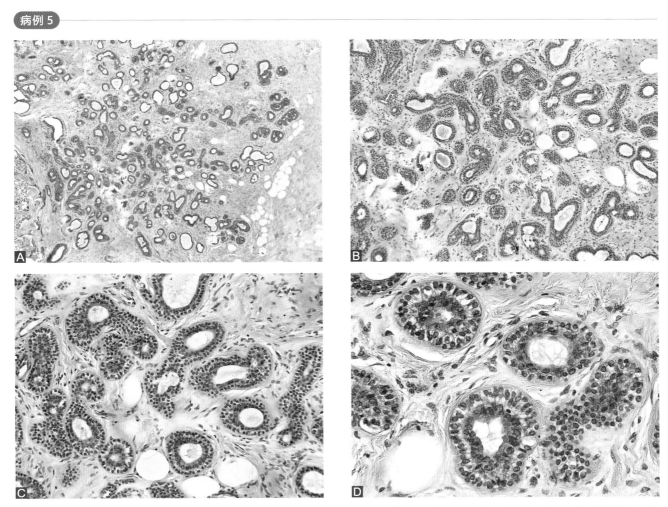

图 20-3-5　腺肌上皮腺病伴腺肌上皮瘤形成趋势。腺肌上皮腺病，呈小管状分布，可见小叶背景（A）；腺管外层肌上皮层明显，呈复层及不对称性增生，于腺管一侧呈巢状－小结节状（B、C）；增生的肌上皮细胞核不规则，细胞质空淡，内层腺上皮细胞核拥挤，细胞质红染，均无异型性（D）

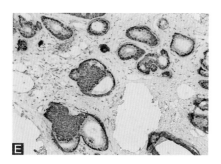
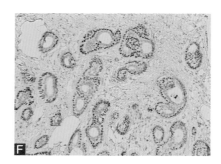
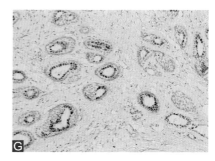

图 20-3-5　腺肌上皮腺病伴腺肌上皮瘤形成趋势（续图）。免疫组化染色显示：CK5/6（E）及 p63（F）肌上皮细胞呈阳性，ER 腺上皮细胞呈阳性（G）

三、结节型腺肌上皮腺病

病例 6

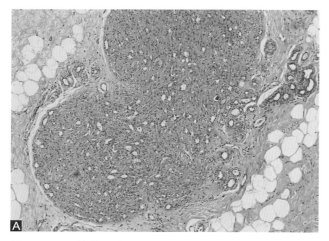
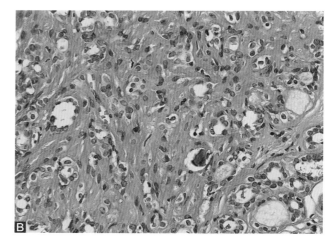

图 20-3-6　结节型腺肌上皮腺病。小叶融合呈小结节状分布，界限清楚，其内小腺管增生，小腺管形状不整，部分受挤压，腺腔狭小或闭塞，肌上皮细胞增生，呈梭形，细胞质丰富、红染，细胞界限不清，可见微小钙化灶（A、B）

病例 7

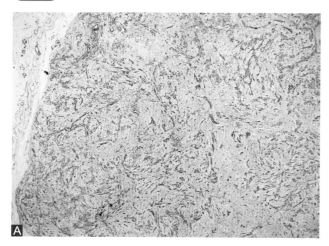
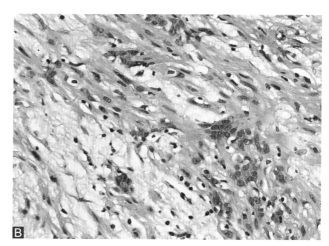

图 20-3-7　结节型腺肌上皮腺病。病变区呈结节状，边界较为清楚，间质黏液样变（A）；黏液样变的间质内可见形状不规则的小腺管及细胞条索，腺上皮不明显，肌上皮增生，呈长梭形，细胞质红染，有肌样细胞特点（B）

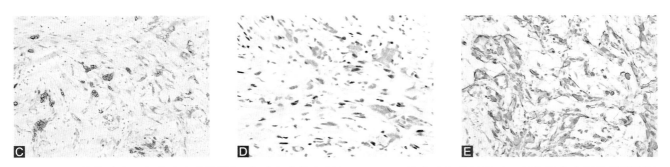

图 20-3-7　结节型腺肌上皮腺病（续图）。免疫组化染色显示：AE1/AE3 腺上皮细胞呈阳性，部分肌上皮细胞呈弱阳性（C），p63（D）和 SMA（E）梭形肌上皮细胞呈阳性

第四节　多形性腺瘤

　　乳腺多形性腺瘤（pleomorphic adenoma）又称良性混合瘤，发生于乳腺者罕见，形态学类似唾液腺的多形性腺瘤。其特征是腺上皮与肌上皮混合性增生，细胞埋陷于黏液性或软骨黏液样间质中，常有软骨和骨化生。多形性腺瘤可能是一种变异型导管内乳头状瘤，排除化生性癌后方可考虑。

病例 1

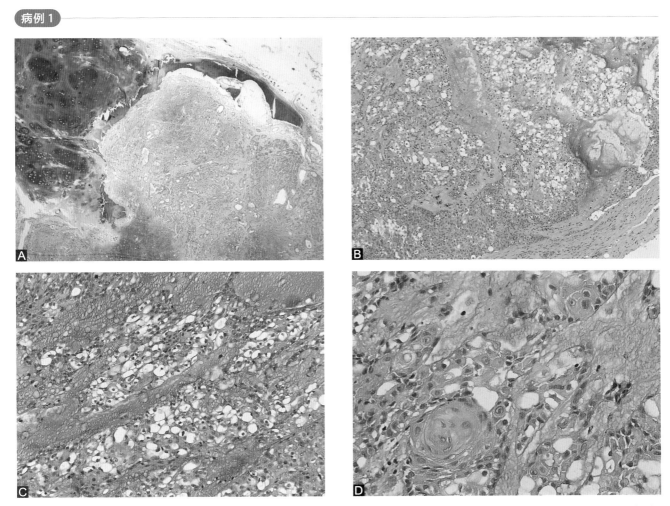

图 20-4-1　多形性腺瘤。肿瘤细胞呈结节状生长，部分在导管内，其中可见成熟的骨及软骨组织，与周围分界清楚（A）；结节内可见大片黏液 – 软骨样组织（B）；部分区域富于细胞，细胞质粉染，其间有大小不等的黏液湖（C）；黏液内可见胞质呈嗜酸性及胞质呈空泡状的细胞，核形状不规则，伴鳞状细胞化生（D）

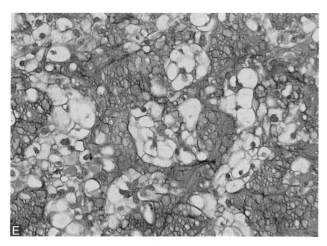
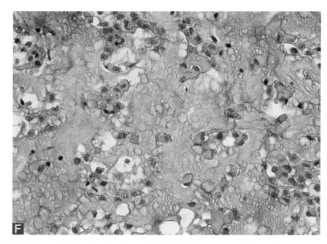

图 20-4-1　多形性腺瘤（续图）。黏液内可见胞质透明、巢状分布的肌上皮细胞（E）；黏液中亦有细胞质丰富红染、核偏位的浆细胞样肌上皮细胞（F）

第五节　腺肌上皮瘤

　　乳腺腺肌上皮瘤（adenomyoepithelioma）是一种双相分化的肿瘤，其特征是腺上皮及肌上皮细胞均出现增生，肌上皮细胞常增生得更为明显。乳腺腺肌上皮瘤的组织结构呈多样性，镜下常出现以下类型。①结节分叶型：为常见类型，肿瘤通常界限清楚，纤维组织分割呈结节分叶状。②导管内型：肿瘤位于扩张的导管内，常呈复杂乳头状，很难与伴有肌上皮增生的导管内乳头状瘤鉴别。③梭形细胞型：肌上皮细胞呈梭形实性增生，其中有少数被覆腺上皮的腺体。病变内的肌上皮细胞形态呈多样性，细胞质透明或明显嗜酸性，呈梭形、上皮样、浆细胞样、"印戒"样或肌样；亦可出现大汗腺、鳞状细胞和皮脂腺细胞化生，也可有软骨黏液样基质。

一、基本病理改变
（一）低倍镜下改变

病例 1

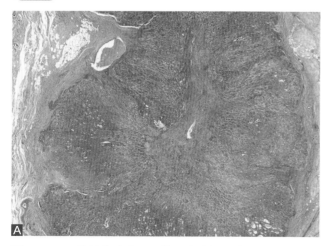
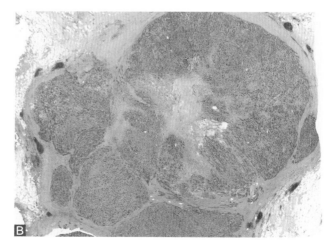

图 20-5-1　腺肌上皮瘤。图为 4 个病例组合，低倍镜下观察。肿瘤呈大结节分叶状，边界清楚，中央可见纤维化区（A）；肿瘤呈多结节状，大结节中央可见纤维化区，周围可见卫星小结节（B）

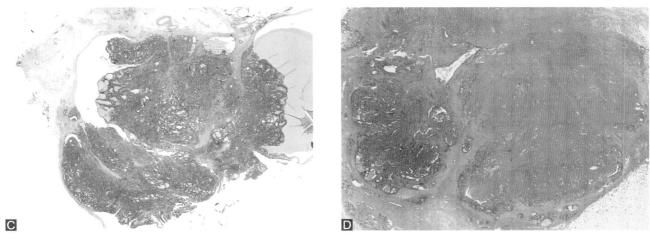

图 20-5-1　腺肌上皮瘤（续图）。肿瘤位于囊状扩张的导管内，类似于导管内乳头状肿瘤（C）；肿瘤呈分叶状，部分区域呈梗死样坏死，坏死区红染无结构（D）

（二）细胞学改变

病例 2

图 20-5-2　腺肌上皮瘤。图为 6 个病例组合。增生的腺上皮及肌上皮细胞均无异型性，肿瘤呈双相分化，不规则腔隙周围为腺上皮细胞，细胞核呈圆形 - 卵圆形，可见小核仁，细胞质呈嗜酸性，肌上皮位于腺上皮外侧，细胞核不规则，细胞质透明，间质黏液样变（A）；腺上皮与肌上皮细胞混合，呈实性乳头状，肌上皮胞质透明，腺上皮胞质呈嗜酸性（B）；肌上皮细胞核呈梭形，染色质呈颗粒状，有的可见小核仁，细胞质较少，嗜酸性，界限不清，腺上皮不明显（C）；增生的肌上皮细胞核较小，不规则、深染，细胞质明显嗜酸性，内层腺上皮核呈空泡状，可见小核仁（D）

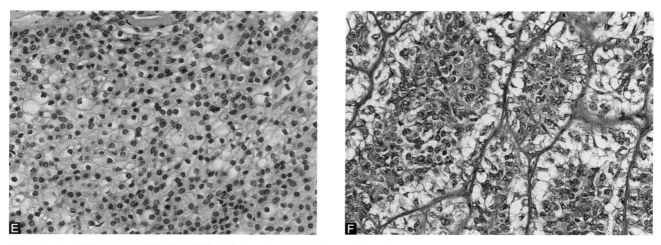

图 20-5-2　腺肌上皮瘤（续图）。导管内病变，肌上皮细胞界限清楚，细胞质透明或淡染，细胞核圆形、较深染，类似透明细胞汗腺腺瘤改变（E）；导管内病变，腺管内旺炽性增生的腺上皮细胞呈普通型导管增生形态改变，外层肌上皮不对称性增生，呈巢状－索状，细胞核不规则，细胞质透明（F）

（三）化生性改变

病例 3

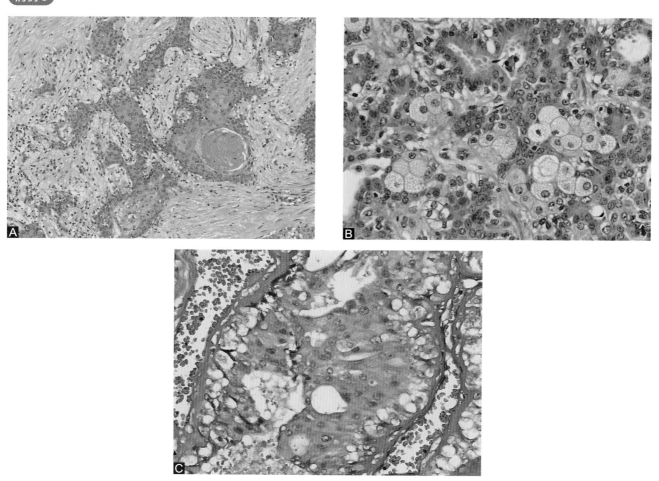

图 20-5-3　腺肌上皮瘤。图为 3 个病例组合，化生性改变。肿瘤内可见灶状鳞状上皮化生（A）；图示皮脂腺细胞化生（B）；图示大汗腺化生（C）

（四）间质／基质改变

病例 4

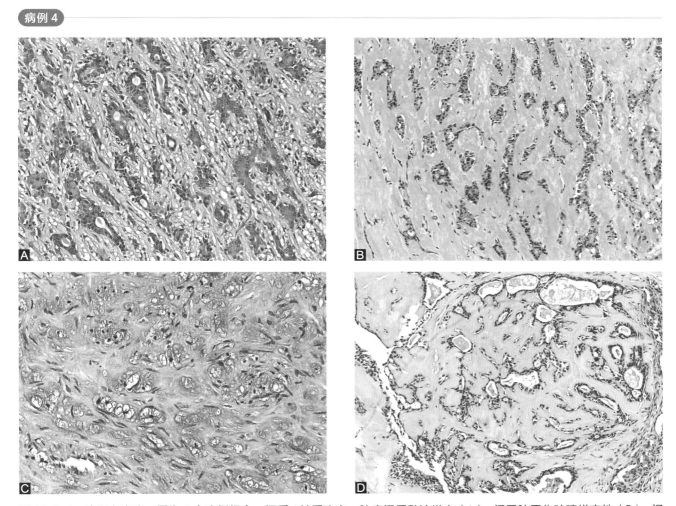

图 20-5-4　腺肌上皮瘤。图为 4 个病例组合，间质／基质改变。肿瘤间质黏液样变（A）；间质胶原化玻璃样变性（B）；间质黏液软骨样改变（C）；间质内见均质基膜样物质沉积（D）

二、结节分叶型腺肌上皮瘤

病例 5

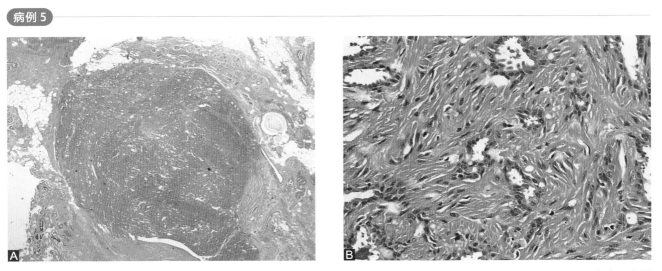

图 20-5-5　结节分叶型腺肌上皮瘤。肿瘤呈结节状，与周围分界清，病灶内纤维组织将肿瘤分割成分叶状，结节内主要为增生的梭形细胞，腺管分布其间，肌上皮细胞呈长梭形，界限不清，胞质丰富、红染，腺管不规则，有的管腔狭小（A、B）

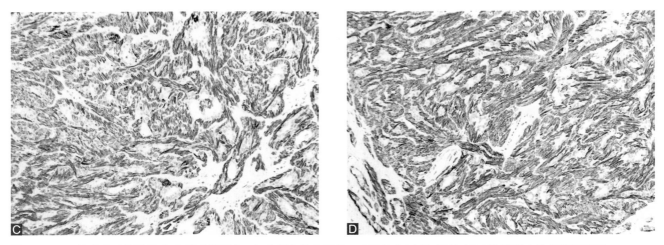

图 20-5-5 结节分叶型腺肌上皮瘤（续图）。免疫组化染色显示：CK5/6（C）和 SMA（D）梭形肌上皮细胞呈阳性

病例 6

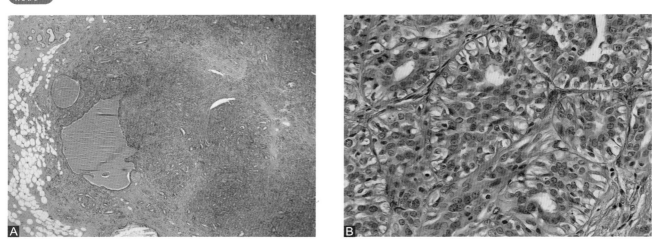

图 20-5-6 结节分叶型腺肌上皮瘤。纤维脂肪组织内可见结节状病变，呈分叶状，个别导管囊性扩张，腺管密集分布，腺上皮及肌上皮细胞均出现增生，肌上皮细胞胞质红染或呈空泡状，基膜清楚，间质成分较少（A、B）

病例 7

图 20-5-7 结节分叶型腺肌上皮瘤。肿瘤呈结节状生长，部分被纤维组织分割成分叶状，与周围分界清楚，结节内腺管及肌上皮细胞均出现增生，局部主要是肌上皮增生，呈片状、束状分布，肌上皮细胞胞质透亮，细胞无异型性（A、B）

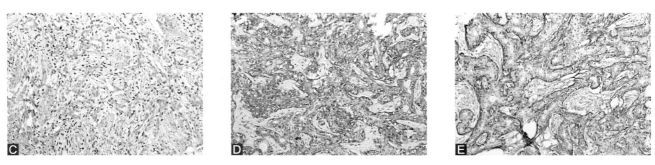

图 20-5-7　结节分叶型腺肌上皮瘤（续图）。免疫组化染色显示：p63（C）、SMA（D）和 calponin（E）腺管外周的肌上皮细胞呈阳性

病例 8

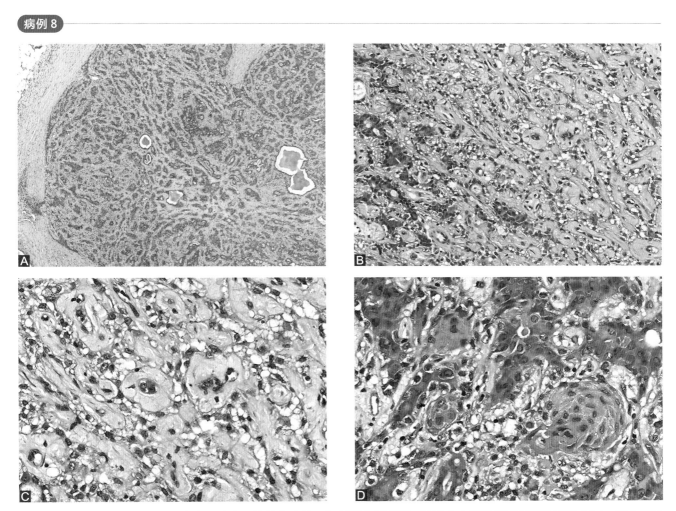

图 20-5-8　结节分叶型腺肌上皮瘤。肿瘤呈结节分叶状，与周围分界清晰，肿瘤内个别腺管出现囊性扩张（A）；腺上皮及肌上皮细胞均出现增生，腺上皮细胞染色深，肌上皮细胞染色浅（B）；部分区域主要是肌上皮细胞增生，腺上皮细胞不明显，部分呈梭形，界限不清，细胞质透亮，可见细胞质空泡，间质黏液样变（C）；局部可见腺上皮增生及鳞状细胞化生（D）

三、导管内腺肌上皮瘤

病例 9

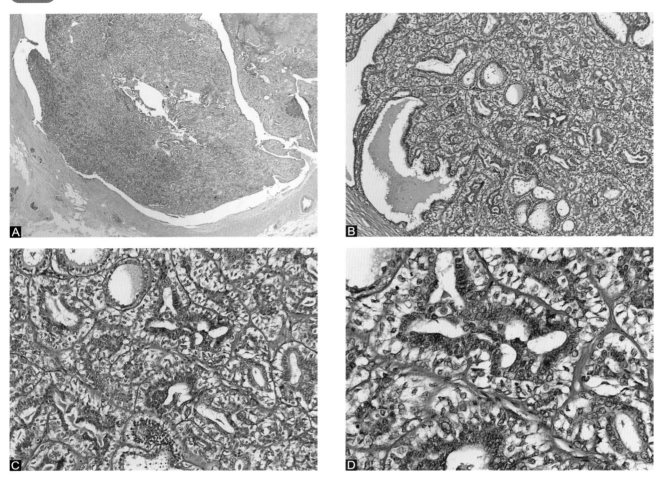

图 20-5-9 导管内腺肌上皮瘤。肿瘤位于明显扩大的导管内，类似于导管内乳头状肿瘤（A）；肿瘤呈双相分化，肌上皮增生更显著，局部区域缺少腺上皮细胞（B）；呈腺管状结构，内层为腺上皮，细胞核排列拥挤，局部呈实性，染色深，外层肌上皮细胞不对称性增生，细胞质透亮，两种细胞均无异型性（C、D）

病例 10

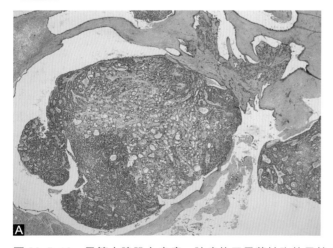
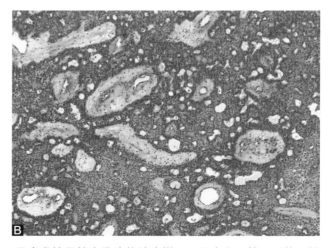

图 20-5-10 导管内腺肌上皮瘤。肿瘤位于显著扩张的导管内，呈多发性导管内乳头状肿瘤样，可见大小不等、形状不规则的纤维血管轴心（A、B）

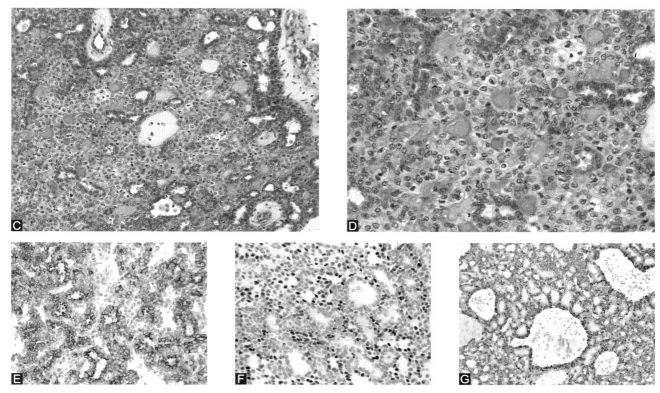

图 20-5-10　导管内腺肌上皮瘤（续图）。肌上皮细胞过度增生，呈铺砖样排列，细胞核呈圆形－卵圆形，可见小核仁，细胞质淡染，局部可见腺上皮排列呈小管状，细胞质红染，类似于黏液表皮样癌（C、D）。免疫组化染色显示：CK8/18 腺上皮细胞呈阳性（E），p63（F）和 CK5/6（G）腺管周围增生的肌上皮细胞呈阳性

病例 11

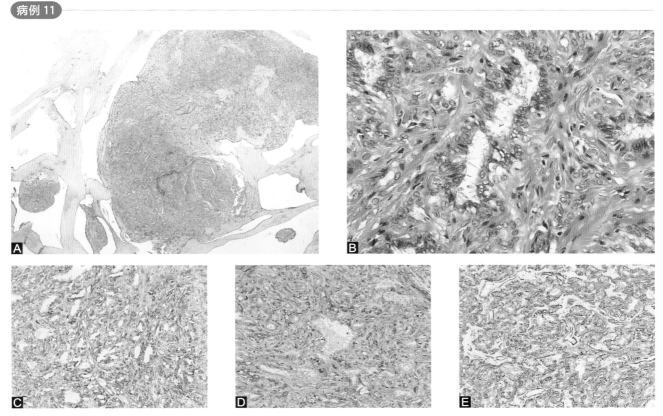

图 20-5-11　导管内腺肌上皮瘤。肿瘤位于显著扩张的导管内，呈多结节状，周围纤维组织增生（A）；腺管形状不规则，腺上皮细胞排列拥挤，周围肌上皮细胞呈明显增生，细胞核呈梭形，不规则、染色深，细胞质呈嗜酸性，细胞界限不清（B）。免疫组化染色显示：CK5/6 肌上皮呈阳性，部分腺上皮呈阳性（C），calponin（D）和 SMA（E）腺管周围增生的肌上皮细胞呈阳性

四、梭形细胞型腺肌上皮瘤

病例 12

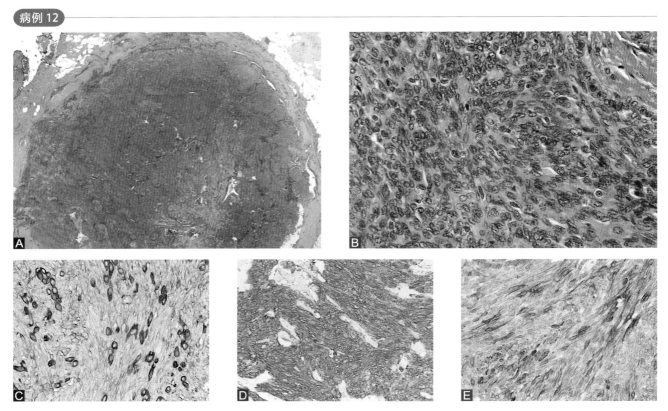

图 20-5-12　梭形细胞型腺肌上皮瘤。肿瘤呈结节分叶状，与周围分界清晰（A）；肿瘤主要由大片梭形肌上皮细胞构成，其中可见个别腺管（A）；肌上皮细胞增生，细胞核呈梭形，染色质呈颗粒状，可见小核仁，有的有核沟，细胞质红染，界限不清，细胞无异型性（B）。免疫组化染色显示：CK8/18 散在腺上皮细胞呈阳性，肌上皮细胞呈弱阳性（C），CK5/6（D）和 calponin（E）肌上皮细胞呈阳性

五、非典型腺肌上皮瘤

在 WHO 乳腺肿瘤分类及传统乳腺病理学书籍中，均没有非典型腺肌上皮瘤（atypical adenomyoepithelioma）的内容。我们在实际工作中，发现腺肌上皮瘤确实存在类似于非典型导管增生、交界性叶状肿瘤的"灰色"病变，肿瘤细胞具有一定"非典型性"，但没有足够的把握诊断恶性腺肌上皮瘤。因此，我们接受某些学者提出的"非典型腺肌上皮瘤"的概念。

病例 13

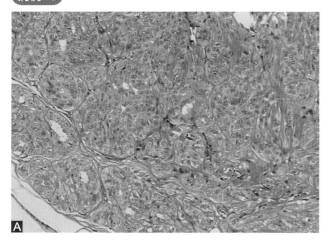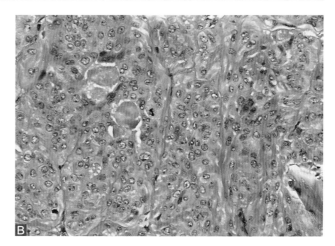

图 20-5-13　非典型腺肌上皮瘤。肿瘤呈结节状，与周围分界清楚，腺管增生密集分布，腺上皮及肌上皮细胞均出现增生，部分区域肌上皮细胞明显增生呈片状，细胞核大呈空泡状，1~2 个小核仁，可见较多核分裂象，细胞质呈嗜酸性，细胞似有非典型性（A、B）

病例 14

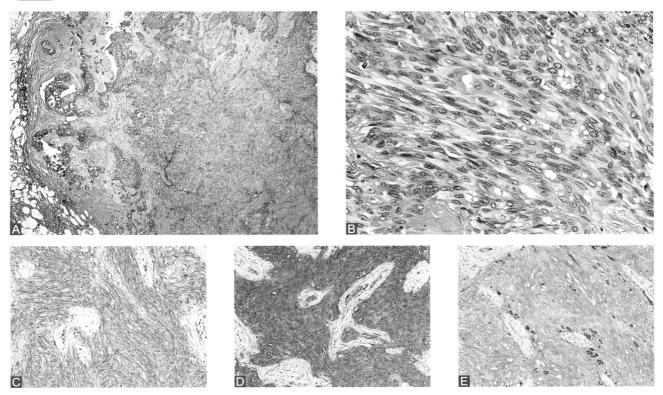

图 20-5-14 非典型腺肌上皮瘤。肿瘤与周围分界相对清楚，细胞呈巢状 - 片状分布，腺管结构不明显，间质纤维化，部分玻璃样变性（A）；肌上皮细胞核增大，核膜清楚，染色质呈颗粒状，可见 1~2 个小核仁，细胞质可见空泡，界限不清，细胞似有非典型性（B、D）。免疫组化染色显示：SMA（C）和 CK5/6（D）肌上皮细胞呈弥漫阳性，CK8/18 腺上皮细胞呈阳性（E）

第六节　恶性腺肌上皮瘤

　　乳腺恶性腺肌上皮瘤（malignant adenomyoepithelioma）是伴有癌的腺肌上皮瘤，表现为腺肌上皮瘤的 1 种或 2 种成分发生恶变，但一般仍具有腺肌上皮瘤的背景。恶性腺肌上皮瘤的形态学及组织学构型呈多样性，可以小管 - 腺管状（腺上皮细胞增生为主）、实性导管原位癌样或大结节状为主要改变，也可主要在导管内呈乳头状，亦可以表现为梭形细胞或肌样细胞条索状 - 片状分布（肌上皮细胞增生为主）。部分病例可伴有鳞状、大汗腺及皮脂腺细胞化生。间质多少不等，可胶原化，也可呈黏液样变，亦可有骨、软骨化生。多数病例中上述多种形态常混合出现，有的还可伴发非特殊型浸润性癌、腺样囊性癌或化生性癌等特殊类型癌。

一、基本病理改变

（一）低倍镜下改变

病例 1

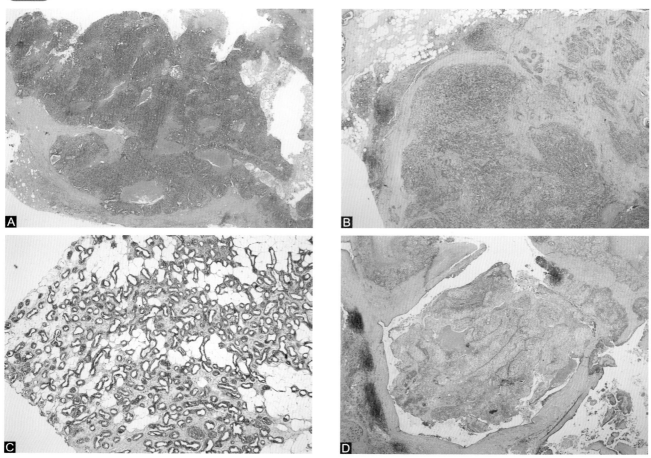

图 20-6-1 恶性腺肌上皮瘤。图为 4 个病例组合，低倍镜下观察。肿瘤呈不规则形，有明显坏死（A）；肿瘤主结节旁可见浸润性病变（B）；肿瘤呈腺管状，在纤维脂肪组织中浸润性生长（C）；肿瘤主要位于囊状扩大的导管内（D）

（二）细胞学改变

病例 2

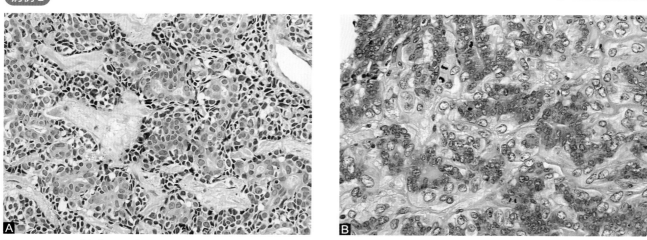

图 20-6-2 恶性腺肌上皮瘤。图为 4 个病例组合。腺上皮细胞和（或）肌上皮细胞有不同程度的异型性，肿瘤呈双相分化，其中可见管腔结构，肌上皮于腺上皮外侧呈非对称性增生，细胞体积及细胞核小，细胞核不规则、染色深，细胞质少、透明，细胞有异型性，腺上皮细胞异型性不明显（A）；肿瘤呈双相分化，肌上皮体积及细胞核明显增大，细胞核呈空泡状，可见核仁，核分裂象易见，细胞有明显异型性，腺上皮细胞亦有一定异型性（B）

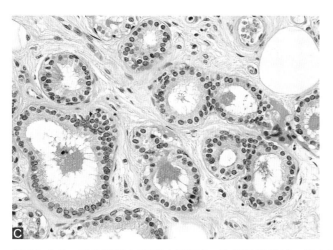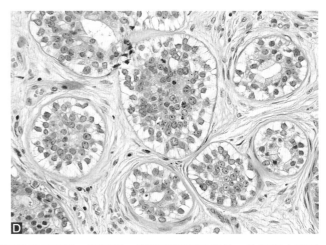

图 20-6-2　恶性腺肌上皮瘤（续图）。肿瘤呈腺管状，腺上皮细胞核呈圆形－卵圆形，细胞有轻度异型性，外围肌上皮不明显，局灶丘状增生（C）；肿瘤呈实性巢状，有的其中可见小腔隙，增生细胞核大，呈圆形，核仁清楚、1 至多个，核分裂易见，肌上皮细胞胞质透明，腺上皮细胞胞质淡染（D）

病例 3

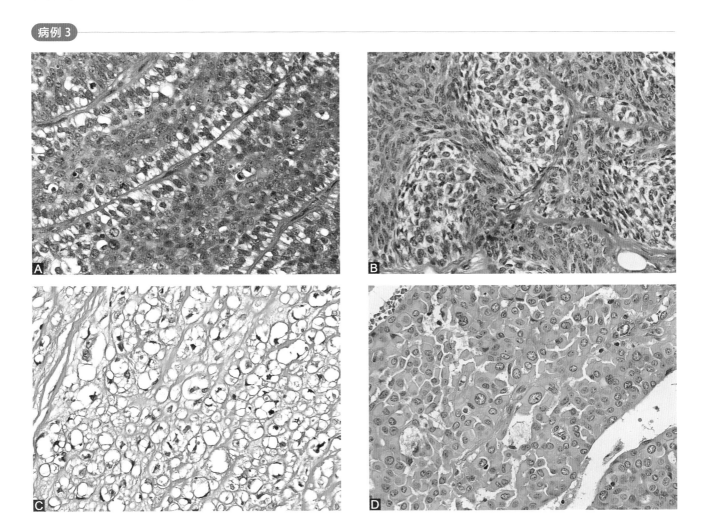

图 20-6-3　恶性腺肌上皮瘤。图为 4 个病例组合。腺上皮和（或）肌上皮细胞有明显异型性，以腺上皮实性增生为主，细胞质嗜酸性，细胞核大、染色质粗，核仁明显，可见核分裂象及凋亡；肌上皮位于周边，细胞质透明，细胞核不规则，亦有较明显异型性（A）；肿瘤细胞多形性、异型性明显，有些细胞核呈梭形，部分细胞质透亮、部分呈嗜酸性，两者有过渡，难以区分腺上皮及肌上皮（B）；浸润性生长的肌上皮细胞胞质透明，核染色深、不规则，有的可见明显核仁，部分细胞呈"印戒"样（C）；肌上皮细胞呈片状增生，细胞质丰富、呈嗜酸性，细胞核大小不等，核膜厚，染色质粗，具有浆样或肌样细胞特征（D）

病例 4

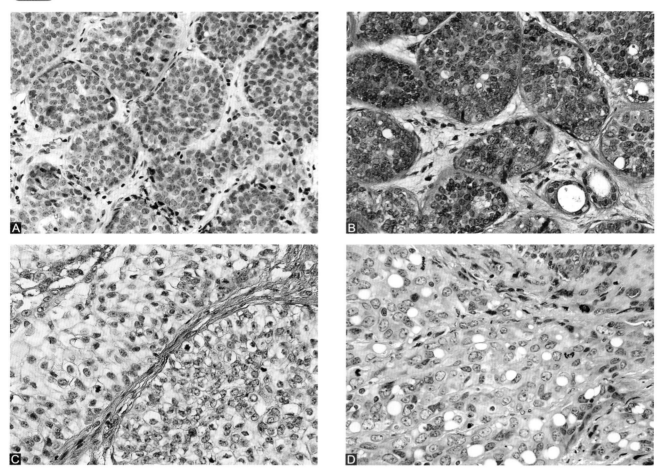

图 20-6-4　恶性腺肌上皮瘤。图为 4 个病例组合。肌上皮细胞呈巢状 - 结节状过度增生，细胞有明显异型性，肿瘤呈巢状，表面较光滑，细胞核增大、拥挤，染色质细，可见小核仁，易见核分裂象及凋亡，细胞质少、淡染，细胞呈基底细胞样（A）；肿瘤呈巢状，外周有薄层基膜样物质围绕，细胞核大，核膜厚、染色质粗，核仁明显，细胞质少、嗜酸或淡染，细胞呈基底细胞样，亦可见 2 个小腺体，肌上皮不明显（B）；肌上皮增生呈结节状，核大、不规则，核仁明显，核分裂象易见（C）；肌上皮增生呈不规则结节状，细胞核明显增大，核膜粗糙，核仁明显，核分裂象易见，部分胞质内有大空泡（D）

（三）化生性改变

病例 5

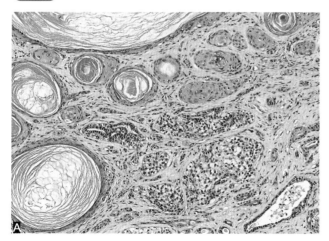 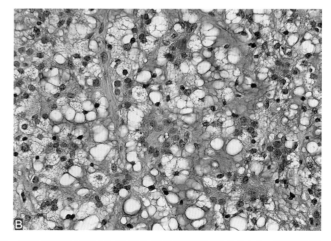

图 20-6-5　恶性腺肌上皮瘤。图为 3 个病例组合，化生性改变。肿瘤内可见鳞状上皮化生及角质囊肿形成（A）；皮脂腺细胞化生（B）

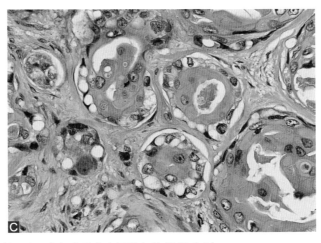

图 20-6-5　恶性腺肌上皮瘤（续图）。腺上皮具有大汗腺细胞特征（C）

（四）间质／基质改变

病例 6

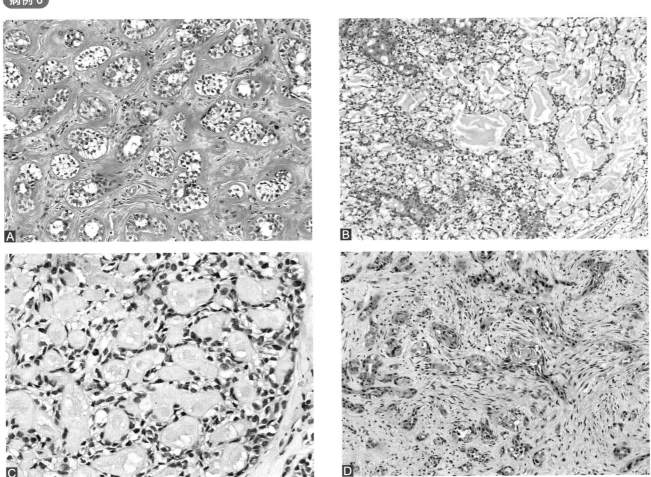

图 20-6-6　恶性腺肌上皮瘤。图为 4 个病例组合，间质／基质改变。间质硬化呈玻璃样变性（A）；间质呈黏液样变，可见黏液湖（B）；基膜样物质沉积，类似于胶原小球病样结构（C）；间质呈促纤维组织增生性改变（D）

二、小管 – 腺管状恶性腺肌上皮瘤

病例 7

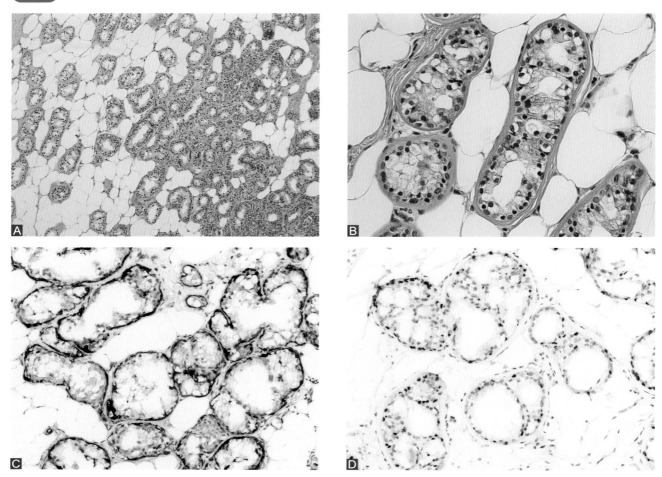

图 20-6-7　小管 – 腺管状恶性腺肌上皮瘤。肿瘤部分区域主要由异型性不明显的小腺体构成，在纤维脂肪组织内浸润性生长，腺上皮细胞胞质淡染，部分胞质内可见嗜酸性细颗粒，细胞核呈轻 – 中核级形态改变，周围可见肌上皮细胞，细胞质透亮，有的肌上皮不明显，腺管外围被增厚的基膜样物质包绕（A、B）。免疫组化染色显示：calponin（C）和 p63（D）腺管周围的肌上皮细胞呈阳性

病例 8

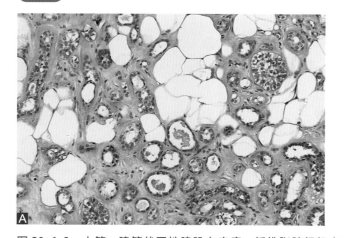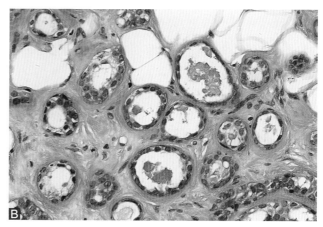

图 20-6-8　小管 – 腺管状恶性腺肌上皮瘤。纤维脂肪组织中可见小腺管弥漫浸润性生长，部分腺管由单层细胞构成，部分由多层上皮细胞构成，部分腺管上皮实性增生，腺管被覆 1 层扁平状或立方状上皮，肌上皮不明显，有的可见腺上皮及肌上皮双层细胞，无明显异型性，某些腺管腔内可见分泌物，腺管周围被薄基膜样物质包绕，间质黏液样变性及玻璃样变性，局部可见散在浆细胞浸润（A、B）

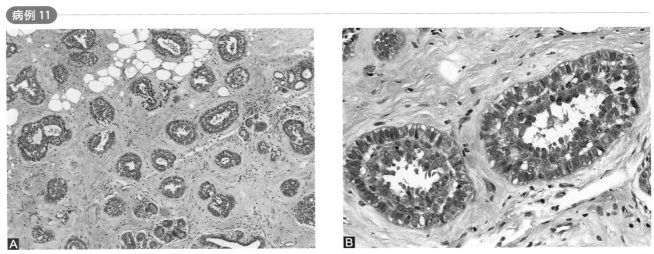

病例 9

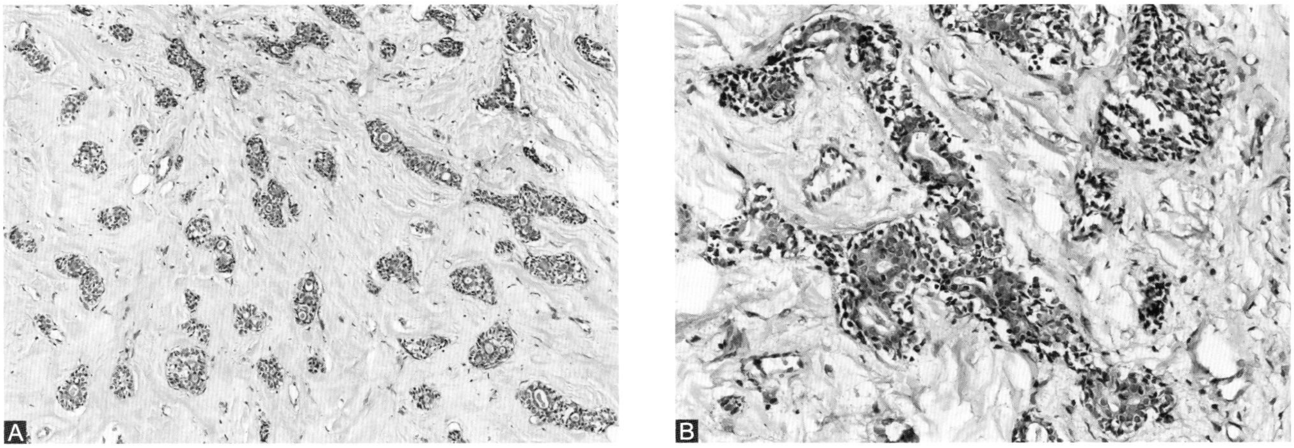

图 20-6-9　小管－腺管状恶性腺肌上皮瘤。肿瘤性小腺管在玻璃样变性的纤维组织中弥漫浸润性生长，腺管不规则，部分形成小管腔，部分为实性，某些连成条索状，小腺管具有双相分化特征，内层可见腺上皮，细胞质红染，周围的肌上皮细胞呈不对称性增生，细胞核较小，不规则、深染，细胞质空淡，细胞具有异型性（A、B）

病例 10

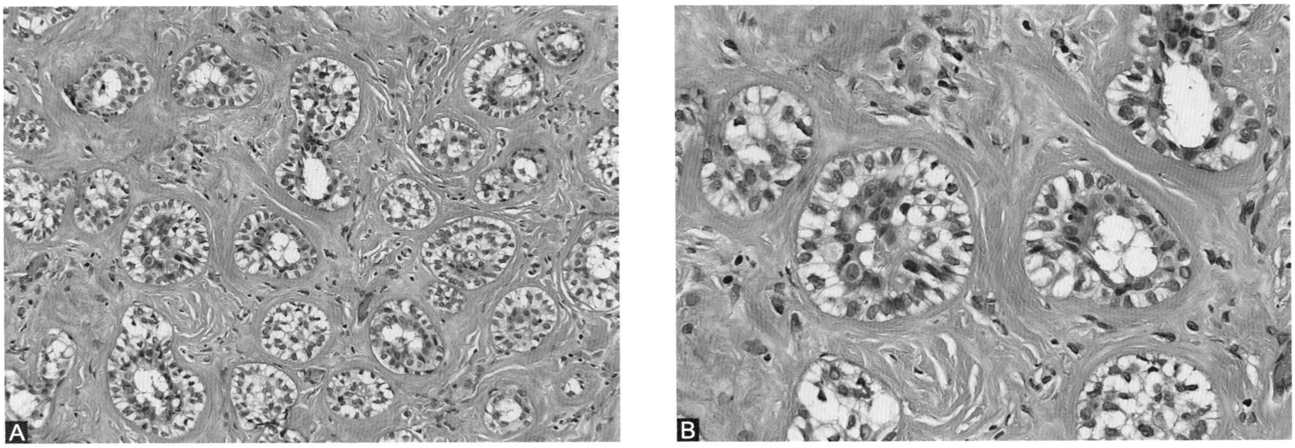

图 20-6-10　小管－腺管状恶性腺肌上皮瘤。肿瘤性小圆形腺体在纤维化的间质中弥漫浸润性生长，大部分腺体由腺上皮及肌上皮双层细胞构成，腺上皮细胞胞质红染，细胞核不规则，具有异型性，周围的肌上皮细胞呈上皮样增生，细胞核大、不规则，可见核仁，偶见核固缩，胞质透亮，细胞具有较明显多形性和异型性，有的腺管只可见异型性肌上皮细胞，腺管周围的基膜样物质与玻璃样变性的间质融为一体（A、B）

病例 11

图 20-6-11　小管－腺管状恶性腺肌上皮瘤。纤维脂肪组织内可见异型腺体浸润性生长，腺体由双层细胞构成，腺管内层的腺上皮细胞胞质红染，并见顶浆分泌性胞突，细胞核不规则，有核仁，细胞有异型性，周围的肌上皮细胞呈栅栏状排列，细胞质淡染，细胞核多形性及异型性较明显，腺管周围被纤细的基膜样物质包绕，间质硬化，局部间质黏液样变（A、B）

病例 12

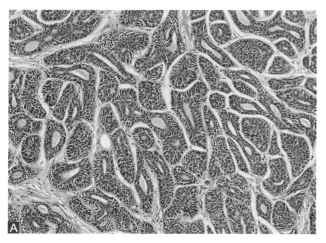 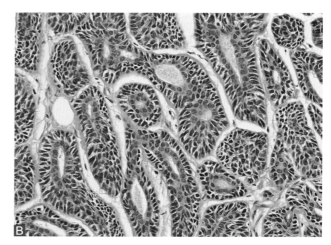

图 20-6-12　小管－腺管状恶性腺肌上皮瘤。异型腺体浸润性生长，镶嵌密集排列，腺体由腺上皮及肌上皮双层细胞构成，腺上皮细胞胞质红染，周围的肌上皮细胞呈栅栏状排列，细胞质透亮，2 种细胞核均有一定异型性，管周被基膜样物质包绕（A、B）

三、实性结节状恶性腺肌上皮瘤

病例 13

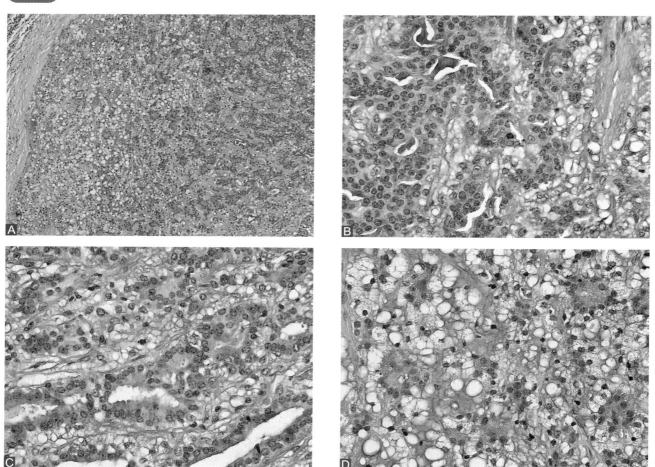

图 20-6-13　实性结节状恶性腺肌上皮瘤。肿瘤呈结节状，与周围分界清楚，局部间质黏液样变（A）；腺管不规则分布，腺上皮细胞增生，核仁明显，可见核分裂象，具有异型性，部分腺腔内可见分泌物（B）；腺管周围的肌上皮增生，细胞淹没在黏液样变的间质中，细胞质呈空泡状，细胞界限不清，细胞核染色深，可见核分裂象，细胞有异型性（C）；局部皮脂腺细胞化生（D）

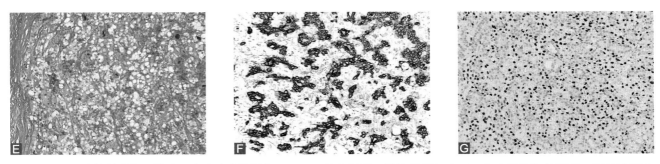

图 20-6-13 实性结节状恶性腺肌上皮瘤（续图）。AB-PAS 染色显示：黏液呈蓝色（E）。免疫组化染色显示：CK8/18 腺上皮细胞呈阳性，部分肌上皮呈弱阳性（F），p63 肌上皮细胞呈阳性（G）

病例 14

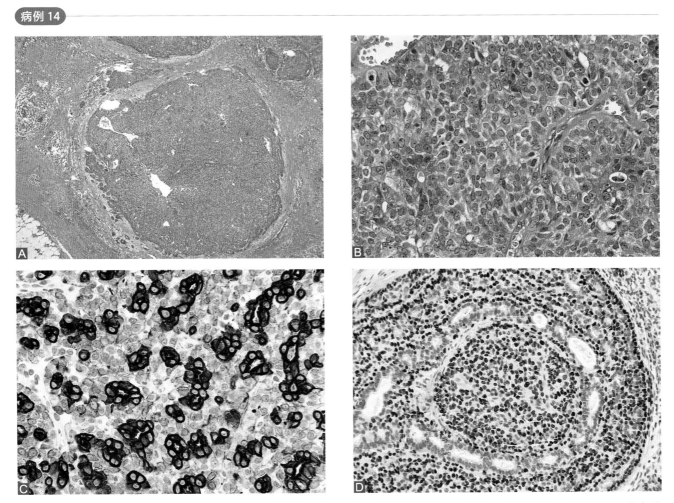

图 20-6-14 实性结节状恶性腺肌上皮瘤。肿瘤浸润性生长，呈大小不等的结节状，结节内细胞密集，小腺管结构散在分布（A）；肌上皮细胞过度增生，细胞核呈圆形－卵圆形，核膜厚，核仁明显，核分裂象多见，细胞具有明显异型性，腔隙周围的腺上皮细胞胞质红染，细胞核不规则，亦有异型性（B）。免疫组化染色显示：CK8/18 腺上皮细胞呈阳性，肌上皮呈弱阳性（C），p63 肌上皮细胞呈阳性（D）

四、导管内恶性腺肌上皮瘤

病例 15

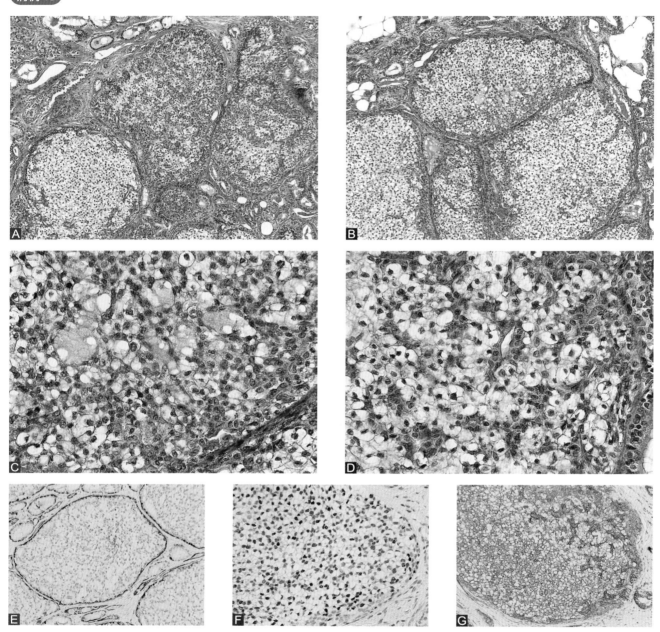

图 20-6-15　导管内恶性腺肌上皮瘤。肿瘤形成大结节，表面平滑，呈导管原位癌样，其内肌上皮细胞过度增生，细胞质透亮，结节周围可见浸润的细胞巢及腺管（A、B）；增生的肌上皮细胞区内可见局灶性小黏液湖，腺上皮细胞胞质粉染，形成小腔隙，周围肌上皮细胞胞质透明，细胞有异型性（C、D）。免疫组化染色显示：calponin 导管周围的肌上皮细胞呈阳性（E），p63 导管内增生的肌上皮细胞呈阳性，管周肌上皮亦呈阳性（F），E-cadherin 腺上皮及肌上皮均呈胞膜阳性（G）

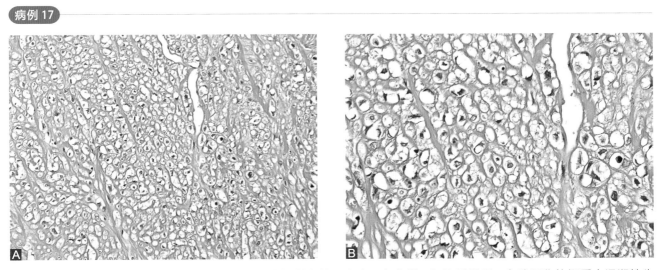

病例 16

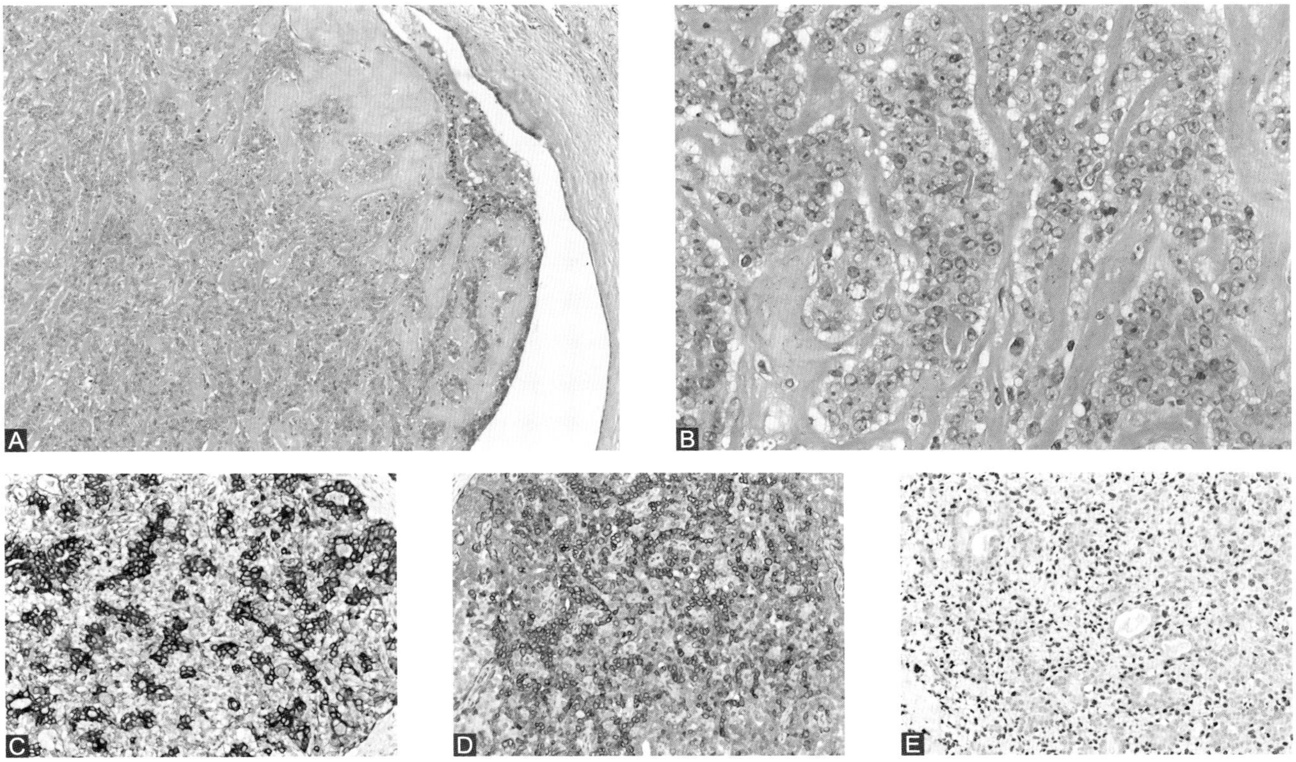

图 20-6-16 导管内恶性腺肌上皮瘤。肿瘤位于扩大的导管内，呈实性结节状，腺上皮细胞增生呈条索状，周围有带状基膜样物质包绕，间质纤维化，腺上皮周围可见细胞质透明的肌上皮细胞，有的埋在基膜样物质内，2 种细胞均具有明显异型性，可见 1~2 个明显的核仁，核分裂象多见，间质可见基膜样物质沉积（A、B）。免疫组化染色显示：CK7 腺上皮细胞呈阳性，肌上皮呈弱阳性（C），CK14 腺上皮及部分肌上皮细胞呈阳性（D），p63 肌上皮细胞呈阳性（E）

五、肌上皮为主型恶性腺肌上皮瘤

病例 17

图 20-6-17 肌上皮为主型恶性腺肌上皮瘤。肿瘤性增生的肌上皮呈上皮样，细胞质透明，在胶原化的间质中浸润性生长，呈铺砖样排列，细胞核浓缩，形状不规则，异型性明显（A、B）

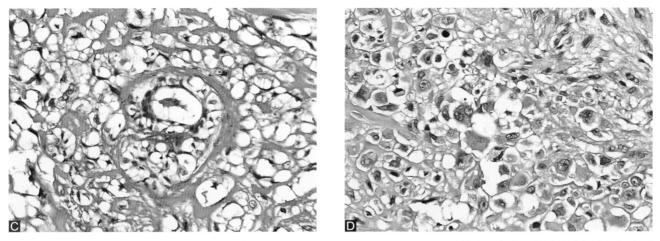

图 20-6-17　肌上皮为主型恶性腺肌上皮瘤（续图）。部分区域有少量腺管状结构，腺管内层为扁平状腺上皮细胞，细胞质稀少、红染，外层为上皮样增生的肌上皮细胞，细胞质呈空泡状（C）；局部肌上皮细胞肥硕，细胞核大，可见双核细胞，核仁显著，细胞质丰富、红染或透明，多形性及异型性明显（D）

病例 18

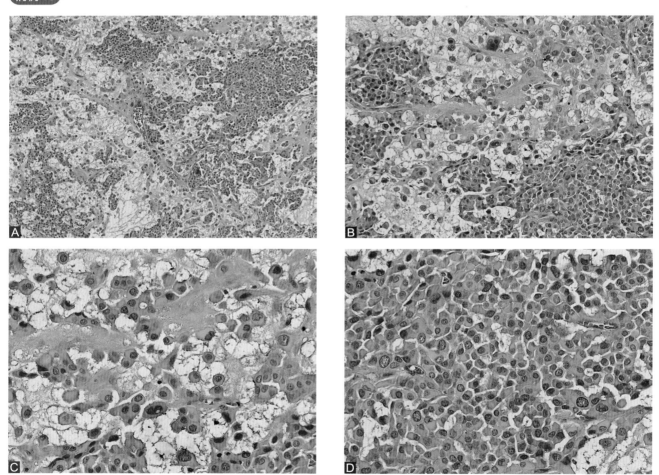

图 20-6-18　肌上皮为主型恶性腺肌上皮瘤。黏液背景中，漂浮着成片或散在的上皮样肿瘤性肌上皮细胞，腺性分化不明显（A、B）；细胞形态类似浆细胞，细胞质丰富，呈嗜酸性，细胞核大小不等、偏位，染色质粗，可见小核仁，细胞有明显异型性（C、D）

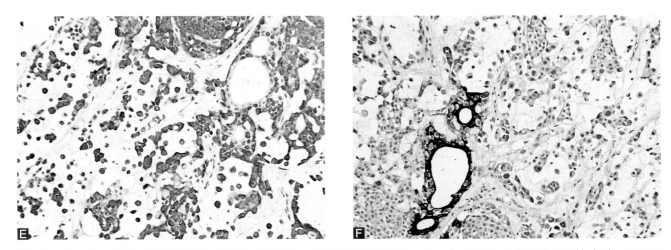

图 20-6-18 肌上皮为主型恶性腺肌上皮瘤（续图）。免疫组化染色显示：calponin 浆样肌上皮细胞呈阳性（E），CK8/18 少量腺上皮细胞呈阳性（F）

病例 19

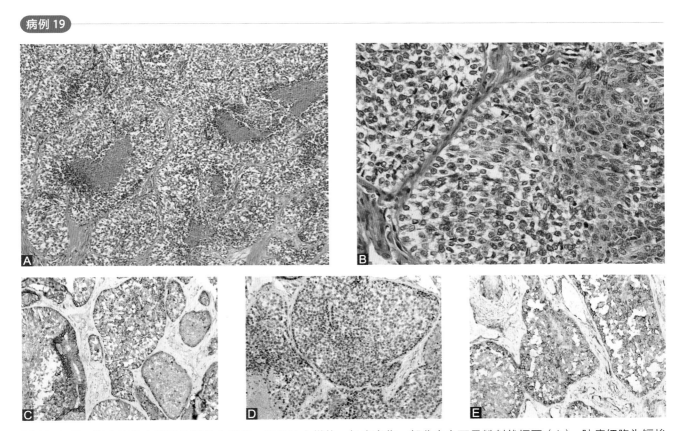

图 20-6-19 肌上皮为主型恶性腺肌上皮瘤。肿瘤呈大巢状，细胞密集，部分中心可见粉刺状坏死（A）；肿瘤细胞为短梭形 - 胖梭形，界限不清，细胞核不规则，核膜厚，可见小核仁，部分细胞胞质透明，细胞有明显异型性（B）。免疫组化染色显示：CK5/6 过度增生的肌上皮细胞呈阳性，少数腺上皮亦呈阳性（C），p63（D）及 SMA（E）肌上皮细胞呈阳性

六、化生型恶性腺肌上皮瘤

病例 20

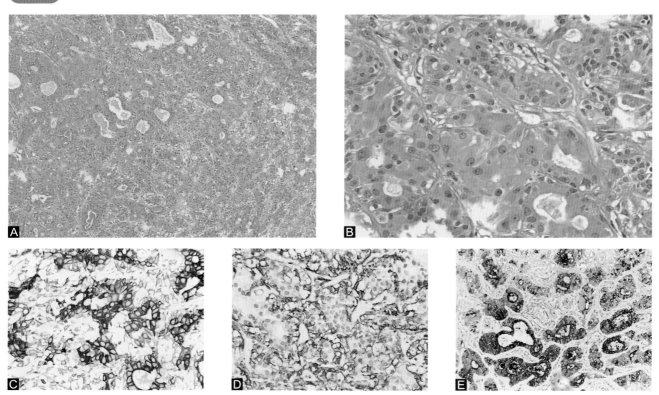

图 20-6-20　恶性腺肌上皮瘤，大汗腺细胞化生。肿瘤呈腺上皮、肌上皮双相分化特征，浸润性生长（A）；部分区域腺管较密集分布，腺上皮细胞呈筛孔状及实性增生，细胞质丰富，呈嗜酸性颗粒状，核大、核仁明显，具有大汗腺细胞特征，亦有异型性（B）。免疫组化染色显示：CK7 腺上皮细胞呈阳性，肌上皮呈弱阳性（C），SMA 肌上皮细胞呈阳性（D），GCDFP-15 大汗腺细胞呈阳性（E）

病例 21

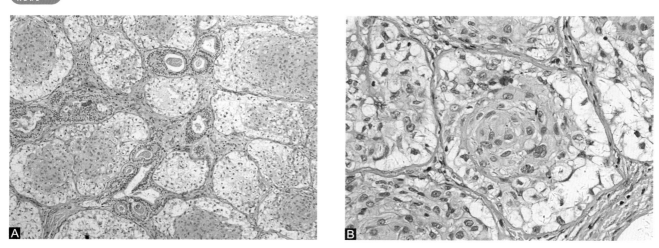

图 20-6-21　恶性腺肌上皮瘤，鳞状上皮化生。癌细胞巢大小不等，密集分布，浸润性生长，其中夹以大小不等的腺管，癌细胞巢中央为增生的鳞状细胞团，周围肌上皮显著增生，细胞质透亮，鳞状上皮及肌上皮细胞均具有明显异型性（A、B）

七、混合型恶性腺肌上皮瘤

病例 22

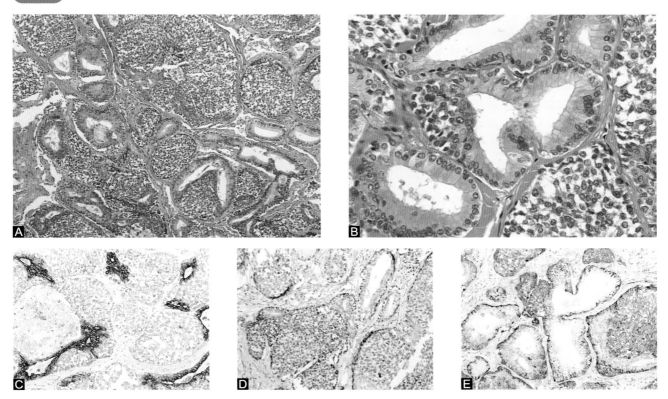

图 20-6-22　混合型恶性腺肌上皮瘤。肿瘤呈腺上皮及肌上皮双相分化，部分为实性肌上皮细胞巢，细胞密集，细胞质空淡，有较明显异型性，部分是被覆黏液上皮的腺体，黏液上皮细胞亦有异型性（A、B）。免疫组化染色显示：CK8/18 腺上皮细胞呈阳性（C），p63（D）和 SMA（E）肌上皮细胞呈阳性

病例 23

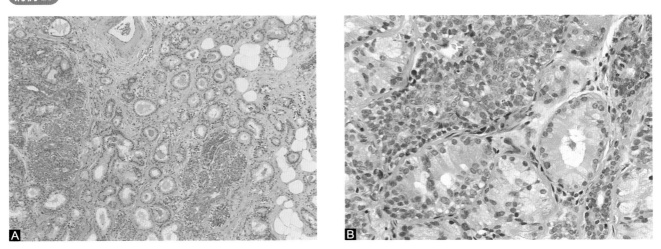

图 20-6-23　混合型恶性腺肌上皮瘤。肿瘤在纤维脂肪组织内呈弥漫浸润性生长，可见异型实性细胞团（肌上皮），细胞密集，细胞质少、界限不清，有较显著异型性，亦可见大小不等的开放性腺体，内衬腺上皮异型性不明显，部分细胞质呈嗜酸性细颗粒状，周围肌上皮不明显或有半月形增生（A、B）

病例 24

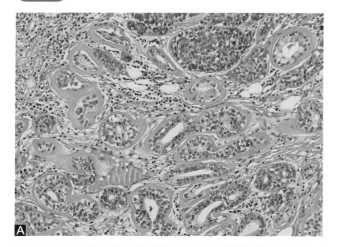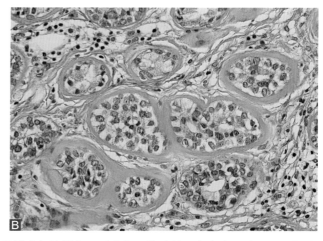

图 20-6-24　混合型恶性腺肌上皮瘤。异型细胞团（肌上皮，呈基底细胞样）和形态各异的腺体混杂存在，弥漫浸润性生长，部分腺体内衬单层腺上皮，肌上皮不明显，部分腺体肌上皮明显增生，管腔狭小或形成实性细胞团，增生肌上皮细胞胞质空淡，异型性明显，腺体和细胞团周围可见增厚的基膜样物质（A、B）

病例 25

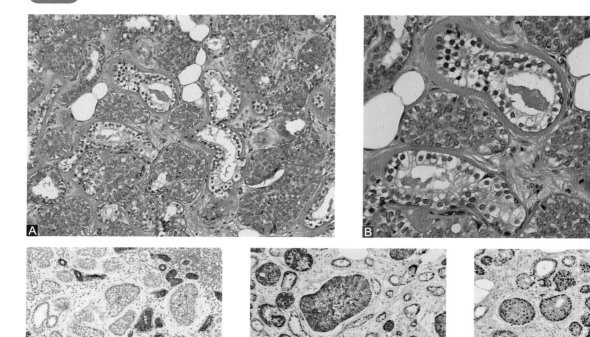

图 20-6-25　混合型恶性腺肌上皮瘤。肿瘤由异型实性细胞团（肌上皮）和不规则腺体 2 种成分构成，部分腺体内衬增生的腺上皮，细胞质透亮，细胞核深染，实性细胞团内增生的肌上皮细胞密集，部分细胞质红染，部分细胞质透明，细胞核呈泡状，核膜厚，核仁明显，2 种细胞均具有异型性（A、B）。免疫组化染色显示：CK7 腺上皮细胞呈阳性（C），CK5/6（D）和 p63（E）肌上皮细胞呈阳性

病例 26

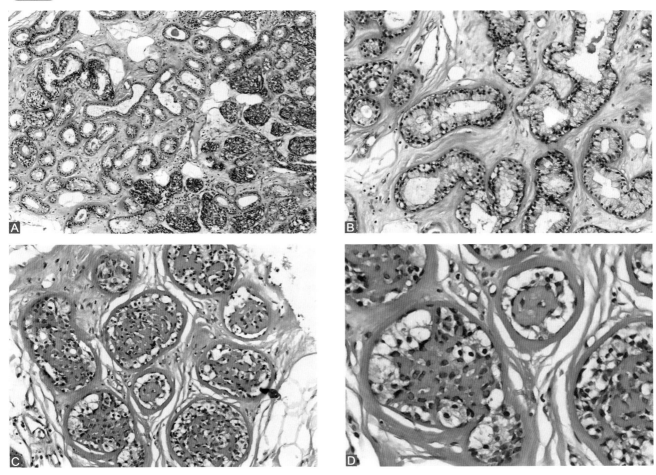

图 20-6-26　混合型恶性腺肌上皮瘤。肿瘤浸润性生长，排列成实性细胞巢（肌上皮、基底细胞样细胞）及腺管状结构，部分腺体呈双相分化，腺管状结构区，腺体呈开放性，衬覆黏液性上皮细胞，细胞核位于基底，小而深染，周围肌上皮不明显（A、B）；部分区域可见圆形 – 卵圆形的肿瘤细胞巢，其内肌上皮细胞增生，细胞质透亮，细胞间有基膜样物质沉积，外周被厚层基膜样物质包绕（C、D）

八、上皮 – 肌上皮癌

腺上皮和肌上皮细胞均发生癌变者又被称为上皮 - 肌上皮癌 / 腺 - 肌上皮癌（epithelial-myoepithelial carcinoma），不一定有腺肌上皮瘤的背景。

病例 27

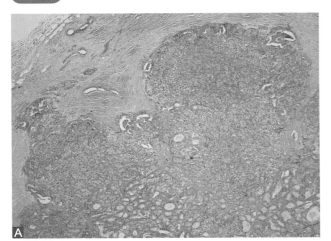
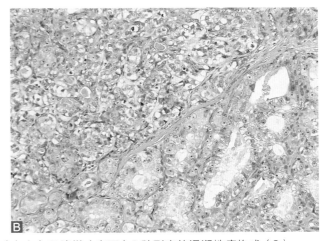

图 20-6-27　腺 - 肌上皮癌。肿瘤呈结节分叶状（A）；由实性（左上）及腺样（右下）2 种形态的浸润性癌构成（B）

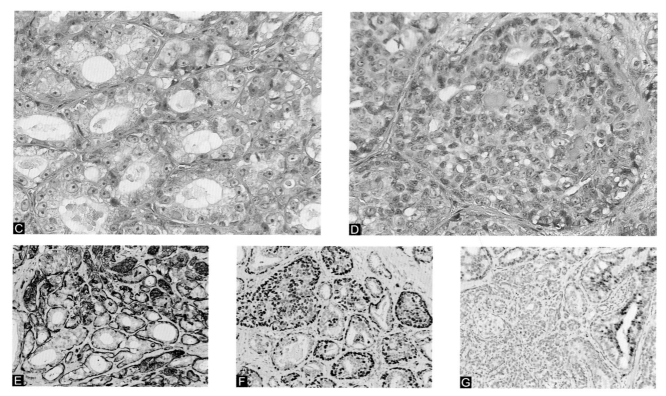

图 20-6-27　腺 - 肌上皮癌（续图）。腺样部分：腺上皮细胞核大、呈空泡状，核膜增厚，核仁明显，细胞质内有嗜酸性颗粒，细胞有明显异型性（C）；实性部分：主要由增生肌上皮细胞构成，细胞异型性显著，细胞间有球形基膜样物质沉积（D）。免疫组化染色显示：CK5/6（E）和 p63（F）肌上皮细胞呈阳性，ER 腺上皮细胞呈阳性，肌上皮细胞呈阴性（G）

第七节　恶性腺肌上皮瘤伴特殊类型癌

一、恶性腺肌上皮瘤伴化生性癌

病例 1

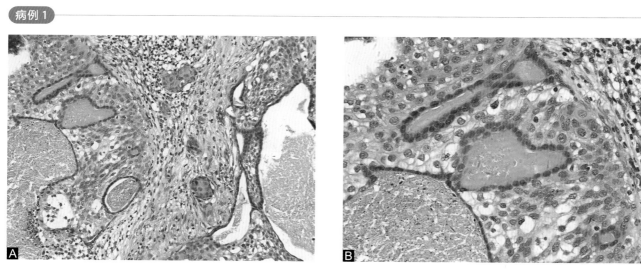

图 20-7-1　恶性腺肌上皮瘤伴低级别梭形细胞化生性癌。肿瘤浸润性生长，部分肿瘤细胞具有腺上皮及肌上皮细胞双层细胞特征，有较明显异型性，局部可见鳞状上皮化生，间质有灶状炎症细胞浸润或玻璃样变性（A、B）

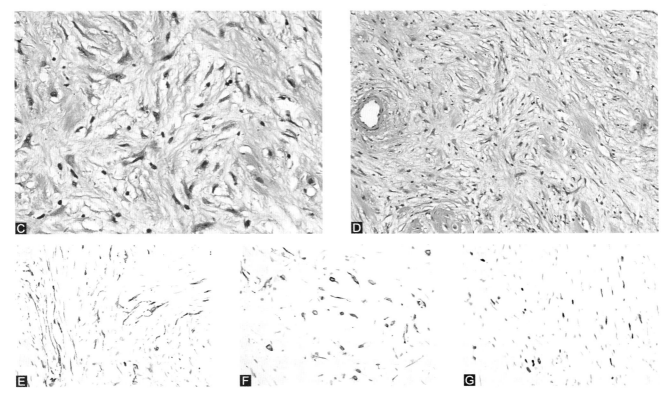

图 20-7-1　恶性腺肌上皮瘤伴低级别梭形细胞化生性癌（续图）。部分区域纤维间质中可见稀疏分布的梭形细胞，细胞界限不清，细胞核呈多角形，核仁不明显，细胞形态温和，病变类似筋膜炎（C、D）。免疫组化染色显示（梭形细胞区）：AE1/AE3（E）、CK5/6（F）和 p63（G）梭形细胞呈阳性

病例 2

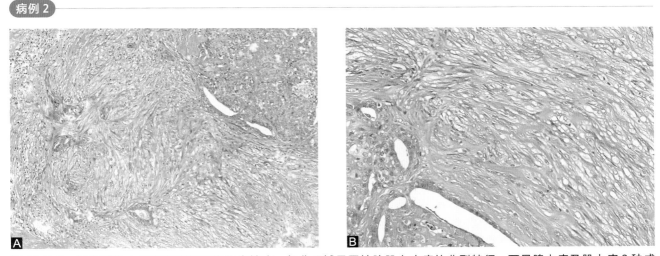

图 20-7-2　恶性腺肌上皮瘤伴梭形细胞化生性癌。部分区域呈恶性腺肌上皮瘤的典型特征，可见腺上皮及肌上皮 2 种成分，细胞核大、核仁明显，核分裂象易见，细胞均有明显异型性，肿瘤内可见具有双层结构的恶性腺肌上皮瘤移行过渡形成梭形细胞的区域，间质玻璃样变性（A、B）

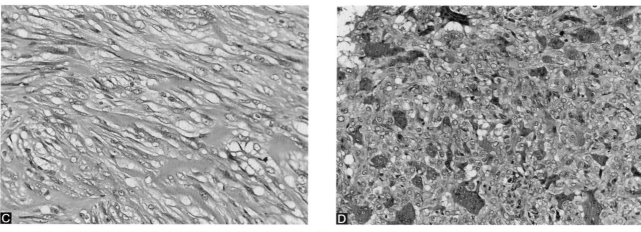

图 20-7-2　恶性腺肌上皮瘤伴梭形细胞化生性癌（续图）。梭形细胞胞质空亮或呈嗜酸性，细胞核大呈空泡状，可见小核仁，异型性较明显，间质胶原化（C）；局部可见大量破骨细胞样多核巨细胞（D）。此例梭形细胞 CK、p63、SOX10 呈阳性

二、恶性腺肌上皮瘤伴腺样囊性癌

病例 3

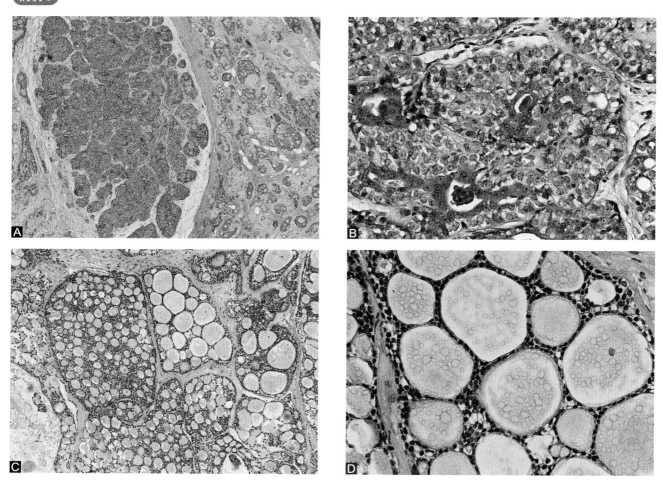

图 20-7-3　恶性腺肌上皮瘤伴腺样囊性癌。肿瘤可见典型的恶性腺肌上皮瘤（左侧）和腺样囊性癌（右侧）区域（A）；恶性腺肌上皮瘤呈结节状，腺管不规则，且周围有数层肌上皮细胞，腺上皮及肌上皮细胞均具有明显异型性（A、B）；腺样囊性癌区域可见巢状 - 结节状、筛孔状结构，筛孔内充满蓝粉色黏液，筛孔周围细胞小，细胞核深染（C、D）

第八节 诊断及鉴别诊断

在 2019 年 WHO 乳腺肿瘤分类中，上皮 - 肌上皮肿瘤的分类与 2012 年版相似。良性肿瘤包括多形性腺瘤、腺肌上皮瘤。恶性肿瘤包括腺样囊性癌、恶性腺肌上皮瘤和上皮 - 肌上皮癌。2019 年，WHO 提倡统一不同部位同一形态的肿瘤名称，但乳腺腺肌上皮瘤在唾液腺部位对应的是上皮 - 肌上皮癌，两者在形态学上有不同的生长方式，其分子生物学特征也不尽相同。乳腺大部分腺肌上皮瘤呈良性生物学行为，但也有少数腺肌上皮瘤出现局部复发、恶性转变和转移。WHO 编委会考虑到绝大部分乳腺腺肌上皮瘤切除后呈惰性生物学行为，将其称为上皮 - 肌上皮癌可能会导致临床过度治疗，因此，仍采用腺肌上皮瘤的名称。2019 年 WHO 乳腺肿瘤分类中指出，乳腺恶性腺肌上皮瘤是在腺肌上皮瘤基础上发生的癌，通常具有典型腺肌上皮瘤的形态背景，其腺上皮、肌上皮或两种成分都发生了恶性转化。上皮 - 肌上皮癌是指上皮和肌上皮成分均发生恶性转化的肿瘤，但不一定有腺肌上皮瘤成分的存在。与 2012 年版分类相同，肌上皮癌被归入化生性癌中的梭形细胞癌。2019 年版对于腺肌上皮瘤与恶性腺肌上皮瘤的鉴别，仅提到细胞具有非典型性、核分裂象增多、可出现坏死等要素，并未明确其细节。

2019 年 WHO 乳腺肿瘤分类中，介绍提出了乳腺 ER 阳性型及 ER 阴性型的腺肌上皮瘤分类。乳腺腺肌上皮瘤因为 ER 状态的不同，存在不同分子基因学改变。ER 阳性和 ER 阴性的腺肌上皮瘤均常见有 *PIK3CA* 基因突变（>50%）。*AKTI1* 基因突变只见于 ER 阳性者。而 *HRAS* p.Gin61 突变只见于 ER 阴性者，此种类型的腺肌上皮瘤常有复发，组织学亦常出现不典型改变（常见于癌组织中）。腺肌上皮瘤中 ER 通常阴性或灶状阳性，PR 一般总是阴性。少数病例 ER 有阳性表达，其 ER 阳性表达的方式与常规不同，除腺上皮细胞阳性外，还可见肌上皮细胞阳性，腺上皮、肌上皮细胞均阳性的表达模式（见图 A~C）。

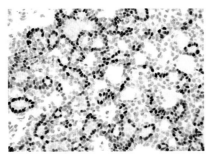 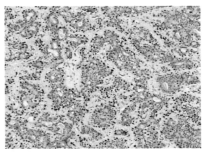 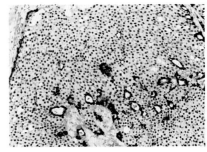

图 A　腺肌上皮瘤。ER 腺上皮细胞呈阳性，肌上皮细胞基本呈阴性　　图 B　腺肌上皮瘤。ER 肌上皮细胞呈阳性，腺上皮细胞基本呈阴性　　图 C　腺肌上皮瘤。ER 肌上皮和腺上皮细胞均呈阳性

1. 关于腺肌上皮肿瘤的几个概念性问题

（1）肌上皮细胞的形态学特征　乳腺导管 - 小叶系统的腺管均为双层结构，腔面为腺上皮层，肌上皮层位于腺上皮层及基膜之间。静止期乳腺肌上皮细胞常呈扁平状，细胞核呈长梭形深染，HE 镜下不容易识别。肌上皮细胞增生时，细胞体积增大，呈梭形 - 多边形，细胞核增大常呈空泡状，细胞质丰富。由于肌上皮细胞经历干细胞、中间肌上皮分化衍生过程，而且兼有间叶和上皮的双重特点，因此在乳腺疾病中，肌上皮细胞可有多种形态表现，包括梭形、上皮样、浆细胞样、"印戒"样及平滑肌样，细胞质透明（富含糖原）、红染（富含肌丝）或双嗜性。而且常伴有鳞状细胞、皮脂腺及大汗腺细胞化生，也可有黏液样基质及基膜样物质沉积及出现软骨、骨化生。

（2）肌上皮细胞增生　肌上皮增生、明显增生常用来描述乳腺良性增生性病变及导管内乳头状瘤等，主要有 3 种形式：腺管外层、导管内部及乳头状结构被覆上皮的基底侧的肌上皮数量增多；细胞体积适度

增大，细胞核亦可增大；细胞质宽、透明或呈嗜酸性，肌上皮层明显可见。增生的肌上皮一般呈单层，肌上皮、腺上皮细胞分布规律、比例协调，常见有基膜。

（3）肌上皮细胞过度增生　肌上皮过度增生常见于腺肌上皮肿瘤，肌上皮数量显著增多，细胞体积及细胞核明显增大，有一定多形性，可见小核仁，形成不规则条索状 - 巢状、结节状、片状肌上皮聚集区，基膜模糊不清，腺上皮消失，肌上皮、腺上皮细胞分布紊乱比例失调。肌上皮过度增生的基础上可出现细胞异型性。

（4）肌上皮细胞非典型（异型）增生　肌上皮非典型增生（异型增生）一般见于恶性转化的腺肌上皮瘤，具有异型性的肌上皮细胞通常肥大，细胞核明显增大、多形性明显，核仁显著、1 至多个，核分裂增多，细胞质透明、嗜酸或双嗜性。异型肌上皮细胞亦可体积较小，细胞核小、深染、不规则，细胞质少，也可具有基底样细胞特征。

（5）腺肌上皮肿瘤的浸润性生长　腺肌上皮肿瘤的浸润性生长似乎不能用癌细胞突破基膜进入间质为浸润的传统概念来解释。少数腺肌上皮瘤（如微腺体腺病样的小管状腺肌上皮瘤）可呈局限性浸润性生长。恶性腺肌上皮瘤常呈浸润性生长，主要有侵袭性浸润和膨胀性浸润 2 种生长模式。侵袭性浸润模式表现为肿瘤界限不清，肿瘤细胞无边界弥漫分布，破坏正常结构，累及脂肪组织，亦可出现促纤维组织增生性改变。膨胀性浸润性生长模式则表现为肿瘤呈界限清楚的大结节状或不规则多结节状，主结节边缘出现小的卫星结节，亦可出现类似导管原位癌样、表面光滑的大小不等的细胞巢。少数情况下肿瘤可沿导管内播散，累及周围的导管。

2. 肌上皮细胞的免疫组化表型　用于检测肌上皮细胞的标记物有多种，细胞质表达的标记物有 SMA、SMMHC、calponin、CD10 及 GFAP 等，均可有不同程度间质表达；细胞核表达的标记物有 p63 及 p40 等，鳞状上皮、基底细胞、尿路上皮及部分腺癌细胞亦可呈阳性；细胞质 - 细胞核表达的标记物有 S-100 蛋白、maspin 等，正常、增生及肿瘤性上皮细胞可呈阳性；细胞质 - 细胞膜表达的标记物有 p75 及 P-cadherin 等，内皮细胞、间质细胞及良、恶性上皮细胞可呈阳性。此外，上皮性标记物 CK5、CK5/6、CK14、CK17、AE3（AE1 阴性）和 CK34βE12 等亦可标记肌上皮细胞。免疫组化检测肌上皮细胞及相关病变时应当使用一组抗体。笔者建议采取 2+X 或 4+X（2 种或 4 种肌上皮细胞标记物，p63 必备，选择加 CK5/6、CK8/18、ER、PR、HER2、Ki67 及 CD117 等）抗体组合进行免疫组化染色，必要时重复染色。对染色结果仔细分析，谨慎判断。

乳腺腺管的肌上皮细胞与腺上皮细胞一样，在干细胞（CK5/6、CK14 阳性，CK8、p63、SMA 阴性）向肌上皮细胞衍化过程中包括中间型肌上皮细胞（CK5/6、p63、SMA 阳性，CK8 阴性）及终端型肌上皮细胞（CK5/6、CK8 阴性 / 弱阳性，p63、SMA 阳性）。正常状态下，女性在不同生理周期，其腺管肌上皮细胞的表型有所不同。组织学上腺泡肌上皮细胞的肌丝发育不如导管的肌上皮细胞，两者的分布及与腺上皮、基膜的关系也有不同（腺泡肌上皮层常不连续，腺上皮可直接与基膜接触）。正常与疾病、不同的病变之间，肌上皮细胞的状态（形态及免疫组化表型特征）均会有差异。不同类型的肌上皮细胞标记物有不同的敏感性及特异性。针对不同的病变，其敏感性及特异性亦会发生变化。即便是同一种病变（如腺肌上皮肿瘤），在不同的病例及不同的区域，其表达的肌上皮细胞标记物也可能不同，可能只表达某一种或几种，而不表达其他的肌上皮细胞标记物。此外，不同的病例，同一病例的不同区域，增生的肌上皮及腺上皮细胞以不同的方式组合，从而导致抗体的不同表达方式。总之，腺肌上皮肿瘤的免疫组化表型呈多样性，腺肌上皮瘤更是可以有比较大的差异，甚至出现反常的表达，特别是在恶性腺肌上皮瘤时会有更多的异质性。高分子量 CK5/6 在乳腺干细胞、中间型腺上皮细胞及肌上皮细胞表达，因此，腺肌上皮肿瘤增生的肌上皮 CK5/6 可呈阳性亦可呈阴性，腺上皮一般呈阴性，但也可以呈阳性，特别是在恶性腺肌上皮瘤，腺上皮 CK5/6 可呈弥漫阳性。低分子量 CK（如 CK7 或 CK8/18）腺上皮细胞呈强阳性，肌上皮细胞

呈阴性 / 弱阳性。腺肌上皮肿瘤 ER 一般呈阴性或灶状弱阳性表达，少数病例可呈弥漫强阳性；ER 阳性细胞通常为腺上皮，肌上皮亦可呈阳性；PR 通常呈阴性。HER2 阴性是腺肌上皮肿瘤的基本免疫组化表型特征。CD117 及 MYB 可呈灶状阳性。

3. 腺肌上皮瘤与恶性腺肌上皮瘤　腺肌上皮肿瘤从良性到恶性是一个连续的谱系病变，区别良、恶性腺肌上皮瘤，尚没有形成公认的鉴别诊断标准。腺肌上皮瘤是否发生恶性转化？需要结合肌上皮和（或）腺上皮细胞过度增生的模式、腺上皮和（或）肌上皮细胞多形性和异型性的程度、核分裂活性高低、是否有肿瘤性坏死、周围组织浸润和局部复发、远处转移等因素综合考虑。

（1）肌上皮和（或）腺上皮细胞过度增生　良、恶性腺肌上皮瘤均可有上皮细胞的过度增生，恶性转化时，肌上皮的过度增生常更为显著，而且细胞具有异型性。腺管外侧的肌上皮呈不对称性增生，亦可形成大小不等、表面光滑的肌上皮结节。腺上皮过度增生可呈实性中 - 高级别导管原位癌样改变，亦可呈衬覆低核级腺上皮腺管（肌上皮常不明显）的广泛增生。

（2）细胞异型性　良性腺肌上皮瘤细胞缺乏异型性。腺肌上皮瘤恶性转化时，细胞通常会出现不同程度的异型性和多形性，肌上皮细胞体积和细胞核明显增大及多形性显著，核染色质浓集，核仁明显，1 至多个，核分裂增加，异型肌上皮细胞亦可较小，核小、深染和不规则。腺上皮异型性通常按导管原位癌和浸润性癌的标准判断。某些恶性腺肌上皮瘤中常难以区分是腺上皮细胞恶变，还是肌上皮细胞恶变，免疫组化染色也提供不了更多的帮助。

（3）核分裂象　良性腺肌上皮瘤核分裂象少见，一般不超过 2 个 /10HPF；而恶性腺肌上皮瘤核分裂象则可有不同程度增多，有文献报道大于 3 个 /10HPF，有的则为 5~10 个 /10HPF。恶性腺肌上皮瘤的不同区域细胞增殖活性差异很大，不同人的观察也可能有很大不同，目前尚没有形成统一的标准。

（4）肿瘤性坏死　良性腺肌上皮瘤通常无肿瘤性坏死；恶性腺肌上皮瘤可出现肿瘤性坏死，可呈局灶性，也可比较广泛，亦可见较多的凋亡细胞。肿瘤性坏死需与非肿瘤性坏死（梗死）进行鉴别，特别是医源性（如穿刺）坏死。

（5）肿瘤边缘状态　良性腺肌上皮瘤呈结节状或分叶状，边界一般界限清楚，常有纤维组织包绕；恶性腺肌上皮瘤界限常不清，呈浸润性边缘，而且可有远处组织浸润，亦可出现不规则多结节状及卫星结节状膨胀性浸润。

（6）肿瘤的复发和转移　肿瘤局部复发及远处转移通常是提示肿瘤为恶性的指标。少数良性腺肌上皮复发的原因是卫星病灶没有切除干净。

在实际工作中，良、恶性腺肌上皮瘤的鉴别诊断常会遇到困难。某些肿瘤虽然总体上偏向于良性，但经多取材及仔细观察，才能发现局部细胞有明显异型性、核分裂象增多及呈浸润性生长的表现。我们有时观察到，已呈明显浸润状态的恶性腺肌上皮瘤细胞的异型性并不明显。亦有文献报道，具有良性形态特征的腺肌上皮瘤可发生转移，而转移瘤的形态也并不具有明显恶性特征。因此，诊断恶性腺肌上皮瘤一定要结合临床及影像学信息，仔细观察，综合所有信息，谨慎判断。

4. 结节性腺病与腺肌上皮瘤　某些腺病（如腺肌上皮腺病、结节性腺病）可能是腺肌上皮瘤的前身早期病变，两者的区别并没有明确的界限指标。结节性腺病与腺肌上皮瘤的鉴别参考以下几种情况。

（1）结节性腺病常见于 30~40 岁的育龄女性；腺肌上皮瘤通常发生在老年女性。

（2）结节性腺病一般比较小，通常为镜下病变；腺肌上皮瘤相对比较大，临床上通常表现为肿块性病变，大体检查一般为直径超过 1 cm 的肉眼可见的结节状病灶。

（3）结节性腺病通常是沿小叶分布的多灶性病灶，具有腺病背景；腺肌上皮瘤一般呈大结节分叶状，界限清楚，周围纤维化。

（4）结节性腺病主要是腺管增多，肌上皮围绕腺上皮增生，可呈梭形，腺腔常受压、狭小或闭塞，缺乏导管内的增生；腺肌上皮瘤的腺上皮及肌上皮均出现增生，肌上皮常增生得更为显著，呈巢状 - 片状，其中缺少腺管，常有腺管内增生，亦可呈小管状，肌上皮不明显。

（5）腺肌上皮瘤肌上皮增生得更明显，细胞体积和细胞核更大，细胞质更丰富，腺上皮及肌上皮细胞均可有不典型性。

（6）腺肌上皮瘤较结节性腺肌上皮增生更常出现鳞状上皮、皮脂腺及大汗腺化生及间质黏液样改变。

5. 导管内型腺肌上皮瘤与导管内乳头状瘤　乳腺的腺肌上皮瘤可部分或全部位于导管 - 囊内，亦可伴有导管内乳头状瘤或导管腺瘤，有人认为腺肌上皮瘤可能是导管内乳头状瘤的变异型。特别是冷冻切片及粗针穿刺标本，复杂型导管内乳头状瘤与导管内腺肌上皮瘤常难以进行区分。

（1）导管内腺肌上皮瘤一般缺乏树枝样分支结构；导管内乳头状瘤常有树枝样分布的真性乳头。

（2）导管内腺肌上皮瘤常以肌上皮显著增生为特征，腺管常受挤压、狭小或消失；导管内乳头状瘤腺上皮和肌上皮都增生，常以腺管或腺上皮增生为特征。

（3）导管内腺肌上皮瘤增生的肌上皮细胞更大和饱满，围绕小腺管，可呈条索状、片状分布，呈透明细胞汗腺腺瘤或黏液表皮样癌样；导管内乳头状瘤的肌上皮细胞沿纤维血管轴心分布，或在小管外周及旺炽性增生的上皮巢团周围分布，局部或部分缺少肌上皮。

（4）导管内腺肌上皮瘤增生的肌上皮形态呈多样性，可呈上皮样、梭形或浆细胞样；导管内乳头状瘤增生的肌上皮形态较单一。

（5）导管内腺肌上皮瘤增生的肌上皮和腺上皮可有非典型性；导管内乳头状瘤可伴有非典型导管增生。

（6）导管内腺肌上皮瘤更常有鳞状及皮脂腺细胞化生；导管内乳头状瘤则更常见有大汗腺化生。

（7）导管内腺肌上皮瘤更常出现间质黏液样变。

6. 腺样囊性癌与腺肌上皮肿瘤　腺样囊性癌及腺肌上皮肿瘤（良性和恶性）同属唾液腺类型肿瘤，亦同归类为乳腺上皮 - 肌上皮病变，是 2 个独立的疾病实体。但是，其细胞形态、组织结构及免疫组化表型可能会出现重叠及相互伴发。腺样囊性癌是一种基底细胞肿瘤，基底细胞是相对原始的前体细胞，具有多潜能分化的功能，可进一步向腺上皮或肌上皮分化，亦具有向鳞状上皮、皮脂腺细胞及黏液上皮分化的能力。但大多数基底细胞缺乏可识别的有效标记物，其免疫组化表型不典型，肌上皮细胞标记物常呈阴性。两者的鉴别可参考以下情况。

（1）腺样囊性癌以形成张力性真假筛孔、筛孔内容为嗜碱性黏液和（或）基膜样物质为特征；腺肌上皮肿瘤以形成双相分化的腺管，内层为腺上皮，外层为肌上皮为特点。

（2）腺样囊性癌主要表现为基底细胞增生，细胞较小、细胞核深染、细胞质亦少，形态较为单一，伴有腺上皮及肌上皮的增生；腺肌上皮肿瘤主要是肌上皮细胞的增生，细胞大、细胞核呈空泡状、细胞质丰富，形态多样，伴腺上皮及基底细胞增生。

（3）腺样囊性癌可发生高级别转化，具有高级别浸润性导管癌、腺肌上皮癌等分化差的癌的区域；亦可伴有特殊类型浸润性癌。

（4）腺样囊性癌少有鳞化及皮脂腺分化；腺肌上皮肿瘤常有。

（5）免疫组化染色，腺样囊性癌 CD117 和 MYB 常呈弥漫阳性；腺肌上皮肿瘤常为灶阳或弱阳性。

（6）FISH 检测：腺样囊性癌常出现 *MYB-NFIB* 基因融合；腺肌上皮肿瘤通常缺乏。

丁华野　李新功

章目录

乳房（主要是乳腺部位）可以发生各种良、恶性间叶性肿瘤（mesenchymal tumors），但均十分少见，排除叶状肿瘤和化生性癌后方可考虑。本章主要讨论血管源性及纤维-肌成纤维细胞源性病变，以及少数形态特殊、需要鉴别的软组织肿瘤。

第一节　血管源性病变

乳腺部位可出现不同类型的血管源性病变（vasculogenic lesions）。本节主要介绍反应性血管内皮细胞增生、小叶间血管瘤、血管瘤病及血管肉瘤。

一、反应性血管内皮细胞增生

反应性血管内皮细胞增生（reactive angioendotheliomatosis）是损伤后的一种反应性增生改变。某些病例中，血管内皮细胞增生可十分显著，类似血管肉瘤和浸润性癌，特别是在术中冷冻切片诊断时，需要慎重鉴别。

病例 1

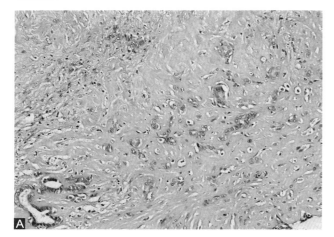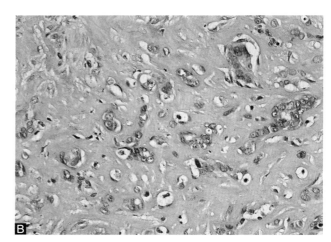

图 21-1-1　反应性血管内皮细胞增生。乳腺纤维性间质中散布增生的小血管，血管腔开放或闭塞，血管内皮细胞显著增生，呈上皮样，有的形成细胞簇或呈腺样，细胞核增大，呈圆形、空泡状，染色质较细，可见小核仁，细胞无明显异型性（A、B）

病例 2

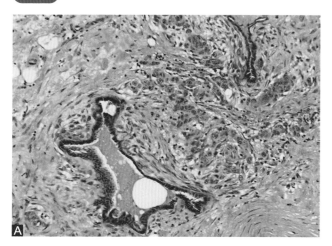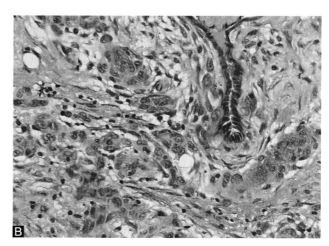

图 21-1-2　反应性血管内皮细胞增生。乳腺小叶间的间质中可见小血管增生聚集，界限较清楚，呈小叶状，小血管闭塞，呈簇状或条索状，内皮细胞增生肥胖，呈上皮样，细胞核形状不规则，可见小核仁，细胞质呈嗜酸性，细胞无异型性，血管周围有少量炎症细胞浸润（A、B）

病例 3

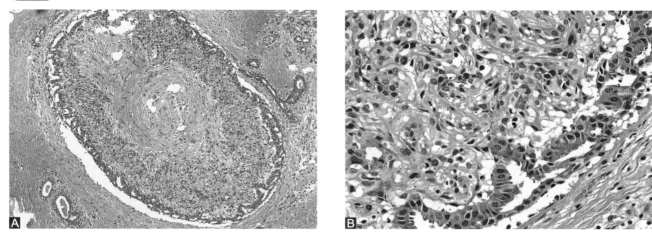

图 21-1-3　反应性血管内皮细胞增生。图示纤维腺瘤结构中，串珠样腺管一侧可见明显增生的小血管，呈带状分布，内皮细胞增生，呈上皮样，细胞核形状不规则，部分深染，有的可见小核仁，细胞质呈嗜酸性，细胞无异型性（A、B）

二、乳头状内皮细胞增生

乳头状内皮细胞增生（papillary endothelial proliferation）是一种局限于血管内的内皮细胞反应性增生，常因血栓形成而引起，属于血栓机化过程一种不寻常改变。

病例 4

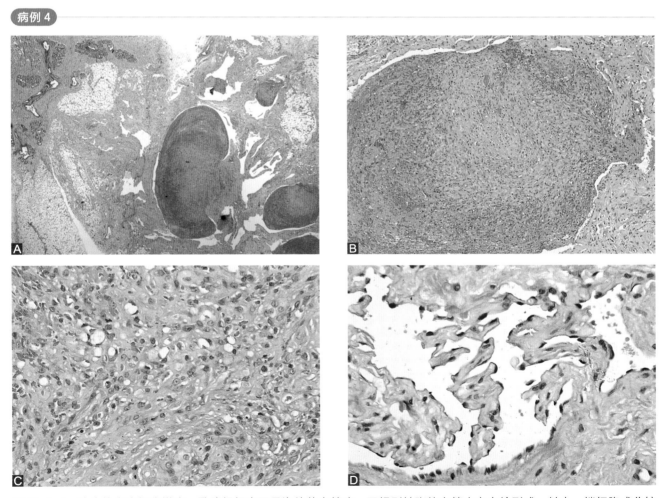

图 21-1-4　乳头状内皮细胞增生。乳腺组织中可见海绵状血管瘤，不规则扩张的血管内有血栓形成，其中一端细胞成分较多，另一端为附着的血栓成分（A、B）；血栓中可见大量新生毛细血管，内皮细胞增生，并混杂成纤维细胞，呈肉芽组织样，显示血栓有机化（C）；部分血管腔内可见吻合乳头状结构，表面衬覆扁平或"鞋钉"状内皮样细胞（D）

三、小叶间血管瘤

乳腺小叶间血管瘤（interlobular hemangioma）并非少见，但经常被忽略，特别是在内皮细胞有明显增生和有不典型形态时，需要和血管肉瘤及上皮性病变 / 肿瘤鉴别。

病例 5

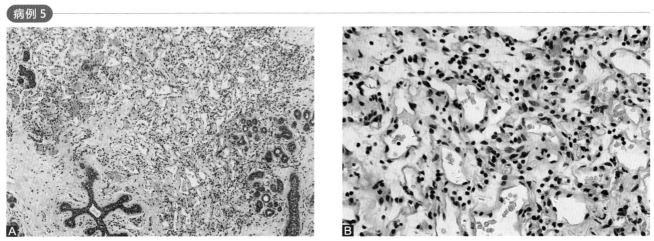

图 21-1-5　小叶间血管瘤。乳腺小叶间及小叶内可见密集增生的小血管，小叶结构尚能分辨，增生血管多为毛细血管，呈簇状分布，也可见扩张的发育不好的海绵状血管，血管内皮细胞无显著增生，呈扁平样衬覆于血管壁，间质有散在淋巴细胞浸润（A、B）

病例 6

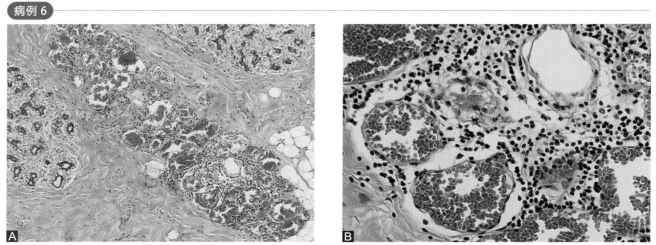

图 21-1-6　小叶间血管瘤。乳腺小叶结构清楚，其间可见片巢状分布的增生血管团，增生血管管壁薄，管腔扩张，形状不规则，呈海绵状血管瘤样，血管腔内含大量红细胞，血管间有多数淋巴细胞聚集（A、B）

病例 7

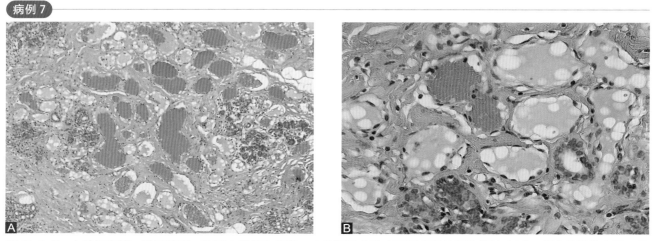

图 21-1-7　小叶间血管 - 淋巴管瘤。乳腺小叶结构清楚，小叶间及小叶内可见多数扩张的管腔（A）；部分管腔为血管，腔内充满红细胞，部分管腔为淋巴管，腔内为淡红色的稀薄淋巴液（B）

四、血管瘤

乳腺血管瘤（hemangioma）是指成熟型血管的局限性增生，包括毛细血管瘤、海绵状血管瘤及静脉血管瘤等。

病例 8

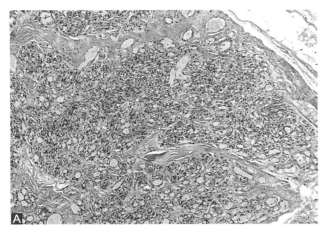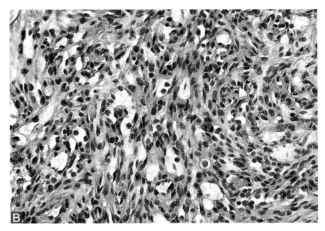

图 21-1-8　毛细血管瘤。病变呈结节状，边界清楚，增生的小血管被纤维组织分割成小叶状，增生小血管为毛细血管型、管腔开放、裂隙样或闭塞，内皮细胞增生，胞体稍肥胖，细胞质红染，细胞核呈卵圆形，染色质较细，部分区域可见密集的梭形细胞，异型性不明显（A、B）。此病例呈结节分叶状，局部血管狭小或管腔闭塞，血管瘤内皮细胞增生部分呈梭形，血管腔内的红细胞类似分泌物，需要与结节性腺病进行鉴别

病例 9

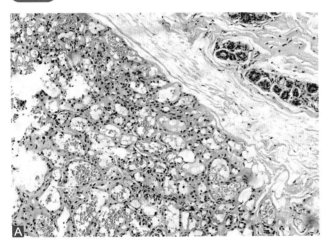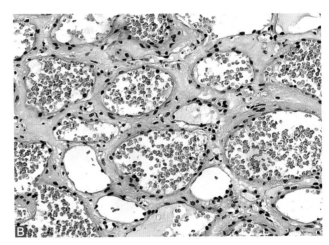

图 21-1-9　海绵状血管瘤。乳腺组织中可见结节状肿瘤性血管增生，界限相对清楚，周边可见乳腺小叶（A）；增生的小血管明显扩张，呈海绵状，血管壁较薄，相互间有纤维组织分割，血管内衬扁平内皮样细胞，无异型性，管腔内可见大量红细胞及淡红色的蛋白性物质（B）

五、血管瘤病

乳腺血管瘤病（angiomatosis）是良性血管、淋巴管的弥漫性增生。

病例 10

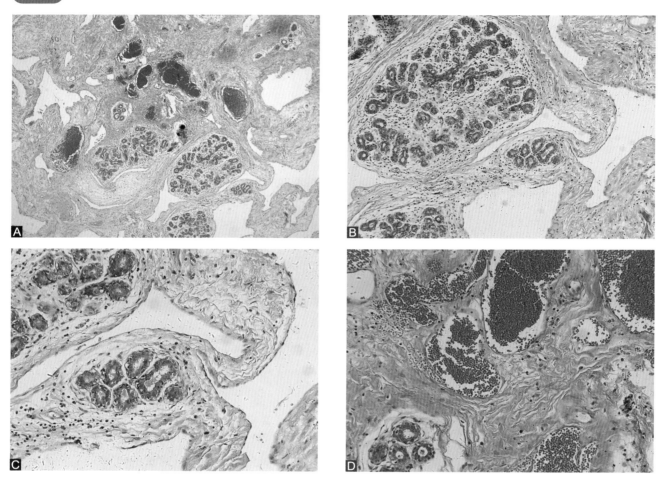

图 21-1-10　血管瘤病。患者女性，31 岁，右乳呈弥漫性增大。镜下可见：乳腺组织结构存在，小叶形态完整清楚，小叶外的间质内可见弥漫生长的血管、淋巴管，部分血管充血，部分为形态不规则的大腔隙，其腔内空虚，无血液成分，病变无清楚界限（A）；不规则腔隙围绕乳腺小叶，穿插在小叶间，但不破坏小叶正常结构（B）；不规则腔隙内衬扁平内皮样细胞，外围有薄层连续或不连续的平滑肌（C）；扩张充血的血管壁多数较薄，周围也可为增生的纤维组织（D）

六、原发性血管肉瘤

乳腺原发性血管肉瘤（primary angiosarcoma）是发生于乳腺实质、与放射治疗无关的恶性血管源性肿瘤。本节展示的病例均经免疫组化染色证实。

（一）上皮样血管内皮瘤

上皮样血管内皮瘤（epithelioid hemangioendothelioma）是一种低度恶性血管肉瘤。形态酷似浸润性导管癌，容易误诊。

病例 11

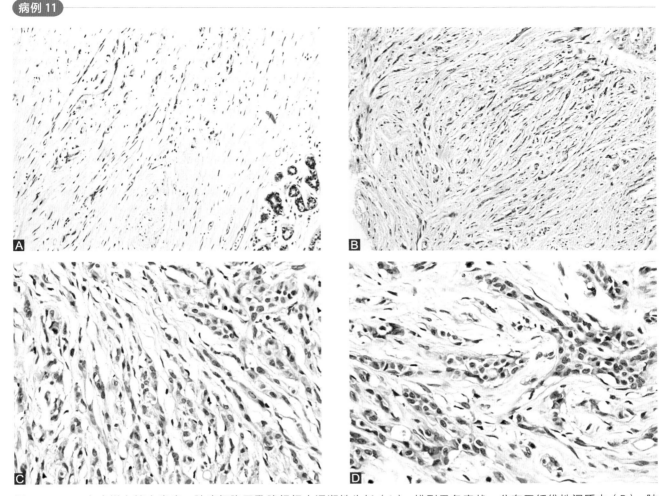

图 21-1-11 上皮样血管内皮瘤。肿瘤细胞于乳腺组织中浸润性生长（A）；排列呈条索状，分布于纤维性间质中（B）；肿瘤细胞核呈卵圆形 - 梭形，可见小核仁，细胞质较丰富，部分细胞质内有空泡，细胞有一定异型性（C、D）；局部肿瘤细胞呈巢状，类似浸润性癌（D）

（二）高分化血管肉瘤

病例 12

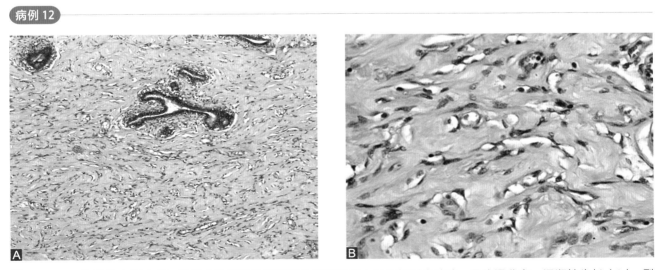

图 21-1-12 高分化血管肉瘤。乳腺小叶间增生的纤维性间质内有大量不规则小腔隙，呈弥漫分布，浸润性生长（A）；裂隙内衬细胞较肥胖，细胞核不规则，染色较深，有轻度异型性，部分细胞可见胞质内空泡，裂隙内可见红细胞，类似于假血管瘤样间质增生（B）

病例 13

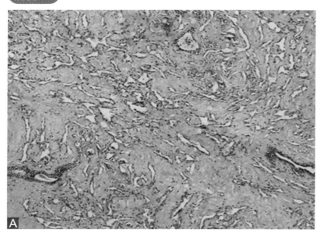
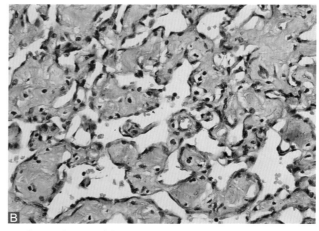

图 21-1-13　高分化血管肉瘤。乳腺小叶内外的硬化性间质内可见大量不规则裂隙样结构，浸润性生长，裂隙宽窄不一，形态复杂，互相吻合沟通，呈网状（A）；部分区域形成乳头样结构，乳头样结构表面均被覆短梭形或立方形内皮样细胞，细胞核较大，深染，形状不规则，具有轻度异型性，腔内可见红细胞（B）

病例 14

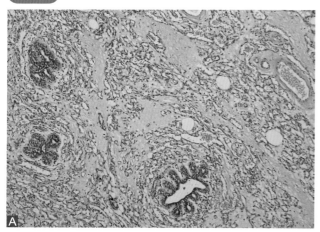
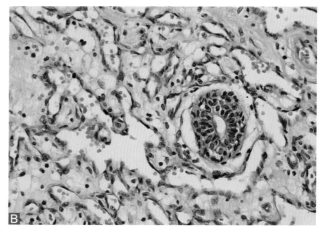

图 21-1-14　高分化血管肉瘤。间质内可见大量形态不规则的血管呈丛状聚集，浸润性生长，围绕并破坏乳腺小叶（A）；肿瘤性血管无规律吻合交通，形成迷路样结构，并紧密包绕乳腺导管，血管腔隙衬覆扁平或肥胖的内皮样细胞，异型性不显著（B）

（三）中分化血管肉瘤

病例 15

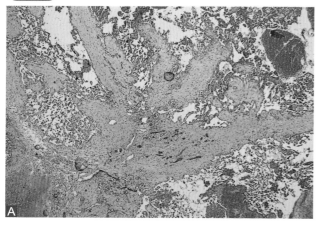
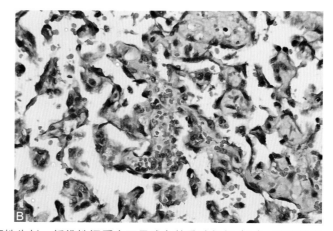

图 21-1-15　中分化血管肉瘤。乳腺组织中可见肿瘤组织破坏性生长，纤维性间质中可见残存的乳腺组织（A）；肿瘤性血管呈网状－迷路样，乳头状结构表面衬覆肿瘤性内皮样细胞，呈梭形或不规则，细胞核大，染色深，异型性明显，腔隙内充有红细胞（B）

病例 16

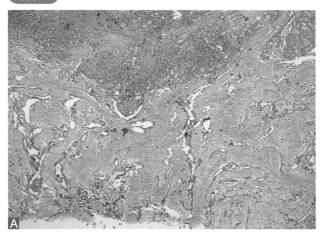
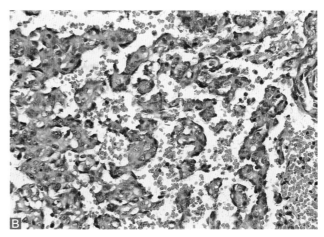

图 21-1-16　中分化血管肉瘤。肿瘤呈密集区和疏松区 2 种不同的图像，密集区细胞密集，呈巢片状分布，疏松区纤维性间质丰富，其内散布有不规则裂隙状的肿瘤性血管，乳腺结构被破坏（A）；密集区呈复杂迷路样血管腔隙及形成不规则状乳头状结构，乳头表面被覆的内皮细胞核大，形状不规则，深染，异型性明显，腔隙内充满红细胞（B）

（四）低分化血管肉瘤

病例 17

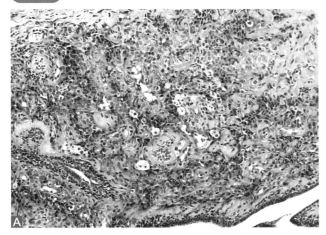
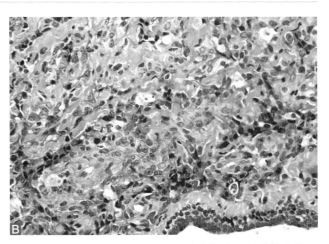

图 21-1-17　低分化血管肉瘤。小叶内外可见分化差的肿瘤成分，浸润性生长（A）；腺管周围的肿瘤细胞呈小巢状分布，细胞上皮样，细胞质较丰富，淡染，细胞核呈圆形或不规则形，有些呈空泡状，可见核仁，部分深染，有明显异型性，少数肿瘤细胞可见细胞质空泡，形成原始血管腔，腔隙内可见红细胞（B）

病例 18

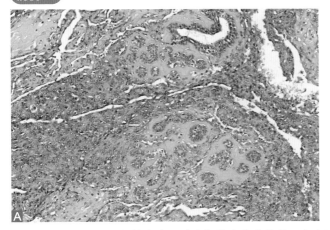
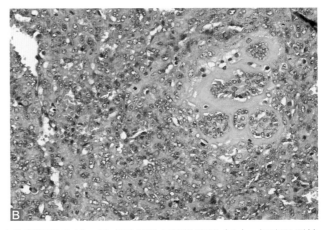

图 21-1-18　低分化血管肉瘤。肿瘤细胞密集分化差，在小叶内外浸润性生长，形成不规则血管样腔隙（A）；细胞异型性明显，细胞核呈圆形、卵圆形，空泡状，可见核仁，核分裂象易见，腔隙内充有红细胞（B）

七、放射治疗后非典型血管增生及血管肉瘤

（一）放射治疗后非典型血管增生

放射治疗后非典型血管增生（postradiation atypical vascular proliferation）指放射区真皮浅层出现局限性血管增生，细胞具有非典型性。分为血管型和淋巴管型。容易被误诊为血管肉瘤。

病例 19

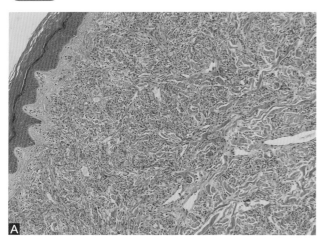
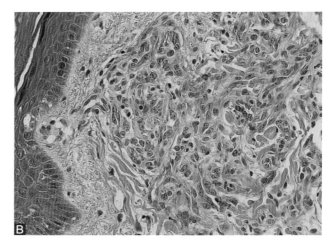

图 21-1-19　放射治疗后非典型血管增生。患者女性，57 岁，右侧乳腺癌区在切除加腋窝淋巴结清扫术后行放射治疗，6 年后放射区出现皮肤红斑及皮下肿物。镜下可见：病变位于真皮内，界限相对清楚，由大量丛状增生的血管构成，在胶原纤维中浸润性生长，内皮细胞呈短梭形，肥胖，细胞核呈圆形、卵圆形或不规则，染色质较细，核仁清楚，细胞有异型性，血管腔内少有红细胞（A、B）

（二）放射治疗后血管肉瘤

放射治疗后血管肉瘤（postradiation angiosarcoma）是继发于放射治疗后的皮肤或乳腺内的恶性血管源性肿瘤。

病例 20

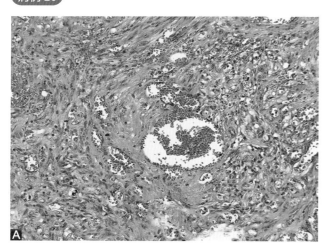
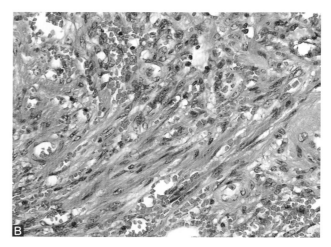

图 21-1-20　放射治疗后血管肉瘤。患者女性，68 岁，左侧乳腺癌区在保乳手术后行放射治疗，出现左上肢淋巴水肿，4 年后放射治疗区皮下出现肿块。镜下可见：肿瘤呈浸润性生长，可见丛状分布的血管，管腔狭窄、不规则，部分扩张，管腔内有红细胞，血管内皮细胞及周围的梭形细胞胞质丰富，红染，细胞核呈卵圆形 - 长圆形，染色深或呈空泡状，可见清楚的核仁，细胞具有明显异型性（A、B）

第二节　纤维 - 肌成纤维细胞病变

乳腺部位的纤维 - 肌成纤维细胞病变（fibro-myofibroblastic lesions）包括众多和纤维 - 肌成纤维细胞相关的肿瘤性及非肿瘤性疾病，各具形态学特点。

一、反应性纤维 - 肌成纤维细胞增生

反应性纤维 - 肌成纤维细胞增生（reactive fibro-myofibroblastic proliferation）是指组织损伤后，肉芽组织长入机化过程中的纤维组织增生。常见原因是外伤和医源性因素（如手术、粗针穿刺等）等。在组织损伤修复过程中，不同的个体反应状态不同，有的患者纤维 - 肌成纤维细胞可明显增生，甚至在局部形成肿块。增生的梭形细胞密集，细胞核大、核仁清楚，具有核分裂活性。肌成纤维细胞 CK 亦可呈阳性。

病例 1

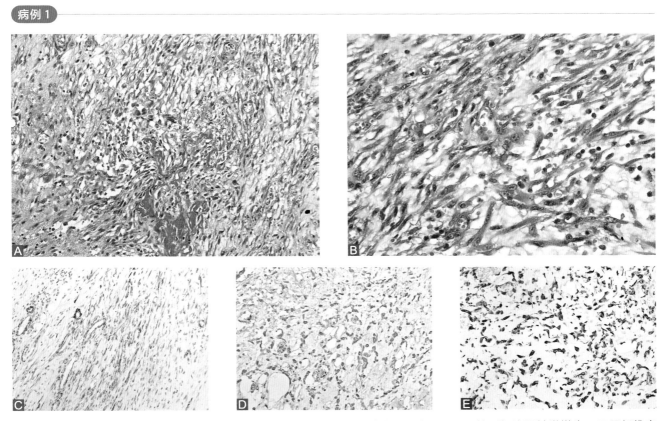

图 21-2-1　反应性纤维－肌成纤维细胞增生。乳腺病变粗针穿刺活检术后。镜下可见：梭形细胞沿针道增生，可见纤维素样坏死组织及红细胞渗出，增生的梭形细胞主要为成纤维细胞／肌成纤维细胞，细胞密集，呈束状排列，细胞核呈圆形、卵圆形，空泡状，可见核仁，细胞质嗜酸性（A、B）。免疫组化染色显示：SMA 梭形细胞呈局灶阳性（C），desmin 呈阳性（D），CKpan 亦呈阳性（E）。此例增生的肌成纤维细胞 CK 呈阳性，如果不了解患者曾有粗针穿刺病史、穿刺后的组织学变化及肌成纤维细胞的免疫组化表型特点，在与梭形细胞化生性癌做鉴别时容易误判

二、手术后梭形细胞结节

乳腺手术后梭形细胞结节（postoperative spindle cell nodule）是乳腺组织损伤后的纤维 - 肌成纤维细胞的结节状增生性病变。

病例 2

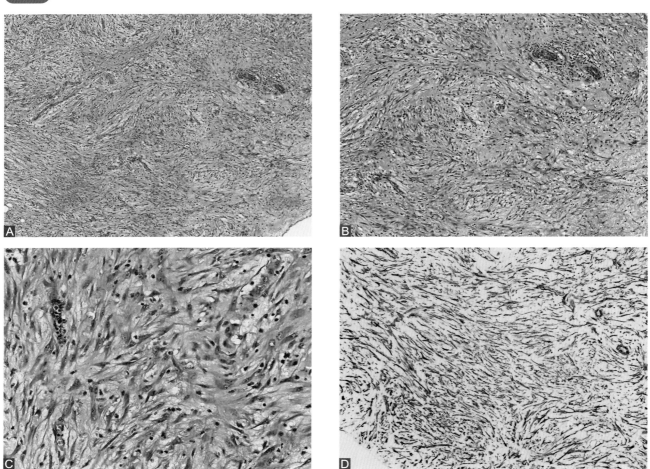

图 21-2-2 手术后梭形细胞结节。乳腺良性病变切取活检术后，手术部位出现硬结，直径约 1.2 cm。镜下可见：病变呈结节状，由增生的成纤维细胞 / 肌成纤维细胞组成，细胞呈紧密束状分布，编织状排列，其中可见残存腺管（A、B）；增生成纤维细胞 / 肌成纤维细胞胞质红染，细胞核呈卵圆形、空泡状，染色质呈颗粒状，核仁明显，细胞有一定多形性（C）。免疫组化染色显示：SMA 梭形细胞呈阳性（D）

三、假血管瘤样间质增生

乳腺假血管瘤样间质增生（pseudoangiomatous stromal hyperplasia）是一种肌成纤维细胞增生性瘤样病变，组织学形态类似血管肿瘤。常伴随其他乳腺病变发生，在显微镜下被偶然发现。病变弥漫性分布，也可能形成包块，乳腺间质内可见多数裂隙状假血管，裂隙周围可有肌成纤维细胞束状增生。

（一）男性乳腺发育伴假血管瘤样间质增生

病例 3

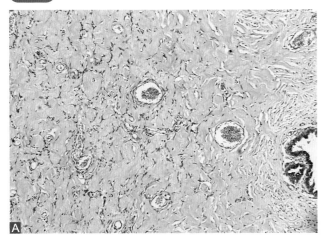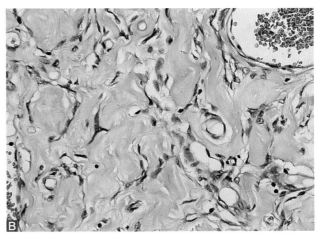

图 21-2-3 假血管瘤样间质增生。男性乳腺发育。镜下可见：腺管周围的硬化间质内有弥漫分布的裂隙状假血管，亦可见少数小血管，腔内有红细胞，裂隙结构明显或不甚明显，互相吻合，边缘衬覆梭形或扁平状细胞，细胞质少，细胞核深染，形态温和，如内皮细胞样，腔隙内无红细胞（A、B）。梭形细胞化生性癌可有类似的形态学改变

病例 4

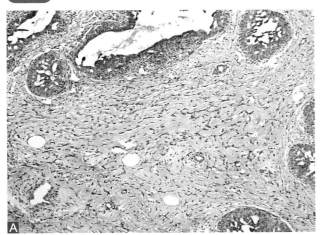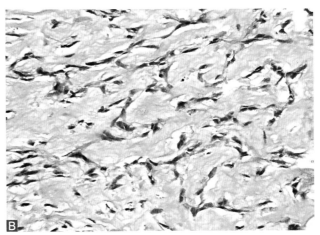

图 21-2-4 假血管瘤样间质增生。男性乳腺发育。镜下可见：导管上皮增生，呈微乳头状，导管间硬化性间质内可见大量假血管瘤样裂隙结构，弥散分布（A）；假血管瘤样裂隙不规则，相互吻合，内衬细长梭形细胞，细胞核染色深，无核分裂，细胞质少，细胞无异型性，间质呈瘢痕样（B）。形态类似于血管肉瘤

病例 5

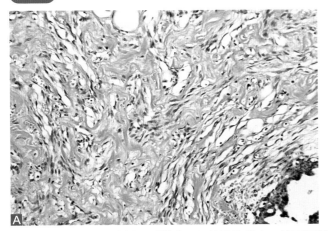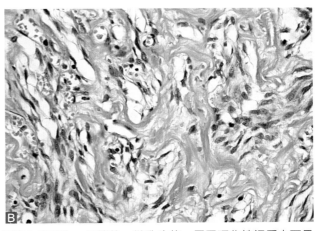

图 21-2-5 假血管瘤样间质增生。男性乳腺发育。镜下可见：导管上皮增生，呈簇状、微乳头状，周围硬化性间质中可见梭形细胞增生，形态温和，呈束状、片状聚集，其中可见不规则裂隙，其内无红细胞（A、B）

（二）腺病伴假血管瘤样间质增生

病例 6

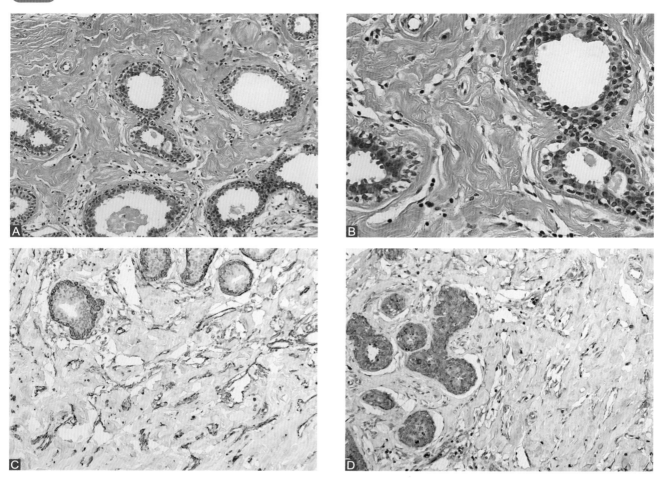

图 21-2-6　假血管瘤样间质增生。乳腺腺病，增生的小叶结构清晰可辨，小叶内外硬化的间质内可见多数不规则裂隙状病变，小叶结构无破坏，裂隙内衬血管内皮样扁平细胞，无异型性，腔隙内无红细胞（A、B）。免疫组化染色显示：SMA（C）及 bcl-2（D）裂隙内衬细胞呈阳性

病例 7

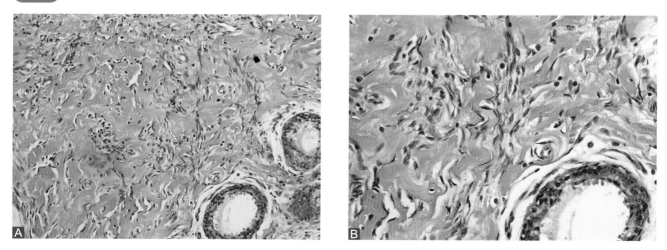

图 21-2-7　假血管瘤样间质增生。乳腺腺病，小叶结构存在，小叶间的间质胶原化，其中可见不规则裂隙样结构（A）；裂隙不规律分布，互相吻合，呈复杂迷路样，裂隙内衬梭形或扁平状细胞，无异型性，有的区域梭形细胞增生呈束状，腔隙内无红细胞（B）

（三）结节性假血管瘤样间质增生

病例 8

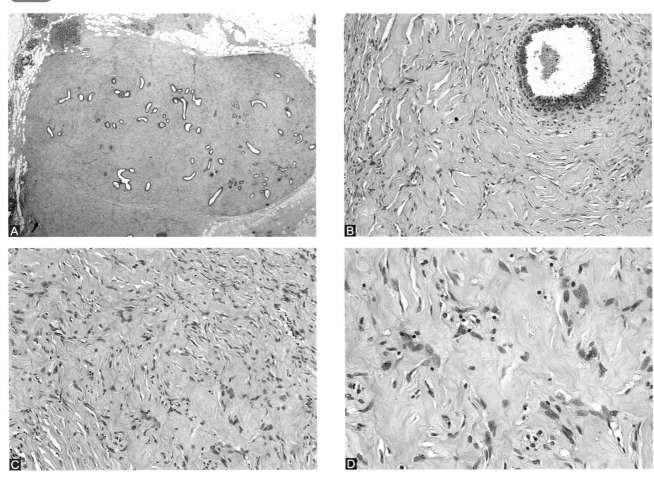

图 21-2-8　结节性假血管瘤样间质增生。乳腺组织内可见结节性病变，界限清楚，结节由分散的增生导管和纤维性间质构成，低倍镜下观察颇似纤维上皮性肿瘤（A）；结节内的腺管衬覆柱状上皮，周围硬化性间质内可见大量不规则裂隙，裂隙扩张或闭塞，互相吻合（B、C）；不规则裂隙内衬梭形细胞，有的呈上皮样，细胞无异型性，腔隙内无红细胞（C、D）。此病例腺体分布不规律，间质呈广泛假血管瘤样结构，需与叶状肿瘤鉴别

病例 9

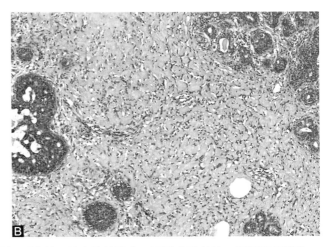

图 21-2-9　结节性假血管瘤样间质增生。病变呈结节状，界限相对清楚，其内腺管增生，可见小叶结构，间质明显增生，其中可见较多脂肪组织（A）；导管上皮普通型增生，周围硬化性间质内可见大量裂隙或条索状结构（B、C）

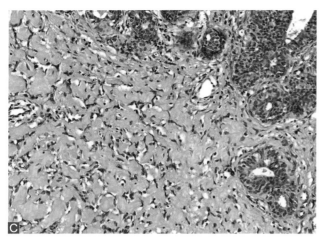
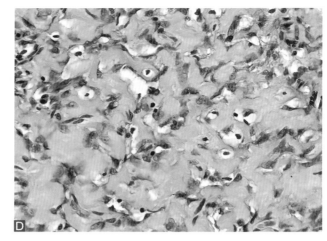

图 21-2-9　结节性假血管瘤样间质增生（续图）。裂隙互相吻合，形成复杂的裂隙网络，裂隙内衬梭形细胞，部分细胞较肥胖，核较大，形状不规则，细胞质界限不清，细胞无异型性，腔隙内无红细胞（C、D）。此例腺管上皮明显增生，分布紊乱，间质呈假血管瘤样增生，其中有较多脂肪需要与叶状肿瘤鉴别

四、间质巨细胞

　　乳腺间质巨细胞（stromal giant cells）是一种少见的乳腺良性间质改变，以乳腺间质中出现大量多核、单核的巨细胞为特点，见于纤维腺瘤、叶状肿瘤、糖尿病性乳腺病、男性乳腺发育、乳腺癌等病例，是一种伴随病变。巨细胞形态温和，也可具有明显多形性，其来源未确定，有纤维组织细胞起源、肌成纤维细胞起源、乳腺导管周围间质纤维细胞起源等不同意见，其性质也有肿瘤性增生性病变及细胞退行变化等不同的认识。

　　（一）腺病内间质巨细胞

病例 10

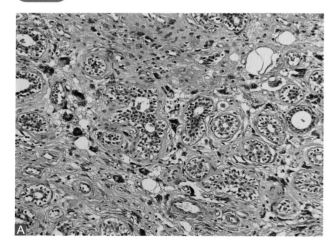
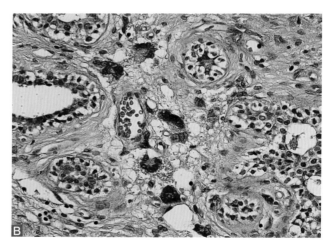

图 21-2-10　间质巨细胞。乳腺腺病，腺管增生，排列较紊乱，小叶内外的间质中可见大量单核、多核巨细胞，弥漫杂乱散布于胶原纤维中，较少位于乳腺小叶内（A）；巨细胞形态不规则，细胞核大、重叠，染色深，核膜、核仁不清楚（B）

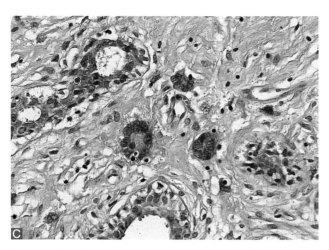
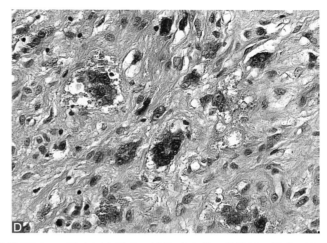

图 21-2-10　间质巨细胞（续图）。多核巨细胞胞质少，细胞核数量不一，数个至十数个，聚集或呈花环状排列，核分裂象罕见，背景缺乏炎症变化（C、D）

病例 11

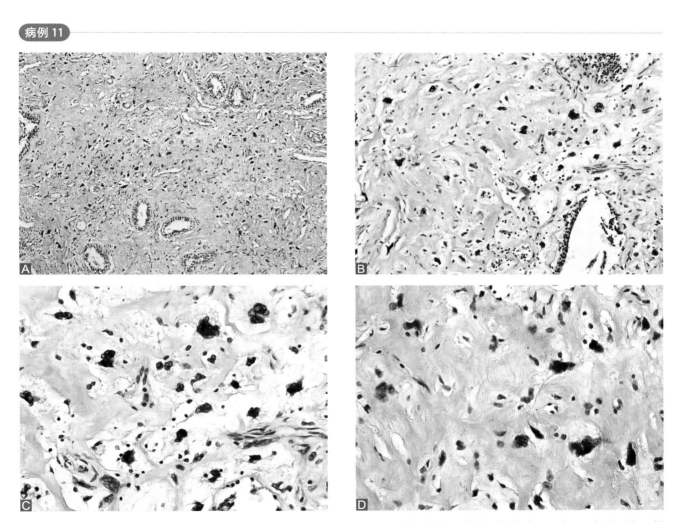

图 21-2-11　间质巨细胞。乳腺腺病，间质玻璃样变性，其中可见弥漫分布的单核、多核巨细胞（A、B）；巨细胞形态不规则，细胞核呈圆形或扭曲，染色深，染色质粗浓，核膜、核仁不清，多核巨细胞核互相重叠，结构不清，细胞质少，核分裂象罕见，部分细胞周围间质呈水肿样，无明显炎症背景（C、D）

（二）糖尿病性乳腺病间质巨细胞

病例 12

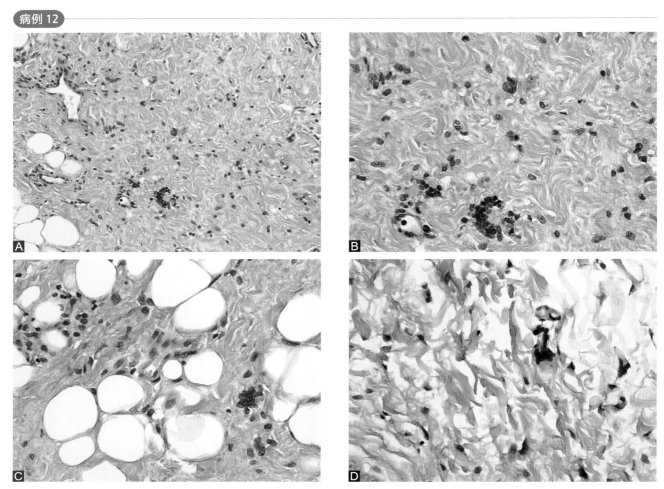

图 21-2-12　间质巨细胞。糖尿病性乳腺病，腺体萎缩消失，间质增生、胶原化，其中散布单核或多核巨细胞（A）；巨细胞胞质较少，细胞核形态不规则，可达十数个，聚集成团或呈不典型花环样，结构不清（B）；巨细胞亦可见于纤维及脂肪组织中（C）；也可见于黏液样变的间质内，无核分裂活性（D）

（三）新辅助化疗后间质巨细胞

病例 13

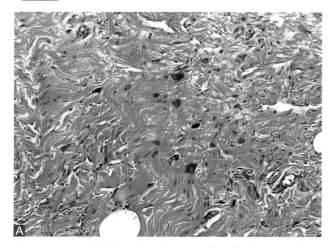
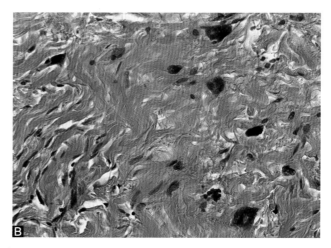

图 21-2-13　间质巨细胞。乳腺癌新辅助化疗后，纤维组织增生、胶原化，呈瘢痕样，其中可见单核或多核巨细胞，无规律散布（A）；巨细胞形态不规则，细胞核深染，核膜、核仁不清，呈星簇状或花状排列（B）

五、结节性、增生性筋膜炎

乳腺结节性筋膜炎（nodular fasciitis）及增生性筋膜炎（proliferative fasciitis）均为纤维 - 肌成纤维细胞良性增生性病变。前者通常见于乳房区皮下，可累及乳腺组织。后者一般发生在筋膜，可累及乳腺及横纹肌组织。排除结节性筋膜炎样化生性癌后方可诊断。

（一）结节性筋膜炎

病例 14

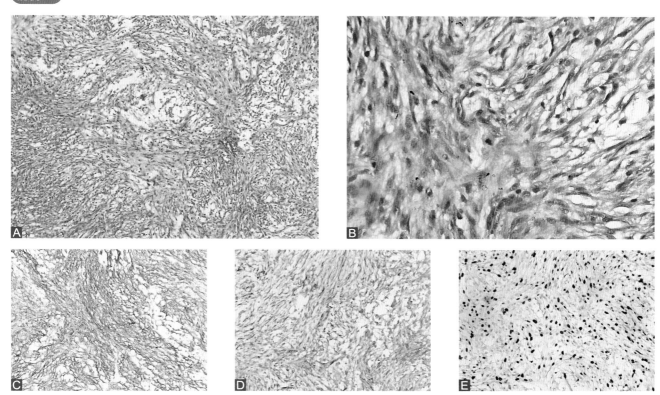

图 21-2-14　结节性筋膜炎。患者女性，25 岁，右侧乳房外上象限皮下结节性病变。镜下可见：病变由密度不一的增生的梭形细胞构成，间质黏液样变，梭形细胞排列杂乱无序，形成微囊性腔隙，呈"破羽毛样"或"破渔网样"，亦可见红细胞外渗（A）；梭形细胞较肥胖或纤细，细胞核较大，形状不规则，核分裂象常见，细胞质呈嗜酸性（B）。免疫组化染色显示：SMA 增生细胞呈阳性，但与真正的平滑肌有所不同，阳性着色呈所谓"电车轨道"状（C），calponin 呈阳性（D），Ki67 增殖指数较高（E）

病例 15

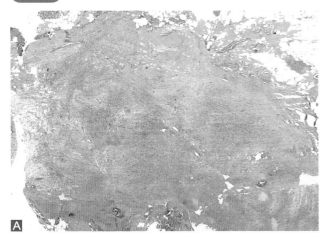 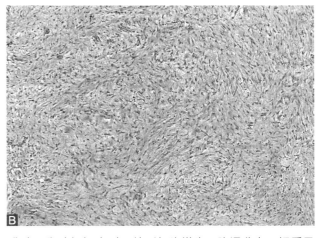

图 21-2-15　结节性筋膜炎。病变结节状，界限不清，周边可见乳腺及脂肪组织（A）；梭形细胞增生，弥漫分布，间质呈淡蓝染色黏液样变（B）

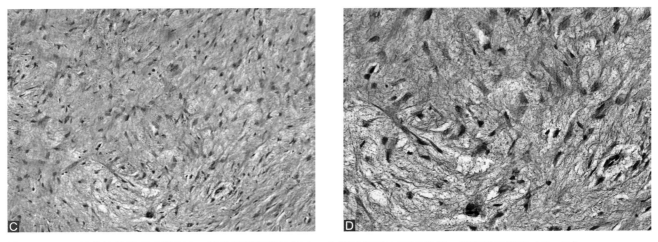

图 21-2-15　结节性筋膜炎（续图）。部分梭形细胞较肥大，在黏液基质中呈星芒状，细胞无异型性（C、D）

（二）增生性筋膜炎

病例 16

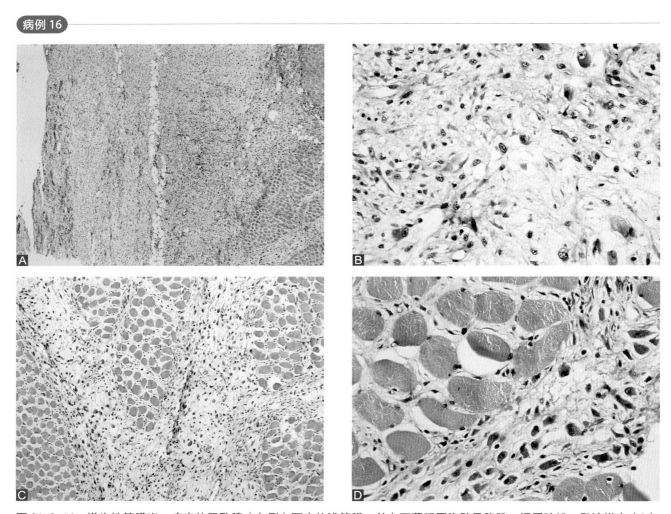

图 21-2-16　增生性筋膜炎。病变位于乳腺（左侧）下方的浅筋膜，并向下蔓延至胸壁骨骼肌，间质疏松，黏液样变（A）；增生细胞核膜厚，染色质稀疏，细胞核呈空泡状，核仁清楚，可见数量不一的核分裂象，并可见体积较大的神经节细胞样细胞散布，神经节细胞样细胞呈卵圆形、多边形或不规则形，细胞质丰富，嗜碱性染色，有较大的圆形或卵圆形核，细胞核常居胞体一侧，有 1~2 个大核仁（B）；增生细胞沿肌束膜穿插于骨骼肌之间，形态与筋膜区域相同，有梭形细胞、不规则细胞、神经节细胞样细胞，呈增生性肌炎图像（C、D）

六、纤维 – 肌纤维瘤病

乳腺纤维瘤病（fibromatosis）罕见，是一种纤维组织局限性增生性病变，呈侵袭性生长，生物学行为属于中间型软组织肿瘤，又称硬纤维瘤病（desmoid fibromatosis）。出现多量肌成纤维细胞时，亦称为肌纤维瘤病（myofibromatosis）。乳腺纤维瘤病样化生性癌在形态学上与纤维 – 肌纤维瘤病极为相似，应注意鉴别。

（一）纤维瘤病

病例 17

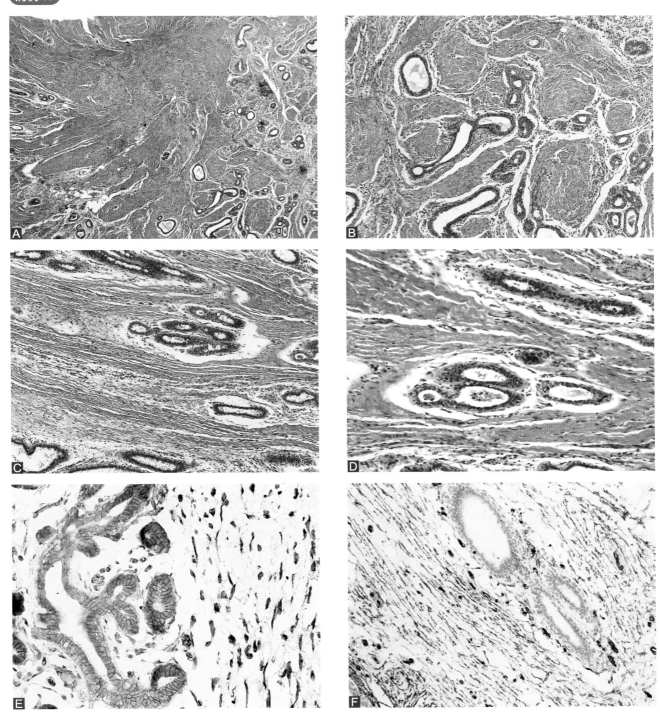

图 21-2-17 纤维瘤病。乳腺组织中见纤维组织呈"舌状"增生，浸润性生长，破坏小叶结构（A、B）；束状纤维组织呈束状，穿插于小叶及腺管之间，增生的成纤维细胞界限不清，细胞核呈梭形，胞质红染，细胞形态温和（C，D）。免疫组化染色显示：β–catenin（细胞核及细胞质）（E）及 CD34（F）梭形细胞呈阳性

（二）肌纤维瘤病

病例 18

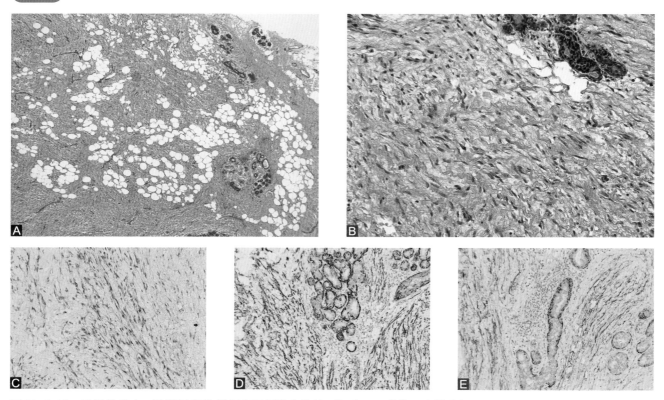

图 21-2-18　肌纤维瘤病。乳腺及脂肪组织中可见增生的梭形细胞，呈片状浸润性生长，可见小叶结构，梭形细胞胞质嗜伊红染色，形态介于纤维细胞、平滑肌细胞之间，细胞核染色质较稀疏，可见 1~2 个小核仁，无明显异型性，间质内可见粗大胶原束，扭曲或波浪状（A、B）。免疫组化染色显示：β-catenin（细胞核及细胞质）（C）、SMA（D）及 CD10（E）梭形细胞呈阳性

病例 19

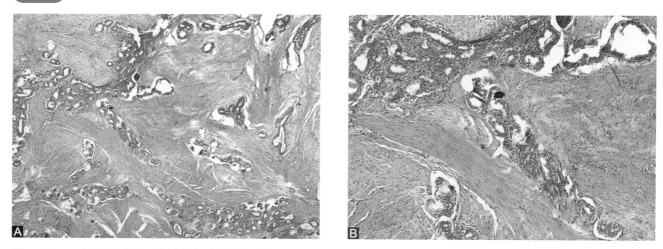

图 21-2-19　肌纤维瘤病。乳腺组织内纤维组织增生，呈浸润性生长，围绕、分割、挤压乳腺组织，使乳腺组织结构紊乱（A、B）

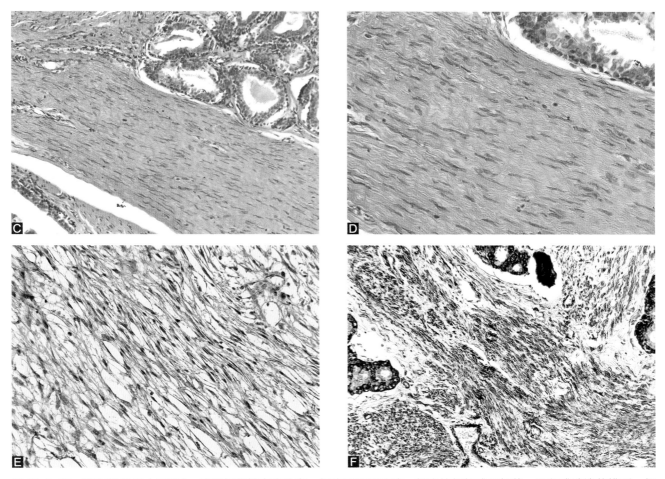

图 21-2-19　肌纤维瘤病（续图）。梭形细胞较密集分布，细胞质界限不清，细胞核细长或呈杆状，平行或波浪状排列，偶见核分裂象，细胞无异型性（C、D）。免疫组化染色显示：β-catenin（细胞核）（E）及 SMA（F）梭形细胞呈阳性

七、孤立性纤维性肿瘤

乳腺孤立性纤维性肿瘤（solitary fibrous tumor）极为罕见，可能起源于表达 CD34 抗原的树突状间质细胞，WHO 乳腺肿瘤分类将其归于成纤维细胞 / 肌成纤维细胞肿瘤。免疫组化染色，CD34 及 STAT6 呈阳性。

病例 20

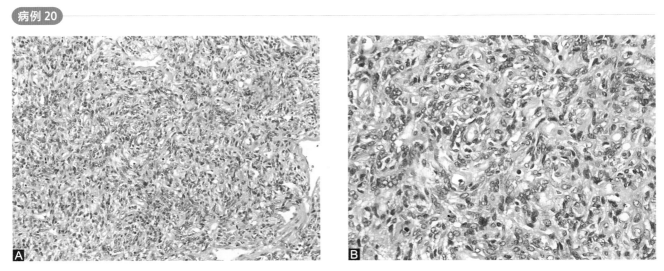

图 21-2-20　孤立性纤维性肿瘤，中间型。肿瘤由细胞丰富区和稀疏区交替构成，呈无结构性或无模式性生长（A）；肿瘤细胞呈短梭形，细胞质少，细胞核呈空泡状，染色质均匀，可见小核仁，核分裂象罕见，无明显异型性，（B、C）

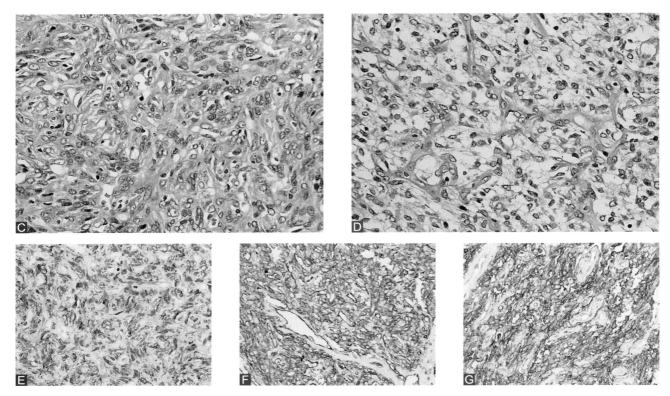

图 21-2-20　孤立性纤维性肿瘤，中间型（续图）。肿瘤组织内可见较多分枝状薄壁小血管，呈鹿角样，肿瘤细胞围绕小血管分布，这种结构曾被认为是血管外皮瘤的特征（D）。免疫组化染色显示：bcl-2（E）、CD34（F）及 CD99（G）肿瘤细胞呈阳性

八、肌成纤维细胞肿瘤

乳腺肌成纤维细胞肿瘤（myofibroblastic tumors）起源于乳腺组织中的肌成纤维细胞及肌样细胞，包括良性、非典型性及恶性谱系性病变。均需与化生性癌做鉴别。

（一）肌成纤维细胞瘤

乳腺肌成纤维细胞瘤（myofibroblastoma）形态学复杂、变化多样，除典型类型外还有许多形态学亚型，如富于细胞亚型、上皮细胞样亚型、蜕膜样亚型、脂肪瘤样亚型、胶原化亚型及黏液样亚型等。对大多数典型肌成纤维细胞瘤进行病理诊断通常不困难，但这些少见的形态学亚型的诊断，对病理医师无疑是一个挑战。

病例 21

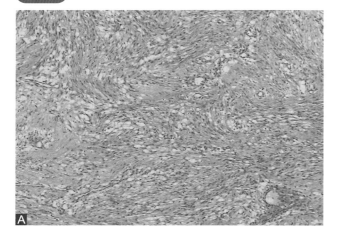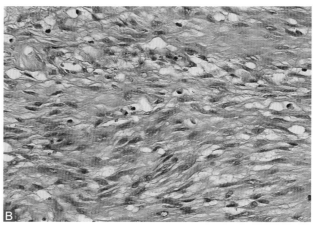

图 21-2-21　肌成纤维细胞瘤。肿瘤由梭形细胞构成，呈束状杂乱分布，肿瘤细胞胞质较丰富，呈嗜酸性，界限不清，细胞核呈卵圆形、长圆形或波浪状，染色质较细，有清楚的小核仁（A、B）

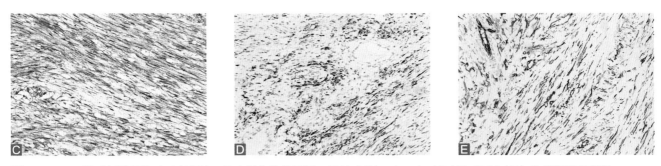

图 21-2-21 肌成纤维细胞瘤（续图）。免疫组化染色显示：SMA（C）、desmin（D）及 CD34（E）肿瘤细胞呈阳性

病例 22

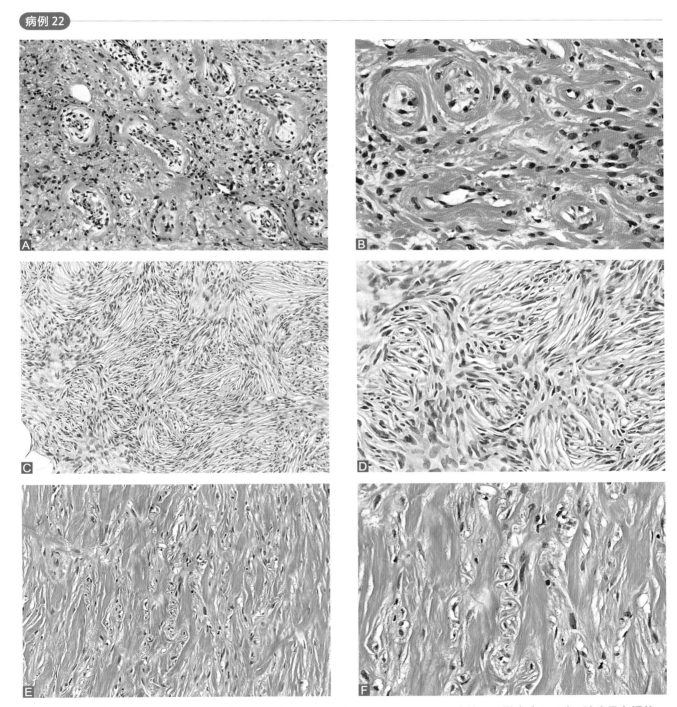

图 21-2-22 肌成纤维细胞瘤。图为 3 个病例组合。肿瘤富于小血管，梭形细胞沿血管周围增生（A、B）；肿瘤呈车辐状，梭形细胞呈束状排列（C、D）；肿瘤呈瘢痕样，上皮样细胞于粗大胶原纤维之间呈单个或小簇状分布（E、F）

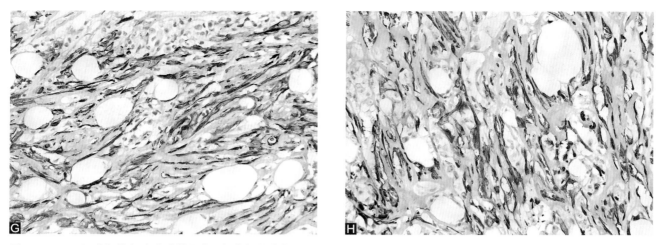

图 21-2-22　肌成纤维细胞瘤（续图）。免疫组化染色显示：SMA（G）及 desmin（H）肿瘤细胞呈阳性

病例 23

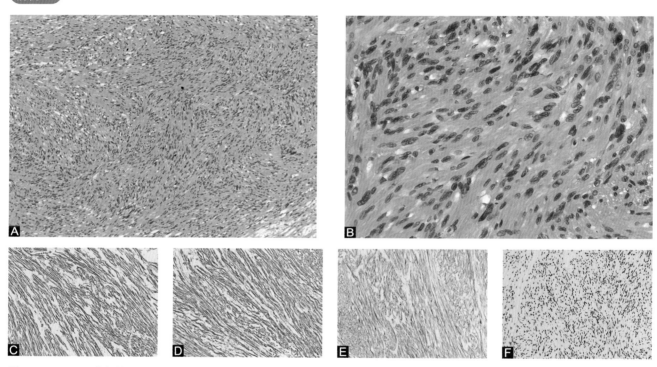

图 21-2-23　肌成纤维细胞瘤。肿瘤细胞呈梭形，细胞质较丰富，嗜伊红染色，界限不清，细胞核呈长圆形、杆状，染色质较细，有的可见小核仁，细胞无明显异型性（A、B）。免疫组化染色显示：SMA（C）、caldesmon（D）、AE1/AE3（E）及 ER（F）肿瘤细胞呈弥漫阳性

（二）非典型肌成纤维细胞瘤

在 WHO 乳腺肿瘤分类及传统乳腺病理学书籍中，并没有非典型肌成纤维细胞瘤（atypical myofibroblastoma）的内容。但在实际工作中，某些肌成纤维细胞瘤形态学不典型，但达不到诊断恶性肌成纤维细胞瘤的标准，我们称为非典型肌成纤维细胞瘤。

病例 24

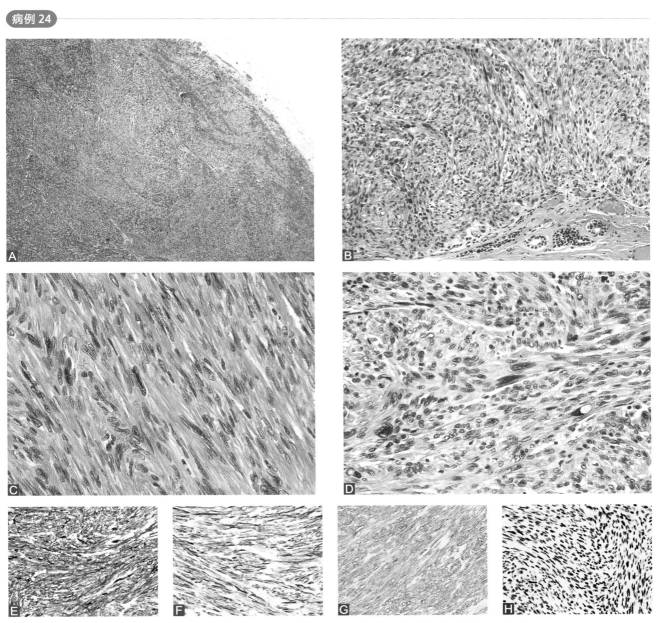

图 21-2-24　非典型肌成纤维细胞瘤。肿瘤呈结节状，肿瘤富于细胞，密集分布，边缘区有出血，边界清楚。肿瘤挤压乳腺组织，但不破坏乳腺结构（A、B）；肿瘤细胞呈梭形，细胞质较丰富，嗜伊红染色，界限不清，细胞核呈长圆形、杆状或不规则，染色质较细，有的核深染，有的可见小核仁，部分肿瘤细胞有多形性，细胞核大、不规则，染色深，个别见核内包涵体，核分裂象罕见，细胞有非典型性（C、D）。免疫组化染色显示：CD34（E）、desmin（F）、SMA（G）及 ER（H）肿瘤细胞呈阳性

（三）炎性肌成纤维细胞瘤

乳腺炎性肌成纤维细胞瘤（inflammatory myofibroblastic tumor）是一种中间型纤维 - 肌成纤维细胞肿瘤，通常有明显淋巴、浆细胞浸润。

病例 25

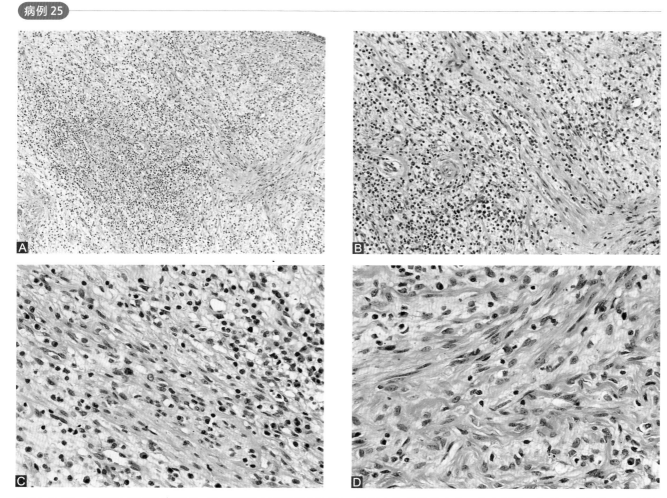

图 21-2-25　炎性肌成纤维细胞瘤。乳腺组织中可见界限不清、以炎症为背景的病变，有大量淋巴细胞、浆细胞及嗜酸性粒细胞在间质内浸润，其中混有增生的梭形细胞，细胞核呈梭形－胖梭形，染色质呈细颗粒状，可见小核仁，细胞质界限不清，细胞异型性不明显（A、D）。此例免疫组化染色，SMA、ALK 及 ER 梭形细胞呈阳性，CK 及 p63 呈阴性

（四）肌成纤维细胞肉瘤

乳腺肌成纤维细胞肉瘤（myofibroblastic sarcoma）极为罕见。

病例 26

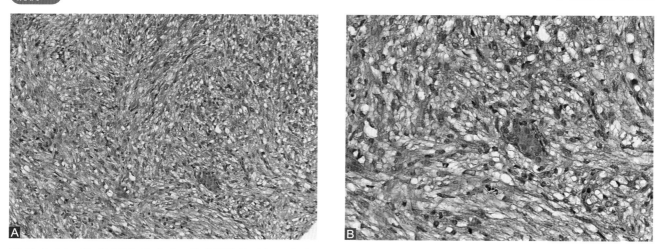

图 21-2-26　肌成纤维细胞肉瘤。肿瘤浸润性生长，由梭形细胞构成，杂乱束状排列，细胞质较丰富，嗜伊红色，细胞核呈梭形或卵圆形，部分核染色深，不规则，可见较多核分裂象，细胞具有中度异型性（A、B）

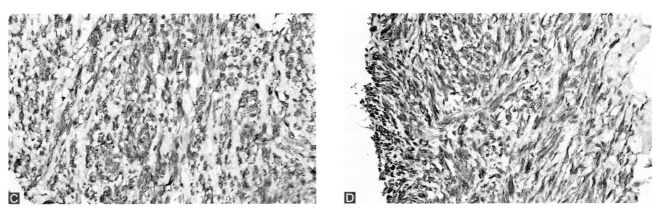

图 21-2-26 肌成纤维细胞肉瘤（续图）。免疫组化染色显示：SMA（C）及 desmin（D）肿瘤细胞呈阳性

病例 27

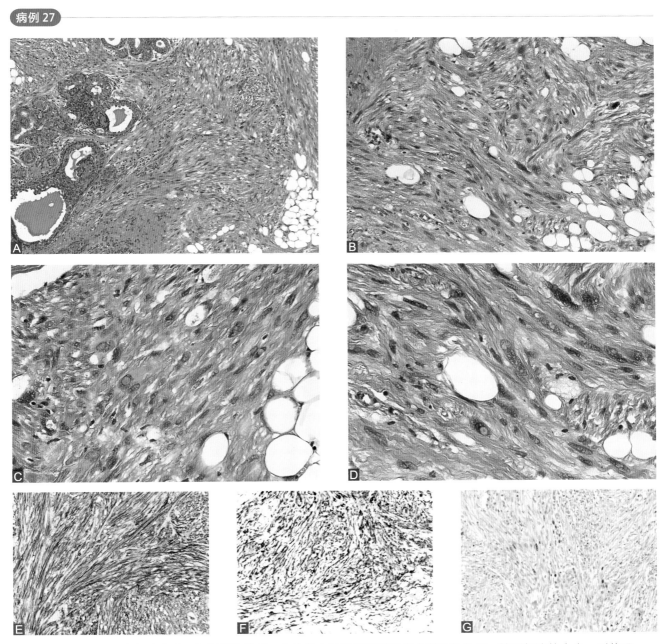

图 21-2-27 肌成纤维细胞肉瘤。梭形细胞肿瘤，在乳腺小叶间及脂肪组织内浸润性生长，梭形细胞核大小、形状不一，染色质粗糙，有的见有核内包涵体，胞质呈嗜酸性，细胞有明显多形性及异型性（A~D）。免疫组化染色显示：SMA 肿瘤细胞呈弥漫阳性（E），desmin 阳性（F），ER 散在阳性（G）

九、纤维肉瘤

乳腺纤维肉瘤（fibrosarcoma）需在排除化生性癌后才能诊断。

病例 28

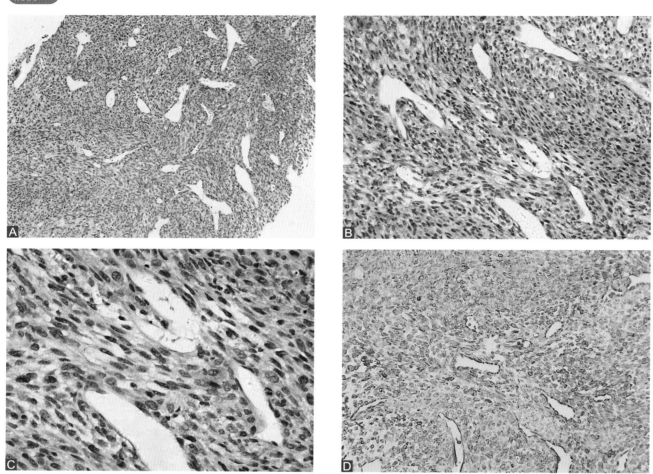

图 21-2-28　纤维肉瘤。肿瘤内富于扩张的血管，细胞形态较一致，条束状交织状排列（A）；细胞类似成纤维细胞，呈梭形，细胞界限不清，细胞核染色质较粗，核分裂象易见，细胞有明显异型性（B、C）。免疫组化染色显示：vimentin 肿瘤细胞呈阳性（D）

第三节　外周神经肿瘤

发生于乳腺的外周神经肿瘤（peripheral nerve tumors）十分罕见，本节主要叙述神经纤维瘤病（neurofibromatosis）、恶性周围神经鞘瘤（malignant peripheral nerve sheath tumor）及颗粒细胞瘤（granular cell tumor）。

一、神经纤维瘤病

病例 1

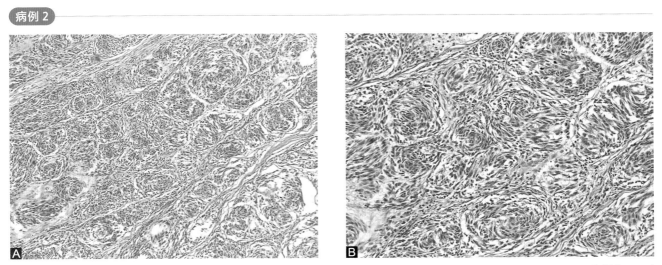

图 21-3-1　神经纤维瘤病。患者女性，58 岁，查体发现右侧乳头旁隆起性肿物，患者自幼全身布满结节，大如葡萄，小如绿豆，伴全身皮肤多处色素斑（"牛奶咖啡斑"），其外公和弟弟亦有类似情况。镜下可见：肿瘤位于真皮及脂肪组织内，界限不清（A、B）；肿瘤细胞呈梭形，局部累及乳腺组织，其内可见残存的小腺管（C）；肿瘤细胞边界不清，细胞质淡嗜伊红染色，细胞核染色较深，两端尖，波浪状或弯曲状，异型性不明显（D）

二、恶性周围神经鞘瘤

病例 2

图 21-3-2　恶性周围神经鞘瘤。梭形肿瘤细胞分布紧密，成束状排列，并形成巢状、漩涡样结构，类似神经小体样（A、B）

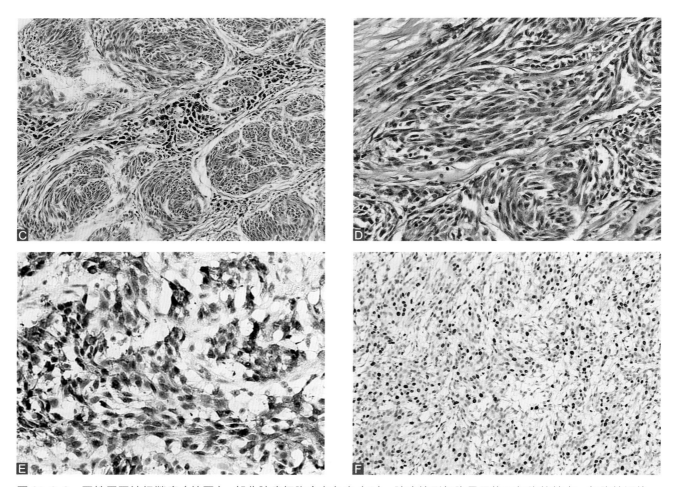

图 21-3-2　恶性周围神经鞘瘤（续图）。部分肿瘤细胞含有色素（C）；肿瘤梭形细胞显示施万细胞的特点，细胞核深染，两端钝圆或锥形，细胞质呈嗜酸性，界限不清，异型性不明显（D）。免疫组化染色显示：S-100 蛋白肿瘤细胞呈阳性（E），Ki67 增殖指数较高（F）。此例需和梭形细胞神经内分泌癌鉴别

三、颗粒细胞瘤

病例 3

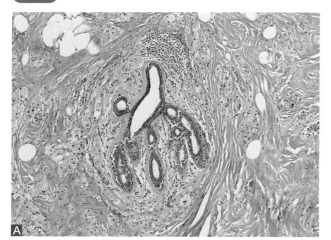
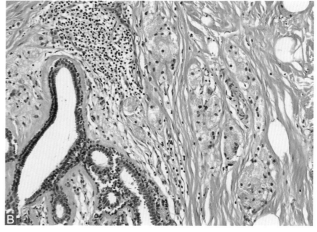

图 21-3-3　颗粒细胞瘤。肿瘤细胞排列呈巢状、条索状，在乳腺小叶间、小叶内浸润性生长，可见灶状淋巴细胞聚集（A、B）

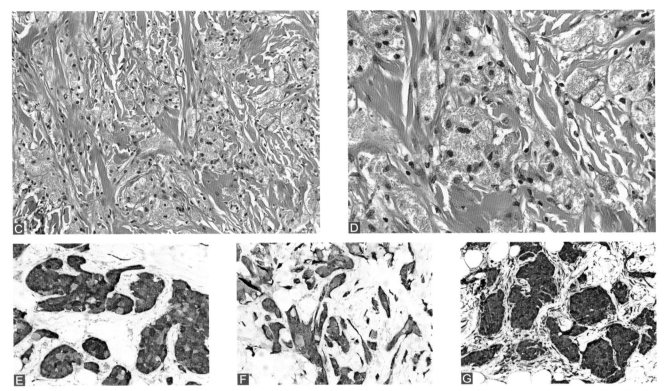

图 21-3-3　颗粒细胞瘤（续图）。肿瘤细胞呈圆形、卵圆形、多边形，部分合体状，形态不规则，细胞质丰富，呈嗜酸性颗粒状，细胞核呈圆形，体积较小，形态较一致（C、D）。免疫组化染色显示：S-100 蛋白（E）、CD56（F）和 CD68（G）肿瘤细胞呈阳性

病例 4

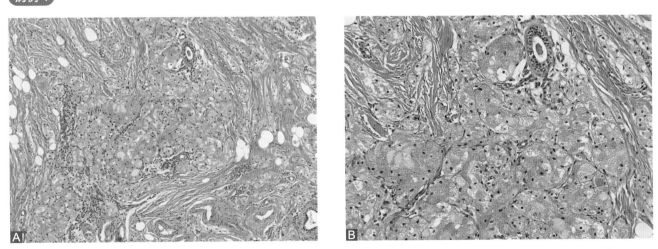

图 21-3-4　颗粒细胞瘤。肿瘤位于乳腺实质内，呈较大的巢状－片状分布，分割乳腺小叶，呈浸润性生长（A、B）

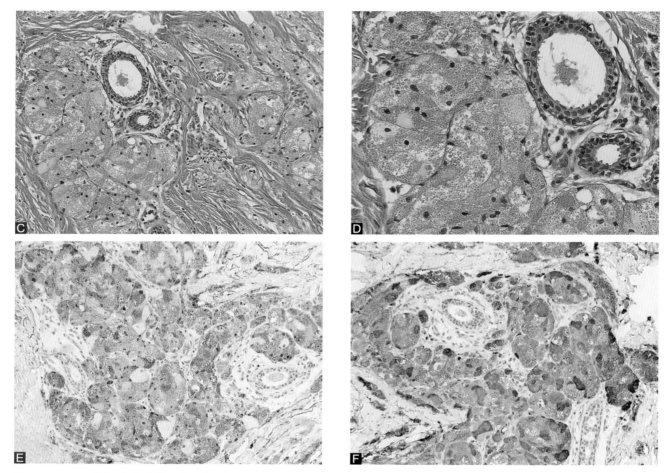

图 21-3-4　颗粒细胞瘤（续图）。肿瘤细胞呈圆形、卵圆形、多边形，界限清楚，也可边界模糊，呈合体状，肿瘤细胞胞质丰富，呈嗜酸性颗粒状，细胞核呈圆形，较小、深染，形态较一致（C、D）。免疫组化染色显示：S-100 蛋白（E）及 CD68（F）肿瘤细胞呈阳性

病例 5

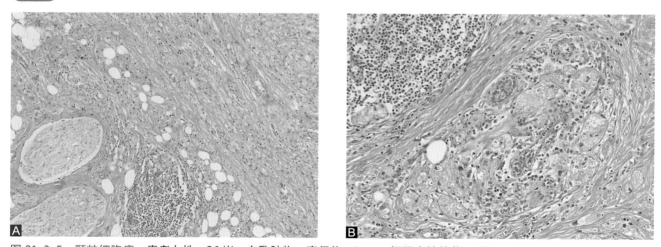

图 21-3-5　颗粒细胞瘤。患者女性，36 岁，右乳肿物，直径约 1.5 cm，切面实性结节，质硬，边界不清。镜下可见：肿瘤组织在乳腺实质内浸润性生长，包绕粗大的外周神经束，局部灶性淋巴细胞聚集（A）；肿瘤细胞呈小巢状散布于乳腺小叶内，破坏乳腺小叶结构，肿瘤细胞呈圆形、卵圆形、多边形，界限清楚，细胞质丰富，呈嗜酸性颗粒状，细胞质内可见红染球形小体（B、C）

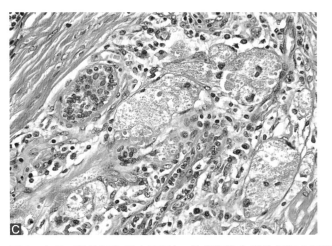

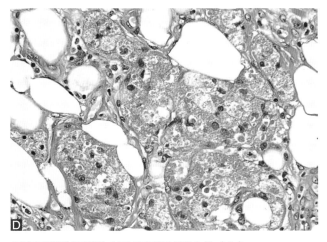

图 21-3-5　颗粒细胞瘤（续图）。肿瘤细胞在脂肪组织中浸润，细胞质嗜酸性颗粒内可见红染球形小体（D）

第四节　其他恶性间叶性肿瘤

乳腺原发性骨肉瘤（osteosarcoma）、横纹肌肉瘤（rhabdomyosarcoma）及多形性未分化肉瘤（pleomorphic undifferentiated sarcoma）等恶性间叶性肿瘤均十分罕见，只有排除化生性癌及恶性叶状肿瘤后，才能考虑。

一、骨肉瘤

病例 1

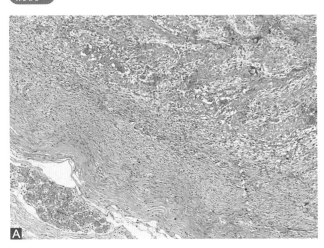

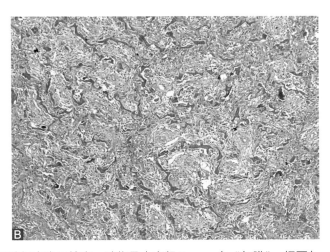

图 21-4-1　骨肉瘤。患者女性，36 岁，右侧乳腺肿物 1 周。切除标本肉眼检查：肿物最大直径 3 cm，有"包膜"，切面灰白及灰红色，实性，质地硬，有砂砾感。镜下可见：肿瘤界限清楚，纤维性包膜外有乳腺组织（A）；肿瘤细胞间有均匀红染的骨样基质，周边可见蓝染的有钙质沉积的肿瘤性骨组织（B、C）

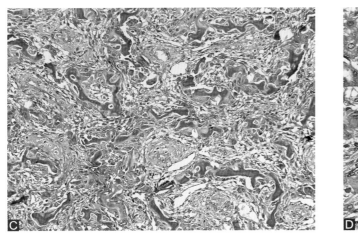
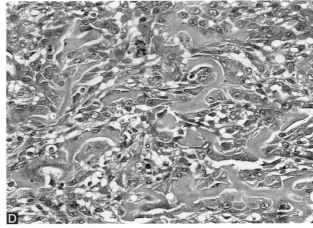

图 21-4-1　骨肉瘤（续图）。骨样组织间的肿瘤细胞呈成骨细胞样，较肥胖，细胞核呈圆形、卵圆形，染色质呈颗粒状，可见核仁，细胞质较丰富，呈双嗜性，细胞有异型性（D）

二、横纹肌肉瘤

病例 2

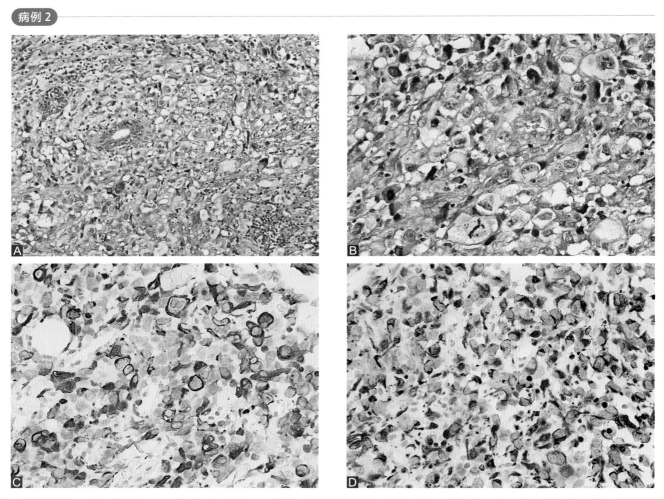

图 21-4-2　多形性横纹肌肉瘤。肿瘤细胞形态多样，在乳腺导管周围呈浸润性生长，肿瘤细胞多形性及异型性明显，可见瘤巨细胞和多核肿瘤细胞，可见病理性核分裂象（A、B）。免疫组化染色显示：desmin（C）及 myoglobin（D）肿瘤细胞呈阳性

三、多形性未分化肉瘤

病例 3

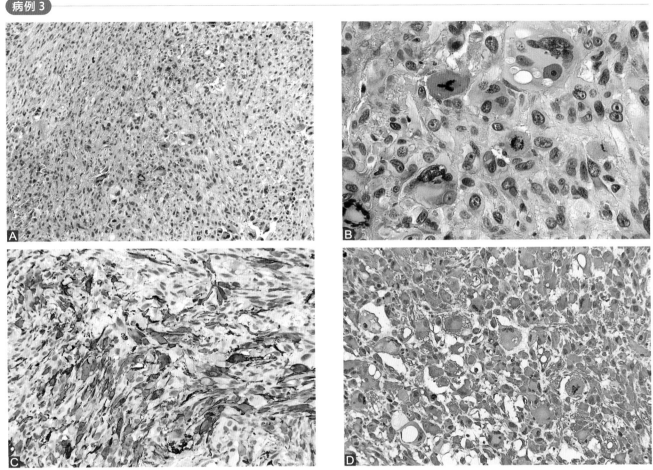

图 21-4-3　多形性未分化肉瘤。肿瘤细胞弥漫分布，杂乱无序，肿瘤细胞大小不一，单核或多核，可见清晰的大核仁，核分裂象多见，并可见多数病理性核分裂象，细胞有明显多形性及异型性，缺乏能提示分化方向的形态学线索（A、B）。免疫组化染色显示：SMA 肿瘤细胞呈局灶阳性（C），vimentin 肿瘤细胞呈弥漫阳性（D）

四、CD10 阳性的非特殊类型肉瘤

乳腺 CD10 阳性的非特殊类型肉瘤（NOS-type sarcoma with CD10 expression）是极为罕见的恶性肿瘤，组织学起源尚不清楚，形态学为无特征性，其最显著的特点是多数肿瘤细胞表达 CD10。

病例 4

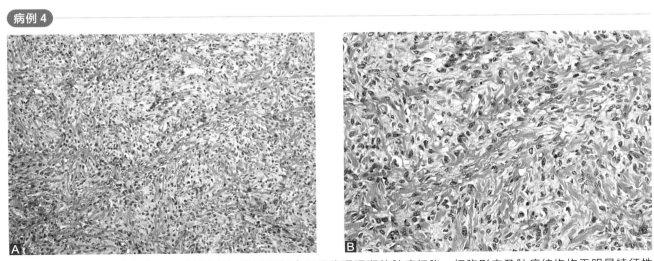

图 21-4-4　CD10 阳性的非特殊类型肉瘤。乳腺组织中可见弥漫浸润的肿瘤细胞，细胞形态及肿瘤结构均无明显特征性（A）；肿瘤细胞呈短梭形，交织排列，夹杂数量不一、粗细不等的胶原纤维（B）

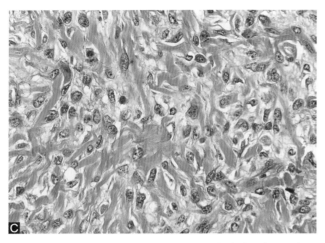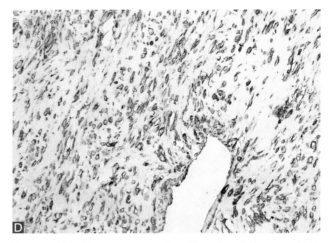

图 21-4-4　CD10 阳性的非特殊类型肉瘤（续图）。肿瘤细胞分散，黏附性较差，细胞核显示多形性，核仁清楚，可见核分裂象（C）。免疫组化染色显示：CD10 肿瘤细胞呈阳性（D）

第五节　诊断及鉴别诊断

乳腺部位的间叶组织病变/肿瘤与发生于其他部位的相应肿瘤类似，具有各自的形态学和免疫组化表型特点，其诊断标准也与发生于其他部位的相应肿瘤一致。在实际工作中，对典型病变/肿瘤做出诊断并不困难。由于这些肿瘤或非肿瘤病变发生在乳腺这个特殊的部位，因此会有一些相应的特点和一些特殊的诊断思路。乳腺癌（特别是化生性癌）及叶状肿瘤是乳腺部位的常见肿瘤，而乳腺的间叶组织病变/肿瘤相对少见，甚至罕见。癌组织在发生发展中可产生上皮间叶性转化，出现类似于间叶组织病变/肿瘤的组织学改变。叶状肿瘤是上皮间叶双相分化的肿瘤，间质的良性或恶性成分本身就是间叶组织的肿瘤。乳腺癌、叶状肿瘤与间叶组织病变/肿瘤在组织形态及免疫组化表型上存在某些交叉和重叠，在鉴别诊断时常会遇到一些问题。总的诊断及鉴别诊断思路：排除癌（特别是化生性癌）及叶状肿瘤后才能考虑间叶组织病变/肿瘤的诊断。

1. 乳腺癌是一组异质性肿瘤，化生性癌中可出现各种类似于间叶组织病变/肿瘤的形态学改变。低级别的梭形细胞化生性癌的形态可类似于肉芽组织、纤维瘤病、假血管瘤样间质增生、结节性筋膜炎、肌成纤维细胞瘤等。中-高级别的梭形细胞化生性癌类似于反应性纤维-肌成纤维细胞增生、纤维肉瘤、平滑肌肉瘤、肌成纤维细胞肉瘤等。伴间叶分化的化生性癌也可出现骨肉瘤、软骨肉瘤、多形性横纹肌肉瘤及多形性未分化肉瘤样成分（很少出现脂肪肉瘤成分）。某些低分化鳞状细胞癌可呈血管肉瘤样。梭形细胞神经内分泌癌可与外周神经肿瘤类似。组织细胞样癌可类似组织细胞、肌样细胞或颗粒细胞瘤细胞。浸润性小叶癌可和淋巴造血系统肿瘤相似。某些化生性癌可完全呈肉瘤样。免疫组化染色显示，某些乳腺癌 vimentin、S-100 蛋白、SMA 等可呈阳性，少数间叶组织肿瘤（如肌成纤维细胞瘤、多形性未分化肉瘤、脂肪肉瘤等）可有 CK 表达。形态学和免疫组化表型的某些重叠，会增加鉴别诊断的难度。实际工作中遇到需要鉴别的病例一定要多取材，如果发现导管内肿瘤性增生或浸润性癌病变（尽管很少），均支持是乳腺癌。CK 免疫组化染色，某些化生性癌可能只表达一种角蛋白，也可能只有局灶阳性，因此，有必要选择一组 CK（包括广谱、低分子量及高分子量 CK）及 p63 标记物。间叶性肿瘤表达 CK，通常仅为局灶性，p63 极少有表达，而相应间叶性标记物常呈更强和弥漫性阳性。

2. 叶状肿瘤的间质具有异质性，可以表现为间叶性病变/肿瘤的各种形态表现，出现广泛的假血管瘤样间质增生及多量间质巨细胞等良性改变，或呈纤维肉瘤样，含有脂肪肉瘤、骨肉瘤、软骨肉瘤、多形性未分化肉瘤成分等。因为叶状肿瘤具有上皮间叶双相分化的特征，一般很少出现与间叶病变/肿瘤鉴别的情况。但少数恶性叶状肿瘤（特别是复发性恶性叶状肿瘤）中，几乎看不到上皮性成分，或仅在边缘见有裂隙状腺体。对于复发病例，要注重对初次肿瘤的临床及影像学诊断的了解，叶状肿瘤有其临床及影像学特征。腺体稀少的病例，标本需多取材，力求复查先前全部病理切片。粗针穿刺标本有限，仅取到了过度增生的区域，常见不到腺体结构、仅靠形态学及免疫组化表型是无法鉴别的。建议切除全部肿瘤，进一步全面病理评估，排除叶状肿瘤。

3. 乳腺间叶性病变 / 肿瘤可以呈上皮样，如血管内皮细胞显著增生呈簇状、巢状；间质巨细胞呈簇状假腺样分布；假血管瘤样间质增生细胞肥胖呈片状 - 巢状；颗粒细胞瘤细胞质丰富呈上皮样片状 - 巢状；上皮样血管内皮瘤有细胞质空泡，呈条索状；血管肉瘤细胞呈上皮样巢团状；上皮样肌成纤维细胞肉瘤等细胞亦呈上皮样。特别是在术中冷冻或粗针穿刺标本中，这些间叶性病变 / 肿瘤的上皮样改变均可类似浸润性癌，诊断时应注意鉴别。

4. 对于乳腺的血管病变和肿瘤的诊断，有两点已获得了共识，即①乳腺除了小叶间血管瘤外，其他良性血管肿瘤相当少见，乳腺是血管肉瘤的好发部位。②即使乳腺是血管肉瘤的好发部位，血管肉瘤又是乳腺最常见的原发肉瘤，但乳腺血管肉瘤仍占不到乳腺所有恶性肿瘤的 0.05%。了解这些，对于诊断乳腺血管病变非常重要，其诊断思路是乳腺出现血管病变或肿瘤时，应首先排除血管肉瘤。由于乳腺良性血管肿瘤少见，以往人们可能忽视了对乳腺良性血管肿瘤的诊断，认识良性血管病变和肿瘤的重要意义在于和血管肉瘤鉴别。乳腺良性血管病变和肿瘤，也可以有血管内皮细胞的显著增生，而且也会显示一定程度的非典型性，甚至出现分枝状血管，边缘亦可与周围组织交错；乳腺的高分化血管肉瘤可以形成非常良好的血管腔，内皮细胞形态温和，缺乏异型性，病变亦可比较局限。特别是粗针穿刺活检标本，可能完全无法区分良性血管病变 / 肿瘤和低级别血管肉瘤。在鉴别良恶性血管瘤时，常常把吻合性分枝状血管作为诊断血管肉瘤的重要指标，但是良性血管病变和肿瘤中的吻合性血管也并非罕见，特别是在肿瘤小于 2 cm 时，对吻合性血管做出判断要更加小心。另外，也不要将内皮细胞增生（尤其是具有非典型性）、血栓机化、穿刺或活检造成的出血坏死，以及内皮细胞的乳头状增生和梭形细胞增生等误认为是血管肉瘤的证据。

关于良性 / 非典型性血管瘤与低级别血管肉瘤的鉴别，有以下几个要点。①前者多于镜下发现，如形成肿物，直径一般小于 2 cm，且形成缓慢；后者通常有明显肿物，直径一般大于 2 cm，病变发展相对快。②前者病变界限常较清楚，呈局限性生长，缺乏破坏小叶结构或在真皮内破坏性生长；后者界限不清，常为浸润性生长，破坏小叶结构，在真皮内穿插切割胶原。③前者形成的血管互相分离，独立分布或出现简单分支；后者形成的肿瘤性血管开放，分支复杂，互相吻合交通，呈网状、迷路样。④前者缺乏乳头状内皮细胞增生，通常无或只有轻度细胞非典型性，缺乏明显核仁及核分裂；后者常有乳头状内皮细胞增生，有不同程度的细胞异型性，核仁显著，核分裂增多。⑤前者通常无血湖形成，后者常有血湖形成。⑥免疫组化染色：前者 Ki67 增殖指数低，后者高；前者 MYC 一般阴性，后者通常阳性；D2-40 非典型血管瘤常呈阳性，血管肉瘤常呈阴性。上述内容均有助于良性 / 非典型血管瘤与血管肉瘤鉴别。

血管瘤病与低级别血管肉瘤的鉴别比较困难，尤其是在粗针穿刺活检标本中。两者都可出现空腔和含红细胞的吻合分枝状血管，可以根据以下几点鉴别。①血管瘤病的血管分布均匀，形态变化较少；而分化好的血管肉瘤可见到不同类型的血管，且分布不均匀。②在低度恶性的血管肉瘤外周，其毛细血管大小的肿瘤性血管渐渐消失；而血管瘤病的外周这种血管并不会减少。③血管肉瘤侵袭到小叶内，使小叶出现明显的破坏；而血管瘤病增生的血管围绕小叶，不在小叶内生长。④血管肉瘤的内皮细胞可呈鞋钉状、微乳头状，有不同程度的异型性；血管瘤病的内皮细胞核正常，或者很难发现内皮细胞。

5. 乳腺低级别梭形细胞病变 / 肿瘤的诊断及鉴别诊断是乳腺病理学的难点和"陷阱"，因为化生性癌、叶状肿瘤和间叶组织病变 / 肿瘤，均会出现类似的低级别梭形细胞改变。面对乳腺低级别梭形细胞病变，不管细胞形态多么温和（呈肉芽组织样、瘢痕样、结节筋膜炎样，纤维瘤病样、假血管瘤样间质增生样、炎性假瘤样等），都要首先考虑到低级别梭形细胞化生性癌的可能。在鉴别诊断时，需常规进行免疫组化染色辅助诊断。必须应用一组 CK 标记物，特别是高分子量 CK（如 CK5/6、CK14 等），阳性表达是诊断低级别梭形细胞化生性癌最有力的依据。另外，低级别梭形细胞化生性癌 p63 常为阳性，而几乎所有低级别叶状肿瘤及间叶性病变 / 肿瘤均不表达 p63，因此，p63 的状况，也是鉴别诊断的重要参考指标。SOX10 在化生性癌中常有表达，而叶状肿瘤及间叶组织病变 / 肿瘤（外周神经肿瘤除外）一般均呈阴性。低级别叶状肿瘤一定会存在腺上皮成分，一般不难诊断，但粗针穿刺诊断时可能会遇到困难。

6. 在乳腺肌成纤维细胞瘤的诊断中，典型肌成纤维细胞瘤的诊断相对简单，如果梭形细胞病变有推挤性边缘，形态单一，呈短束状无序交错排列，其间穿插着瘢痕样胶原纤维，应想到乳腺肌成纤维细胞瘤的可能。免疫组化染色，desmin、CD34、ER/PR 通常阳性，SMA、bcl-2、CD10、CD99 及 caldesmon 有不同程度表达，CK、S-100 蛋白、β-catenin 及 STAT6 一般阴性。浸润性边缘、核分裂活性高（超过 3 个 /10HPF）、病理性核分裂及出现坏死不是乳腺肌成纤维细胞瘤的特征。乳腺非典型肌成纤维细胞瘤的形态学变化呈多样性，特别是粗针穿刺标本，容易和更严重的病变混淆，应该提高警惕，谨慎判断。

丁华野　袁静萍

▌章目录

乳头和乳晕构成乳头 - 乳晕复合体，皮肤表面为圆形皮肤色素加深区域，乳头位于中央，呈圆柱状突起。乳晕表面有较多小的圆形隆起，称为蒙哥马利结节（由皮脂腺和一条伴行的输乳管构成）。间质内有数条导管系统开口于乳头表面，导管周围有丰富的平滑肌束、胶原及弹力纤维，亦存有大量感觉神经末梢。表皮偶见透明细胞（透明角质细胞或 Toker 细胞，后者为腺上皮细胞）。

第一节　乳头腺瘤

2019 年 WHO 乳腺肿瘤分类将乳头腺瘤（nipple adenoma）定义为一种发生在乳头部位的良性上皮增生性病变，以形成导管样结构为特征，可累及集合管及其周围间质，以及邻近的表皮。乳头腺瘤可能起源于乳腺集合管周围的小管，通常位于乳头的浅表部位，常与表皮连续，呈局限性"浸润性"生长，但不会浸润深部乳腺组织。如果腺上皮取代鳞状上皮，皮肤表面可出现出血、炎症及糜烂。镜下表现为乳头部间质内的腺管增生伴有不同程度的导管上皮增生，形成复杂而多样的形态学改变，主要有 2 种组织学类型。①以上皮增生为主：主要是普通型导管上皮增生，出现乳头状、微乳头状、实性乳头状、筛孔状及实性结构。②以腺管增生为主：主要是腺管增生及硬化性改变。乳头腺瘤常伴有腺鳞上皮巢、鳞状上皮化生及角质囊肿形成。表皮内常有 Toker 细胞增生。很少伴发导管原位癌及浸润性癌。

一、上皮增生为主型

病例 1

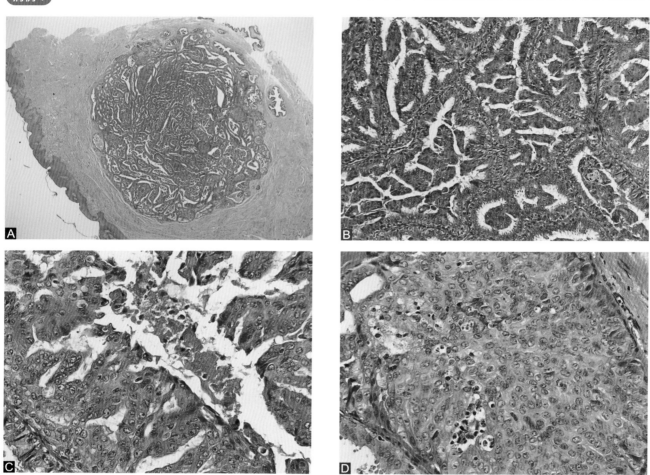

图 22-1-1　乳头腺瘤。乳头部间质内腺管增生，伴不同程度的导管上皮增生，病变较局限（A）；导管上皮呈乳头状、微乳头状增生（B）；少数导管中央可见坏死，有细胞碎片（C）；有些导管呈实性旺炽性增生，细胞呈普通型增生形态特征（D）

病例 2

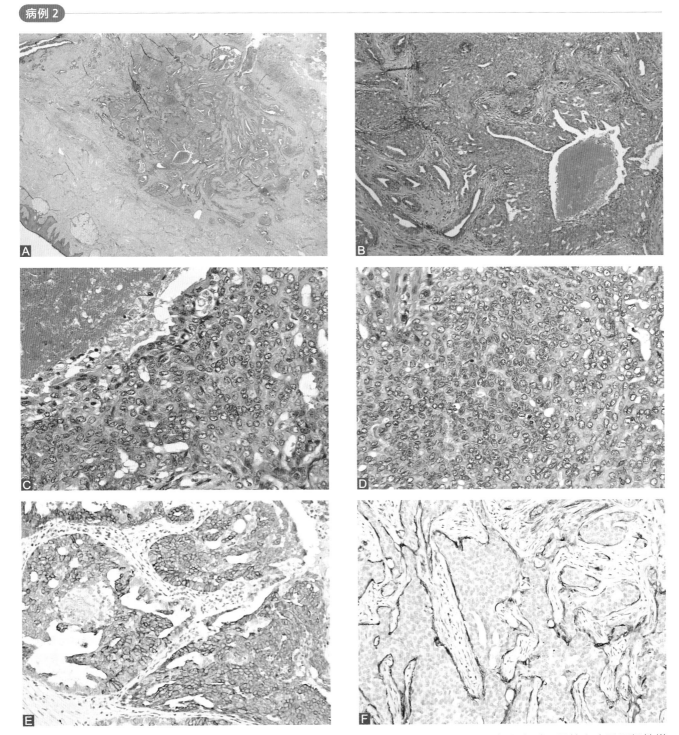

图 22-1-2　乳头腺瘤。乳头部结节性病变，界限相对清楚，腺管及导管上皮增生，排列紊乱（A）；导管上皮呈旺炽性增生，个别增生的导管中央区可见坏死（B、C）；坏死周边的细胞及旺炽性增生的导管上皮具有普通型增生形态特征（C、D）。免疫组化染色显示：CK5/6 坏死周围及邻近旺炽性导管增生的上皮细胞呈不同程度阳性（E），SMA 导管周围的肌上皮细胞呈阳性（F）

病例 3

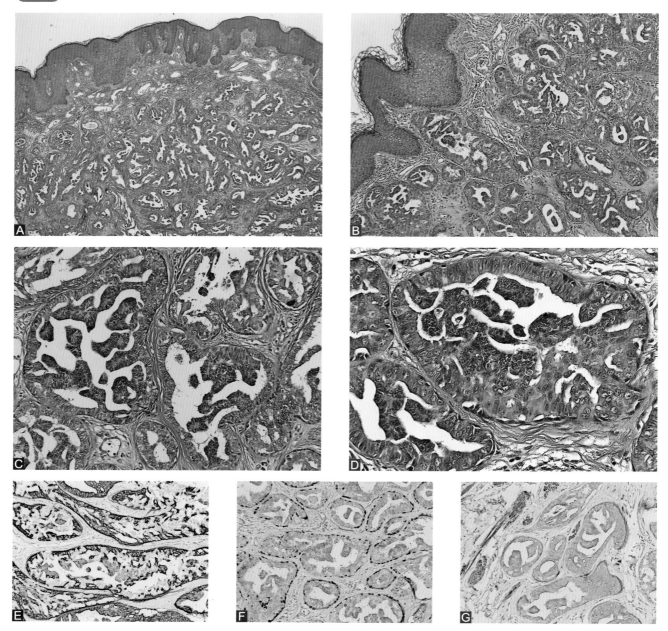

图 22-1-3　乳头腺瘤。乳头部表皮下结节性病变，导管上皮明显增生，呈乳头状、微乳头状，细胞呈普通型增生形态特征，导管中央细胞较周边细胞小，排列更为密集，细胞核染色更深，具有成熟性特征（A~D）。免疫组化染色显示：CK5/6增生上皮呈不同程度阳性，肌上皮细胞呈阳性（E），p63肌上皮细胞呈阳性（F），calponin呈阴性，平滑肌呈阳性（G）

二、腺管增生为主型

病例 4

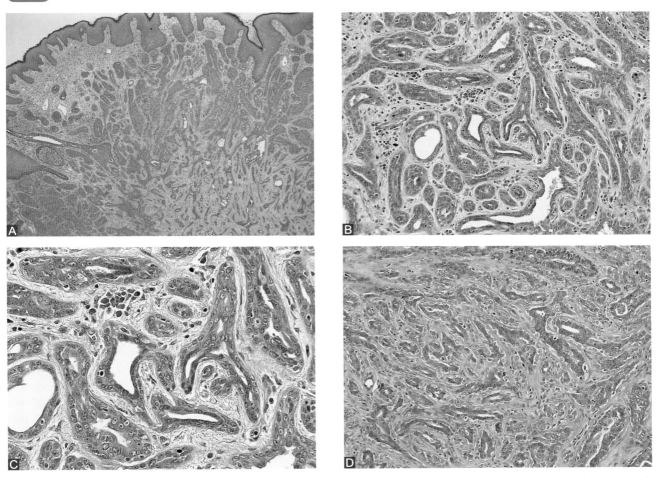

图 22-1-4　乳头腺瘤。乳头部表皮下集合管周围的腺管及上皮增生，靠近表皮区域的导管上皮呈旺炽性增生，深部更广泛区域有腺管增生（A）；增生的腺管大小不同，形状不规则，被覆腺上皮及肌上皮双层细胞，无异型性，间质内有散在淋巴、浆细胞（B、C）；有的区域肌上皮明显增生，呈腺肌上皮瘤样改变（D）

病例 5

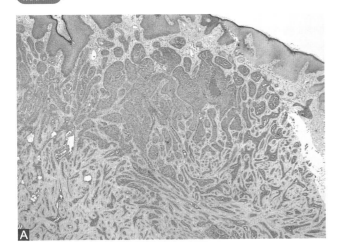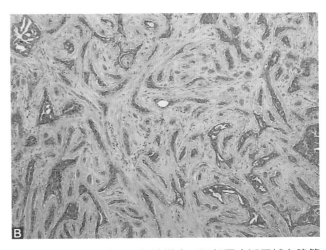

图 22-1-5　乳头腺瘤。乳头部表皮下的腺管及上皮增生，靠近表皮区域的导管上皮呈旺炽性增生，深部更广泛区域有腺管增生，呈硬化性腺病改变，近表皮侧可见 1 个导管中央有坏死（A）；深部间质纤维化硬化，其中腺管受挤压变形、扭曲，管腔狭小或闭塞，亦可见细胞簇，呈假浸润性改变（类似浸润性癌），间质内有散在淋巴、浆细胞（B~D）

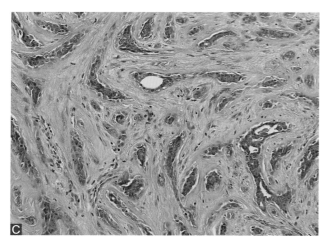
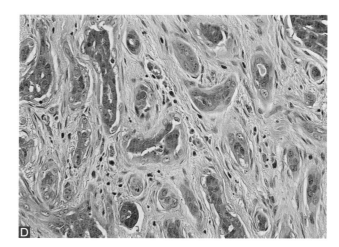

图 22-1-5　乳头腺瘤（续图）

三、鳞状上皮化生及角质囊肿

病例 6

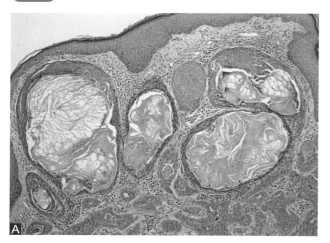
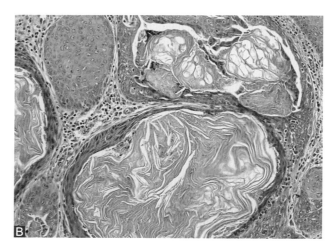

图 22-1-6　乳头腺瘤。病变内导管上皮增生及鳞状上皮化生，形成大小不等的角质囊肿，其内可见多核巨细胞，间质内有较多淋巴、浆细胞（A、B）

四、表皮腺上皮化生及糜烂

病例 7

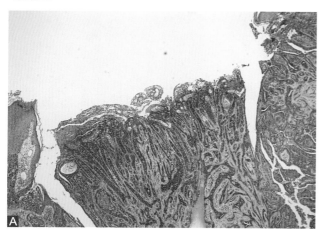
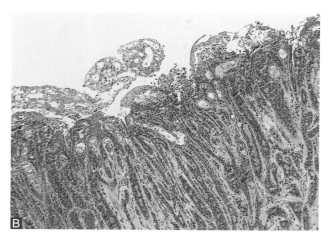

图 22-1-7　乳头腺瘤。女性，34 岁，左乳头"糜烂"，临床考虑为派杰病。镜下可见：表皮下病变内的腺管呈密集增生，垂直于表面，向上延伸至表皮，局部鳞状上皮被腺上皮替代，表皮腺上皮化生处可见残存的鳞状上皮，腺管上皮亦有增生，间质内有大量炎症细胞浸润，腺上皮表面可见增生的小血管及炎性渗出物（A~D）。临床见到的"糜烂"是表皮腺上皮化生

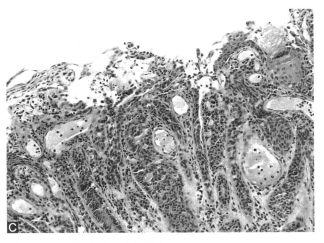

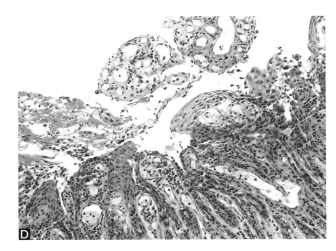

图 22-1-7 乳头腺瘤（续图）

病例 8

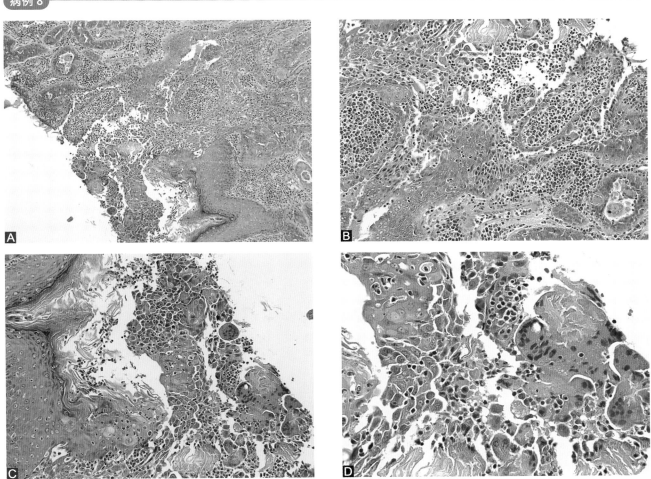

图 22-1-8 乳头腺瘤。女性，42 岁，右乳头表面渗出、糜烂，临床考虑为派杰病。镜下可见：乳头部腺瘤的腺管增生，与表面的鳞状上皮相连，此处表皮糜烂、形成缺损，间质内可见大量急慢性炎症细胞（A、B）；表面鳞状上皮松解脱落，细胞质丰富，细胞核大，核仁清楚，炎性角化物内可见多核巨细胞（C、D）

五、表皮内 Toker 细胞增生

Toker 细胞是位于乳头表皮下层的孤立性细胞，细胞为圆形或多边形，细胞质空淡，细胞核呈卵圆形，核仁小。Toker 细胞增生没有明确的定义，以下情况可考虑增生：超过 7 个 Toker 细胞群集，或10~20 个单细胞和 3~10 个细胞团，或超过 3 个 CK7 阳性的细胞团。正常 Toker 细胞经过几次重切后往往消失，而增生性 Toker 细胞经多次重切后仍存在甚至数量增加。不典型 Toker 细胞是指细胞出现不典型改变，但不足以诊断为癌。Toker 细胞免疫组化染色，CK7、EMA 和 ER/PR 呈阳性，不典型 Toker 细胞HER2 可弱着色。

病例 9

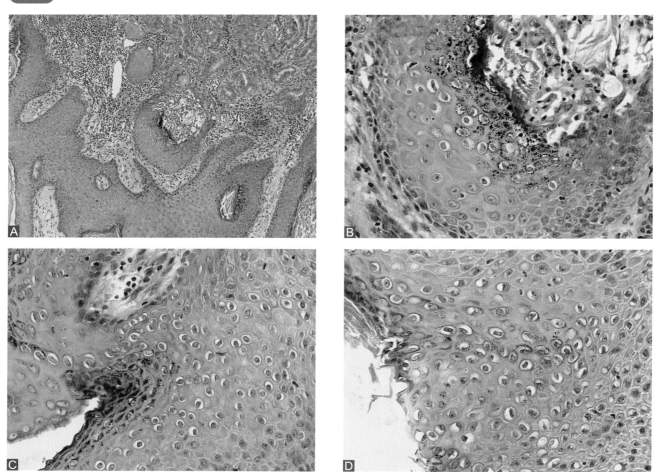

图 22-1-9　乳头腺瘤。表皮鳞状细胞增生，表皮下可见密集增生的腺管，亦可见鳞状上皮化生增生及角质囊肿，间质内有大量淋巴细胞浸润（A）；表皮及角质囊肿壁的鳞状上皮内可见增生的 Toker 细胞，细胞界限清楚，细胞质透亮，细胞核呈圆形 - 卵圆形，有小核仁，细胞形态温和，无异型性，有的细胞内外有嗜碱性颗粒（B~D）

六、乳头腺瘤伴汗管瘤样肿瘤

病例 10

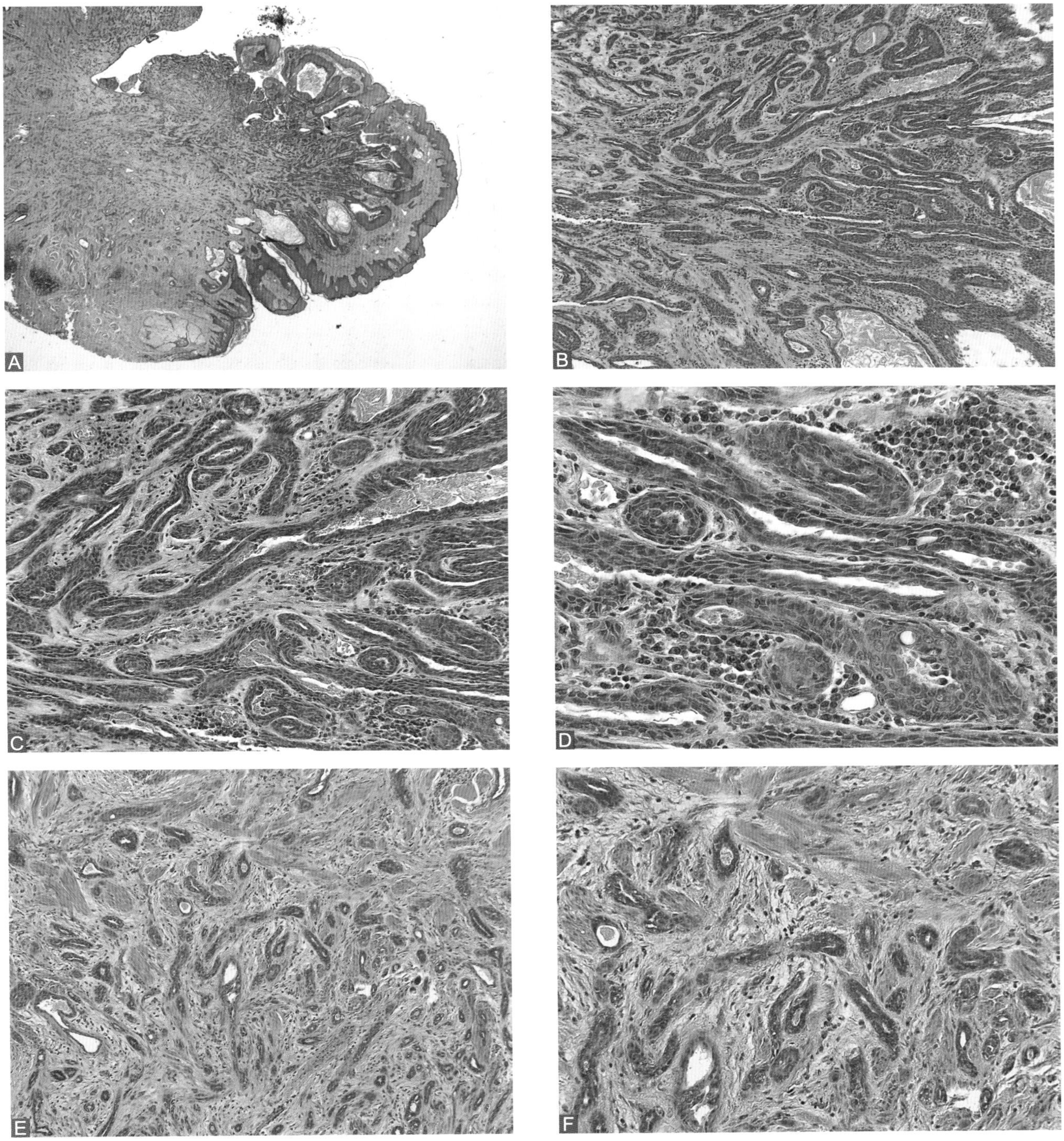

图 22-1-10　乳头腺瘤伴汗管瘤样肿瘤。乳头部病变向外呈蕈样生长，肿瘤由两种成分组成，靠近表皮的肿瘤由腺病样增生腺管组成，并向表面延伸，形成角质囊肿，肿瘤深部为增生的小管或细胞条索，呈浸润性生长（A）；近表皮侧的腺管增生，呈拉长不规则形，衬覆上皮亦有不同程度增生，间质内大量淋巴、浆细胞浸润，呈乳头部腺瘤改变（B~D）；深部增生的小管具有汗管样特征，排列紊乱，有些小管拉长、成角或"逗点"状，在平滑肌之间呈浸润性生长，有的进入平滑肌内，具有汗管瘤样肿瘤特征（E、F）

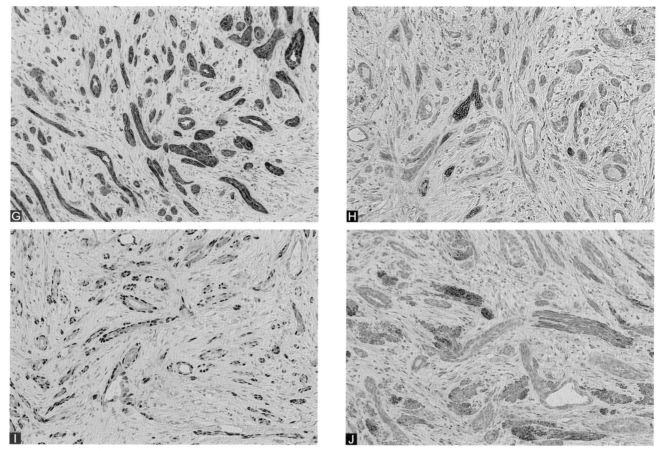

图 22-1-10 乳头腺瘤伴汗管瘤样肿瘤（续图）。免疫组化染色显示：CK5/6 浸润性生长的小管呈阳性（G），CK8/18 少数小管呈阳性（H），p63 呈阳性（I），SMA 呈阴性，平滑肌呈阳性（J）

第二节 派杰病

乳腺派杰病（Paget disease，也称佩吉特病）指乳头、乳晕区的表皮内存在恶性增生的腺上皮细胞。大多数乳腺派杰病是导管原位癌细胞由下而上延伸至表皮，并在表皮内播散，亦可浸润至表皮下。部分为浸润性癌累及表皮所致。少数派杰病没有导管原位癌及浸润性癌，有人认为表皮内的派杰细胞可能来源于Toker 细胞。免疫组化染色，派杰细胞通常 CK7（或 CK8/18）、CEA 及 HER2 呈阳性。

一、典型派杰病

病例 1

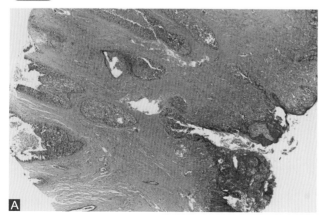
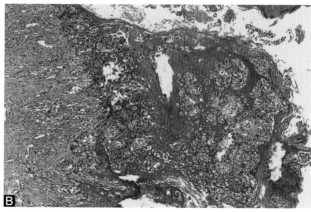

图 22-2-1 典型派杰病。导管原位癌细胞沿大导管上行累及乳头表皮（A、B）

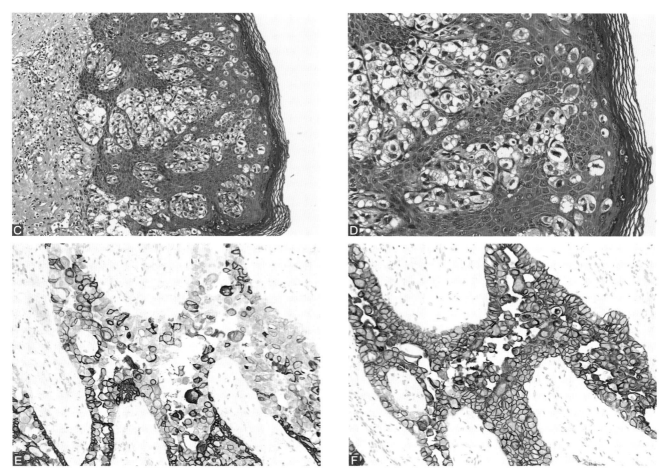

图 22-2-1 典型派杰病（续图）。表皮全层可见簇状 - 巢状或散在分布的肿瘤细胞，细胞体积大，界限清楚，细胞质丰富淡染，细胞核大、不规则，可见核仁，细胞异型性明显（C、D）。免疫组化染色显示：CK8/18（E）和 HER2（F）派杰样细胞呈阳性

病例 2

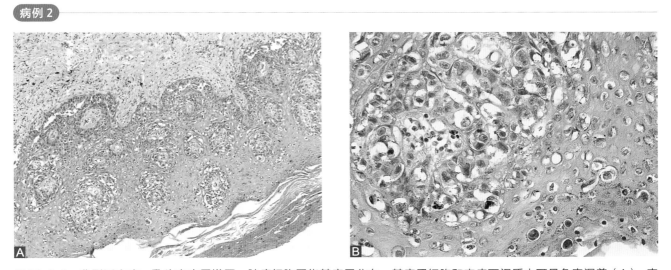

图 22-2-2 典型派杰病。乳头表皮层增厚，肿瘤细胞围绕基底层分布，基底层细胞和表皮下间质内可见色素沉着（A）；表皮内肿瘤细胞界限清楚，细胞质丰富，空淡或呈嗜酸性，细胞核大，不规则，染色质呈颗粒状，核仁清楚，呈单个或小簇状分布（派杰样细胞），类似于非典型增生的 Toker 细胞（B，C）

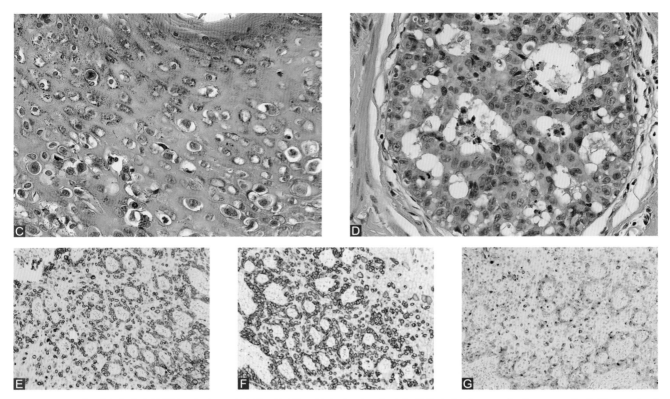

图 22-2-2　典型派杰病（续图）。深部可见高级别导管原位癌（D）。免疫组化染色显示：CK7（E）、HER2（F）及 CEA（G）派杰样细胞呈阳性

病例 3

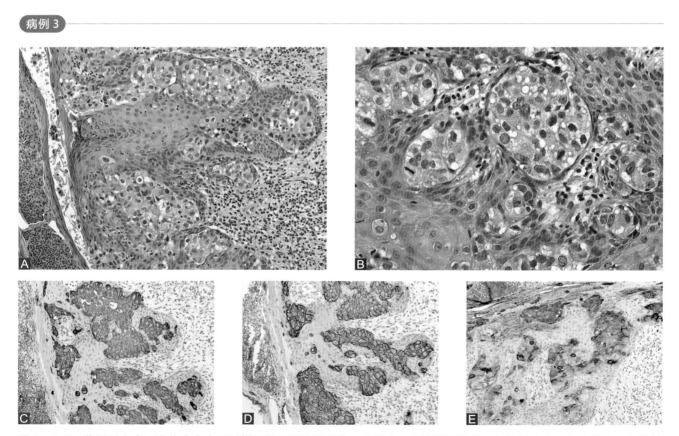

图 22-2-3　典型派杰病。乳头表皮内可见巢团状异型肿瘤细胞，体积大，细胞界限清楚，细胞质丰富，内有空泡，细胞核大，形状不规则，核仁清楚，核分裂象易见，表皮的表面附着炎性渗出物及角化物，表皮下淋巴、浆细胞浸润（A、B）。免疫组化染色显示：CK7（C），HER2（D），CEA（E）派杰样细胞呈阳性

二、派杰病伴真皮带状淋巴细胞浸润

病例 4

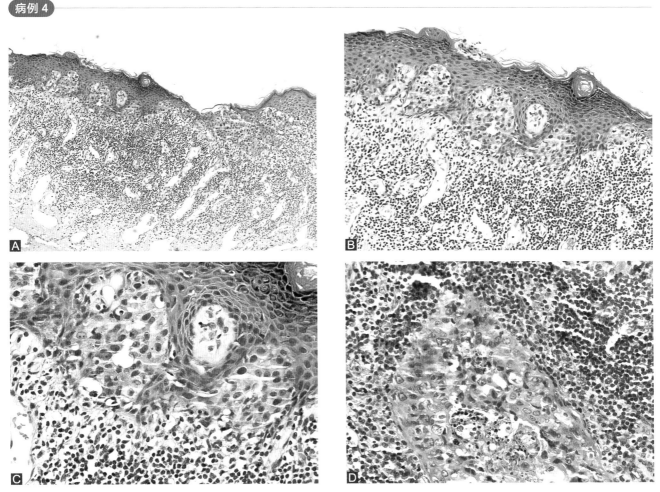

图 22-2-4　派杰病伴真皮带状淋巴细胞浸润。乳头表皮基底部可见团巢状异型肿瘤细胞，表皮下有大量淋巴细胞浸润及毛细血管扩张（A）；肿瘤细胞大，细胞质淡染，细胞核大、不规则，染色质呈颗粒状，核仁清楚，可见核分裂象（B、C）；深部可见高级别导管原位癌，管周有淋巴细胞浸润（D）

三、天疱疮样派杰病

病例 5

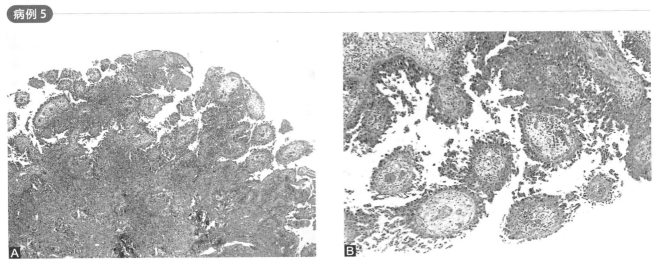

图 22-2-5　天疱疮样派杰病。乳头表皮棘突侧松解，形成绒毛状结构，呈天疱疮样改变（A、B）

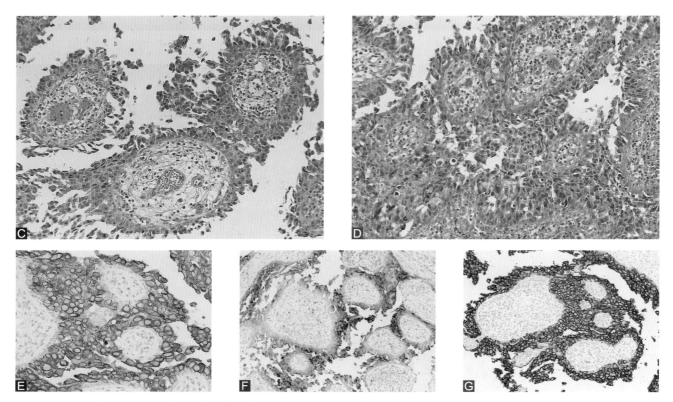

图 22-2-5 天疱疮样派杰病（续图）。绒毛表面的肿瘤细胞有明显异型性，核分裂象易见（派杰样细胞），肿瘤细胞及间质内有炎症细胞浸润（C，D）。免疫组化染色显示：CK7（E）、CEA（F）及 HER2（G）派杰样细胞呈阳性

四、色素痣样派杰病

病例 6

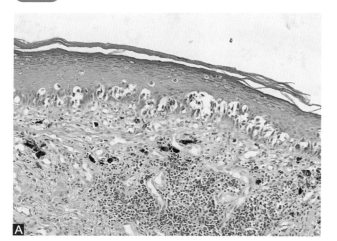 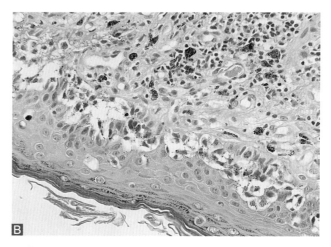

图 22-2-6 色素痣样派杰病。患者女性，35 岁，右侧乳头变黑，临床诊断为交界痣。镜下可见：沿表皮基底部分布的小巢状异型细胞，细胞较大，细胞质透亮，细胞核大，呈圆形，染色质呈颗粒状，核仁清楚，表皮上部亦可见散在分布的类似细胞，部分细胞的胞质内含有黑色素颗粒，真皮浅层可见带状淋巴细胞浸润，并可见黑色素沉着（A，B）。此例免疫组化染色显示：异型细胞 CK7、CEA 及 HER2 呈阳性，HMB45 呈阴性。形态需和交界痣及黑色素肿瘤进行鉴别

五、鲍温病样派杰病

病例 7

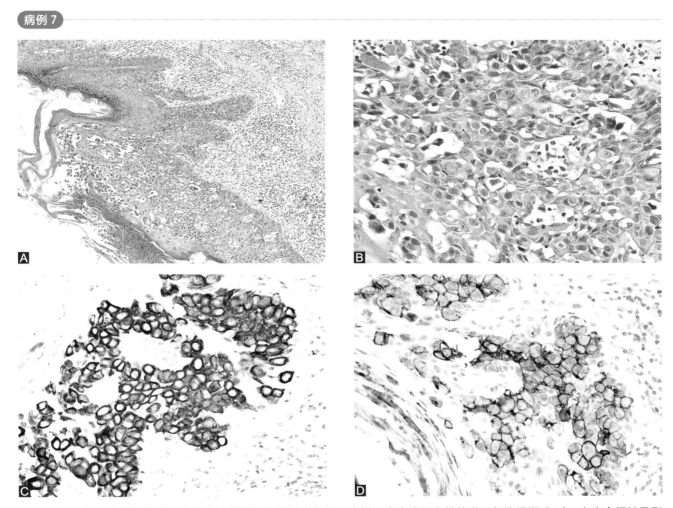

图 22-2-7　鲍温病样派杰病。乳头表皮增厚，表面过度角化、糜烂，真皮浅层有带状淋巴细胞浸润（A）；表皮全层被异型性明显的肿瘤细胞占据，形态类似鲍温病（B）。免疫组化染色显示：CK8/18 派杰样细胞呈弥漫阳性（C），HER2（3+）（D）

六、派杰病伴真皮内浸润

病例 8

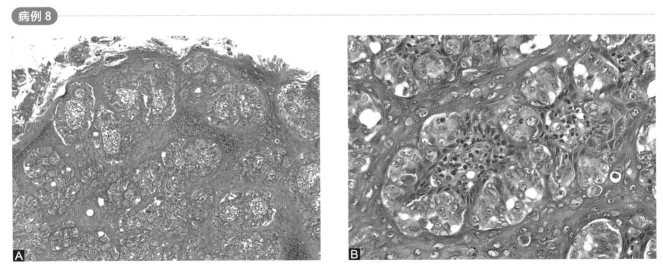

图 22-2-8　派杰病伴真皮内浸润。乳头表皮明显增厚，表面角化过度，附着有退变组织及炎性渗出物，基底侧可见呈团巢状分布的肿瘤细胞，体积大、形状各异，细胞核大、不规则，染色质粗，核仁明显，核分裂象易见，有显著异型性（A、B）

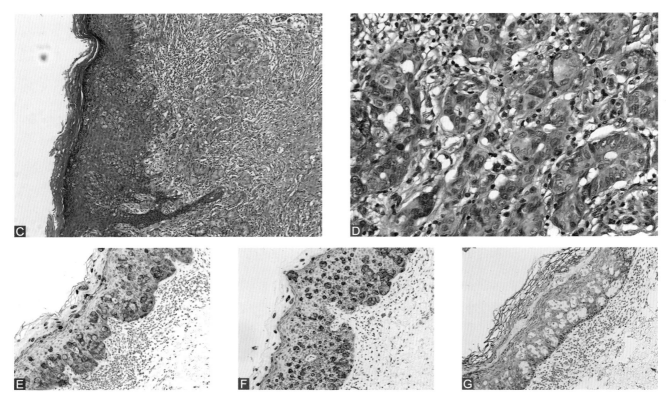

图 22-2-8　派杰病伴真皮内浸润（续图）。表皮下有带状浸润的癌细胞，与表皮肿瘤细胞移行过渡，形态类似，间质呈反应性改变（C、D）。免疫组化染色显示：CEA（E）及 EMA（F）表皮内派杰细胞呈阳性，鳞状上皮呈阴性，CK5/6 表皮内派杰细胞呈阴性，鳞状上皮呈阳性（G）

第三节　乳头汗管瘤样肿瘤

　　乳头汗管瘤样肿瘤（syringomatous tumor of the nipple）是一种发生于乳头、乳晕区，具有汗管分化特征（腺鳞样）的浸润性生长的良性肿瘤。肿瘤有局部复发倾向，但不会发生转移。镜下可见浸润性小管呈"逗点"状或蝌蚪状，亦可呈实性细胞条索状。免疫组化染色 CK5/6 和 p63 通常阳性（不一定代表肌上皮），其他肌上皮细胞标记物常呈阴性，CK8/18 及 ER 可呈局灶阳性。

病例 1

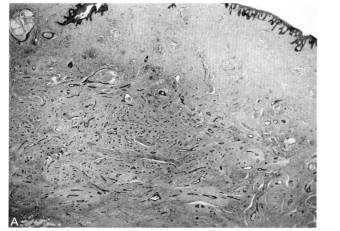
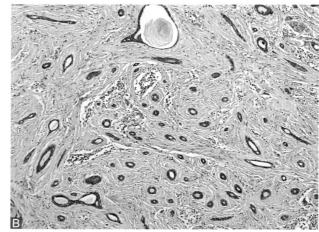

图 22-3-1　乳头汗管瘤样肿瘤。乳头表皮下病变，界限相对清楚，离表皮有一定距离，间质内可见小腺管弥漫分布，浸润性生长，小腺管排列紊乱，有的呈"逗点"状或蝌蚪状，病变表层可见小的角质囊肿（A、B）

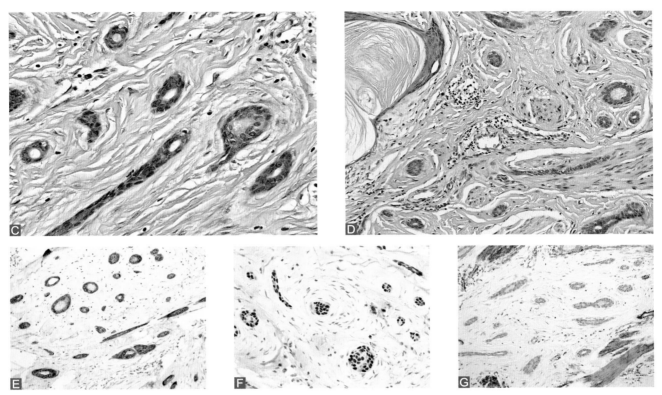

图 22-3-1 乳头汗管瘤样肿瘤（续图）。小管周围间质纤维化及玻璃样变性，平滑肌内可见拉长、管腔闭塞的小管，小腺管及实性细胞条索具有汗管样特征，细胞无异型性，内有灶状淋巴细胞（C、D）。免疫组化染色显示：CK14（E）及 p63（F）汗管样小管呈阳性，SMA 呈阴性，平滑肌呈阳性（G）

病例 2

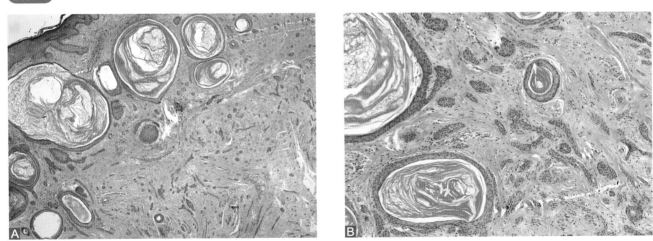

图 22-3-2 乳头汗管瘤样肿瘤。乳头表皮下间质内不规则细胞条索及实性上皮细胞巢呈浸润性生长，靠近表皮处有多个角质囊肿形成（A）；玻璃样变性的间质内及平滑肌之间可见实性细胞巢或细胞条索，有的进入平滑肌内（B）

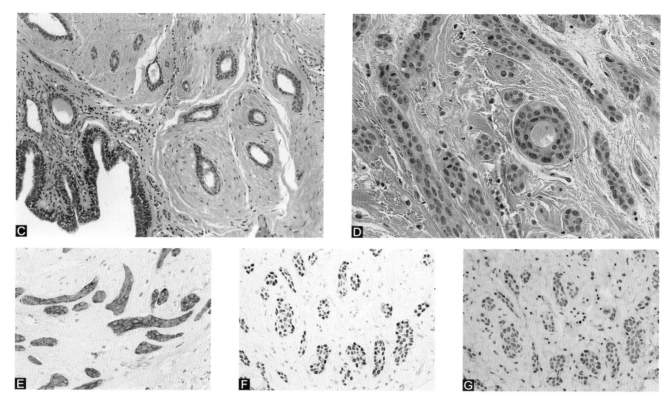

图22-3-2　乳头汗管瘤样肿瘤（续图）。大导管旁可见开放性小管呈"逗点"状或蝌蚪状，小管周围间质呈纤维瘤病样增生（C）；间质内浸润的实性细胞条索及小管具有汗管样特征，细胞异型性不明显，可见核分裂象（D）。免疫组化染色显示：CK5/6（E）及p63（F）汗管样小管及细胞巢呈阳性，ER呈阴性（G）。此病例SMA及calponin亦呈阴性

病例 3

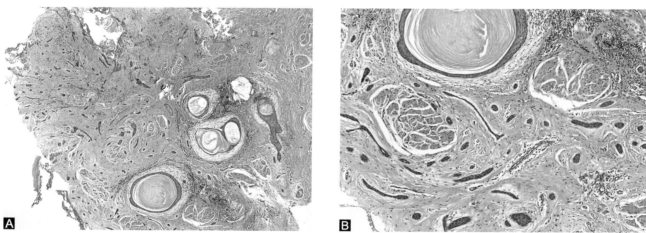

图22-3-3　乳头汗管瘤样肿瘤。肿瘤位于乳头部，表皮脱落，间质内可见不规则的实性上皮细胞巢及细胞条索，有角质囊肿形成，间质内可见局灶性淋巴细胞浸润（A、B）

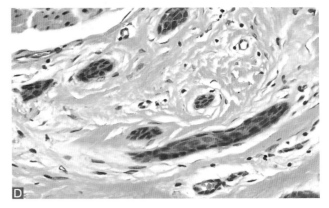

图 22-3-3　乳头汗管瘤样肿瘤（续图）。实性上皮细胞巢及条索围绕平滑肌束在胶原化间质内呈浸润性生长，细胞形态温和，有少量嗜酸性细胞质和规则的圆形细胞核（C、D）

病例 4

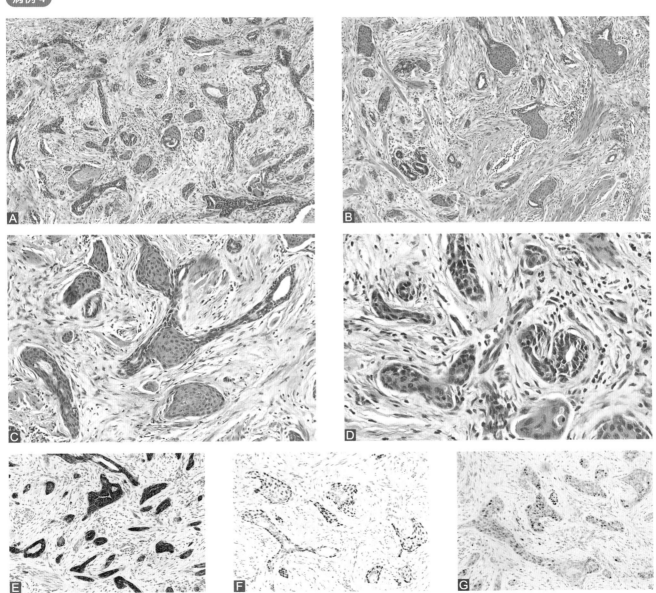

图 22-3-4　乳头汗管瘤样肿瘤。乳头部肿瘤，间质内可见大小、形状不同的腺管及鳞状细胞巢围绕平滑肌束呈浸润性生长，亦有较多炎症细胞（A、B）；小腺管鳞状细胞化生，腺上皮与鳞状细胞之间有移行过渡（C）；小管及实性细胞条索具有腺鳞状特征，呈汗管样形态改变，间质内有较多淋巴细胞（D）。免疫组化染色显示：CK5/6（E）及 p63（F）汗管样小管及鳞状细胞呈阳性，ER 部分呈阳性（G）

第四节　发生于乳头部的癌

一、输乳管鳞状细胞癌

病例 1

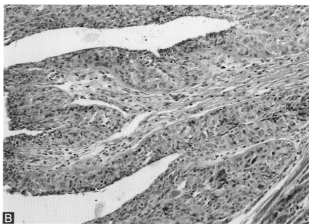

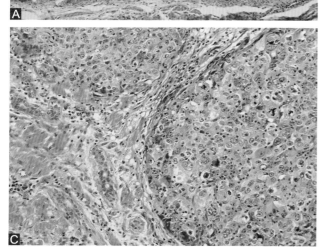

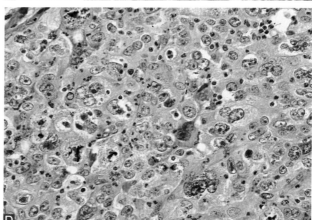

图 22-4-1　输乳管鳞状细胞癌。输乳管旁可见平滑肌束，被覆的腺上皮增生，逐渐移行过渡为鳞状细胞，细胞呈多边形，体积宽大，细胞质丰富，细胞核呈空泡状，核仁明显，核分裂象易见，细胞多形性、异型性显著，可见细胞间桥，间质内有较多中性粒细胞浸润（A~D）

二、导管原位癌

病例 2

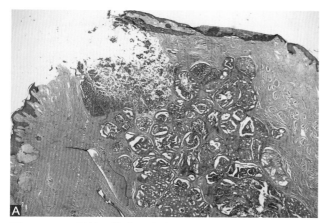

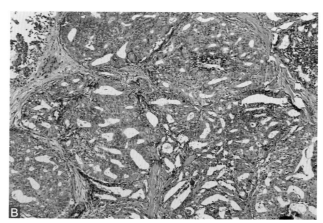

图 22-4-2　导管原位癌。乳头表皮破溃，真皮内可见众多膨大的导管，导管内细胞形态单一，排列有极向，形成筛孔，细胞呈中级别导管原位癌细胞形态改变（A~D）

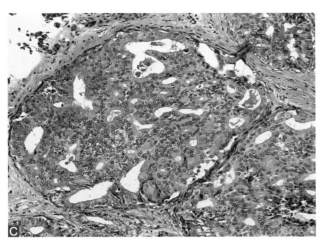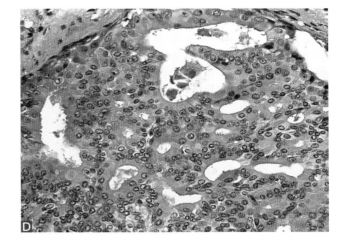

图 22-4-2　导管原位癌（续图）

三、导管原位癌伴浸润性癌

病例 3

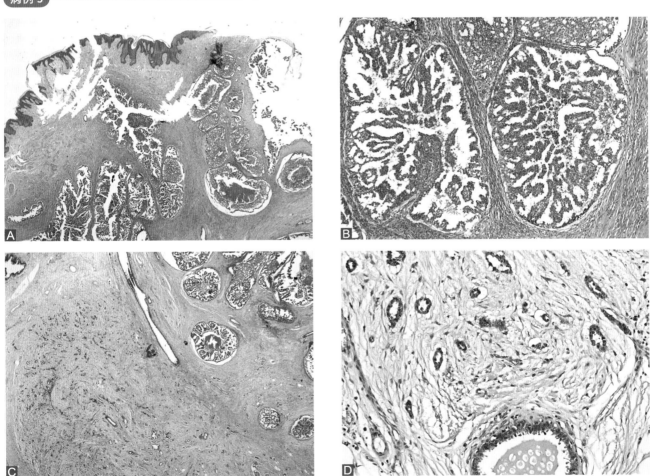

图 22-4-3　微乳头状导管原位癌伴浸润性小管癌。乳头真皮内可见微乳头状导管原位癌，可见粉刺样坏死（A、B）；周边间质黏液样变，其内可见浸润性小管癌（C、D）

四、浸润性癌

病例 4

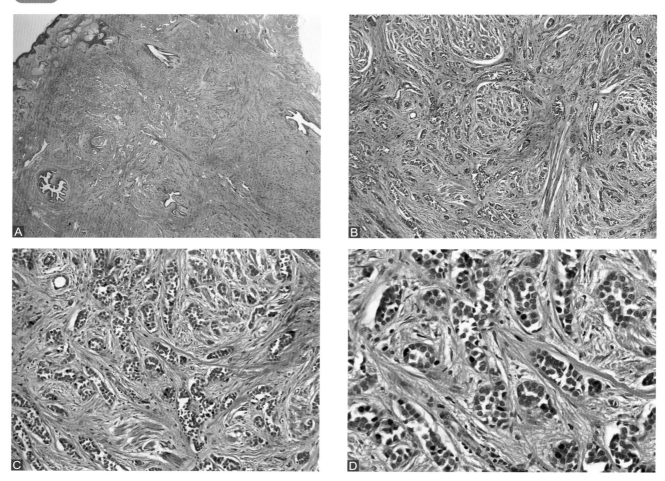

图 22-4-4　浸润性导管癌。乳头表皮下大导管周围可见弥漫分布的浸润性癌，呈腺泡状分布，癌细胞具有中级别浸润性导管癌细胞的形态特征，癌巢之间可见平滑肌束（A~D）

病例 5

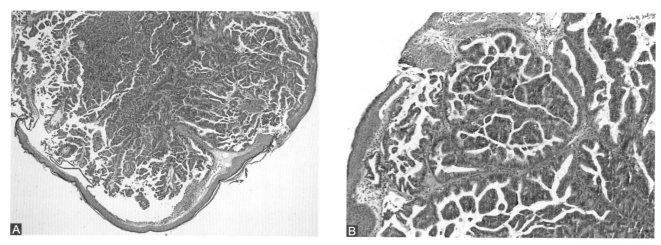

图 22-4-5　浸润性乳头状癌。乳头部肿瘤，肿瘤细胞呈囊腺性乳头状 – 微乳头状排列，乳头有纤维血管轴心，被覆复层柱状上皮，细胞核具有中核级形态特征，细胞有较明显异型性，部分呈导管内乳头状癌样，局部区域乳头之间有黏液样分泌物，表皮内有较多 Toker 细胞（A~D）

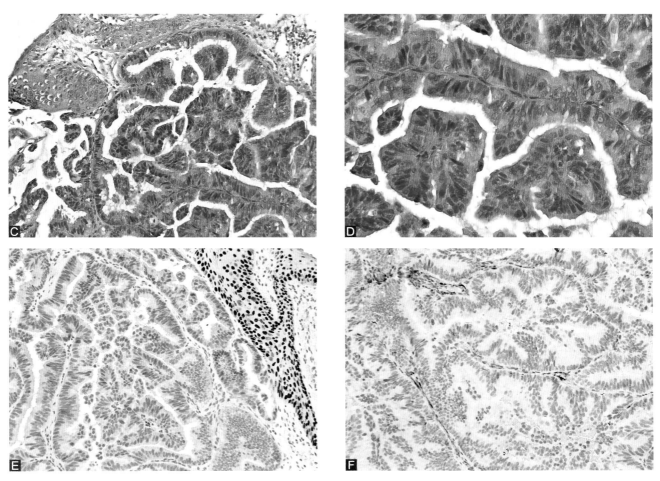

图 22-4-5　浸润性乳头状癌（续图）。免疫组化染色显示：p63 癌细胞呈阴性，表皮细胞呈阳性（E），calponin 呈阴性（F）

五、恶性腺肌上皮瘤

病例 6

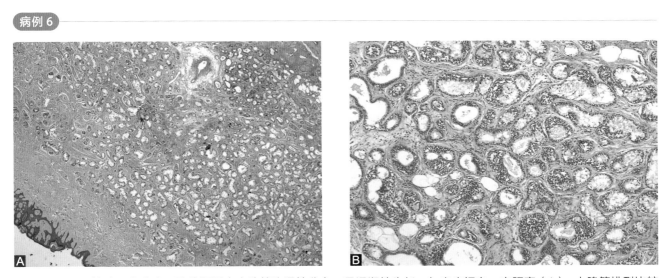

图 22-4-6　恶性腺肌上皮瘤。乳头间质内小腺管弥漫性分布，呈浸润性生长，与表皮间有一定距离（A）；小腺管排列比较密集，具有腺上皮及肌上皮细胞双相分化特征，内层腺上皮细胞质红染，外周增生的肌上皮拥挤，有的腺管一侧有多层细胞，有的则呈实性，细胞质透亮，细胞核不规则、深染，细胞具有异型性（B~D）

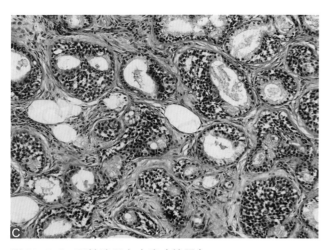
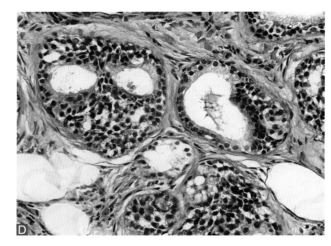

图 22-4-6　恶性腺肌上皮瘤（续图）

第五节　乳头其他病变

一、黏蛋白沉积症

　　黏蛋白沉积症（mucinosis）是一组以皮肤内黏蛋白弥漫性或局限性沉积为特征的疾病。真皮内黏蛋白沉积于胶原间的基质中，主要成分是透明质酸和酸性黏多糖。黏蛋白明显增多时，在 HE 染色下为轻度嗜碱性、颗粒状或纤维状物质。

病例 1

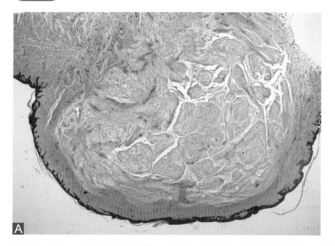
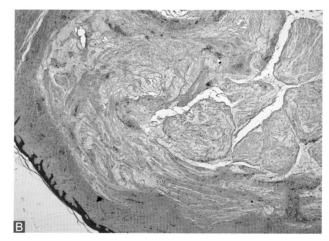

图 22-5-1　黏蛋白沉积症。女性，39 岁，左乳头肿物。镜下可见：乳头部表皮萎缩变平，真皮网状层内的胶原纤维分离，其中有大量轻度嗜碱性、颗粒状或纤维状的黏蛋白沉积，形成微囊改变（A、B）

二、平滑肌瘤样增生

病例 2

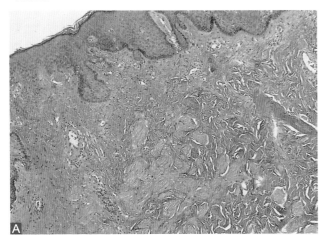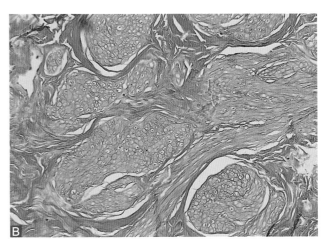

图 22-5-2　平滑肌瘤样增生。女性，36 岁，临床表现为右乳头肥大。镜下可见：乳头部真皮内可见大量相互交织增生的平滑肌束，增生的平滑肌束宽大，穿插在胶原纤维间（A、B）

第六节　乳晕区良性硬化性导管增生

乳晕区良性硬化性导管增生（benign sclerosing ductal hyperplasia）与发生于乳腺区实质的复杂硬化性病变是同一类型病变，形态改变没有特殊性，只是部位不同。

病例 1

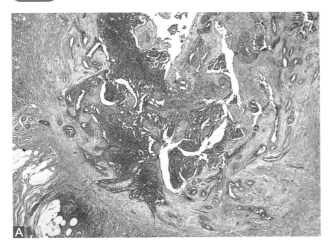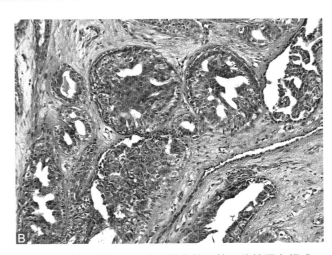

图 22-6-1　良性硬化性导管增生。病变位于乳晕区，界限较清楚，由硬化的纤维组织及紊乱增生的导管和腺管混杂组成，无明显分区构型（A）；腺管呈不同程度增生，形态多样，杂乱无章地分布在纤维瘢痕组织中（B）

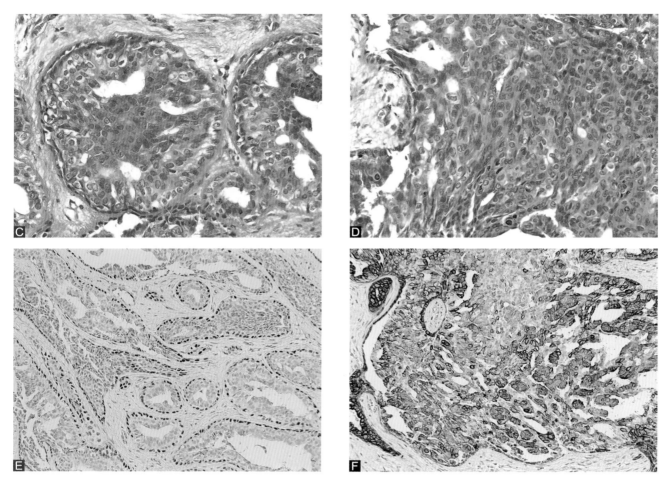

图 22-6-1 良性硬化性导管增生（续图）。导管上皮呈普通型增生（C）；部分导管上皮呈旺炽性增生，具有普通型导管增生细胞形态改变（D）。免疫组化染色显示：p63 腺管周围肌上皮呈阳性（E），CK5/6 旺炽性增生的上皮呈斑驳阳性（F）

病例 2

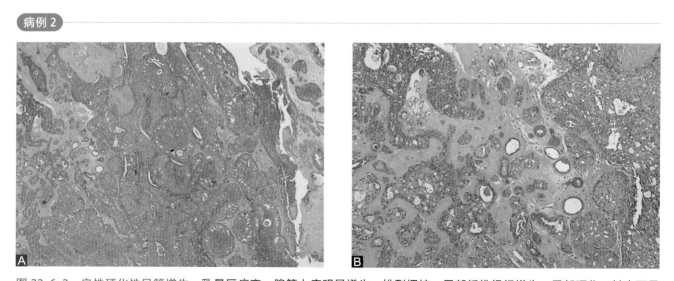

图 22-6-2 良性硬化性导管增生。乳晕区病变，腺管上皮明显增生，排列拥挤，局部纤维组织增生，局部硬化，其内可见变形的腺体，硬化性间质内可见实性增生的腺体及腺管，部分伴鳞状细胞化生（A、B）

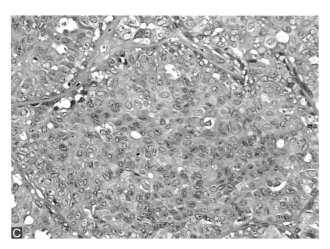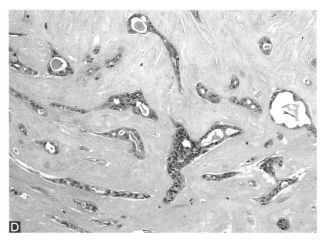

图 22-6-2 良性硬化性导管增生（续图）。部分腺管上皮呈实性旺炽性增生，具有普通型导管增生细胞形态改变（C）；玻璃样变性的间质中可见扭曲变形的腺体，细胞无异型性（D）

病例 3

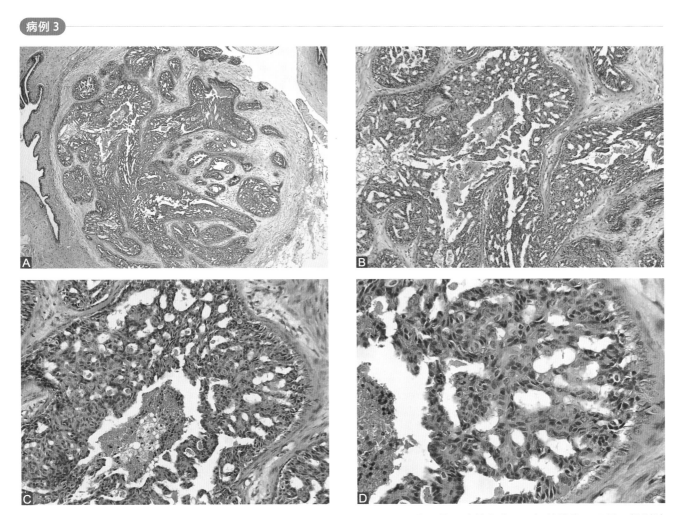

图 22-6-3 良性硬化性导管增生。乳晕区病变，界限比较清楚，周围可见大导管，腺管上皮呈旺炽性增生，可见不规则腔隙，多个增生腺管的中央有凝固性坏死，坏死周围有数层呈普通型导管增生形态特征的细胞（A~D）

第七节　诊断及鉴别诊断

乳头 - 乳晕区的导管内增生性病变绝大多数是良性，导管原位癌很少见，浸润性癌更不常见，因此，在这个部位不要轻易诊断为导管原位癌和浸润性癌，一定要综合所有信息，特别是在术中冷冻切片诊断时，要在排除良性增生性病变后，方可考虑导管原位癌或浸润性癌。

1. **乳头腺瘤**　乳头腺瘤很少见，形态学变化复杂且呈多样性，常有旺炽性上皮增生，增生细胞可有不成熟改变与坏死。另外，也可出现明显的假浸润性改变，特别是在术中冷冻切片诊断时，常会出现诊断困难。①上皮增生：乳头腺瘤常有旺炽性导管上皮增生，呈实性、筛孔状、乳头状 - 微乳头状。另外，也可以出现不成熟增生的表现，例如，细胞核增大，空泡状或过染，有明显的核仁，核质比增加，核分裂象亦可增多（看似有多形性及异型性）。但总体上细胞呈良性增生的形态改变，细胞缺乏异型性。②坏死：乳头腺瘤在增生的上皮中可以出现坏死，通常呈局灶性，坏死周围通常有数层呈普通型导管增生形态特征的细胞，CK5/6 通常呈斑驳阳性。出现坏死要考虑到导管原位癌的可能性，但绝不能仅凭坏死一项就诊断为导管原位癌，需要找到更多支持癌的指标。③假浸润性改变：乳头腺瘤的假浸润性改变通常局限在病变区，可以在病变中央的某一局部，也可在病变的周边，和周围组织有交错，但界限相对比较清楚，不会出现在乳头下更远处组织的受累现象。假浸润的腺管、细胞巢、细胞簇的细胞形态温和，无异型性表现。免疫组化染色时，p63、calponin、SMA 等通常显示肌上皮存在。④极少数的乳头腺瘤可发生癌变。

2. **乳头派杰病**　临床某些发生在乳头的皮肤疾病，肉眼观察可类似派杰病；乳头部腺瘤等累及表皮时，也可与派杰病相似。乳头派杰病通常依靠组织学找到派杰细胞而确定诊断，但注意要与变性的角质细胞、Toker 细胞增生、表浅恶性黑色素瘤细胞及鲍温病细胞做鉴别。另外，也需注意和天疱疮及克隆型脂溢性角化病等皮肤病做鉴别。形态学上不易区别的病例可行免疫组化染色，派杰细胞 CK7、CEA 及 HER2 阳性可与其他病变做鉴别。

3. **乳头汗管瘤样肿瘤**　是一种位于乳头部的良性局部浸润性肿瘤，组织学上类似皮肤附件来源的汗管瘤，因其边界不清的影像学特征和镜下浸润性生长方式容易被误诊为恶性，从而导致患者被过度治疗。另外，要了解汗管瘤样肿瘤的 p63 的表达方式，p63 除了在肿瘤细胞表达外，也常在小管和实性细胞巢、条索外层细胞表达，此种表达方式并不完全代表肌上皮的存在。本病需与以下疾病做鉴别。①乳头腺瘤：主要是与腺病型乳头腺瘤区别。此种类型乳头腺瘤可以出现硬化性腺病的各种表现，腺管有腺上皮及肌上皮 2 层细胞，而且缺乏"逗点"状或蝌蚪状小腺管，鳞化角质囊肿仅见于浅表处，临床常有乳头糜烂和溢液。②低级别腺鳞癌：两者形态类似，但发生部位不同，乳头汗管瘤样肿瘤发生于乳头部位，一般不累及深部乳腺组织；低级别腺鳞癌在乳腺实质内浸润，而很少累及乳晕下乳腺组织及乳头。③乳腺小管癌：偶见于乳头部，常有导管原位癌成分，具有柱状细胞特点的开放性小管，缺乏基底细胞、鳞化及角质囊肿。CK5/6 与 p63 均呈阴性。

4. **乳头 Toker 细胞**　乳头 Toker 细胞又称乳头透明细胞，是主要位于表皮基底层和（或）棘细胞层内、细胞质透明的孤立分布的腺上皮细胞。Toker 细胞呈圆形 - 多边形，体积大于鳞状上皮细胞，细胞质淡染或透明，细胞核呈卵圆形，可见小核仁。Toker 细胞增生时，细胞的数量增加，有 10~20 个孤立细胞，或有 3~10 个细胞群，或超过 3 个 CK7 阳性的细胞群。Toker 细胞可有非典型增生，细胞核的形状不规则，可见嗜酸性核仁，但核质比正常，没有结构紊乱的迹象，主要分布于基底层和棘细胞层内。非典型 Toker 细胞增生需与乳头派杰病区别，乳头派杰病常有乳头渗出性结痂、红斑、瘙痒和出血；而非典型 Toker 细胞增生一般缺乏上述临床表现。派杰病细胞分布于表皮各层，细胞质丰富呈嗜酸性，细胞核有多形性，嗜酸性大核仁明显；而非典型 Toker 增生细胞通常不具有这些形态特征。另外，少数乳头派杰病由恶性 Toker 细胞转化而来，没有乳腺导管原位癌和（或）浸润性癌。

（武汉大学人民医院张修云参加了本章编写）

丁华野　朱西庚

章目录

第一节　乳房区皮肤相关病变的组织学类型

发生于皮肤的任何疾病和肿瘤均可见于乳房区皮肤。本章主要介绍几种易与乳腺疾病混淆的相关病变，以提示遇到此类病变时应注意鉴别。

一、天疱疮

发生于乳头–乳晕区皮肤的天疱疮（pemphigus）在形态学上需要和天疱疮样派杰病区别。

病例 1

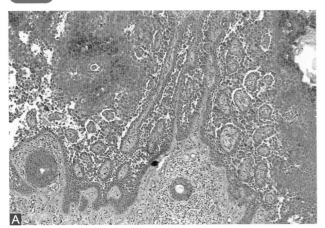 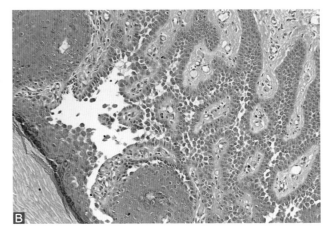

图 23-1-1　天疱疮。病变位于乳晕区皮肤，表皮中下方棘突松解，表皮突之间形成裂隙，上皮突延伸，形成绒毛状突起，真皮浅层有多量慢性炎症细胞浸润（A、B）

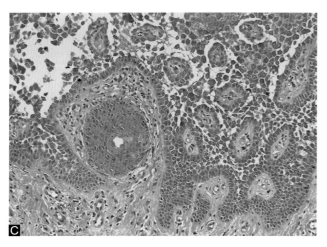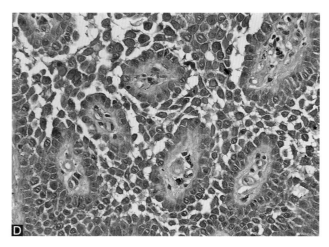

图 23-1-1 天疱疮（续图）。绒毛表面细胞呈圆形或椭圆形，较正常细胞大，细胞核深染，绒毛间细胞松散，黏附性差（C、D）

二、克隆型脂溢性角化病

皮肤克隆型脂溢性角化病（clonal seborrheic keratosis）在形态学上需要与鲍温病、派杰病及黑色素瘤区别。

病例 2

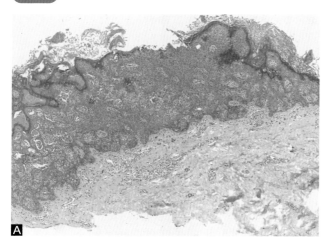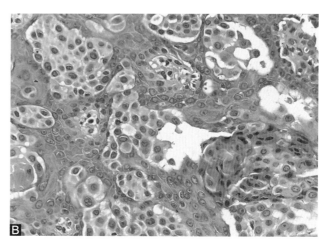

图 23-1-2 克隆型脂溢性角化病。病变位于乳房区皮肤，表皮增厚，过度角化，其内可见团巢状分布的细胞，细胞排列较松散，细胞质淡染，可见小核仁，具有鳞状上皮形态特点，细胞无异型性，巢内可见角化或不全角化珠（A、B）。此病例免疫组化染色显示：团巢状分布的细胞 CK5/6 及 p63 呈阳性，CK8/18 及 HMB45 呈阴性

三、透明细胞汗腺腺瘤

皮肤透明细胞汗腺腺瘤（clear cell hidroadenoma）与发生在乳腺实质内的透明细胞汗腺腺瘤形态类似，和腺肌上皮瘤等形态重叠，需要注意鉴别。

病例 3

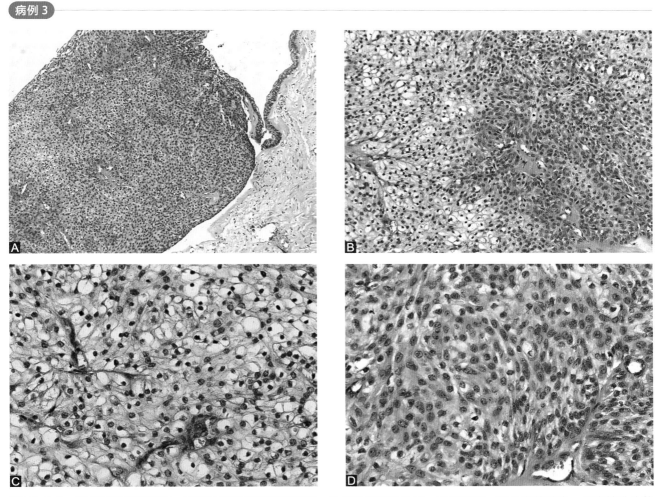

图 23-1-3　透明细胞汗腺腺瘤。病变位于乳房区真皮浅层，肿瘤呈局限性生长，界限清楚，部分在管腔内，呈实性乳头状（A）；部分区域的细胞质透明，部分细胞质呈嗜酸性（B）；透明细胞区，细胞核小、深染，有的细胞呈“印戒”样（C）；细胞质红染区，细胞界限清楚，细胞质呈嗜酸性，细胞核稍大，呈圆形或卵圆形，染色质呈颗粒状，可见小核仁（D）

四、管状乳头状汗腺瘤

皮肤管状乳头状汗腺瘤（tubular papillary hidroadenoma）在形态学上需要与乳腺的乳头状肿瘤，特别是浸润性癌鉴别。

病例 4

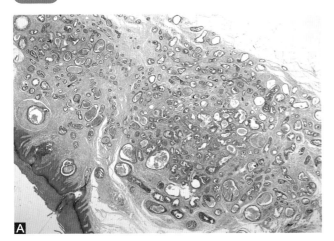
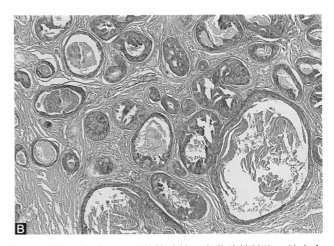

图 23-1-4　管状乳头状汗腺瘤。病变位于乳晕旁区真皮内，界限相对清楚，构成不同形状的腺管，有些腺管扩张，腔内含有嗜酸性物质，有的呈实性，有的内衬细胞突入腔内（A、B）

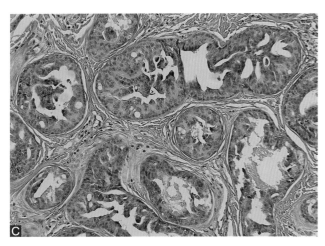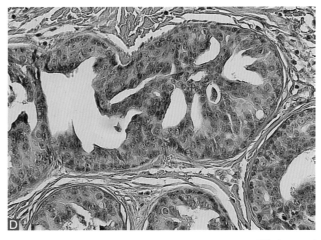

图 23-1-4 管状乳头状汗腺瘤（续图）。部分腺管衬覆上皮增生，形成复杂结构，有的可见微乳头，细胞无异型性（C、D）

五、鲍温病

乳头 – 乳晕区的鲍温病（Bowen disease）在形态学上需要与鲍温病样派杰病鉴别。

病例 5

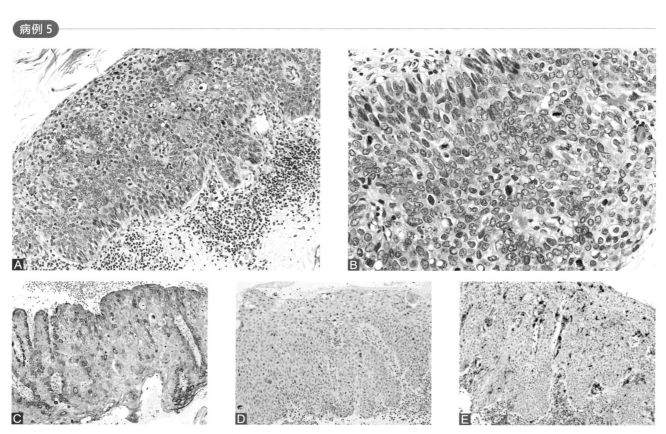

图 23-1-5 乳头鲍温病。病变位于乳头区皮肤，表皮不规则增厚，全层细胞排列紊乱，异型性明显，核分裂象易见，真皮浅层淋巴细胞浸润（A、B）。免疫组化染色显示：CK5/6 表皮异型细胞呈阳性（C），CEA 呈阴性（D），S-100 蛋白树突状细胞呈阳性（E）

六、表面扩散性黑色素瘤

乳头 - 乳晕区的表面扩散性黑色素瘤（superficial spreading melanoma）在形态学上需要与表面扩散性黑色素瘤样派杰病鉴别。

病例 6

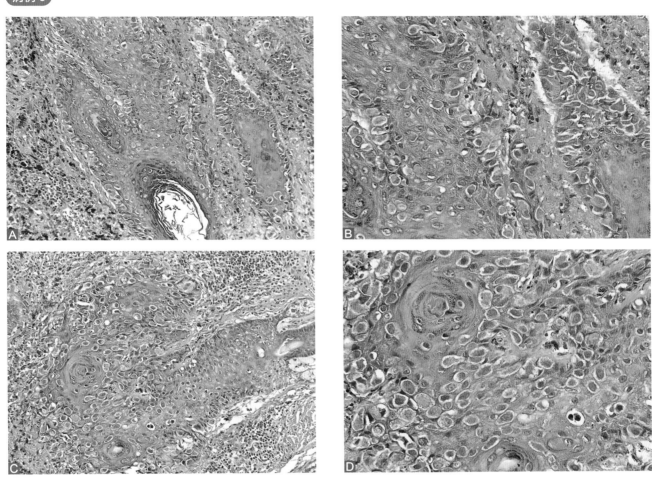

图 23-1-6　表面扩散性黑色素瘤。病变位于乳晕区皮肤，表皮基底侧可见散在呈片状分布的异型细胞，细胞体积大，细胞核大、可见核仁，有的细胞质内有黑色素颗粒，真皮浅层有较多吞噬黑色素的细胞及炎症细胞浸润（A~D）。此病例免疫组化染色显示：HMB45 呈阳性、CK8/18 呈阴性，CK5/6 呈阴性

七、瘢痕组织

乳房区皮肤瘢痕组织（scar tissue）在形态学上需要和瘢痕样化生性癌或软组织肿瘤区别。

病例 7

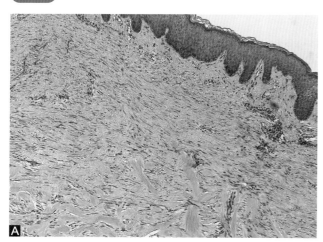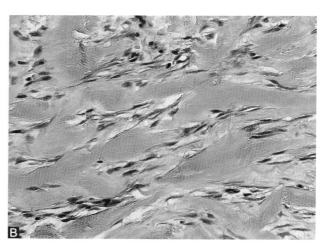

图 23-1-7　瘢痕组织。病变位于乳晕区皮肤，真皮组织内可见杂乱排列的胶原纤维及增生的梭形细胞，粗大、玻璃样变性的胶原纤维束排列有一定方向性，其间有梭形纤维 - 肌成纤维细胞（A、B）

第二节　诊断及鉴别诊断

乳房区表皮内恶性黑色素瘤、原位鳞状细胞癌（鲍温病）、派杰病及 Toker 细胞常需通过免疫组化染色进行区别，这些情况的免疫组化表型不同，其主要鉴别点如下。

1. 恶性黑色素瘤 HMB45 及 SOX10 阳性，CK7、CK5/6、CEA、p63、GATA3 及 HER2 阴性。

2. 原位鳞状细胞癌（鲍温病）CK5/6 及 p63 阳性，CK7、CEA、HMB45、SOX10、GATA3 及 HER2 阴性。

3. 派杰病 CK7、CEA 、HER2 及 GATA3 阳性，CK5/6、p63、HMB45、SOX10 阴性。

4. Toker 细胞 CK7 阳性，CK5/6、CEA、p63、HMB45、SOX10 及 HER2 阴性，GATA3 没有相关报道。

丁华野　皋岚湘　李惠翔

章目录

　　乳腺原发性淋巴瘤很少见，是指发生在乳腺实质的淋巴瘤，不包括皮肤淋巴瘤累及乳腺。诊断乳腺原发性淋巴瘤是一种排除性诊断，必须严格掌握标准。

第一节　B 细胞淋巴瘤

　　B 细胞淋巴瘤（B-cell lymphoma）是乳腺最常见的淋巴瘤类型，其中主要为弥漫大 B 细胞淋巴瘤（diffuse large B-cell lymphoma）。

一、弥漫大 B 细胞淋巴瘤，非特指

（一）生发中心来源

病例 1

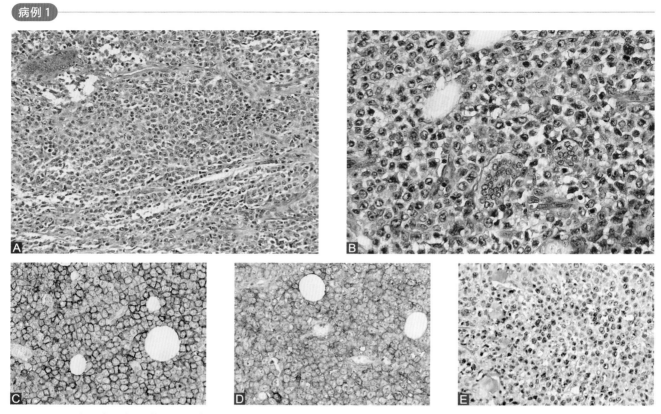

图 24-1-1　弥漫大 B 细胞淋巴瘤，生发中心来源。乳腺组织内可见淋巴样细胞弥漫分布，肿瘤细胞较大，细胞核不规则、呈空泡状，核膜厚，核仁明显，核分裂象多见，细胞质空淡或呈嗜酸性细颗粒状，细胞有较明显异型性，其中可见残存的腺管（A、B）。免疫组化染色显示：CD20（C）、CD10（D）及 bcl-6（E）肿瘤细胞呈弥漫阳性

（二）非生发中心来源

病例 2

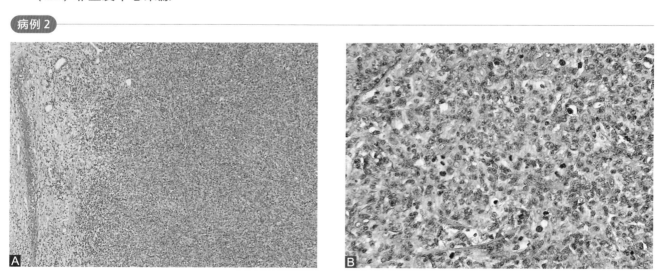

图 24-1-2　弥漫大 B 细胞淋巴瘤，非生发中心来源。腺管周围可见弥漫分布的异型淋巴细胞，浸润性生长（A）；肿瘤细胞体积大，细胞核呈圆形 - 卵圆形，核膜厚、不规则，染色质粗，核分裂象易见，细胞呈中心母细胞样（B）

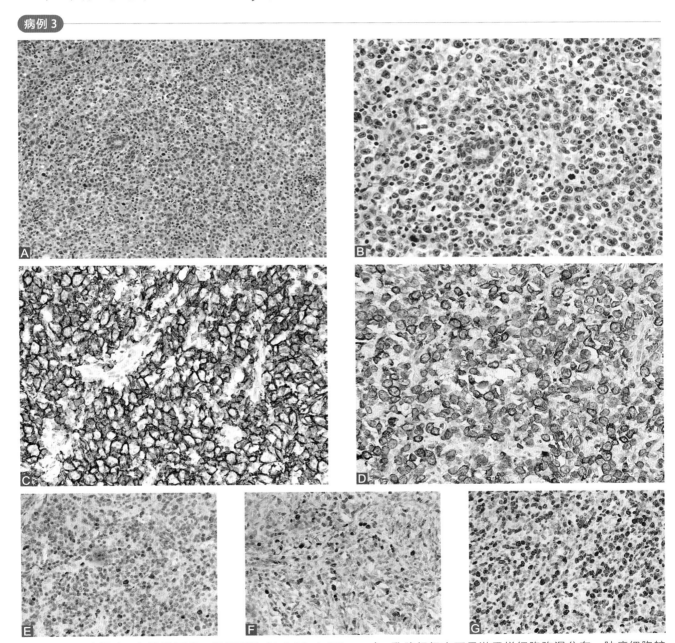

图 24-1-2 弥漫大 B 细胞淋巴瘤，非生发中心来源（续图）。免疫组化染色显示：CD20 肿瘤细胞呈弥漫阳性（C），CD10 呈阴性（D）及 MUM-1 呈弥漫阳性（E）

（三）伴三表达（bcl-2/bcl-6/C-myc）

病例 3

图 24-1-3 弥漫大 B 细胞淋巴瘤，伴三表达（bcl-2/bcl-6/C-myc）。乳腺组织内可见淋巴样细胞弥漫分布，肿瘤细胞较大，细胞核不规则，染色质细，见 1 个至多个核仁，核分裂象易见，细胞质呈嗜酸性细颗粒状，细胞有较明显异型性，背景见较小的淋巴样细胞及残存的腺管（A、B）。免疫组化染色显示：CD20（C）及 bcl-2（D）肿瘤细胞呈弥漫阳性，bcl-6 约 70% 的肿瘤细胞呈阳性（E），C-myc 约 50% 的肿瘤细胞呈阳性（F），Ki67 增殖指数高（G）

二、黏膜相关淋巴组织结外边缘区淋巴瘤

乳腺黏膜相关淋巴组织结外边缘区淋巴瘤（extranodal marginal zone lymphoma of mucosa-associated lymphoid tissue）比较少见。

病例 4

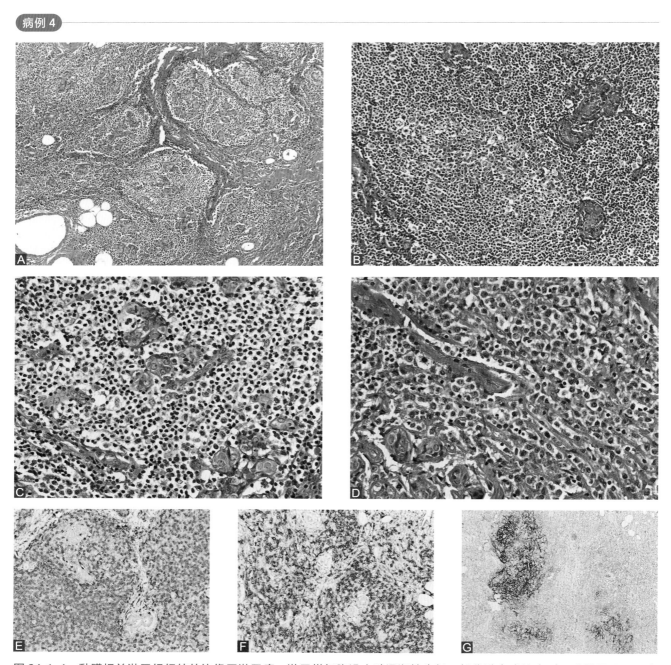

图 24-1-4　黏膜相关淋巴组织结外边缘区淋巴瘤。淋巴样细胞沿小叶浸润性生长，部分融合成片（A）；腺管周围可见密集分布的小至中等大小的淋巴样细胞（B）；肿瘤细胞较为一致，细胞核形状稍不规则，染色质细，核仁不明显，细胞质空淡，可见残存腺管及淋巴上皮病变（C）；部分腺管周围的肿瘤细胞呈浆细胞样（D）。免疫组化染色显示：CD20（E）及CD79a（F）肿瘤细胞呈弥漫阳性，CD21 显示滤泡树突细胞网紊乱，肿瘤细胞植入（G）

三、浆细胞瘤

乳腺浆细胞瘤（plasmacytoma）非常罕见，无骨骼及其他脏器病变。

病例 5

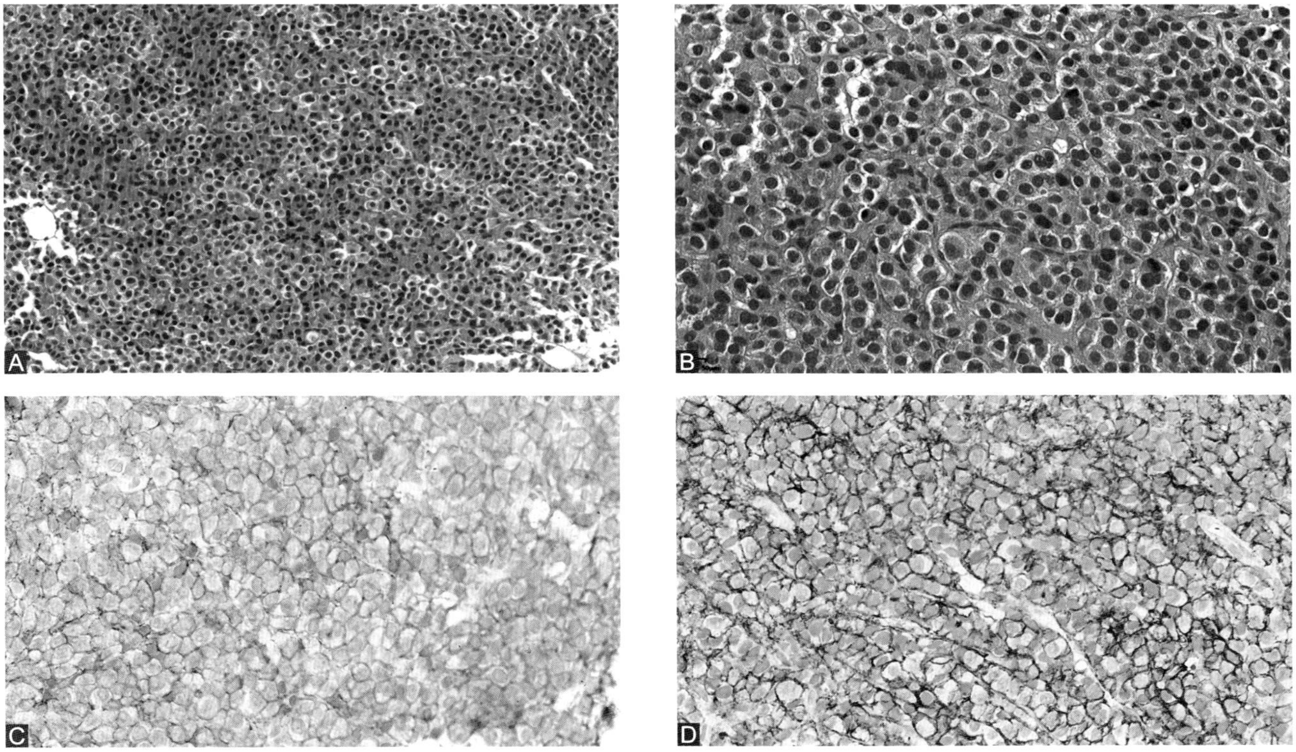

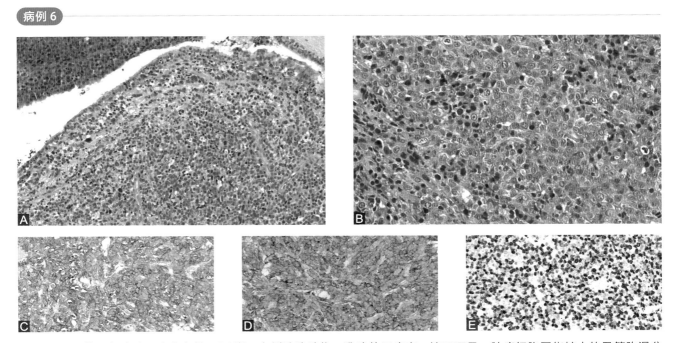

图 24-1-5　浆细胞瘤。患者女性，49 岁，左侧乳腺肿物，乳腺外无病变。镜下可见：肿瘤细胞弥漫分布，细胞质丰富，呈双嗜性，细胞核呈圆形 – 卵圆形，部分偏位，有核周空晕，细胞呈浆细胞样（A、B）。免疫组化染色显示：CD38（C）和 CD138（D）肿瘤细胞呈弥漫阳性。此例 lambda 阳性，Kappa 阴性

病例 6

图 24-1-6　浆母细胞瘤。患者女性，54 岁，右侧乳腺肿物，乳腺外无病变。镜下可见：肿瘤细胞围绕扩大的导管弥漫分布，浸润性生长（A）；细胞体积大，核大、核膜厚，核仁明显，部分染色质呈粗颗粒状，细胞质少、呈弱嗜碱性（B）。免疫组化染色显示：CD38（C）和 CD138（D）肿瘤细胞呈弥漫阳性，Ki67 增殖指数高（E）

第二节　T 细胞淋巴瘤

一、间变性大细胞淋巴瘤

乳腺间变性大细胞淋巴瘤（anaplastic large cell lymphoma）非常少见，分为 ALK 阳性和 ALK 阴性两种独立亚型。

病例 1

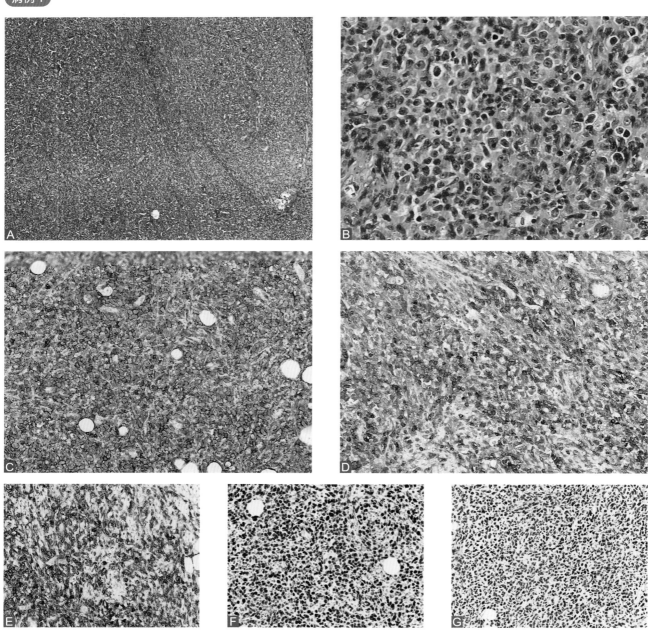

图 24-2-1　ALK 阴性的间变性大细胞淋巴瘤。病变弥漫分布，肿瘤细胞密集，浸润性生长，其中可见残存的腺管及淋巴上皮病变（A）；肿瘤细胞体积大，形状不规则，可见肾-马蹄形核，核旁可见嗜酸性物质，细胞多形性、异型性明显（B）。免疫组化染色显示：CD30（C）肿瘤细胞呈弥漫强阳性，部分核旁阳性，CD43（D）及 CD5（E）弥漫阳性，Ki67 增殖指数高（F），p63 弥漫阳性（G）

二、T 淋巴母细胞淋巴瘤

原发于乳腺的 T 淋巴母细胞淋巴瘤（T-lymphoblastic lymphoma）十分罕见。

病例 2

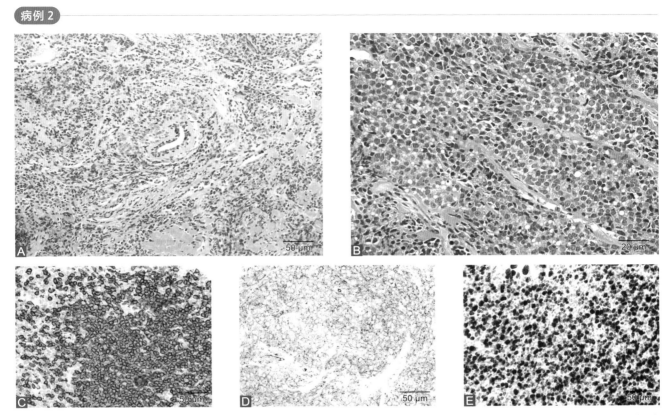

图 24-2-2　T 淋巴母细胞淋巴瘤。病变围绕腺管弥漫分布，呈浸润性生长，胶原纤维内可见线状排列（A）；淋巴样细胞呈中等大小，核质比高，核染色质细，呈母细胞样，部分隐约可见小核仁，可见核分裂象（B）。免疫组化染色显示：CD3（C）及 CD34（D）肿瘤细胞弥漫阳性，Ki67 增殖指数高（E）。此例 LCA、CD3、CD79a、TDT 阳性，CD20 和 PAX5 阴性，上皮细胞标记物阴性

第三节　髓系肉瘤

乳腺原发性髓系肉瘤（myeloid sarcoma）十分罕见，是原始 / 幼稚髓细胞在乳腺实质内呈浸润性生长，形成肿块。

病例 1

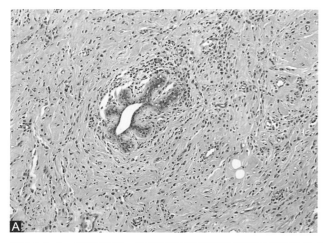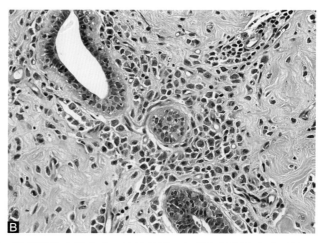

图 24-3-1 髓系肉瘤。肿瘤细胞于残存腺管周围呈浸润性生长，肿瘤细胞中等大小，比较幼稚，部分细胞质内有嗜酸性颗粒（A、B）

病例 2

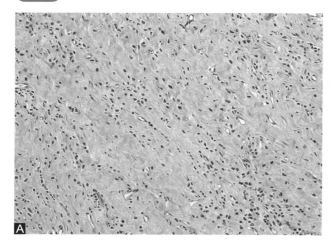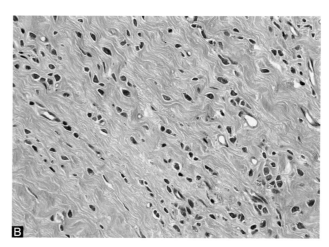

图 24-3-2 髓系肉瘤。肿瘤细胞在玻璃样变性的间质中散在分布，部分呈线状排列，肿瘤细胞幼稚，体积较小，形态不规则，少数细胞质内可见嗜酸性颗粒（A、B）。形态类似于浸润性小叶癌

病例 3

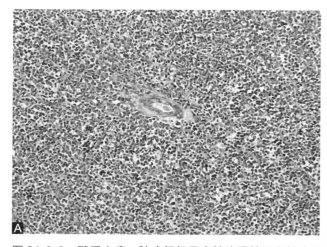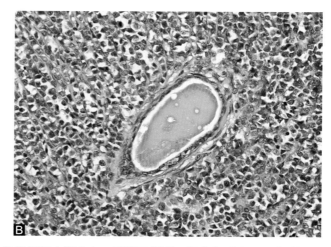

图 24-3-3 髓系肉瘤。肿瘤组织呈实性弥漫性浸润性生长，肿瘤细胞中等大小，形状不规则，部分胞质内可见嗜酸性颗粒，可见少量残存导管（A、B）。形态需与淋巴瘤进行鉴别

病例 4

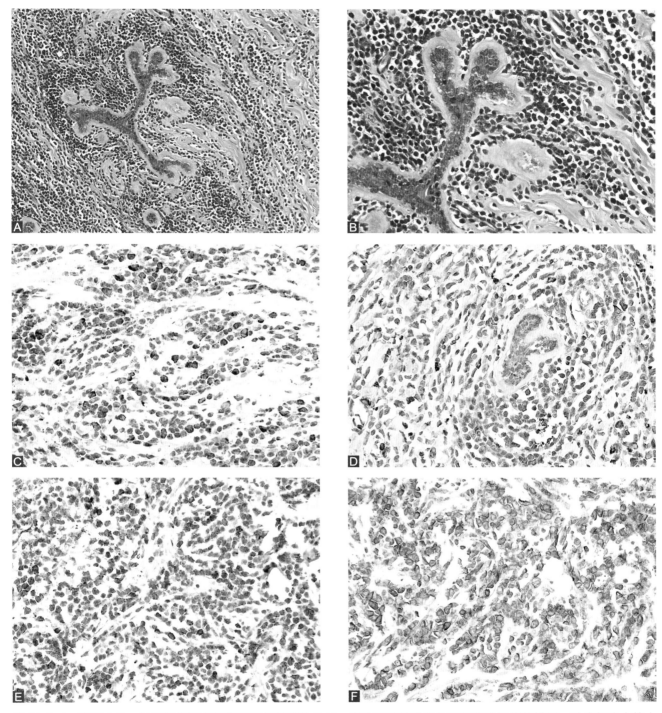

图 24-3-4 髓系肉瘤。肿瘤组织围绕腺管周围呈浸润性生长，部分在玻璃样变性的间质内呈线状排列，肿瘤细胞中等大小，形态不规则，细胞核染色深，部分细胞质内可见嗜酸性颗粒（A、B）。免疫组化染色显示：MPO（C）、CD68（D）、CD34（E）和 CD117（F）肿瘤细胞均呈弥漫阳性

第四节　诊断及鉴别诊断

1. 乳腺原发性淋巴瘤的诊断必须严格标准，其诊断标准如下：①首发部位在乳房，存有足够能代表病变特征的组织；②淋巴瘤组织位于乳腺组织内或侵犯乳腺组织；③可有同侧腋窝淋巴结受累；④无乳腺外淋巴瘤病史，临床检查（包括 X 线、CT、MRI）没有发现其他部位的淋巴组织病变。

2. 乳腺原发性淋巴瘤大部分是弥漫大 B 细胞淋巴瘤，其次为黏膜相关淋巴组织结外边缘区 B 细胞淋巴瘤和滤泡性淋巴瘤，伯基特淋巴瘤（Burkitt 淋巴瘤）、B 淋巴母细胞性淋巴瘤、T 淋巴母细胞性淋巴瘤和外周 T 细胞淋巴瘤均很少见。乳腺淋巴造血系统肿瘤的鉴别需要结合临床病史、组织形态学、免疫组化染色及分子生物学检测分步骤进行诊断。

3. 乳腺原发性淋巴瘤及髓系肉瘤很少见，临床及影像学变化多样，病理诊断常遇到困难，甚至造成误诊、延误或错误的治疗。乳腺原发性淋巴瘤及髓系肉瘤主要需和浸润性小叶癌进行鉴别，两者可以出现相似的形态学变化，组织学上两者均可呈实性弥漫性浸润性生长，呈线样排列，亦可呈片状 - 巢状分布，细胞学上两者的肿瘤细胞均可缺乏黏附性，分散排布，大小、形状不等，细胞核改变亦可相似。乳腺浸润性小叶癌的排布方式更加多样，肿瘤细胞具有上皮性肿瘤的形态特征，细胞核有更明显的多形性，细胞质通常丰富，呈嗜酸性细颗粒状或空淡，常有胞质空泡和（或）黏液，特别是在粗针穿刺标本和术中冷冻切片中，需要认真观察，综合全部信息，进行免疫组化染色，谨慎判断和诊断。

4. 乳腺原发性淋巴瘤及髓系肉瘤也要考虑到与形态相似的肉瘤及黑色素瘤进行鉴别，特别是在儿童期的横纹肌肉瘤。

5. 乳腺原发性淋巴瘤及髓系肉瘤与炎症的鉴别也是我们需要注意的问题。

第二十五章

男性乳腺疾病

丁华野 师 杰

章目录

发生于男性乳腺的疾病比发生于女性乳腺的明显少见，最常见的是男性乳腺发育、癌和转移癌，其他良性或恶性病变也可发生，但均非常罕见。

第一节　男性乳腺发育

男性乳腺发育（gynecomastia）是指男性乳腺组织的增加（肥大）。其组织学有 3 种类型：旺炽型、中间型及纤维型，反映了疾病发展的不同阶段。

病例 1

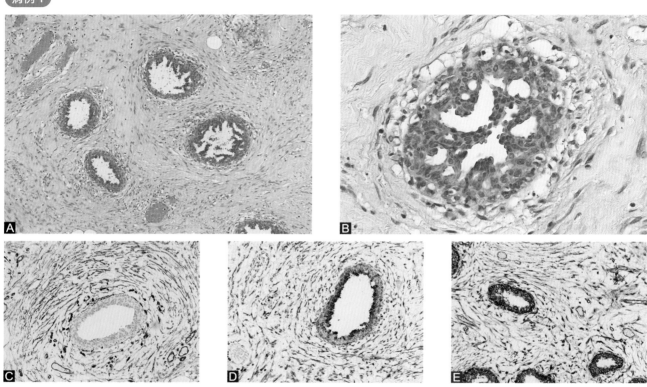

图 25-1-1　男性乳腺发育。病变缺乏终末导管小叶结构，导管及间质均增生，腺管有轻度扩张，间质内细胞较为丰富，特别是导管周围，导管上皮增生，呈微乳头状突入腺腔，形成细胞桥，相互连接，构成不规则腔隙，增生细胞呈普通型导管增生形态特征，外层可见肌上皮，管周间质疏松、水肿，细胞成分增多（A、B）。免疫组化染色显示：CD34 管周增生的血管内皮细胞及间质细胞呈阳性（C），bcl-2（D）及 β-catenin（E）导管上皮细胞及管周增生的间质细胞呈阳性

病例 2

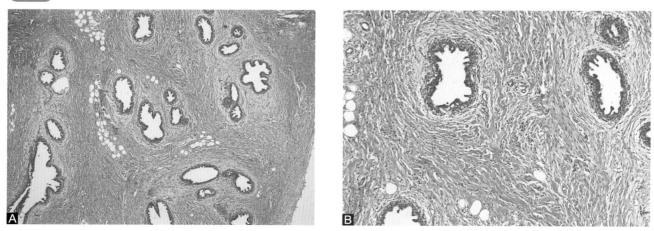

图 25-1-2　男性乳腺发育。病变没有明确的小叶结构，导管及间质均增生，导管周围间质淡染，可见灶状分布的脂肪组织（A）；导管周围间质呈黏液水肿样变，亦可见假血管瘤样间质增生，胶原纤维束间可见裂隙样腔隙，被覆梭形细胞，腔内无红细胞（B、C）

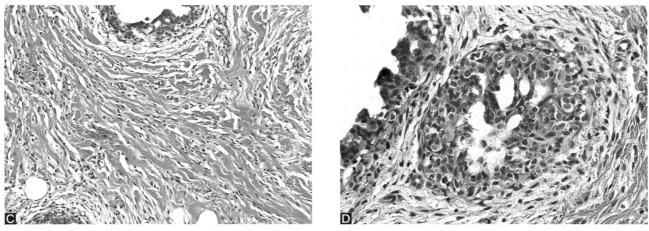

图 25-1-2　男性乳腺发育（续图）。导管上皮细胞增生，部分呈小簇状突入管腔，部分呈复层，形成细胞桥，细胞沿长轴平行排列，导管周围黏液水肿样间质内可见较多纤维－肌成纤维细胞及小血管（D）

病例 3

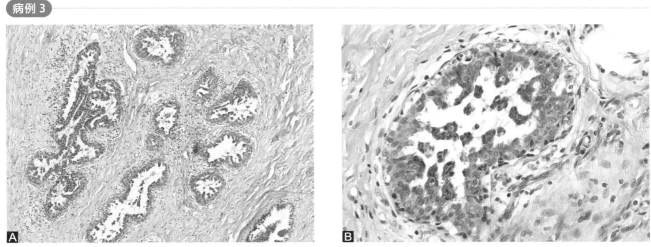

图 25-1-3　男性乳腺发育。间质及导管均增生，间质纤维性硬化，缺乏小叶结构，导管周围细胞较为丰富，腺管上皮微乳头状增生，呈小簇状突入腺腔，可见"成熟"现象，细胞呈普通型导管增生细胞形态及结构特征（A、B）

第二节　炎症性病变

一、吮吸性乳腺炎

病例 1

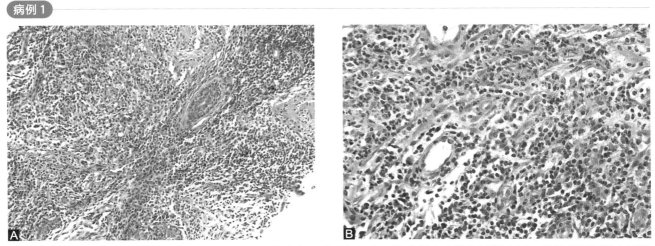

图 25-2-1　吮吸性乳腺炎。患者男性，24 岁，同性恋者。乳腺组织中可见大量炎症细胞浸润（A）；导管周围间质内可见大量中性粒细胞、淋巴细胞及浆细胞浸润（B）

二、硬化性淋巴细胞性小叶炎

病例 2

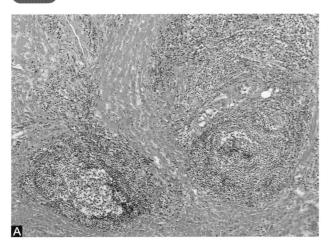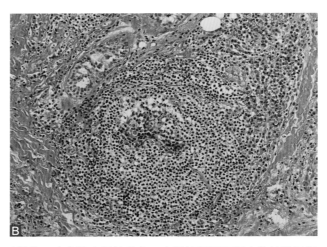

图 25-2-2 硬化性淋巴细胞性小叶炎。乳腺组织中未见明确小叶结构，病变沿小导管分布，小导管周围可见密集的淋巴细胞，间质硬化玻璃样变性（A、B）

三、Zuska 病

病例 3

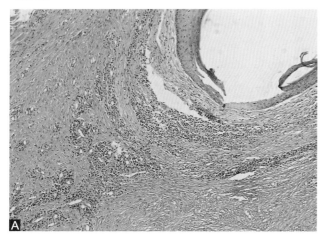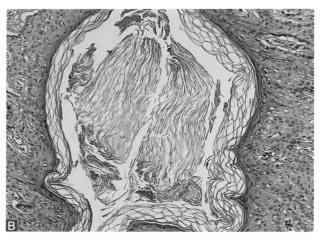

图 25-2-3 Zuska 病。患者男性，27 岁，右乳晕反复形成窦道，流脓 4 年，抗菌治疗无效。镜下可见：大导管扩张，衬覆鳞状上皮，导管周围有大量淋巴细胞等炎症细胞浸润，鳞状上皮增生，导管腔内充满角化物（A、B）

第三节　乳腺增生性疾病

一、假泌乳性增生

病例 1

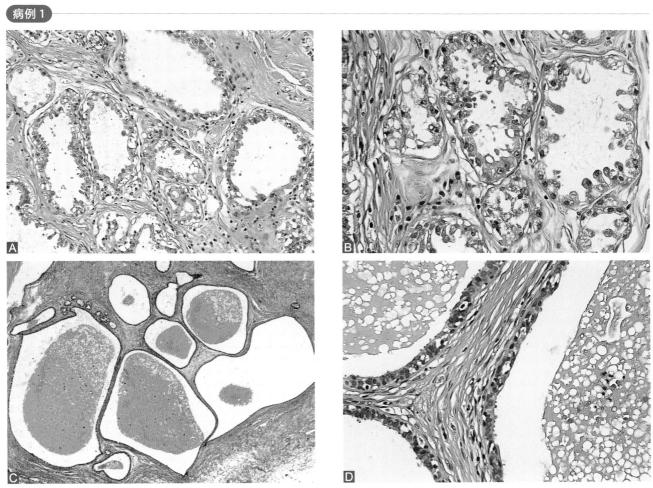

图 25-3-1　假泌乳性增生。患者男性，52 岁，临床诊断垂体瘤，双侧乳腺肿物。镜下可见：乳腺呈腺病样增生改变，部分小叶腺泡不同程度扩大，衬覆腺上皮细胞呈"鞋钉"状，细胞质内有大小不等的分泌空泡，细胞核呈空泡状，核仁清楚（A、B）；部分区域呈囊性高分泌增生改变，部分内衬腺上皮细胞质内有空泡（C、D）

二、纤维囊性乳腺病

病例 2

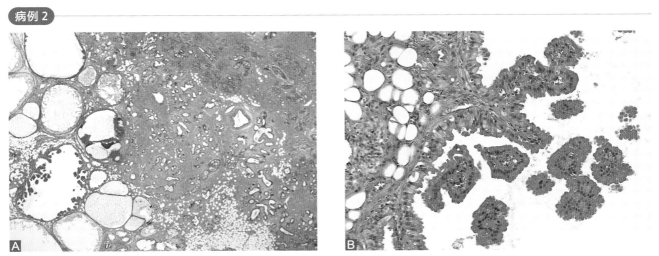

图 25-3-2　纤维囊性乳腺病。病变内可见腺管广泛性增生，伴多发性囊肿（A）；囊肿内衬大汗腺细胞，有乳头状增生（B）

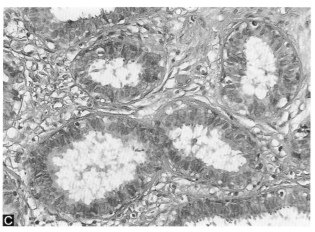

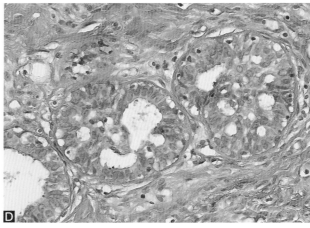

图 25-3-2 纤维囊性乳腺病（续图）。局部可见柱状细胞增生（C）；细胞呈普通型导管增生细胞形态及结构特征（D）

第四节 导管内增生性病变

一、柱状细胞增生

病例 1

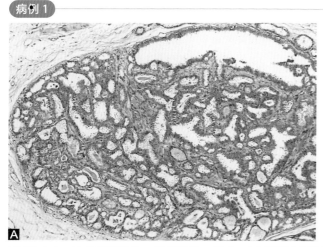

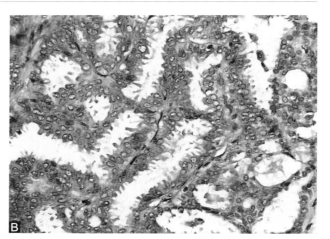

图 25-4-1 柱状细胞增生。腺管增生、融合，呈不同程度扩张，形状、大小不一，部分腺腔内含有粉染蛋白性分泌物，腺管被覆单层或复层柱状上皮，细胞排列拥挤，部分有极向，细胞核较大，呈空泡状，可见小核仁，有明显胞突（A、B）

二、旺炽性导管增生

病例 2

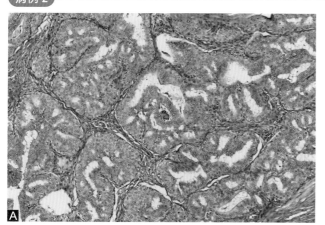

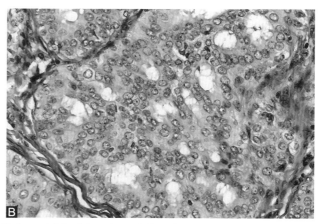

图 25-4-2 旺炽性导管增生。腺管胀大、密集，上皮细胞明显增生，形成细胞桥，相互连接形成不规则腔隙，增生细胞呈普通型导管增生细胞形态特征（A、B）

三、非典型导管增生

病例 3

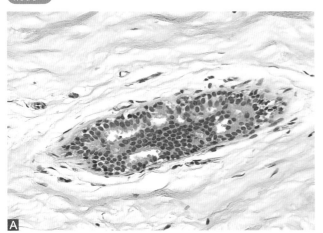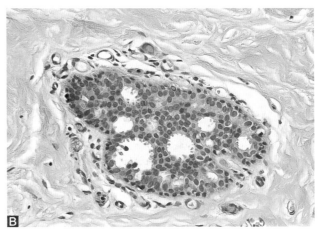

图 25-4-3　非典型性导管增生。图为 2 个病例组合。可见 1 个导管，衬覆柱状上皮增生，于管腔中央形成实性细胞团，细胞形态单一，分布均匀，与低级别导管原位癌相似（A）；可见 1 个导管，上皮细胞增生形成筛孔状结构，细胞形态均匀一致，与低级别导管原位癌相似（B）

四、导管原位癌

病例 4

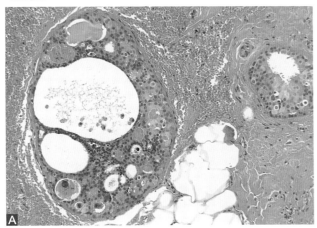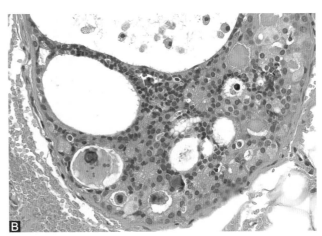

图 25-4-4　低级别导管原位癌。可见导管体积膨大，导管内上皮细胞增生，形成筛孔状结构（A）；增生的上皮细胞排列有极向，形态单一，分布均匀，细胞核呈低核级，部分筛孔内可见坏死性微钙化（B）

病例 5

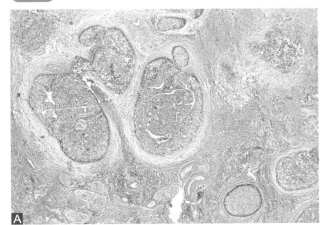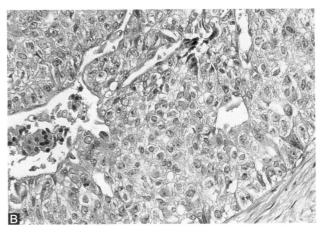

图 25-4-5　中级别导管原位癌。可见多个导管明显增大，导管内上皮细胞高度增生，呈实性，填满管腔，管周可见淡染的特化性间质，细胞界限清楚，异型性明显，核型不规则，核仁明显，呈中核级改变，细胞质淡染，腔内可见坏死（A、B）

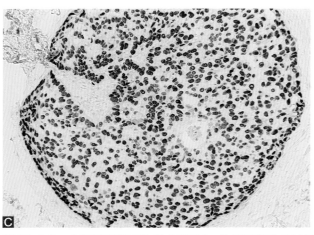
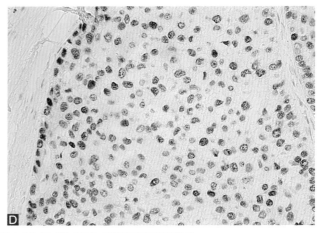

图 25-4-5　中级别导管原位癌（续图）。免疫组化染色显示：ER（C）和 AR（D）癌细胞呈弥漫阳性

第五节　浸润性癌

一、浸润性导管癌

病例 1

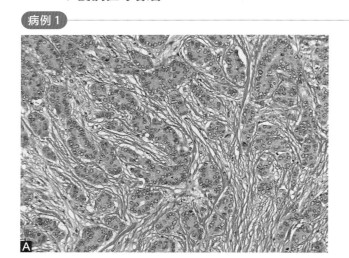
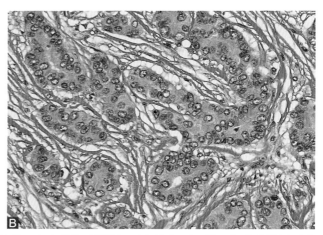

图 25-5-1　I 级浸润性导管癌。纤维性间质中可见分化好的小管状 - 条索状腺癌浸润，癌细胞相对一致，细胞核呈圆形或卵圆形，染色质呈颗粒状，可见小核仁，核分裂象少见，腺体周围无肌上皮围绕，间质反应不明显（A、B）

病例 2

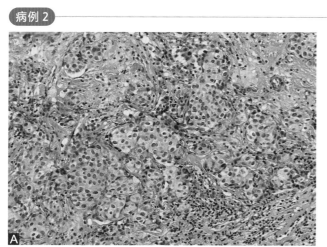
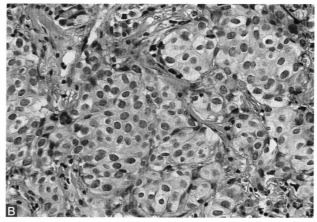

图 25-5-2　II 级浸润性导管癌。癌细胞在纤维性间质中浸润，呈大小不等、形状不规则的巢状，细胞相对一致，界限清楚，细胞核呈圆形或卵圆形，染色质细，隐约可见小核仁，核分裂象少见，细胞巢周围无肌上皮围绕，局部间质内有炎症细胞浸润（A、B）

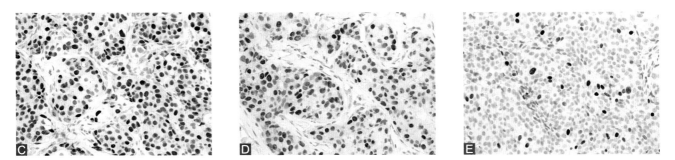

图 25-5-2 Ⅱ级浸润性导管癌（续图）。免疫组化染色显示：ER（C）和 AR（E）癌细胞呈弥漫强阳性，PR（D）呈散在阳性

病例 3

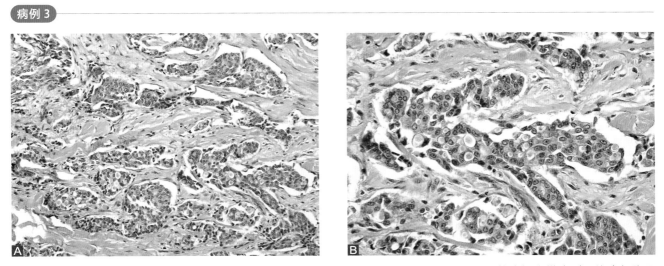

图 25-5-3 Ⅱ级浸润性导管癌。纤维性硬化间质中可见大小不等、形状不规则的实性－小梁状癌细胞巢（A）；许多细胞可见细胞质内空泡，空泡内可见嗜酸性小球，将细胞核推挤到边缘，呈印戒细胞样（B）

病例 4

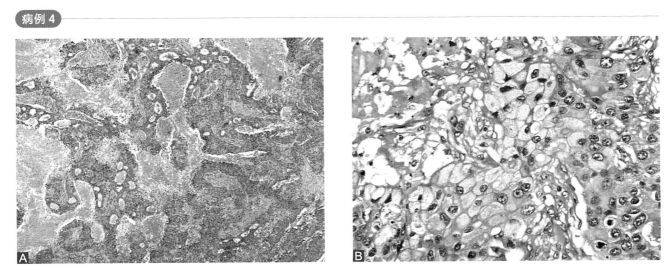

图 25-5-4 Ⅲ级浸润性导管癌。肿瘤组织内可见"地图样"大片坏死，癌细胞呈片状分布，其中有少量腺管状结构，细胞异型性明显，细胞大小不等，细胞核大，形状不规则，核膜厚，染色质呈块状，核仁明显，核分裂象易见，部分细胞胞质淡染，呈泡沫状（A、B）

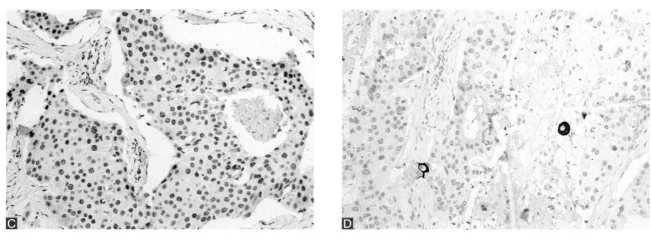

图 25-5-4　Ⅲ级浸润性导管癌（续图）。免疫组化染色显示：ER 癌细胞呈弥漫阳性（C），CK5/6 个别细胞呈阳性（D）

二、特殊类型乳腺癌

（一）浸润性微乳头状癌

病例 5

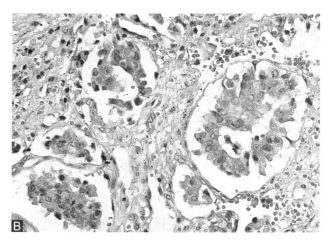

图 25-5-5　浸润性微乳头状癌。浸润的癌细胞巢呈微乳头状，与周围纤维组织分离形成间隙，微乳头呈"桑葚"样，表面呈锯齿状，有的微乳头中空呈腺腔样（A）；细胞质呈嗜酸性细颗粒状，可见胞突，有些细胞呈"鞋钉"状、细胞核呈中度异型性，可见核分裂象（B）

（二）分泌性癌

病例 6

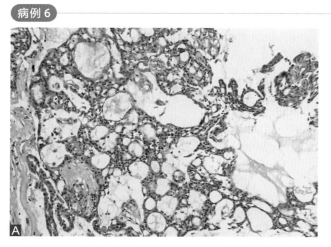
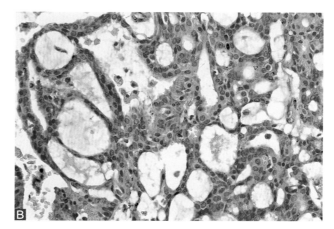

图 25-5-6　分泌性癌。癌细胞中有大小不等的微囊状结构，其形态不规则，囊腔内可见淡粉色分泌物，囊腔周围细胞形态均匀一致，细胞异型性小，细胞核呈圆形或卵圆形，染色质细，核仁不明显，细胞质呈嗜酸性颗粒状（A、B）

第六节　乳头状肿瘤

一、导管内乳头状瘤

病例 1

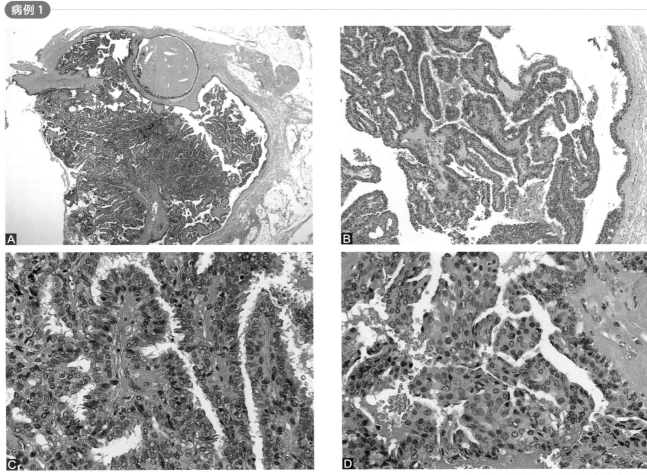

图 25-6-1　中央型导管内乳头状瘤（Ⅱ型）。大导管显著扩张，管壁纤维性增厚，内衬导管上皮细胞，管腔内充满密集分支的乳头状肿瘤，乳头有明显的纤维血管轴心（A、B）；乳头表面被覆的单层柱状上皮细胞增生，排列拥挤（C）；部分区域可见普通型导管上皮细胞增生，充塞管腔（D）

二、导管内乳头状癌

病例 2

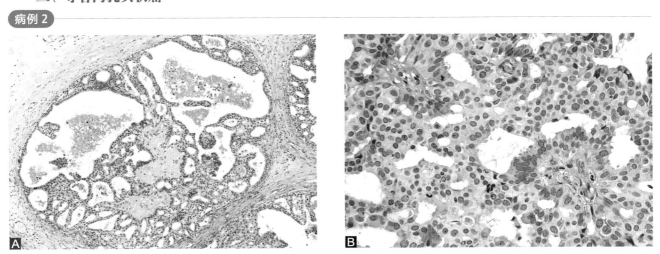

图 25-6-2　导管内乳头状癌。导管内可见乳头状癌，其中可见宽大的纤维血管轴心，表面上皮增生形成整齐的筛网状结构，细胞形态一致，分布较均匀，呈极向排列，细胞核呈圆形-卵圆形，染色质细，可见小核仁，呈中核级改变（A、B）

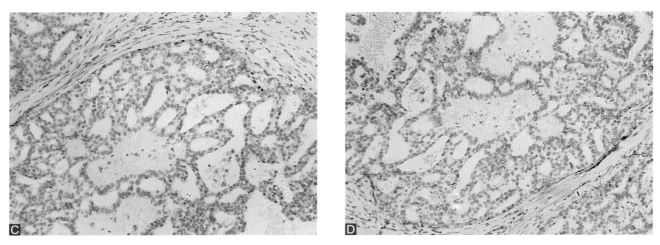

图 25-6-2　导管内乳头状癌（续图）。免疫组化染色显示：p63 癌细胞呈阴性，导管外周肌上皮呈阳性（C），CK5/6 细胞呈阴性（D）

病例 3

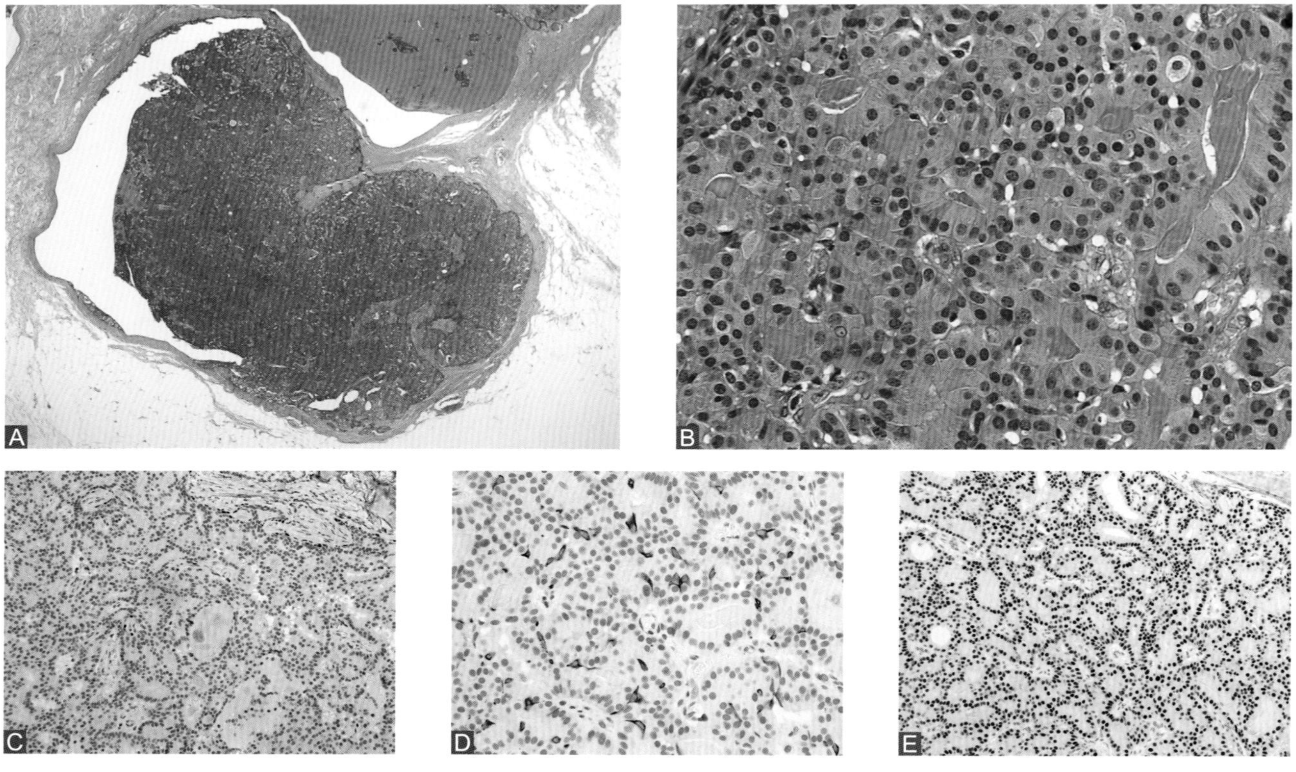

图 25-6-3　导管内乳头状癌。大导管显著扩张，肿瘤呈息肉状占据管腔，呈腺样乳头状排列，癌细胞沿轴心呈腺样极向排列，细胞形态一致，细胞异型性小，细胞质丰富，呈嗜酸性颗粒状，细胞核呈圆形，染色质细，部分见小核仁，呈低核级改变（A、B）。免疫组化染色显示：p63 癌细胞呈阴性（C），CK5/6 细胞呈散在阳性（D），ER 呈弥漫阳性（E）

三、实性乳头状癌

病例 4

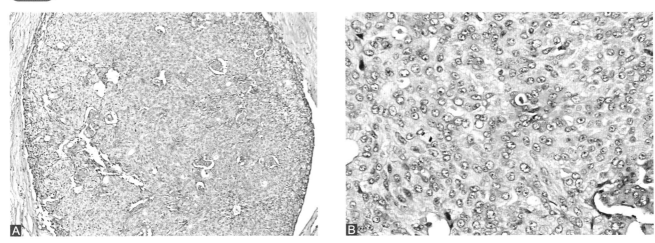

图 25-6-4　实性乳头状癌、原位型。导管显著膨大，呈实性乳头状，癌细胞形态一致，细胞核呈空泡状，核膜厚，有明显核仁，细胞具有中度异型性（A、B）。此例 ER 呈弥漫阳性，CK5/6 呈阴性，p63 导管周围肌上皮呈阳性

四、包裹性乳头状癌

病例 5

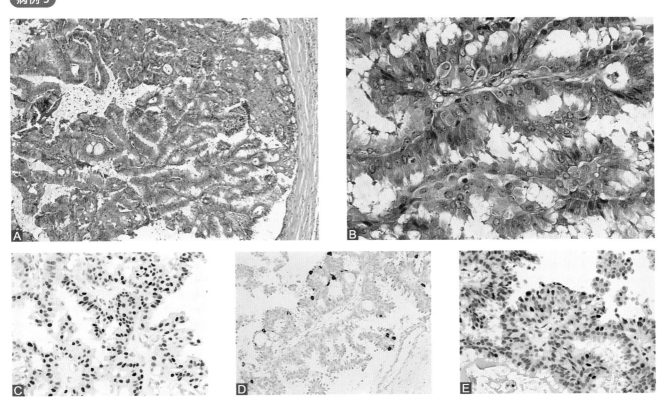

图 25-6-5　包裹性乳头状癌。囊内乳头状肿瘤，界限清楚，囊壁似有上皮细胞衬覆，乳头分支复杂，纤维血管轴心纤细，乳头表面被覆单层柱状癌细胞，部分呈"鞋钉"状，细胞核大，染色质呈颗粒块状，可见 1 个或多个核仁，细胞质丰富，有明显胞突，细胞具有较明显异型性（A、B）。免疫组化染色显示：AR 癌细胞呈弥漫阳性（C），CK5/6 少数细胞呈阳性（D），p63 个别细胞呈阳性（E）

第七节 叶状肿瘤

一、良性叶状肿瘤

病例 1

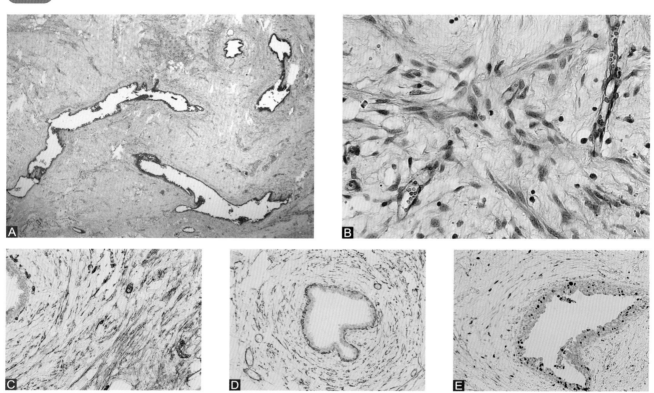

图 25-7-1 良性叶状肿瘤。患者男性，73 岁，右乳肿物直径 2 cm，界限清楚。镜下可见：肿瘤内部结构紊乱，间质及腺管均增生，腺管扩张拉长，扩张的导管上皮呈微乳头状增生，管周间质有过度增生趋势（A）；间质呈黏液水肿样，细胞较为丰富，呈束状排列，细胞呈梭形，界限不清，形态温和，可见核分裂象，其间夹杂增生的毛细血管（B）。免疫组化染色显示：CD34（C）和 SMA（D）肿瘤性间质细胞呈阳性，Ki67 增殖指数较低（E）

二、恶性叶状肿瘤

病例 2

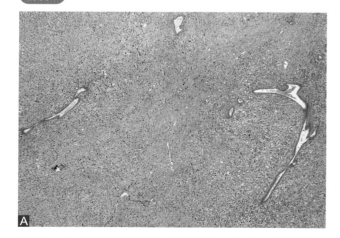
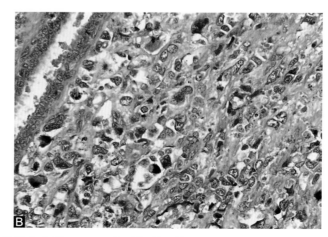

图 25-7-2 恶性叶状肿瘤。患者男性，22 岁，双乳肿物，左乳肿物直径 2.5 cm，切除活检。镜下可见：间质过度增生，细胞密集，其中可见挤压拉长的腺管，增生的间质细胞有明显多形性及异型性，核分裂象多见，并可见瘤巨细胞，腺管衬覆柱状上皮（A、B）

第八节　乳头、乳晕区病变

一、乳头腺瘤

病例 1

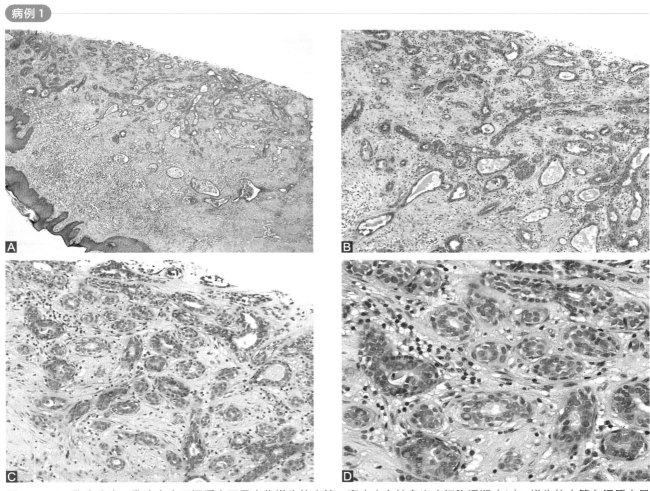

图 25-8-1　乳头腺瘤。乳头表皮下间质内可见密集增生的小管，真皮内有较多炎症细胞浸润（A）；增生的小管在间质中呈假浸润性改变，腺管排列紊乱，部分管腔不规则扩张，有的呈角状，部分管腔内含粉染蛋白性分泌物，增生的小管由腺上皮及肌上皮双层细胞构成，细胞形态温和，无异型性，间质内有散在炎症细胞（B~D）

病例 2

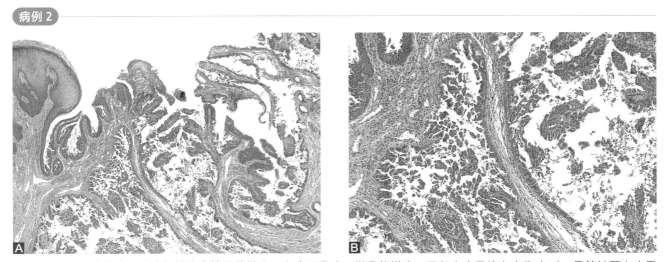

图 25-8-2　乳头腺瘤。乳头部的集合管显著扩张，上皮呈乳头－微乳状增生，局部表皮呈腺上皮化（A）；导管被覆上皮呈微乳头状增生，乳头表面被覆上皮亦增生呈复层，增生细胞具有普通型导管增生细胞的形态特征（B、C）

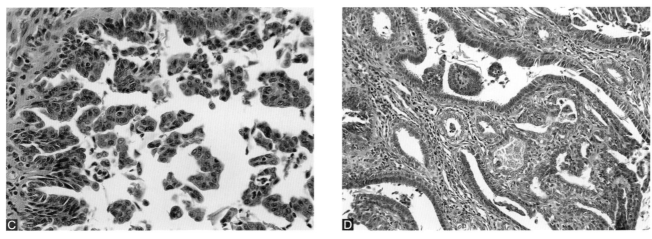

图 25-8-2　乳头腺瘤（续图）。腺管增生，大小不等，形状不规则，被覆腺上皮和肌上皮双层细胞，细胞核大，呈空泡状，核仁清楚，有的腺腔内有坏死（D）

二、汗管瘤样肿瘤

病例 3

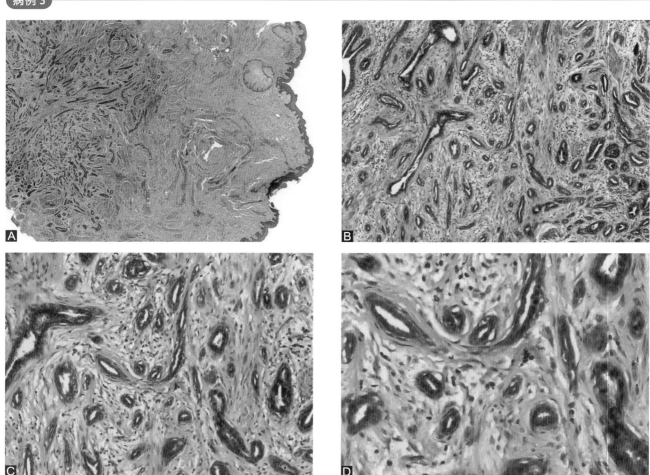

图 25-8-3　汗管瘤样肿瘤。乳头表皮下病变，界限相对清楚，离表皮有一定距离，间质内及平滑肌束间可见排列紊乱的小腺管，弥漫分布，浸润性生长，有的呈"逗点"状或尖角状（A、B）；浸润的腺管具有汗管样特征，细胞无异型性，管周间质有玻璃样变性（C、D）

三、多形性腺瘤

病例 4

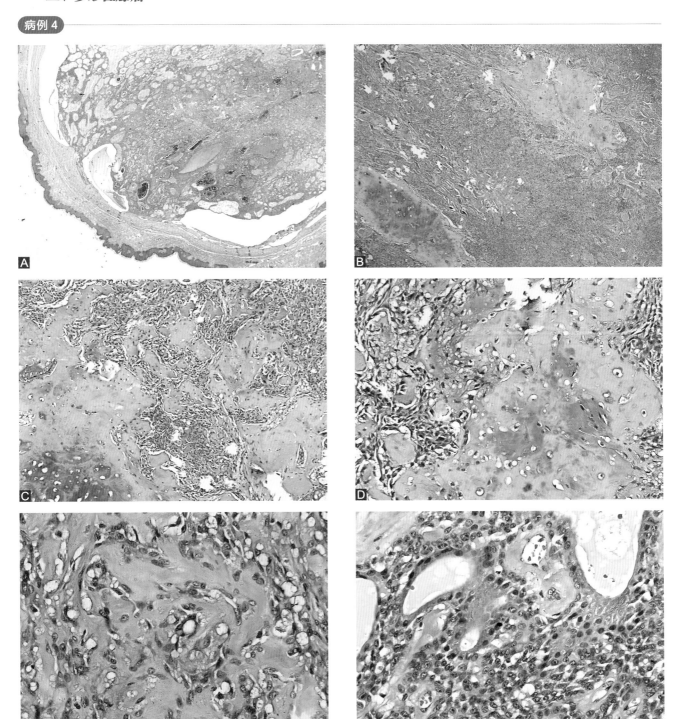

图 25-8-4　多形性腺瘤（混合瘤）。患者男性，60 岁，右乳晕区隆起性肿物 2 年，肿物位于乳晕区皮下，直径约 1.5 cm，界限清楚。镜下可见：表皮下组织中可见一界限清楚的结节状病灶，其内有囊性改变（A）；病灶内肿瘤细胞呈弥漫实性分布，其内可见岛状软骨样组织（B）；可见分化好的软骨黏液样纤维组织，其间有片状分布的梭形细胞，细胞质呈嗜酸性，无异型性（C、D）；黏液样纤维组织中可见形态良善的梭形细胞，部分细胞质内有空泡（E）；局部可见铺砖样细胞，细胞质呈嗜酸性或空淡，细胞核大小较一致，可见核仁，亦可见大汗腺化生，形成腺管状结构，管腔内含蛋白性分泌物（F）

第九节　腺肌上皮肿瘤

一、腺肌上皮瘤

病例1

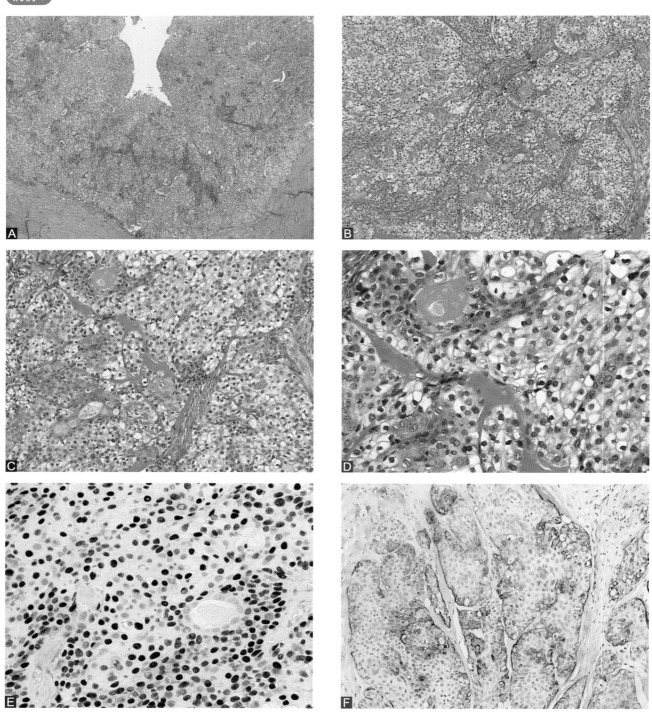

图 25-9-1　腺肌上皮瘤。乳腺实质内界限清楚的结节性病灶，肿瘤细胞呈实性分布，中央可见囊腔（A）；肿瘤被纤细的纤维条索分隔，有细胞质淡染和细胞质呈嗜酸性的两种细胞，混杂分布，部分具有嗜酸性胞质的细胞巢内可见腺腔样结构（B、C）；肿瘤细胞呈多边形，界限清楚，大部分细胞胞质透明，少部分细胞胞质呈嗜酸性颗粒状，其中间腺腔内有浓缩分泌物，两种细胞之间有过渡，细胞核呈圆形 – 卵圆形，可见核仁，缺乏异型性（D）。免疫组化染色显示：p63 大部分肿瘤细胞核呈阳性（肌上皮）（E），CK8/18 少部分肿瘤细胞呈阳性（腺上皮）（F）

二、恶性腺肌上皮瘤

病例 2

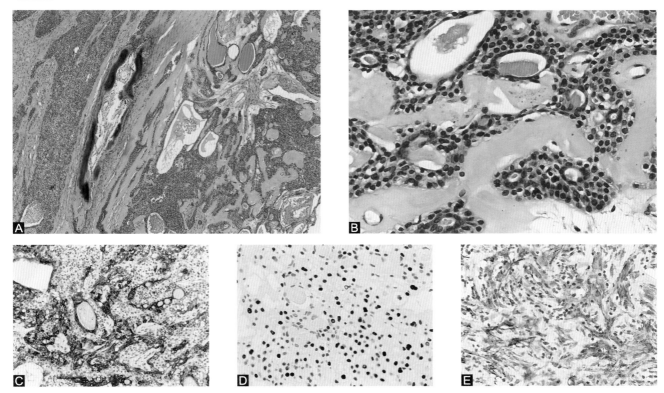

图 25-9-2 恶性腺肌上皮瘤。肿瘤浸润性生长，排列呈不规则片状及实性细胞巢，部分细胞巢中央可见腺样结构，腔内含有蛋白性分泌物，局部可见骨组织（A）；细胞巢内的肿瘤细胞呈双相改变，中央有腺上皮细胞围成的腺腔，周围为细胞质透明的肌上皮细胞，其细胞核深染，有异型性，间质呈均质基膜样变（B）。免疫组化染色显示：CK7 肿瘤性腺上皮细胞呈阳性（C），p63（D）和 SMA（E）肿瘤性肌上皮细胞呈阳性

病例 3

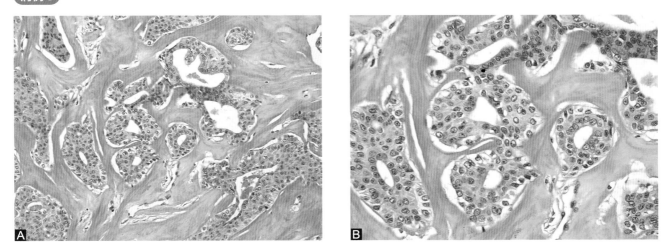

图 25-9-3 恶性腺肌上皮瘤。肿瘤细胞在玻璃样变性的间质中浸润性生长，排列成大小、形状不一的巢状，中央为腺上皮围成的腺样结构，细胞质呈嗜酸性细颗粒状，周围为细胞质淡染的肌上皮细胞，腺上皮细胞和肌上皮细胞均有较明显异型性（A、B）

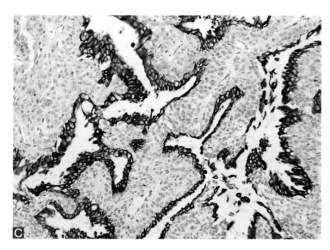
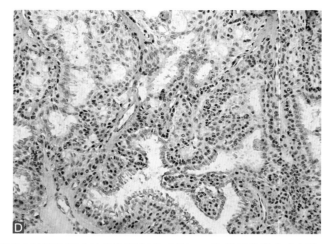

图 25-9-3 恶性腺肌上皮瘤（续图）。免疫组化染色显示：CK8/18 肿瘤性腺上皮细胞呈阳性（C），p63 肿瘤性肌上皮细胞呈阳性（D）

三、肌上皮癌

病例 4

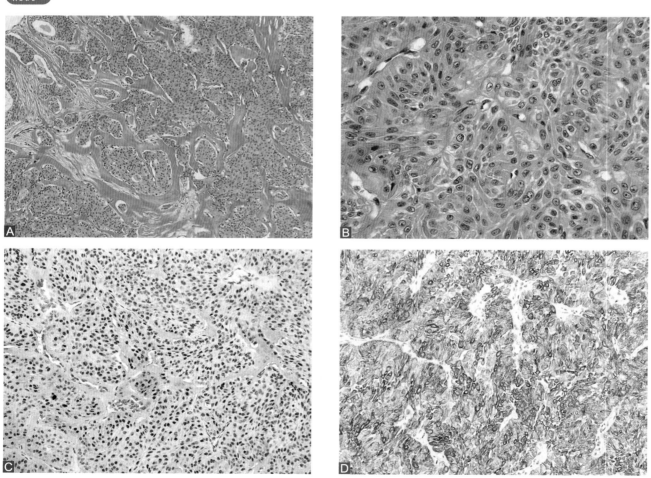

图 25-9-4 肌上皮癌。癌细胞在玻璃样变性的间质中浸润性生长，呈实性片状 – 巢状分布（A）；细胞呈梭形，界限清楚，细胞质丰富、呈明显嗜酸性（肌细胞样），细胞核呈圆形 – 卵圆形，核膜厚，染色质呈颗粒状，核仁明显，可见核分裂象，有较明显异型性（B）。免疫组化染色显示：p63（C）及 S-100 蛋白（D）癌细胞呈弥漫阳性

第十节　间叶性肿瘤

一、肌成纤维细胞瘤

病例 1

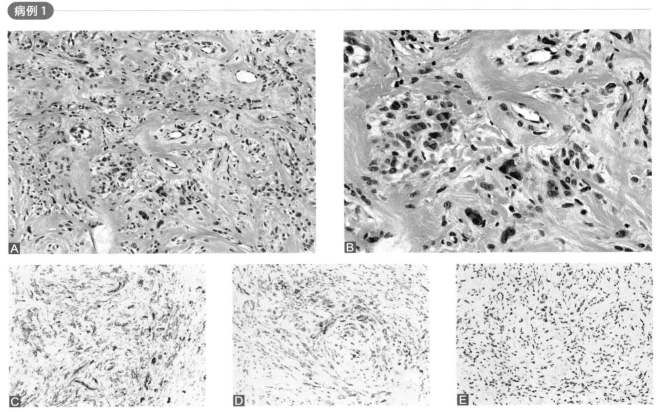

图 25-10-1　肌成纤维细胞瘤。病变组织内见交错分布的粗大胶原纤维，富于厚壁或薄壁小血管，其间可见散在分布的梭形细胞，细胞核不规则，有的深染，可见小核仁，部分细胞呈上皮样、聚集呈巢状（A、B）。免疫组化染色显示：CD34（C）和 desmin（D）瘤细胞呈灶状阳性，ER 呈弥漫阳性（E）。此例上皮性标记物、p63 和 SOX10 均呈阴性

二、孤立性纤维性肿瘤

病例 2

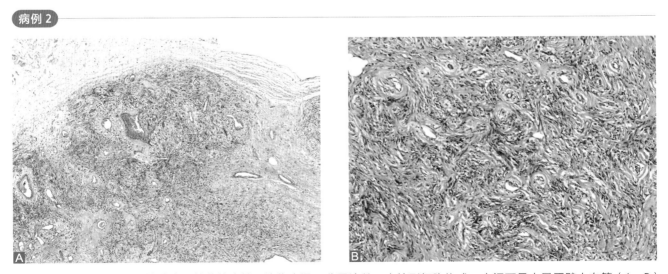

图 25-10-2　孤立性纤维性肿瘤。结节状病灶，边缘光滑，分界清楚，由梭形细胞构成，中间可见大量厚壁小血管（A、B）

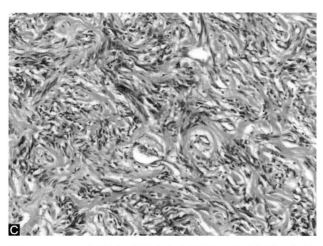
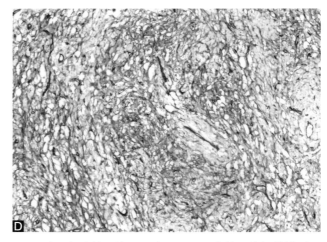

图 25-10-2　孤立性纤维性肿瘤（续图）。肿瘤细胞呈短梭形，界限不清，细胞核深染，形态温和，呈束状及编织状排列，小血管管壁周围伴玻璃样变性（C）。免疫组化染色显示：CD34 肿瘤细胞及血管内皮细胞呈阳性（D）

第十一节　副乳房病变

一、导管原位癌

病例 1

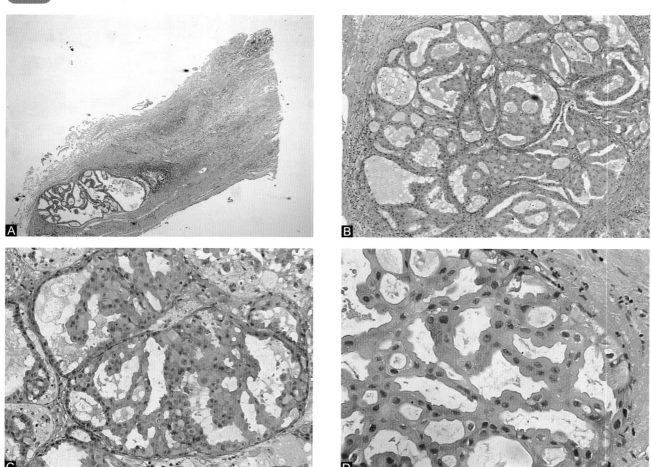

图 25-11-1　中级别导管原位癌。患者男性，46 岁，右腋窝肿物。镜下可见：导管内增生性病变，局部可见乳腺组织（右上方）（A）；导管上皮细胞显著增生，增生的细胞桥彼此连接，形成复杂的筛孔状结构，细胞呈中度异型性，具有大汗腺分化细胞特征（B~D）

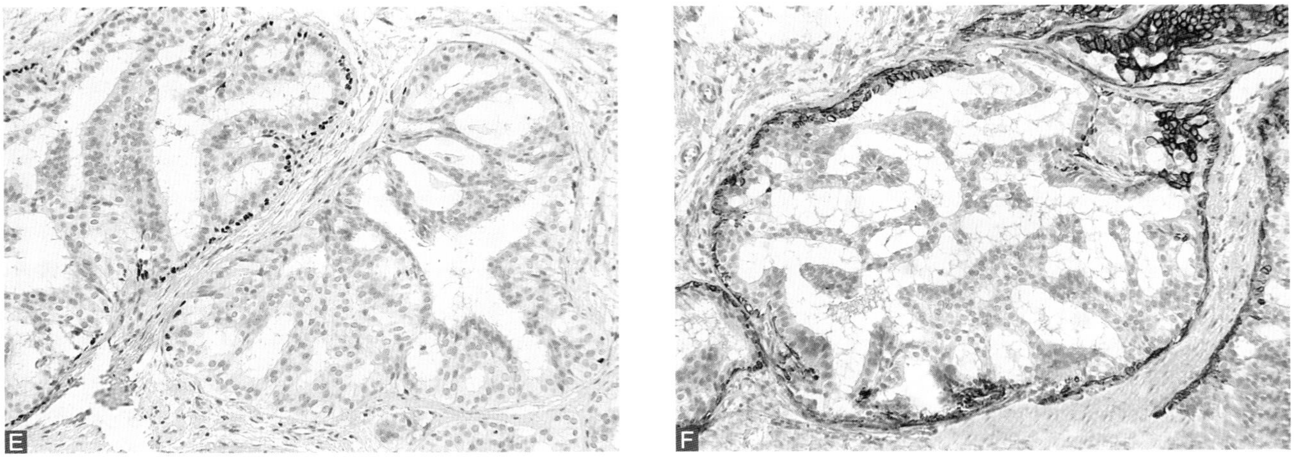

图 25-11-1 中级别导管原位癌（续图）。免疫组化染色显示：p63 导管外周肌上皮细胞核呈阳性（E），CK5/6 癌细胞呈阴性，导管周围肌上皮细胞呈阳性（F）

二、多形性浸润性小叶癌

病例 2

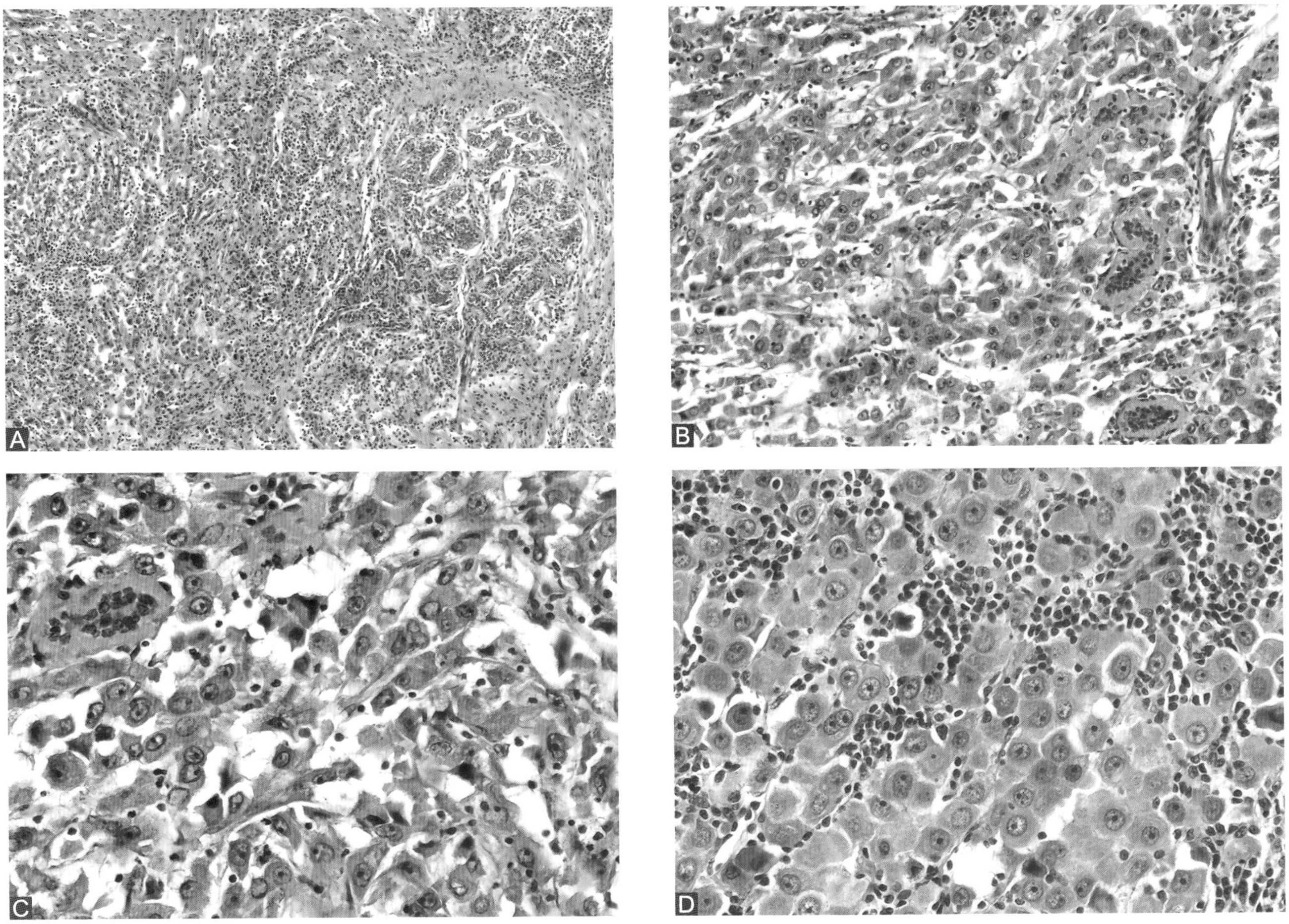

图 25-11-2 多形性浸润性小叶癌。患者男性，68 岁，左腋窝肿物。镜下可见：乳腺组织内可见松散排列的癌细胞浸润（A、B）；腺管周围浸润的癌细胞肥硕，黏附性差，细胞核大、核膜厚、核仁显著，细胞质丰富，呈嗜酸性细颗粒状，细胞有明显异型性（C）；图示淋巴结内转移的癌细胞（D）

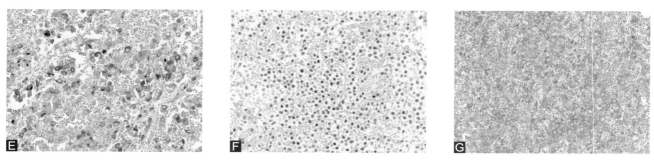

图 25-11-2　多形性浸润性小叶癌（续图）。免疫组化染色显示：GCDFP-15（E）及 GATA3（F）淋巴结内转移的癌细胞呈阳性，p120 癌细胞胞质呈阳性（G）

三、异物性肉芽肿

病例 3

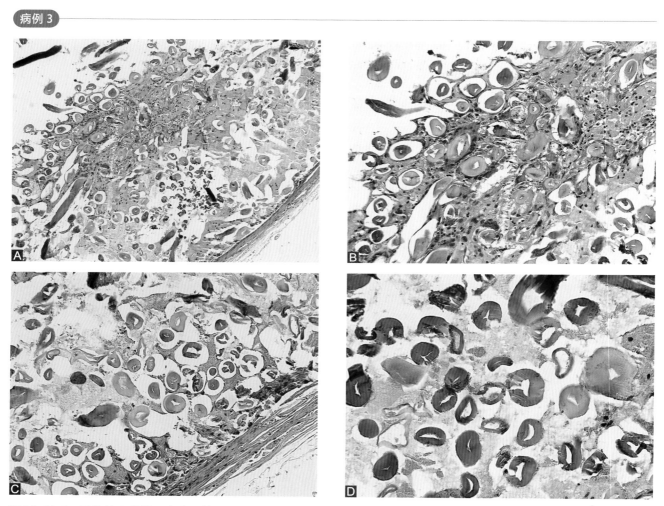

图 25-11-3　异物性肉芽肿。患者男性，30 岁，右腋窝副乳房手术后 2 年，手术部位出现肿物，直径约 2 cm。镜下可见：界限清楚的结节状病灶，有薄层纤维组织包膜（A）；病灶内可见大量环形蓝色异物，周围有多核巨细胞及泡沫状吞噬细胞聚集，细胞质内有异物（B）；环形异物中间有空腔，呈均匀蓝色（C、D）。考虑为术中充填物引起的异物性肉芽肿

第十二节　转移性乳腺癌

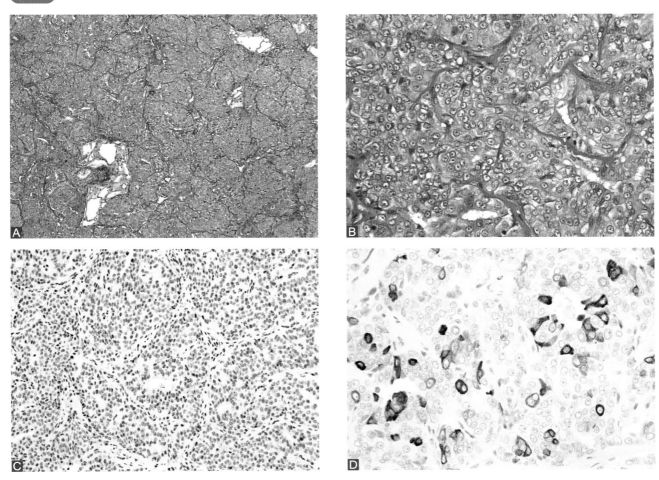

图 25-12-1　乳腺癌脑转移。乳腺癌患者。脑组织内可见呈巢状、实片状排列的肿瘤细胞，间质稀少，癌细胞异型性明显（A、B）。免疫组化染色显示：ER 癌细胞呈弥漫中等阳性（C），MG 部分细胞呈阳性（D）

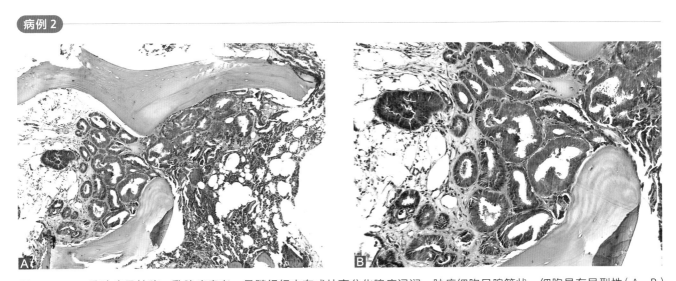

图 25-12-2　乳腺癌骨转移。乳腺癌患者。骨髓组织内有成片高分化腺癌浸润，肿瘤细胞呈腺管状，细胞具有异型性（A、B）

第十三节　诊断及鉴别诊断

与女性相比，男性由于缺乏雌激素与孕激素的作用，乳腺始终停留在胎儿晚期的发育状态，不会形成典型的终末导管小叶单位，其乳腺主要由分枝状导管、终末小导管及周围纤维脂肪组织构成，通常缺乏腺泡结构。男性乳腺最常见的疾病是男性乳腺发育。发生在女性乳腺的良、恶性疾病均可见于男性乳腺，但相对比较少见。

男性乳腺发育几乎可以发生在任何年龄段，通常有幼年期、青春期和老年期 3 个发病高峰期。在老年男性的乳腺疾病中，乳腺发育占大多数（约为 65%）。一般认为其发病原因和雌、孕激素水平增高，雄激素水平降低有关，但大多数病例仍找不到有说服力的诱因，常发生于双侧乳腺。有报道，青春期及激素诱发的男性乳腺发育多为双侧性，而特发性及非激素诱发者常为单侧性。病变可为局限性也可为弥漫性，局限性是局部乳腺组织增生，形成圆形 - 卵圆形或盘状肿物，质韧、有弹性，界限清楚但无包膜；弥漫性是乳腺组织弥漫性增生，质地较软，边界不清。男性乳腺发育镜下形态学特点：①导管数量增多，分支、扩张；②通常无终末导管小叶单位结构，无腺泡形成；③导管上皮可出现不同程度的增生，呈微乳头状或形成更复杂的结构；④间质增生，常混杂有脂肪组织，亦可呈假血管瘤样，导管周围间质疏松，呈黏液水肿状，形成导管周围的淡染区，其内可富于细胞（纤维 - 肌成纤维细胞、血管内皮细胞及炎症细胞）。

男性乳腺发育主要需与以下疾病鉴别。①肿瘤性导管增生：男性乳腺发育的导管上皮增生一般较轻，但某些病例可呈旺炽性导管上皮增生，细胞可出现"不典型性"，亦可有核分裂增多，特别是在年龄大的患者中，需要与非典型导管增生及导管原位癌鉴别。男性乳腺发育病变常以乳头、乳晕为中心，肿物常位于乳头、乳晕下，呈盘状，镜下导管增生性病变分散，缺乏小叶结构特征，增生细胞具有普通型导管增生细胞形态及免疫组化表型特点；而乳腺癌则常为非中心性的不规则结节，镜下病变常具有小叶结构特征，亦常见有小叶癌化，增生细胞具有肿瘤型增生细胞形态及免疫组化表型特点（参见相关章节）。幼年期、青春期患者一般不轻易诊断为肿瘤性导管增生，诊断时要有更严格的标准。②错构瘤：错构瘤通常有包膜，纤维脂肪组织内的腺体分布具有小叶结构特征；正常男性乳腺发育没有包膜，导管增多，不具有小叶结构特征。③叶状肿瘤：男性乳腺发育可呈假血管瘤样间质增生，间质内有比较多的脂肪组织，亦可出现核分裂，导管在增生的间质内分布不均，可有扩张，管周呈水肿黏液样变，富于细胞，可类似袖套样改变，导管上皮常有不同程度的增生等，均与叶状肿瘤有类似之处，应注意两者的鉴别。男性乳腺发育主要见于幼年期、青春期及老年期（60~70 岁），其间质虽然增生，但缺少明显的过度增生及异源性改变，间质细胞无异型性，亦缺乏叶状结构及拉长扩张的分枝状腺体。④脂肪瘤样假男性乳腺发育：是男性乳腺单纯性脂肪增生。⑤免疫组化：部分男性乳腺发育，前列腺特异性抗原（PSA）阳性（部分乳腺癌亦可阳性），但前列腺酸性磷酸酶（PSAP）阴性。

丁华野　聂　秀

章目录

第一节　乳腺发育症

青春期前，乳腺维持婴儿期状态，由于内分泌功能失调或药物等因素，男性及女性在儿童期及青春期乳腺受到过多雌激素作用而出现提前发育，导致乳腺增大，临床称幼年性乳腺肥大（juvenile breast hypertrophy），亦可称为乳腺发育症。病变既可为双侧性，也可为单侧性，既可为局限性也可为弥漫性。组织学上主要表现为纤维脂肪组织及导管的增生。有病变切除后复发的报道，特别是在青春期早期。

病例 1

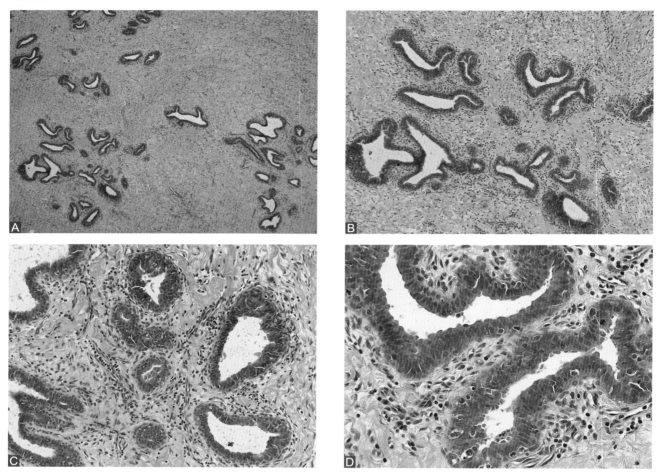

图 26-1-1　乳腺发育症。患者女性，15 岁，右侧乳腺较左侧增大。镜下可见：腺管及间质均出现增生，没有明确的小叶结构，部分腺管轻度扩张、形状不规则，间质内细胞较丰富（A、B）；腺管衬覆柱状上皮，排列拥挤，部分呈复层，可见核分裂象，腺管周围为纤维胶原化间质，其内可见较多慢性炎症细胞浸润（C、D）

病例 2

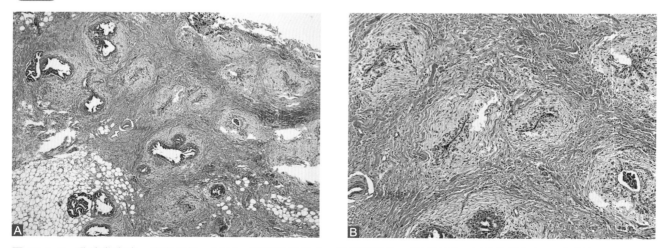

图 26-1-2　乳腺发育症。患者男性，14 岁，双侧乳腺增大，乳晕下肿物。镜下可见：纤维脂肪组织和腺管均出现增生，腺管周围的间质疏松淡染（A、B）

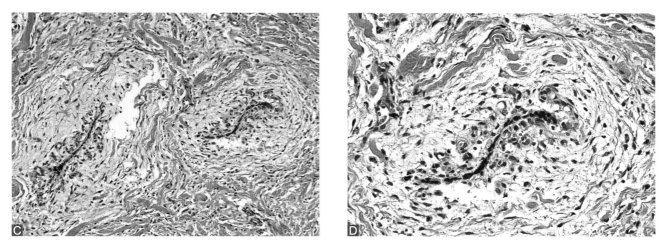

图 26-1-2　乳腺发育症（续图）。挤压、拉长的腺管周围的间质呈黏液水肿样，近腺管区富于细胞及小血管，呈袖套样，细胞较大，细胞核深染（C、D）

第二节　普通型导管增生

病例 1

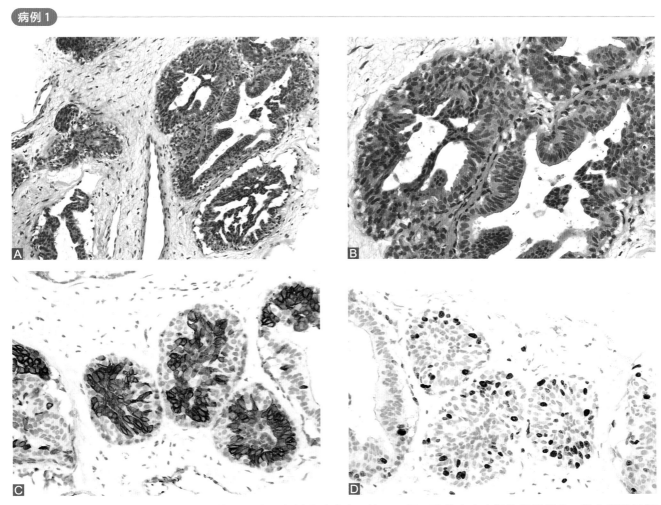

图 26-2-1　普通型导管增生。患者女性，13 岁，右侧乳腺病变。镜下可见：导管内上皮细胞明显增生，增生细胞呈复层，形成微乳头及纤细上皮桥，呈普通型导管增生细胞的形态及结构特征，部分为柱状上皮增生（A、B）。免疫组化染色显示：CK5/6 普通型导管增生细胞呈阳性，柱状上皮呈阴性（C），Ki67 增殖指数较高（D）

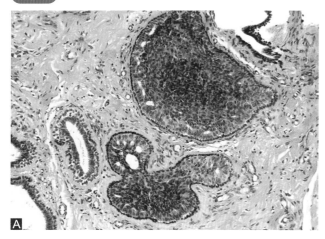
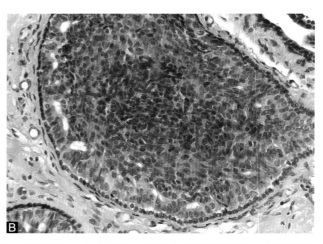

图 26-2-2　旺炽性导管增生。患者女性，18 岁，右侧乳腺病变。镜下可见：部分导管上皮呈实性旺炽性增生，近管壁处可见不规则腔隙（边窗），部分呈筛孔状，增生细胞具有普通型导管增生细胞的形态及结构特征，中央细胞排列更为拥挤，显示"成熟"现象，外层肌上皮明显（A、B）

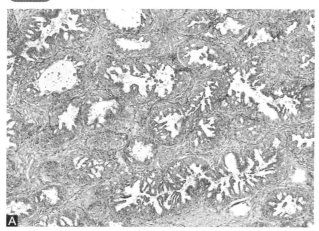
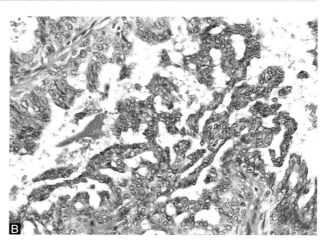

图 26-2-3　微乳头状导管增生。患者女性，16 岁，左侧乳头溢液。镜下可见：病变呈弥漫性，导管上皮呈明显微乳头状增生，微乳头长短不一，相互连接成细胞桥及不规则腺腔，细胞沿腔缘平行排列，具有普通型导管增生细胞的形态及结构特征（A、B）

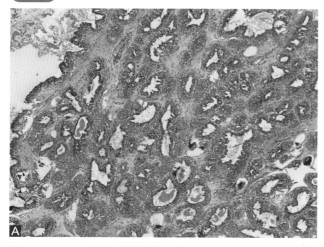
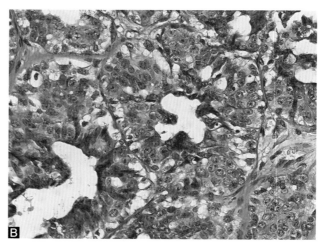

图 26-2-4　旺炽性导管增生。患者女性，15 岁，右侧乳腺病变。镜下可见：腺管衬覆腺上皮呈旺炽性增生，细胞核大，核仁清楚，增生细胞具有普通型导管增生细胞的形态特征（A、B）

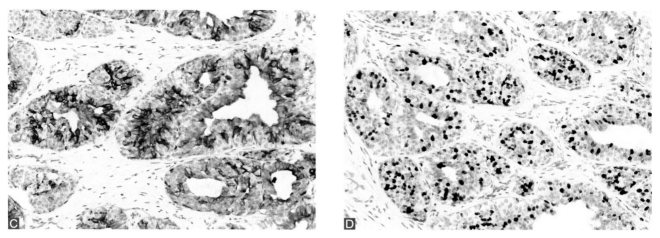

图 26-2-4 旺炽性导管增生（续图）。免疫组化染色显示：CK5/6 增生细胞呈斑片状阳性（C），Ki67 增殖指数较高（D）

第三节 乳腺增生症

一、腺病

病例 1

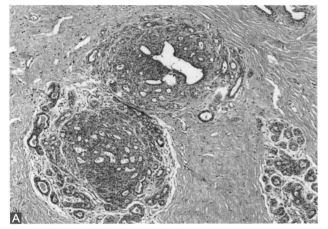
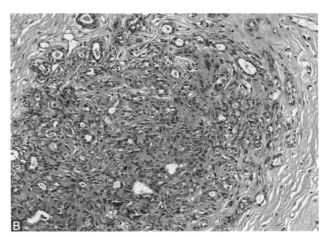

图 26-3-1 硬化性腺病。患者女性，17 岁，左侧乳腺病变。镜下可见：病变以小叶为中心，腺体与间质均增生，小叶增大，与周围的界限相对清楚，病变中心，增生的间质中可见挤压变形的腺管，部分腺管扭曲、管腔闭塞，肌上皮增生，间质玻璃样变性，病变外周，可见开放的腺管，管腔内有分泌物（A、B）

病例 2

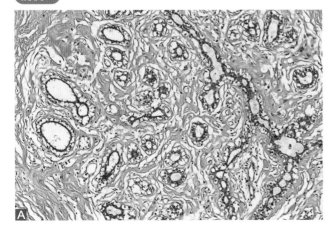
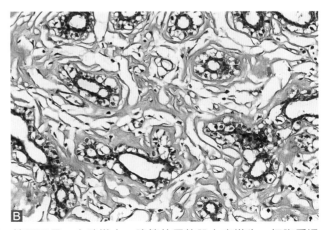

图 26-3-2 腺肌上皮腺病。患者女性，14 岁，右侧乳腺病变。镜下可见：小叶增大，腺管外层的肌上皮增生，细胞质透亮，管周可见基膜样物质围绕及假血管瘤样间质增生（A、B）

病例 3

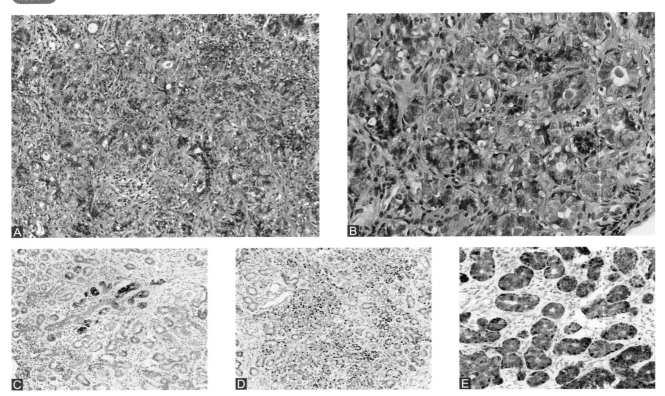

图 26-3-3　旺炽性腺病。患者女性，18 岁，右侧乳腺病变。镜下可见：小腺管显著增生，密集排列，形态和大小相对一致，管腔开放，衬覆单层立方腺上皮，细胞核大呈空泡状，排列拥挤，可见核仁，部分腺腔内可见嗜酸性分泌物（A、B）。免疫组化染色显示：CK5/6 腺上皮细胞呈局灶阳性（C），p63 肌上皮细胞呈阳性（D），S-100 蛋白腺上皮及肌上皮细胞均呈阳性（E）

二、复杂硬化性病变

病例 4

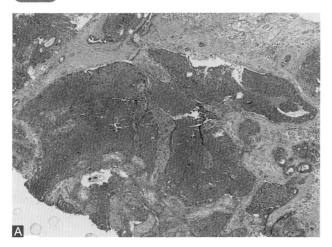
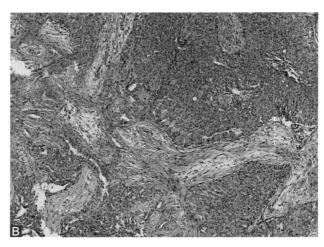

图 26-3-4　复杂硬化性病变。患者女性，17 岁，左侧乳腺肿物。镜下可见：病变呈结节状分布，导管上皮显著增生，形状不规则，其间有纤维组织增生（A）；导管上皮呈旺炽性增生，具有普通型导管增生细胞的形态及结构特征，外围可见肌上皮，间质内可见不规则小腺管，局部呈假浸润性生长（B、C）

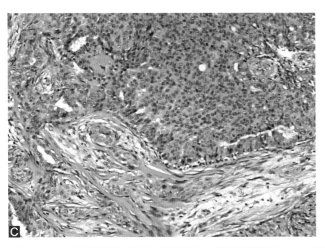
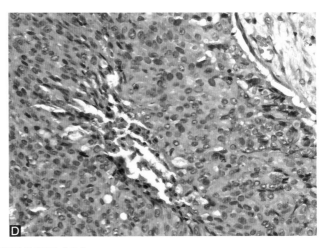

图 26-3-4　复杂硬化性病变（续图）。旺炽性增生的中央可见凝固性坏死（D）

第四节　导管内乳头状瘤

病例 1

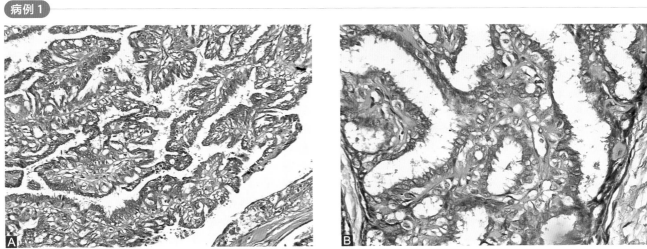

图 26-4-1　导管内乳头状瘤（Ⅰ型）。患者女性，14 岁，乳头溢液。镜下可见：导管内肿瘤，呈乳头状结构，中央有较为宽大的纤维血管轴心（A）；乳头被覆肌上皮（内层）和腺上皮（外层）双层细胞，腺上皮呈柱状，有长的胞突，肌上皮细胞增生，细胞质透亮，两种细胞均无异型性（B）

病例 2

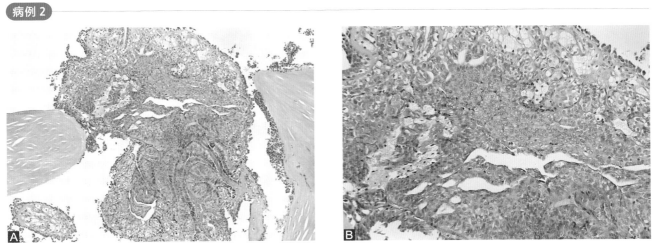

图 26-4-2　导管内乳头状瘤（Ⅱ型）。患者女性，14 岁，乳头溢液，右乳晕下方有肿物。镜下可见：导管内复杂乳头状肿瘤，可见纤细的纤维血管轴心（A）；乳头被覆的上皮细胞呈实性旺炽性增生，具有普通型导管增生的形态及结构特征，轴心内可见泡沫状组织细胞聚集（B、C）

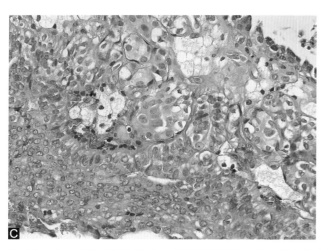
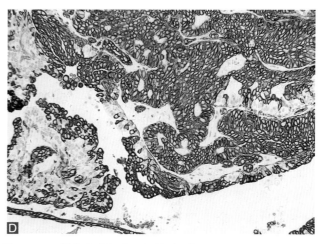

图 26-4-2　导管内乳头状瘤（Ⅱ型）（续图）。免疫组化染色显示：CK5/6 增生上皮细胞呈阳性（D）

第五节　幼年性乳头状瘤病

幼年性乳头状瘤病（juvenile papillomatosis）因其大体切面呈"瑞士干酪"样外观，所以又被称为"瑞士干酪"病。通常发生于年轻女性，约 2/3 的患者年龄小于 25 岁。病变可见扩张的导管及囊肿，导管上皮呈乳头状瘤样增生、旺炽性导管上皮增生、大汗腺化生和出现坏死，腔内可见分泌物及泡沫状组织细胞，亦可有非典型导管增生。据报道，相当高比例的幼年性乳头状瘤病患者有乳腺癌家族史，有 10%~15% 的病例可同时或随后伴发乳腺癌。

病例 1

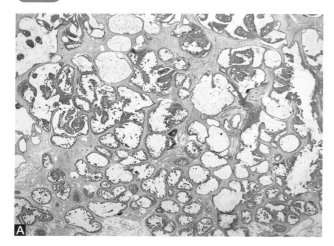
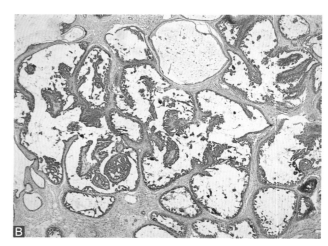

图 26-5-1　幼年性乳头状瘤病。患者女性，15 岁，左乳肿物，肿物切面呈囊实性，有乳腺癌家族史。镜下可见：弥漫性病变，腺管增生，不同程度的囊状扩张，被覆上皮呈乳头状、微乳头状增生，腺腔内有稀薄分泌物，部分囊状扩大的腺体内衬大汗腺细胞（A、B）

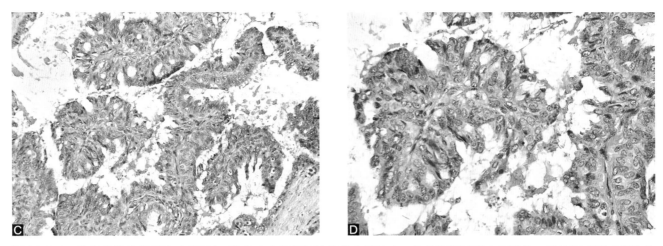

图 26-5-1　幼年性乳头状瘤病（续图）。乳头中央有纤细的纤维血管轴心，乳头表面被覆上皮增生，呈复层或形成微乳头状结构（C、D）

第六节　非典型导管增生及导管原位癌

一、非典型导管增生

病例 1

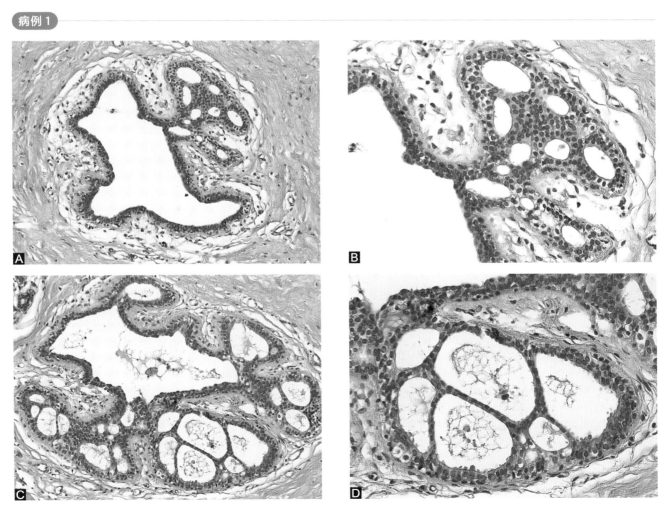

图 26-6-1　非典型导管增生。患者女性，14 岁，左侧乳腺病变。镜下可见：终末导管小叶单位内可见腺管呈筛孔状增生，细胞形态均匀一致，具有低级别导管原位癌细胞形态及结构特征，但增生范围直径小于 2 mm，符合非典型导管增生（A~D）

二、导管原位癌

病例 2

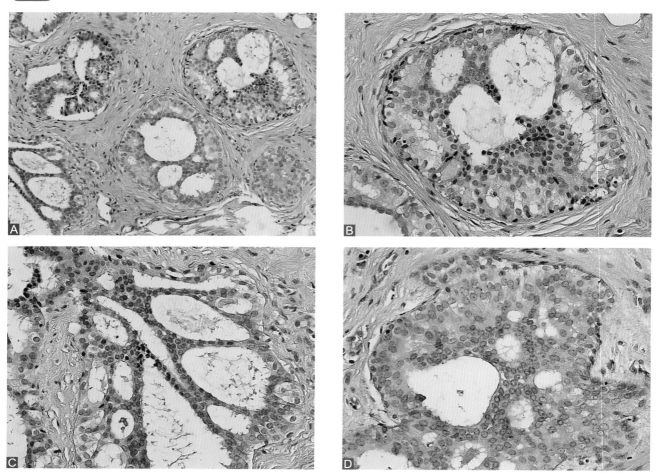

图 26-6-2　导管原位癌。患者女性，13 岁，右侧乳腺病变。镜下可见：导管内细胞呈肿瘤性增生，形成筛孔状结构及刚性细胞桥，筛孔旁及细胞桥内增生细胞形态一致，呈极向排列，细胞核中等大小，可见较小的核仁，呈低－中核级形态特征，细胞质较丰富、淡染（A~D）

病例 3

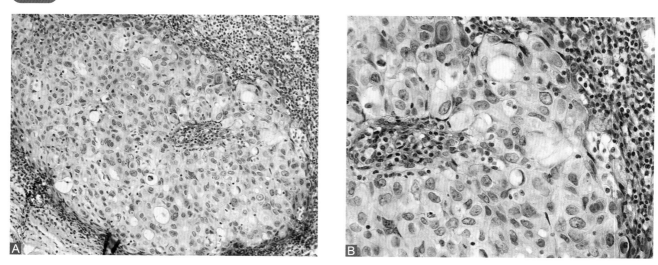

图 26-6-3　导管原位癌。患者女性，17 岁，左侧乳腺病变。镜下可见：导管内细胞增生呈实性排列，局部可见小的筛孔，细胞界限清楚，细胞核大，形状不规则，染色质呈颗粒状，核仁明显，呈高核级形态特征，细胞质丰富，可见胞质内空泡，细胞有明显多形性及异型性，导管周围间质有大量慢性炎症细胞浸润（A、B）

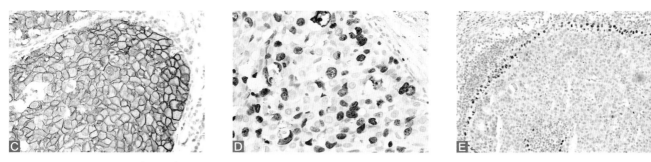

图 26-6-3 导管原位癌（续图）。免疫组化染色显示：HER-2 癌细胞（3+）（C），Ki67 增殖指数高（D），p63 导管周围肌上皮细胞呈阳性（E）。此例 ER 及 PR 阴性

第七节 浸润性癌

一、分泌性癌

病例 1

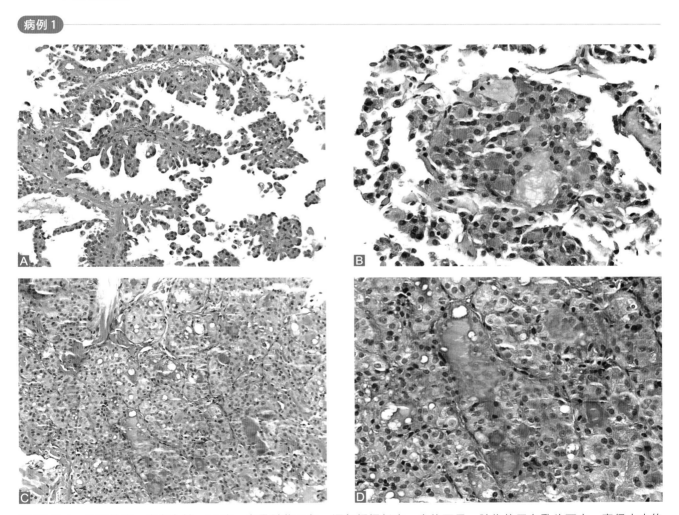

图 26-7-1 分泌性癌。患者女性，10 岁，左乳肿物 5 年，逐年缓慢长大。查体可见：肿物位于左乳头下方，直径大小约 1.5 cm。镜下可见：病变呈乳头状 - 微乳头状结构，癌细胞异型性不明显，细胞核呈低核级形态改变，细胞质呈嗜酸性，细胞内、外有微囊改变，囊内有红染分泌物（A、B）；部分癌细胞排列呈实性巢状，亦可见微囊改变（C、D）

病例 2

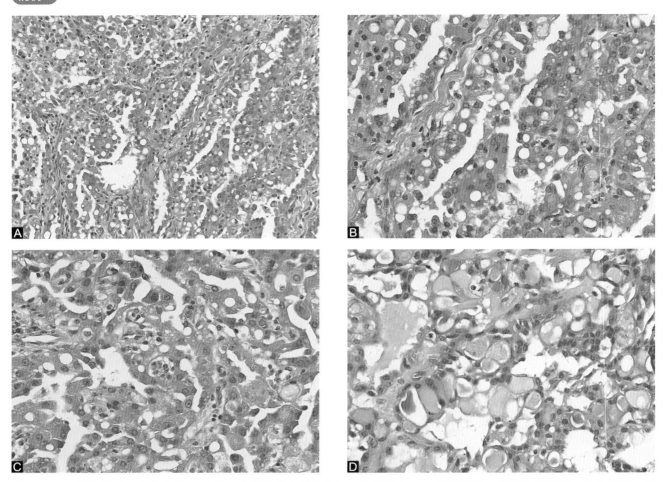

图 26-7-2　分泌性癌。患者女性，18 岁，右乳乳晕旁肿物 2 年，直径约 1 cm。镜下可见：癌细胞呈腺样、实性排列，细胞质丰富，呈嗜酸性细颗粒状，细胞核中等大小，可见小核仁，细胞内外有大量微囊形成，囊内有粉红色分泌物（A~D）

病例 3

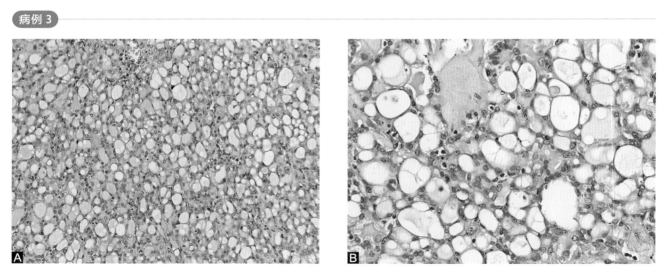

图 26-7-3　分泌性癌。患者男性，12 岁，右乳乳头上方肿物 1 年，直径约 1 cm。镜下可见：癌细胞排列呈小筛孔状，有广泛细胞内、外微囊形成，其内含有淡粉色分泌物（A、B）

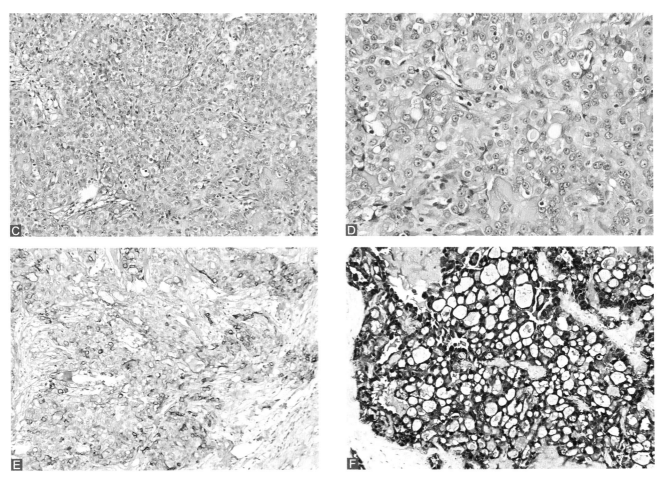

图 26-7-3 分泌性癌（续图）。局部区域细胞呈实性分布，少有微囊形成，细胞核呈空泡状，有清楚小核仁，细胞质呈嗜酸性颗粒状（C、D）。免疫组化染色显示：CK5/6 癌细胞呈阳性（E），S-100 蛋白呈强阳性（F）

二、浸润性导管癌

病例 4

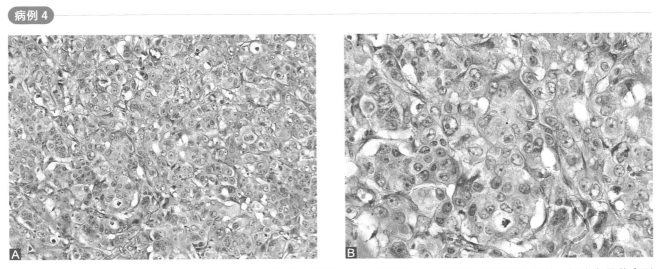

图 26-7-4 浸润性导管癌。患者女性，19 岁，右乳外上象限肿物。镜下可见：癌细胞排列呈实性巢状，细胞有显著多形性及异型性，细胞核大，核膜厚，核仁清楚，核分裂象多见，具有高级别浸润性导管癌形态特征（A、B）

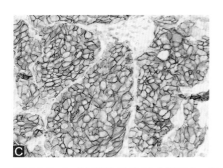
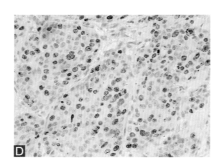
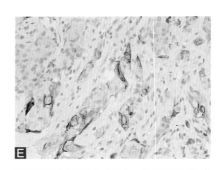

图 26-7-4 浸润性导管癌（续图）。免疫组化染色显示：HER-2 癌细胞（3+）（C），Ki67 增殖指数高（D），CK5/6 少数癌细胞呈阳性（E）。此例 ER、PR 阴性

第八节 幼年纤维腺瘤

乳腺幼年纤维腺瘤（juvenile fibroadenoma）常用于描述发生于青春期女性的纤维腺瘤，其生长较快，组织学上间质细胞密度和上皮增生程度高于普通性纤维腺瘤。有些学者认为，幼年纤维腺瘤亦是发生在青春期女性的巨大纤维腺瘤、细胞性纤维腺瘤的代名词。

病例 1

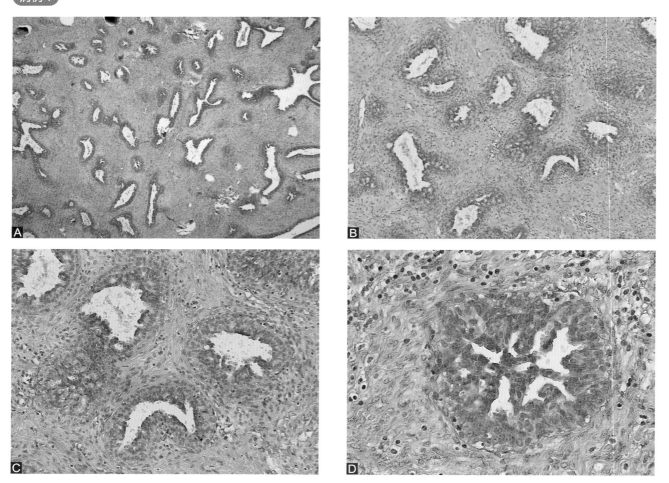

图 26-8-1 幼年纤维腺瘤。患者女性，13 岁，左侧乳腺肿物，直径约 2.5 cm。镜下可见：腺管及间质均有增生，呈管周型生长模式，部分腺管有轻度扩张，腺管与间质的比例及分布比较均衡，间质纤维胶原化，细胞密度增加（A、B）；腺管衬覆上皮增生，呈复层和微乳头状，增生细胞具有普通型导管增生细胞的形态及结构特征，腺管周围间质细胞增生，无异型性，间质内可见少量淋巴细胞浸润（C、D）

病例 2

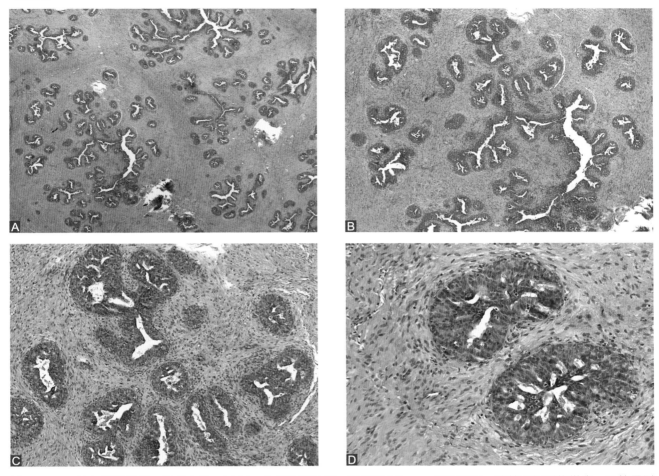

图 26-8-2　幼年纤维腺瘤。患者女性，14 岁，左侧乳腺肿物，直径约 2.5 cm。镜下可见：腺管及间质均增生，呈管周型生长模式，部分腺管稍有拉长和扩张，出现分枝状结构，间质呈纤维胶原化，局部增宽，富于细胞（A、B）；腺管衬覆上皮增生，呈复层和微乳头状，显示"成熟"现象特征，腺管周围纤维－肌成纤维细胞增生，无异型性（C、D）

病例 3

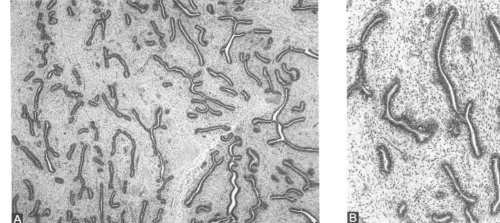
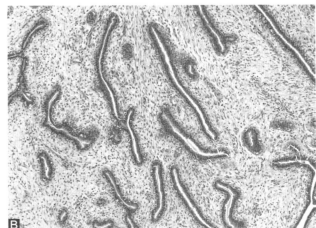

图 26-8-3　幼年纤维腺瘤。患者女性，19 岁，右侧乳腺肿物，直径约 2 cm。镜下可见：间质及腺管均增生，分布比较均匀，呈管内－管周型生长模式，纤维性间质细胞密度增加（A、B）

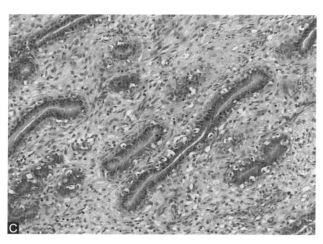
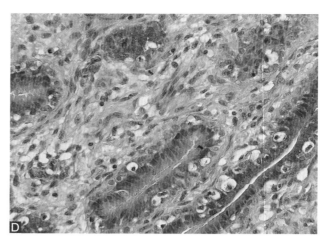

图 26-8-3 幼年纤维腺瘤（续图）。腺管外周可见增生的肌上皮，间质内的纤维－肌成纤维细胞增生，无异型性，腺上皮细胞及间质细胞的核分裂象均增加（平均 5~6 个 /10HPF）（C、D）

第九节 管状腺瘤

病例 1

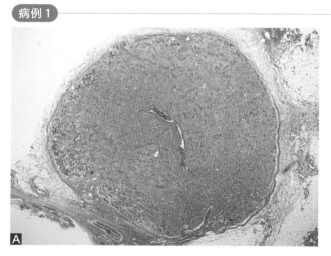
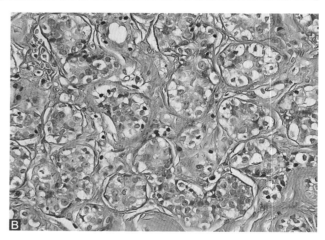

图 26-9-1 管状腺瘤。患者女性，17 岁，左侧乳腺肿物，直径约 1.5 cm。镜下可见：肿瘤边界清楚，可见密集排列的小腺管，部分小腺管腺腔不明显，内衬腺上皮及肌上皮双层细胞，腺上皮细胞核呈圆形，可见小核仁，肌上皮细胞质空亮，管周间质少、玻璃样变性（A、B）

病例 2

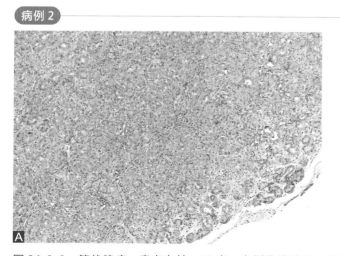
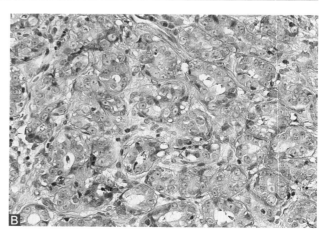

图 26-9-2 管状腺瘤。患者女性，18 岁，右侧乳腺肿物，直径约 2.5 cm。镜下可见：肿瘤边界清楚，由密集增生的小腺管及少量纤维性间质组成，部分小腺体闭塞，被覆立方状腺上皮细胞，细胞核较大，呈空泡状，核仁明显，外层肌上皮细胞不明显（A、B）

第十节　叶状肿瘤

一、良性叶状肿瘤

（一）间质过度增生

病例 1

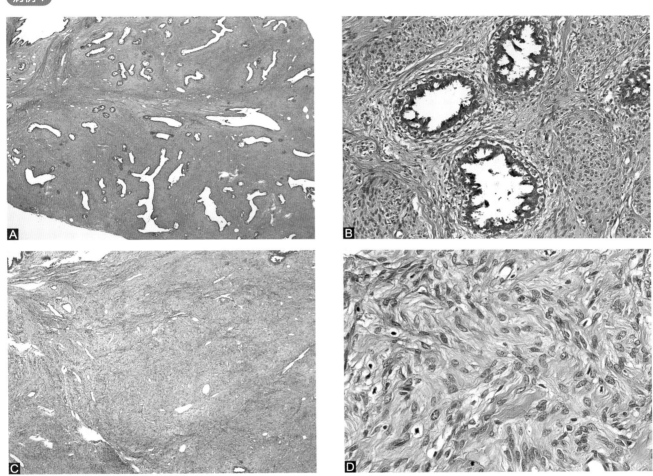

图 26-10-1　良性叶状肿瘤。患者女性，12 岁，左侧乳腺肿物，直径约 3.5 cm。镜下可见：肿瘤边界清楚，呈管周型生长模式，部分腺管呈分枝状扩张（A）；腺体及间质均增生，腺管上皮增生呈微乳头状，外层肌上皮增生，纤维性间质，呈结节状富于细胞（B）；局部间质过度增生，细胞密度增加，细胞有轻度异型性，核分裂象少见（C、D）

（二）叶状结构

病例 2

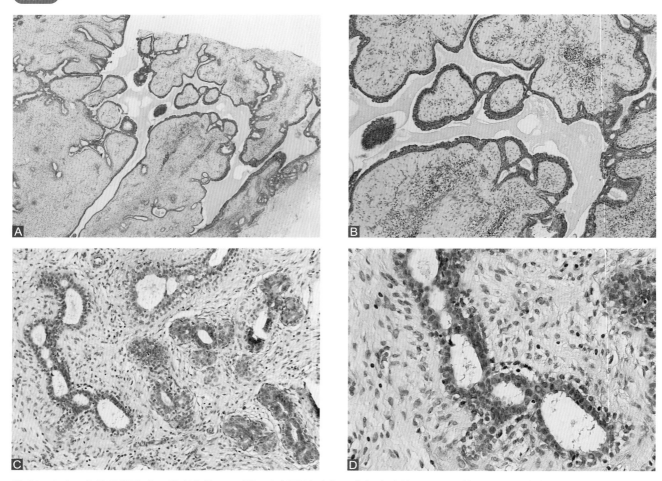

图 26-10-2 良性叶状肿瘤。患者女性，12 岁，左侧乳腺肿物，直径大小约 2.5 cm。镜下可见：肿瘤内部结构紊乱，腺体及间质均增生，腺管明显扩张，间质向腔内生长，形成叶状突起，间质细胞密度呈异质性改变（A、B）；腺管外层肌上皮增生，腺管周边间质细胞较丰富，异型性不明显（C、D）

（三）复杂小叶样结构

病例 3

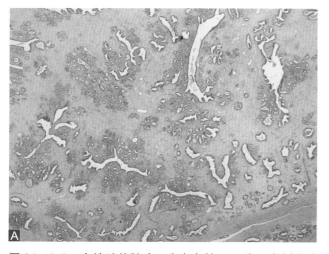
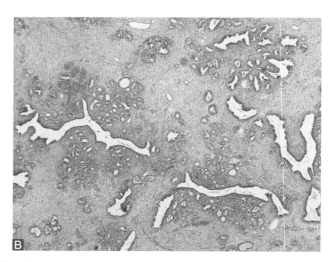

图 26-10-3 良性叶状肿瘤。患者女性，12 岁，右侧乳腺肿物，直径约 4.5 cm。镜下可见：肿瘤界限清楚，内部结构紊乱，间质与腺体比例失调，病变呈复杂小叶样结构，中央可见扩张的分枝状腺管（A、B）

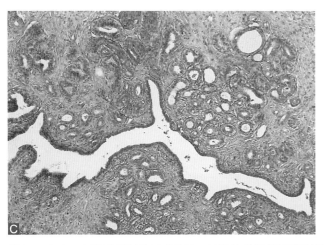
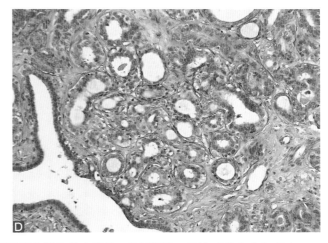

图 26-10-3　良性叶状肿瘤（续图）。扩张的分枝状腺管周边可见密集增生的小腺体，间质硬化，细胞成分少（C、D）

（四）囊内生长

病例 4

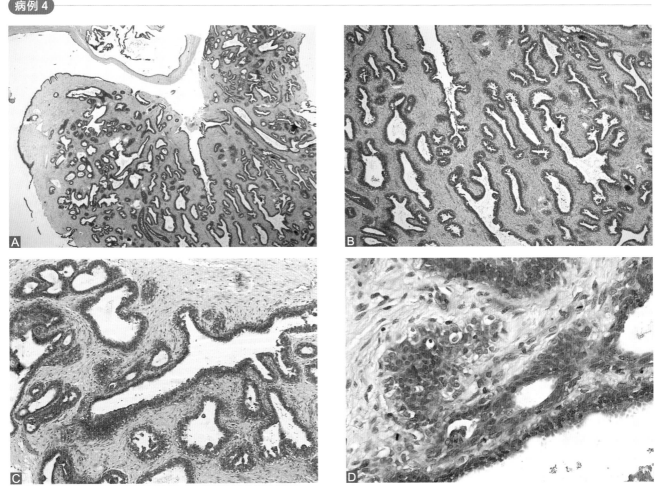

图 26-10-4　良性叶状肿瘤。患者女性，16 岁，右侧乳腺肿物，直径约 2.5 cm。镜下可见：肿瘤位于囊内，呈分叶状，内部结构分布紊乱，腺管不同程度拉长、扩张及分支，形状不规则（A、B）；腺管衬覆柱状上皮，有的呈微乳头状增生，腺管旁间质细胞较丰富，细胞异型性不明显，核分裂象较多（4~6 个 /10HPF）（C、D）

（五）间质巨细胞

病例 5

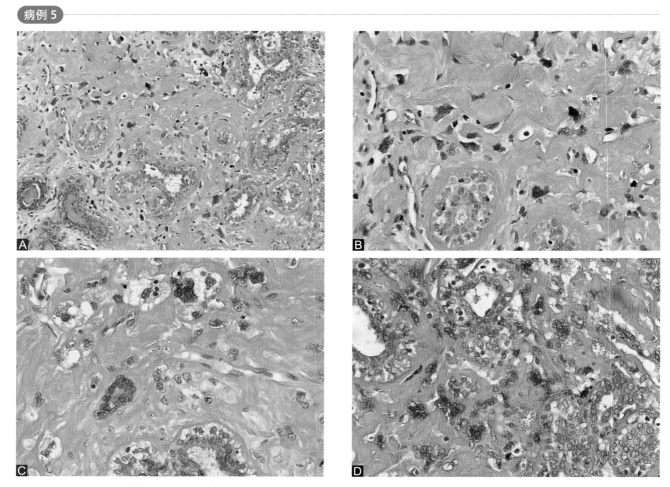

图 26-10-5 良性叶状肿瘤。患者女性，13 岁，左侧乳腺肿物，直径约 2 cm。镜下可见：间质胶原化玻璃样变性，可见假血管瘤样增生背景，裂隙处可见单核或多核巨细胞，细胞体积大，细胞质少，细胞核不规则，染色深，结构不清（A、B）；多核巨细胞核互相重叠，核膜厚，染色质聚集，呈"花环"状或"桑葚"样排列，核分裂象罕见，腺管的腺上皮及肌上皮均有增生（C、D）

二、恶性叶状肿瘤

病例 6

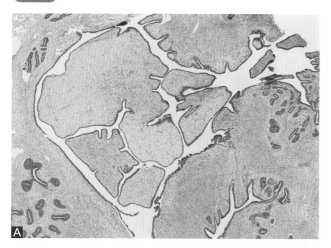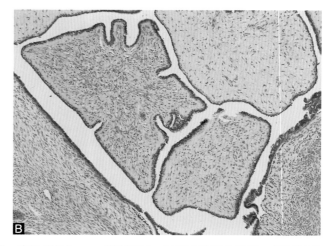

图 26-10-6 恶性叶状肿瘤。患者女性，12 岁，右侧乳腺肿物，直径约 2.5 cm。镜下可见：肿瘤内部结构紊乱，间质过度增生，有明显异质性，扩大的腔隙内形成叶状结构（A、B）

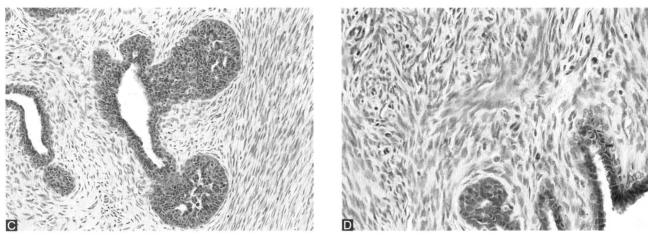

图 26-10-6　恶性叶状肿瘤（续图）。腺管上皮细胞呈普通型旺炽性增生，间质细胞非常丰富，排列呈束状，有较明显异型性，核分裂象多见（C、D）

病例 7

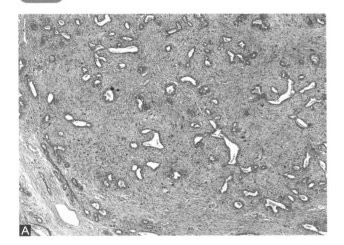
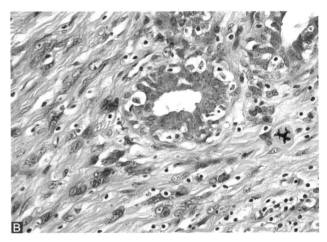

图 26-10-7　恶性叶状肿瘤。患者女性，15 岁，右侧乳腺肿物，直径约 2 cm。镜下可见：肿瘤与周围组织分界不清，腺体及间质均增生，呈管周型生长模式，间质增生更为明显，间质富于细胞，有显著多形性及异型性，可见异常核分裂象（A、B）

病例 8

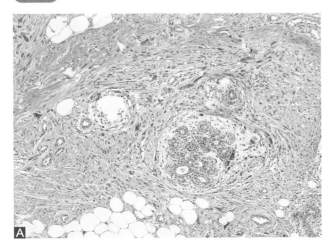
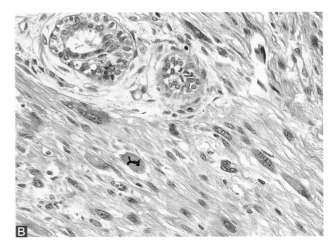

图 26-10-8　恶性叶状肿瘤。患者女性，18 岁，右侧乳腺肿物，直径约 3.5 cm。肿瘤可浸润周围乳腺小叶及脂肪组织，间质细胞有显著多形性及异型性，可见瘤巨细胞及异常核分裂象（A、B）

病例 9

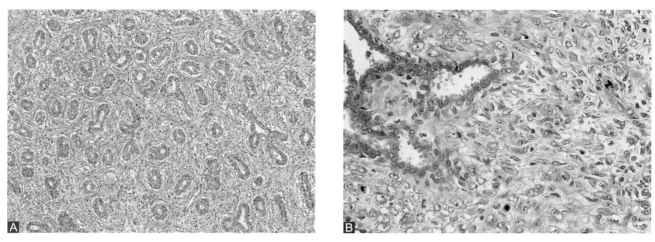

图 26-10-9　恶性叶状肿瘤。患者女性，17 岁，妊娠 5 个月，右侧乳腺肿物，直径约 4 cm。镜下可见：肿瘤呈管周型增生模式，腺管肌上皮增生，间质富于细胞，细胞有明显多形性及异型性，核分裂象易见，可见异常核分裂象（A、B）

病例 10

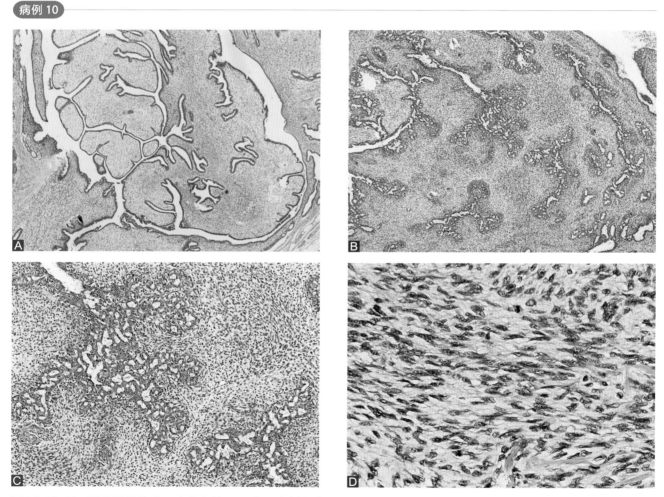

图 26-10-10　恶性叶状肿瘤。患者女性，12 岁，左侧乳腺肿物，直径约 2.5 cm。镜下可见：肿瘤内部结构紊乱，间质呈异质性改变，可见叶状结构（A）；部分区域可见腺管呈旺炽性增生，呈不规则筛孔状，间质细胞密集（B、C）；细胞有明显异型性，核分裂象易见（D）

三、复发性叶状肿瘤

病例 11

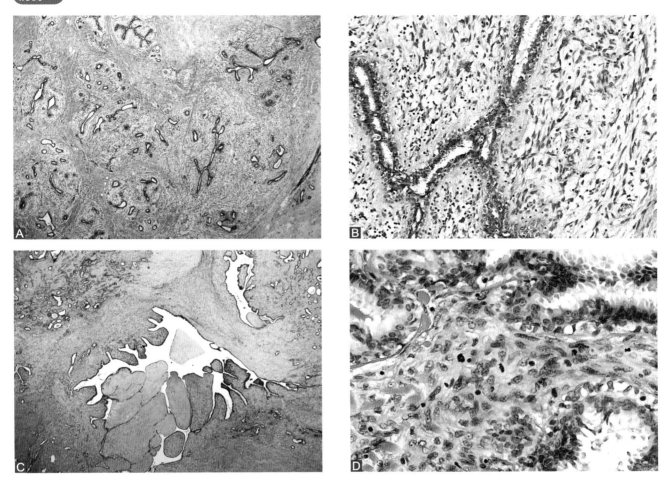

图 26-10-11　复发性叶状肿瘤。患者女性，15 岁，左侧乳腺肿物，直径约 2 cm。镜下可见：肿瘤内部结构较为均衡，管周型生长方式，间质呈水肿状，富于细胞，细胞似有不典型性，病理诊断为幼年富于细胞性纤维腺瘤（A、B）。1 年后肿瘤复发，直径约 2 cm。镜下可见：肿瘤内部结构紊乱，间质过度增生趋势，有明显异质性，可见叶状结构，腺体内衬柱状上皮细胞，间质细胞丰富，有中度异型性，核分裂象易见，病理诊断为恶性叶状肿瘤（C、D）。讨论：首诊肿瘤的内部结构、腺体与间质分布均类似纤维腺瘤，但此病例的细胞密度出现了异质性，这种区域性差别不明显，容易被忽略，最重要的是间质细胞有了轻度至中度异型性。诊断叶状肿瘤，细胞异型性是重要的指标之一，特别是经验不足者，常会低估细胞的异型性。腺上皮的广泛柱状上皮化，也有一定提示作用。另外，诊断应根据细胞异型性最显著的区域做出，不能因区域很小或非常局限而忽视

病例 12

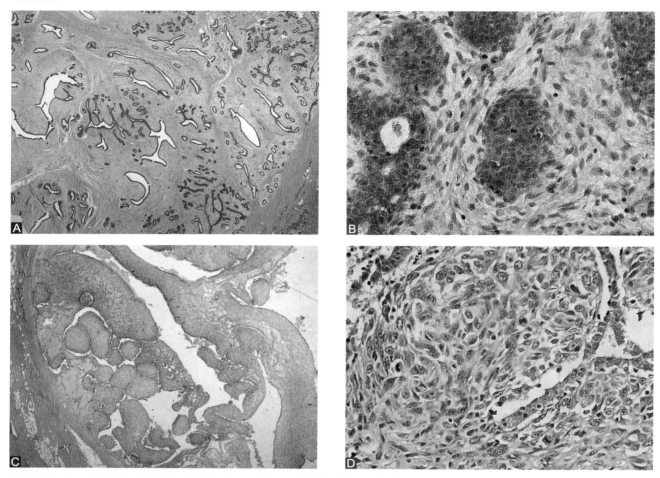

图 26-10-12　复发性叶状肿瘤。患者女性，14 岁，左侧乳腺肿物，直径约 3 cm。镜下可见：肿瘤内部腺体与间质的分布相对有序，纤维性间质富于细胞，细胞异型性不明显，可见核分裂象（5 个 /10HPF），腺上皮增生，病理诊断为幼年富于细胞性纤维腺瘤（A、B）。3 年后肿瘤复发，直径大小约 2 cm。镜下可见：肿瘤呈管内型生长模式，间质呈异质性改变，细胞密度不一致，可见叶状结构，腺管周围的间质细胞更为丰富，有显著多形性及异型性，核分裂象多见，病理诊断为恶性叶状肿瘤（C、D）。讨论：患者首次病理诊断为幼年富于细胞性纤维腺瘤，可能忽视了以下细节情况。①肿瘤内部结构已发生紊乱，腺体与间质的分布出现不均匀性改变；②间质性状已有异质性改变，表现在细胞密度不一致，局部间质呈黏液水肿样；③腺体拉长、扩张及分支，缺乏管周型或管内型纤维腺瘤结构特征；④间质富于细胞，已有轻度异型性，核分裂增多；⑤上皮细胞增生，核分裂象易见。综合以上改变，应考虑到叶状肿瘤

第十一节　纤维上皮性肿瘤伴导管原位癌

病例 1

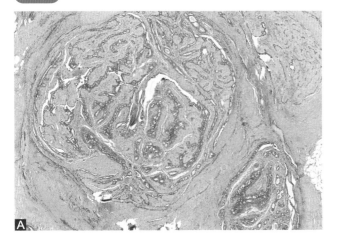

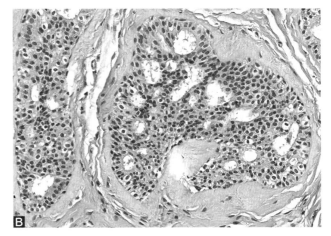

图 26-11-1　纤维腺瘤伴导管原位癌。患者女性，16 岁，左侧乳腺肿物，直径约 3 cm。镜下可见：纤维腺瘤，呈管周型生长模式，腺管上皮明显增生，呈筛孔状，细胞均匀一致，排列有极向，细胞核呈低核级形态改变，具有低级别导管原位癌的细胞形态及结构特征（A、B）

病例 2

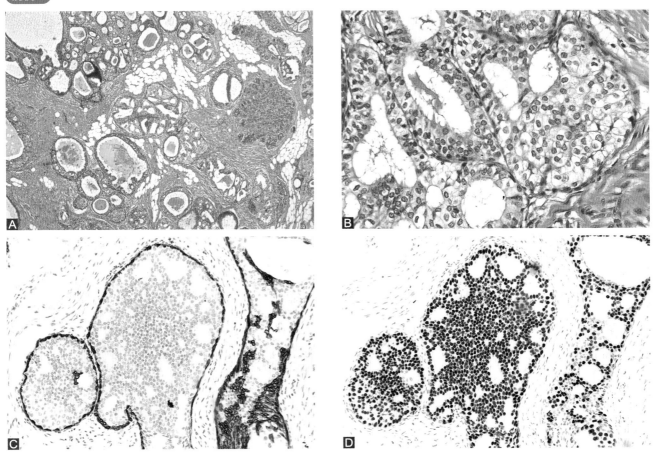

图 26-11-2　叶状肿瘤伴导管原位癌。患者女性，19 岁，右侧乳腺肿物，直径约 2.5 cm。镜下可见：肿瘤呈叶状肿瘤改变，腺管上皮明显增生，呈筛孔状，细胞形态一致，排列有极向，细胞核呈低 - 中核级形态改变，细胞质淡染 - 空亮，细胞界限清楚，具有低 - 中级别导管原位癌细胞形态与结构特征（A、B）。免疫组化染色显示：CK5/6 癌细胞呈阴性，导管外周肌上皮呈阳性（C），ER 呈弥漫强阳性（D）

第十二节 诊断及鉴别诊断

1. 导管内增生性病变 增生性疾病均可伴有导管上皮的增生，常呈微乳头状、乳头状，亦可出现旺炽性增生，也可有大汗腺及鳞状上皮化生，甚至出现不典型的形态改变。诊断儿童及青少年导管内肿瘤性增生（非典型增生及原位癌）时，要特别慎重，必须有更严格的诊断标准。我们注意到，儿童及青少年的导管内肿瘤性增生性病变更多见于纤维上皮性肿瘤，特别是叶状肿瘤。

2. 幼年性乳头状瘤病与导管内乳头状增生性病变 在幼年性乳头状瘤病的组织学改变中，没有一项是其独有的改变，其形态学改变与乳头状瘤病型乳腺增生症、纤维囊性乳腺病、外周型导管内乳头状瘤等病变有重叠及相似之处。正是结合了临床特征、发病年龄及病理形态学改变等因素综合考虑，本病才被认为是一种独立的疾病。幼年性乳头状瘤病与纤维囊性乳腺病和导管内乳头状瘤病型乳腺增生病在概念及组织学改变上均不相同。纤维囊性乳腺病的发病高峰年龄为35~40岁，组织学表现为腺体及间质均增生，基本改变包括囊肿形成、大汗腺化生、间质增生及纤维化、腺病及导管内增生（包括柱状细胞增生、乳头状增生、普通型增生及肿瘤性增生）。此外，也可见较明显炎症细胞浸润、泡沫状组织细胞聚集及钙化等，主体病变与幼年性乳头状瘤病不同。乳头状瘤病型乳腺增生症，主要表现为多发性腺管内乳头状增生及腺病的各种表现，亦与幼年性乳头状瘤病不同。

3. 幼年纤维腺瘤与叶状肿瘤 近年来注意到，发生在儿童及青少年的叶状肿瘤有增多趋势，临床及病理学改变有以下特点：①发病年龄与纤维腺瘤的发病年龄重叠；②初发肿瘤体积较小，最大径多在2~3 cm；③病理学改变不典型，常无间质过度增生及叶状结构形成，亦可缺乏明显的异质性；④某些诊断指标（如核分裂象计数、细胞异型性等）的判定带有主观性；⑤与纤维腺瘤的鉴别常会遇到困难，更多的是出现低诊断问题。在病变不典型时，更要重视对肿瘤内部结构、腺体与间质的分布格局、腺体及上皮的变化、间质细胞异型性的观察，进行综合判断。

（1）幼年纤维腺瘤 肿瘤内部结构有序，腺体与间质分布协调，主要呈管周型生长模式，缺乏异质性改变，间质呈纤维-胶原性，无过度增生，间质可富于细胞，但分布均匀，缺乏多形性及异型性，核分裂象通常少见，腺管无明显扩张、拉长及分支，上皮常有微乳头状增生，缺乏叶状结构，肿瘤界限清楚或有包膜。部分幼年纤维腺瘤可以存在不典型的改变，如局部包膜不完整，肿瘤边缘带入周围脂肪组织；局部间质增宽和有不典型叶状突起；以及核分裂适度增多等。这些不典型改变与良性叶状肿瘤难以鉴别。

（2）叶状肿瘤 肿瘤内部结构紊乱，腺体与间质分布失常，丧失典型管周型或管内型分布模式，常呈异质性改变，间质有区域性异质性，可有过度增生，间质细胞疏密不等，分布不均，有不同程度的多形性及异型性，核分裂增多、多少不等，常有腺管拉长、扩张及复杂不规则分支，上皮常有不同程度增生及出现肿瘤性增生，可有叶状结构，肿瘤可有假包膜，常呈浸润性边缘。

对发生在儿童及青少年的叶状肿瘤要提高警惕性。幼年纤维腺瘤与良性叶状肿瘤难以鉴别时，可采用"良性纤维上皮性肿瘤"的诊断名称。重要的是应对恶性叶状肿瘤做出正确诊断。

（华中科技大学同济医学院附属协和医院许霞参加了本章编写）

第二十七章
乳腺引流区淋巴结病变

丁华野 师 杰

章目录

第一节 淋巴结转移性乳腺癌

不同组织学类型的乳腺癌引流淋巴结的转移情况有所不同，淋巴结内转移癌细胞的形态通常与原发灶癌细胞形态基本一致。本节介绍几种形态特殊、需要与淋巴结病变鉴别的淋巴结转移性乳腺癌（metastatic breast cancer）。

一、淋巴结转移性小叶癌

病例 1

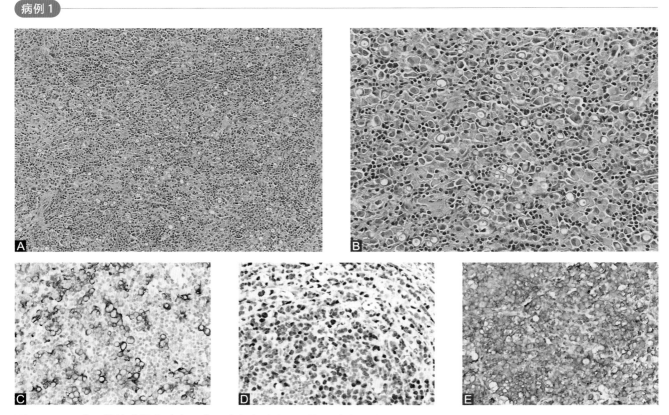

图 27-1-1　淋巴结转移性小叶癌。病理诊断为乳腺浸润性小叶癌。腋窝淋巴结结构消失，癌细胞弥漫分布，局部可见残留的淋巴组织（A）；细胞间黏附性差，细胞质内含黏液或空泡，空泡中含有红色小球状物，细胞核被推挤至细胞一侧，呈印戒细胞样（B）。免疫组化染色显示：CK7 癌细胞呈阳性（C），ER 呈弥漫强阳性（D），p120 细胞质呈阳性（E）。与淋巴瘤的鉴别要点之一是细胞内有黏液空泡

病例 2

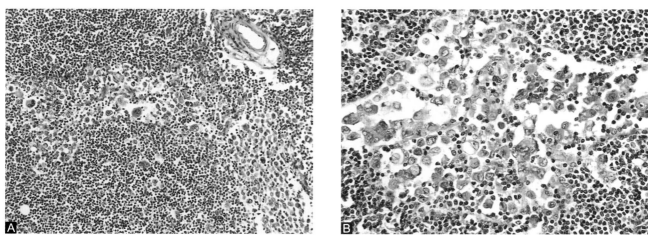

图 27-1-2　淋巴结转移性多形性小叶癌。病理诊断为乳腺多形性浸润性小叶癌。淋巴结结构完好，腋窝淋巴窦显著扩张，窦内充满细胞质丰富的癌细胞（A）；细胞黏附性差，有明显异型性，表现为细胞核大小不等、深染，偏位，部分细胞呈印戒样（B）。淋巴结转移性多形性小叶癌细胞类似增生的窦组织细胞，必要时应加做免疫组化区别

二、淋巴结转移性微乳头状癌

病例 3

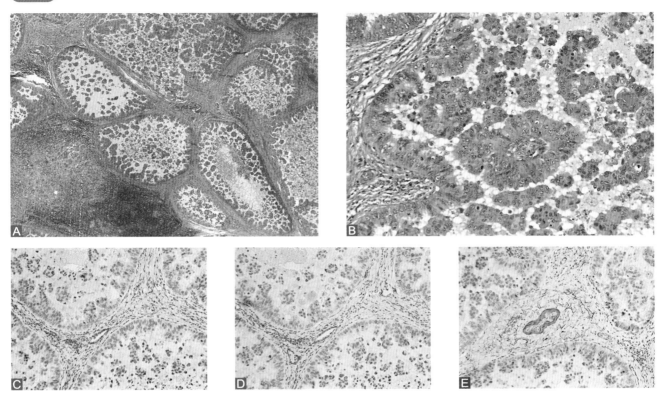

图 27-1-3　淋巴结转移性微乳头状癌。病理诊断为乳腺浸润性微乳头状癌。腋窝淋巴结内可见转移癌，呈导管内微乳头状癌形态改变（A）；局部可见乳头状结构（B）。免疫组化染色显示：p63（C）、SMMHC（D）及 calponin（E）均呈阴性

三、淋巴结转移性大汗腺癌

病例 4

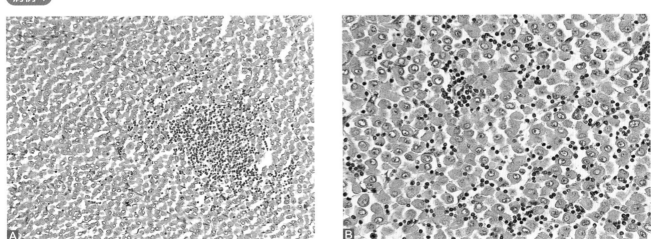

图 27-1-4　淋巴结转移性大汗腺癌。病理诊断为乳腺浸润性大汗腺癌。腋窝淋巴结内可见弥漫分布的癌细胞，局部可见残留的淋巴组织，细胞黏附性差，体积较大，细胞质丰富，呈嗜酸性，细胞核大，有的核偏位，核膜厚，核仁明显，类似组织细胞和肌样细胞（A、B）

四、淋巴结转移性导管原位癌样癌

病例 5

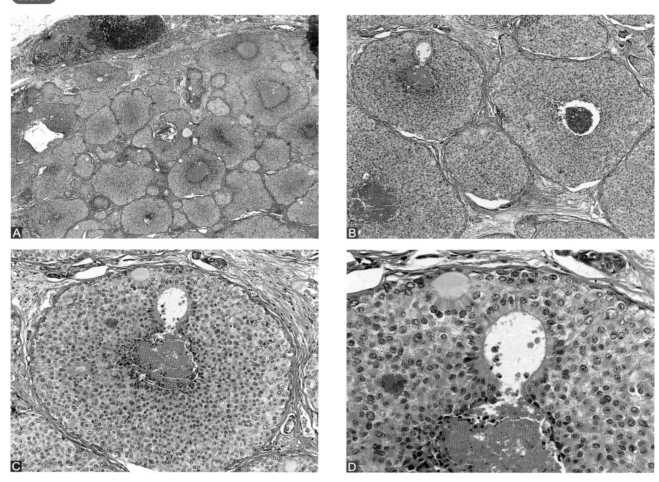

图 27-1-5 　淋巴结转移性导管原位癌样浸润性癌。病理诊断为乳腺导管原位癌样浸润性导管癌。腋窝淋巴结大部分被转移的癌细胞占据，仅在边缘可见残留少许淋巴组织（A）；细胞排列呈圆形巢团状结构，边界清楚光滑，巢与巢之间被少量纤维组织包绕，部分巢团中心可见灶性坏死，类似导管原位癌（A、B）；细胞及结构改变与粉刺样导管原位癌相似，局部形成圆形腺腔，周围细胞排列有极向，细胞有中度异型性（C、D）

五、淋巴结转移癌伴反应性肉芽肿

　　乳腺引流淋巴结转移癌伴反应性肉芽肿很少见，可出现凝固性坏死，需要与其他感染性和非感染性肉芽肿区别。如果乳腺癌患者引流淋巴结有多核巨细胞和（或）肉芽肿形成，要考虑有转移癌的可能。

病例 6

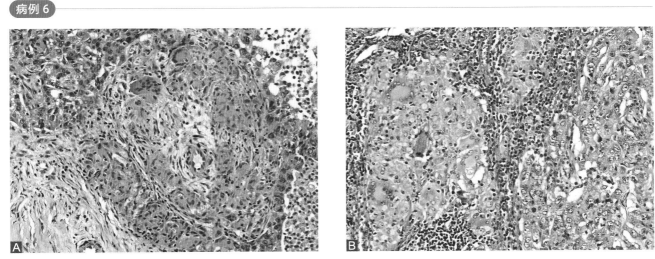

图 27-1-6　淋巴结转移癌伴反应性肉芽肿。病理诊断为乳腺浸润性导管癌伴腋窝淋巴结转移。淋巴组织内可见转移性腺癌细胞，邻近有上皮样肉芽肿，可见上皮样细胞及花环状多核巨细胞，中间无坏死（A、B）

病例 7

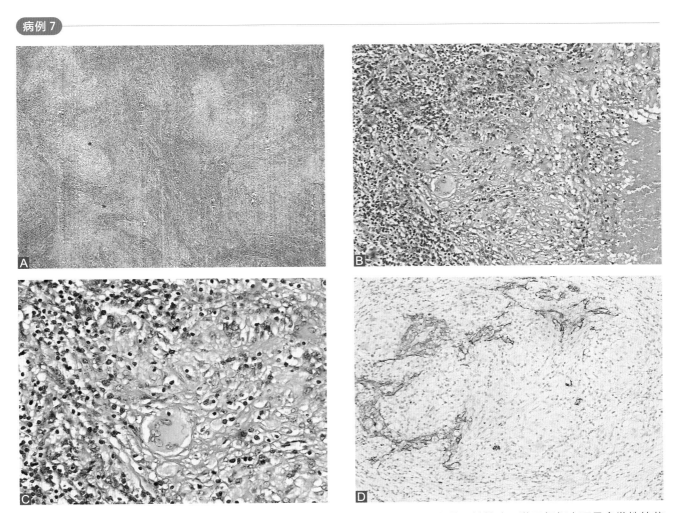

图 27-1-7　淋巴结转移癌伴反应性肉芽肿。病理诊断为乳腺浸润性导管癌伴腋窝淋巴结转移。淋巴组织内可见多发性结节状病变，形状不规则，与淋巴组织相混杂（A）；结节状病变为肉芽肿结构特征，由上皮样细胞及多核巨细胞组成，其中心可见干酪样坏死，肉芽肿边缘有低分化腺癌细胞（B、C）。免疫组化染色显示：CK 癌细胞呈阳性（D）

六、隐匿性乳腺癌，淋巴结转移

隐匿性乳腺癌（dccult mammary cancer）的临床及影像学表现非常隐蔽，乳腺部位查不到明显的病变，不少病例有淋巴结转移。

病例 8

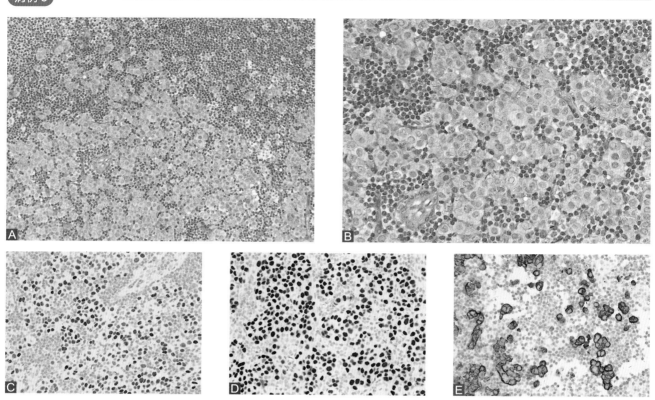

图 27-1-8　隐匿性乳腺癌，锁骨上淋巴结转移。锁骨上淋巴结内可见成片状分布的异型癌细胞（A）；细胞胞质丰富，界限清楚，细胞核大，核仁明显，具有异型性，为转移的腺癌细胞（B）。免疫组化染色显示：ER（C）、PR（D）和 CA153（E）癌细胞呈弥漫强阳性，提示为乳腺癌转移。此病例的临床及影像学检查均未发现乳腺有可疑肿物，行乳腺单纯切除术后，病理检查检出直径约 0.4 cm 的浸润性导管癌病灶

病例 9

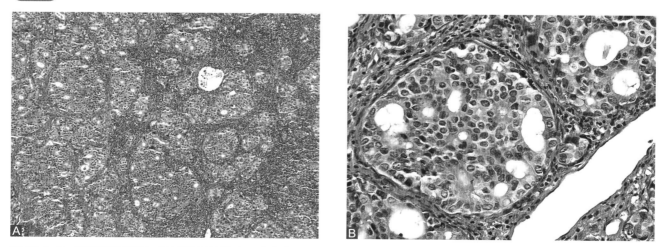

图 27-1-9　隐匿性乳腺癌，腋窝淋巴结转移。腋窝淋巴结内可见异型癌细胞，呈大小、形状不一的巢状分布，部分呈导管原位癌样，细胞排列呈整齐筛孔状（A）；细胞有中度异型性，呈浸润性导管癌形态学特征（B）

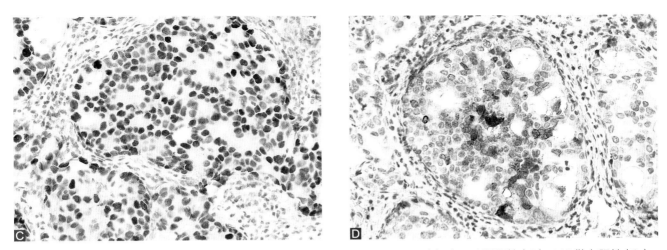

图 27-1-9　隐匿性乳腺癌，腋窝淋巴结转移（续图）。免疫组化染色显示：ER 癌细胞呈弥漫阳性（C），MG 散在阳性（D），提示为乳腺癌转移。此病例的临床及影像学检查均未发现乳腺有可疑肿物。2 年后，发现乳腺肿物，直径约 1.5 cm。病灶切除，病理诊断为浸润性导管癌，其中部分呈筛孔状结构，与淋巴结转移癌形态一致

七、乳腺内淋巴结转移性乳腺癌

病例 10

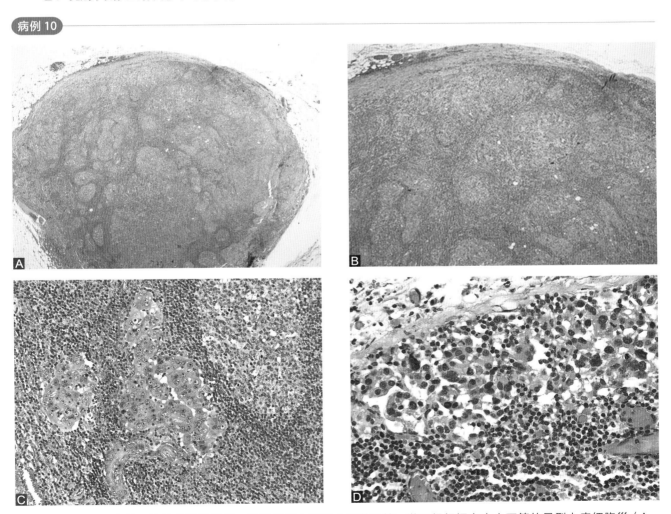

图 27-1-10　乳腺内淋巴结转移性乳腺癌。乳腺组织中可见 1 枚淋巴结，淋巴组织间有大小不等的异型上皮细胞巢（A、B）；生发中心旁的淋巴组织内可见呈中分化形态特征的癌细胞（C）；局部被膜下可见残留的淋巴结边缘窦，窦内可见转移性癌细胞（D）

第二节　淋巴结内痣细胞团及良性上皮包涵物

淋巴结内痣细胞团及良性上皮包涵物（nevus cells mass and benign epithelial inclusions）很少见，需和淋巴结转移癌及恶性黑色素瘤鉴别。

一、淋巴结内痣细胞团

病例 1

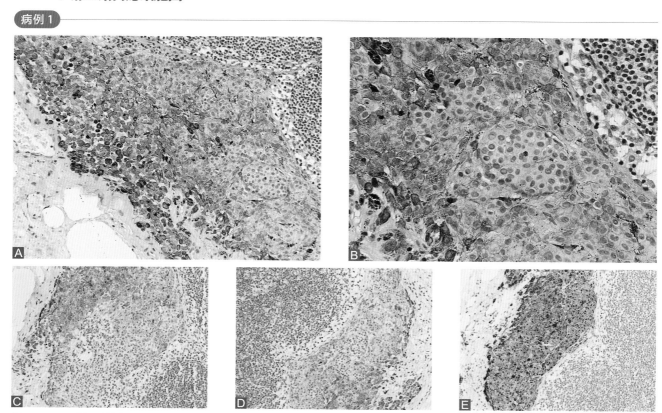

图 27-2-1　淋巴结被膜处痣细胞团。前哨淋巴结被膜下可见片状上皮样细胞，细胞质内含黑色素颗粒，部分细胞呈巢状分布，具有痣细胞形态学特征（A、B）。免疫组化染色显示：PCK（C）和 GATA3（D）上皮样细胞呈阴性（部分细胞胞质呈棕黄色是其胞质内原有的色素颗粒，并非阳性着色），S-100 蛋白细胞核及细胞质呈阳性（E）

二、淋巴结内鳞状上皮包涵物

病例 2

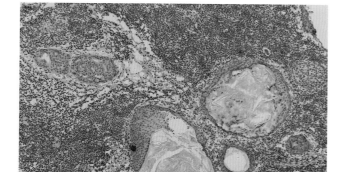
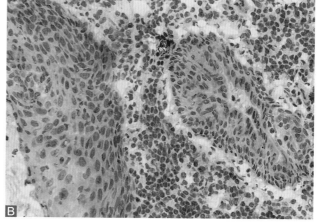

图 27-2-2　淋巴结内鳞状上皮包涵物。冷冻切片，前哨淋巴结内可见含有角化囊肿的鳞状上皮巢，部分有腺性改变，鳞状上皮细胞形态温和，无异型性（A、B）

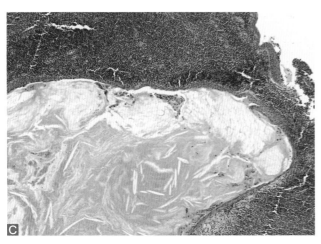
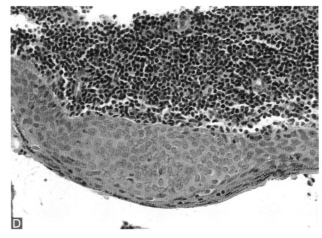

图 27-2-2　淋巴结内鳞状上皮包涵物（续图）。石蜡切片，淋巴结内可见被覆鳞状上皮的角化囊肿，鳞状上皮增生，无异型性（C、D）。此病例术中冷冻切片，考虑为转移癌

三、淋巴结内腺上皮包涵物

病例 3

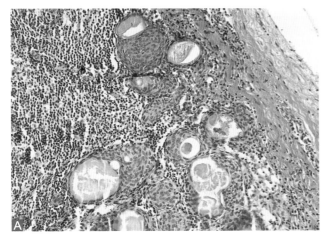
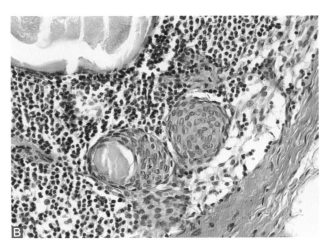

图 27-2-3　淋巴结内小汗腺包涵物。腋下淋巴结的被膜下可见小汗腺样结构，细胞具有小汗腺细胞特征，形态温和，无异型性（A、B）

第三节　淋巴结窦组织细胞增生

淋巴结窦组织细胞增生（proliferation of sinus histocytes）是一种常见现象，窦组织细胞因细胞质内吞噬的物质不同可表现为多种形态，需和淋巴结转移癌鉴别。

一、"印戒"样窦组织细胞

病例 1

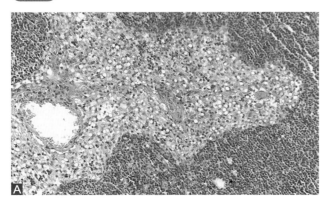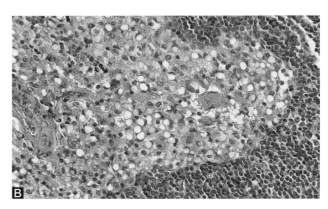

图 27-3-1　"印戒"样窦组织细胞。淋巴结的淋巴窦显著扩大，窦组织细胞反应性增生（A）；部分细胞含有细胞质内空泡，将细胞核推挤至偏位，呈印戒细胞样，类似于浸润性小叶癌细胞（B）

二、泡沫状窦组织细胞

病例 2

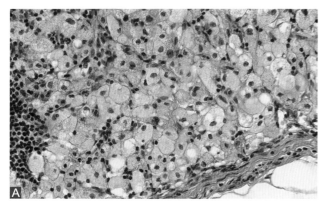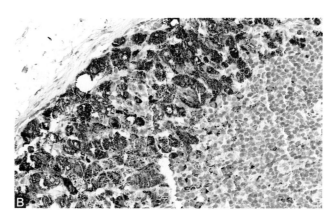

图 27-3-2　泡沫状窦组织细胞。淋巴结内可见成片分布的泡沫状细胞，细胞体积较大，界限清楚，细胞质丰富，呈黏液样或泡沫状，细胞核较小，中位或偏位，类似于转移性癌细胞（A）。免疫组化染色显示：CD68 泡沫状细胞呈阳性（B），证实为增生的组织细胞

三、褐色泡沫状窦组织细胞

病例 3

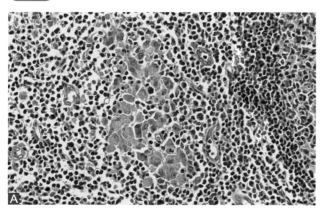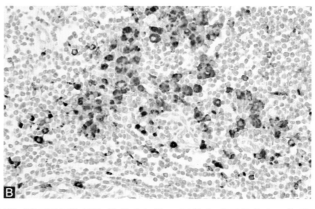

图 27-3-3　褐色泡沫状窦组织细胞。淋巴结反应性增生，淋巴滤泡间可见细胞质红染的大细胞，呈散在或团状分布，细胞体积大，形状不规则，细胞质丰富、红染，细胞质内有脂褐素颗粒，细胞核小，中位或偏位，异型性不明显，类似于转移性癌细胞（A）。免疫组化染色显示：CD68 泡沫状组织细胞呈阳性（B），证实为增生的组织细胞

第四节 淋巴结内巨核细胞及网状细胞

淋巴结内巨核细胞及网状细胞（megakaryocytes and reticular cells）罕见，需与淋巴结转移癌鉴别。

一、淋巴结内巨核细胞

病例 1

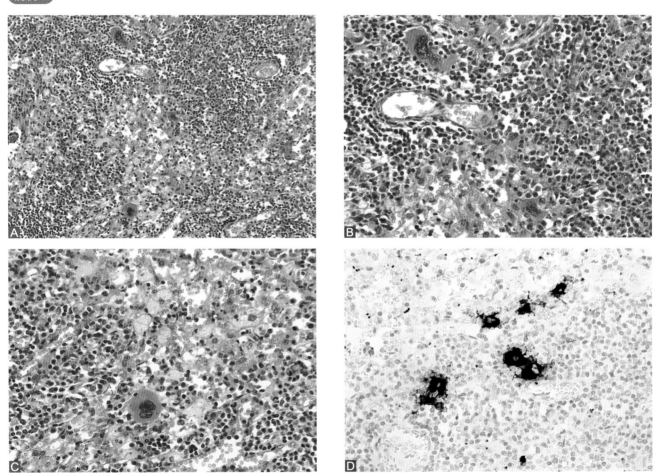

图 27-4-1 淋巴结内巨核细胞。腋窝淋巴结内可见散在细胞质红染的大细胞（A）；每个细胞均含有多个核，形状不规则，染色质粗，在胞质内堆叠在一起，细胞质丰富宽大、呈明显嗜酸性（B、C）。免疫组化染色显示：CD61 呈阳性（D）

二、淋巴结内网状细胞

病例 2

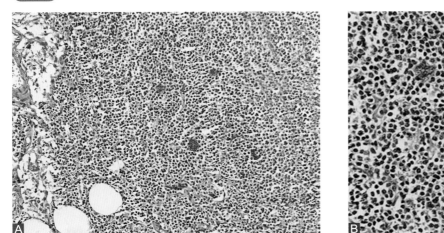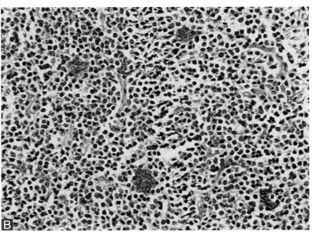

图 27-4-2　淋巴结内网状细胞。腋窝淋巴结内可见散在、蓝染的多核大细胞（A）；细胞巨大，含有多个核，堆叠在一起，可见小核仁，细胞大部分被多个核占据，细胞质少，使细胞在低倍镜下呈蓝紫色（B）

第五节　淋巴结角蛋白阳性的非上皮细胞

淋巴结角蛋白阳性的非上皮细胞（keratin positive nonepithelial cell）是指淋巴结行 CK 免疫组化染色时，某些非上皮细胞出现阳性，阳性细胞可能是淋巴结内的网状细胞。

病例 1

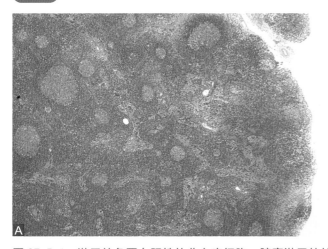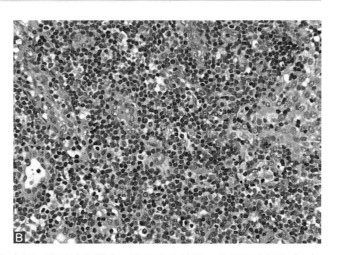

图 27-5-1　淋巴结角蛋白阳性的非上皮细胞。腋窝淋巴结结构完好，淋巴滤泡增生，淋巴窦略扩张，未见异型细胞（A）；副皮质区细胞混杂，血管增生，内皮细胞肥大（B）

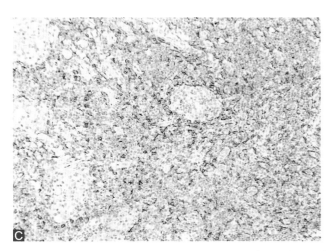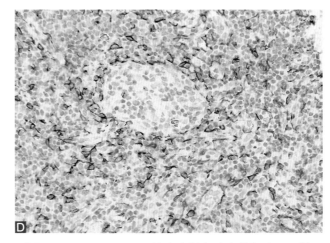

图 27-5-1　淋巴结角蛋白阳性的非上皮细胞（续图）。免疫组化染色显示：AE1/AE3 淋巴结内有散在分布的细胞呈阳性，阳性细胞呈星状－线状，主要围绕生发中心分布（C、D）

第六节　诊断及鉴别诊断

乳腺引流淋巴结的某些良性病变，如良性上皮包涵物、痣细胞团、窦组织细胞增生及髓外造血等，需要与转移性癌鉴别。淋巴结转移性乳腺癌，特别是小叶癌，也常需要与增生的窦组织细胞及痣细胞团鉴别。另外，乳腺内淋巴结的转移性癌容易与髓样癌混淆。如果是乳腺癌患者，其诊断思路是，淋巴结内出现上皮细胞时，首先应该考虑是转移性癌，而不是良性上皮包涵物、痣细胞团或其他良性病变，必须在排除转移性癌（有充分的证据证明不是癌）后，才能诊断良性上皮包涵物等良性病变。

1. 良性上皮性包涵物　引流淋巴结（如腋窝淋巴结）可以出现良性上皮成分，但极为罕见。主要有 3 种组织学类型。①腺体结构：又分乳腺型上皮和米勒型上皮。乳腺型上皮可有多种改变，其腺管通常有肌上皮，但可不明显，需要免疫组化染色证实。米勒型上皮，表现为小而简单的腺体，衬覆单层立方状或柱状上皮，部分可有纤毛，腺管周围无肌上皮，可伴砂砾体样钙化，WT-1 及 PAX8 呈阳性。淋巴结内的良性腺性结构最常见于淋巴结被膜和小梁，也可见于被膜下区，甚至淋巴结实质内。②鳞状上皮包涵物：其特征是形成囊性结构，衬覆良性鳞状上皮，囊内充有角化物。与腺样包涵物相比，鳞状上皮包涵物更靠近淋巴结中央分布。③混合性腺样 - 鳞状上皮包涵物：兼有腺体及鳞状上皮两者特点。

淋巴结内良性上皮包涵物与转移性癌的主要鉴别点有以下几点。①部位不同：良性腺体常位于淋巴结的被膜或小梁处；而转移性癌常出现在淋巴窦内（被膜下或髓窦内），若在被膜，则一般在脉管内。②形态不同：良性上皮包涵物的细胞通常与乳腺组织内浸润的癌细胞形态不同，无细胞异型性，亦无促纤维组织增生性间质反应；转移性癌的细胞多少都与乳腺原发癌有类似之处，亦有不同程度的细胞异型性，常见促纤维组织增生性间质反应。米勒型上皮及鳞状上皮各具特征。③免疫组化表型不同：淋巴结内良性乳腺型腺体与乳腺癌有不同的免疫组化表型，腺样结构通常存在肌上皮。米勒型腺体的上皮细胞 WT-1 及 PAX8 呈阳性，亦与乳腺癌不同。

乳腺癌常会出现腋窝淋巴结转移，而淋巴结内良性上皮包涵物却非常罕见，淋巴结内出现的腺体，即使其分化非常好，位于淋巴结被膜内，甚至与原发癌在形态学上有差异，仍然可能是转移性癌。排除转移性癌后，方可考虑良性上皮包涵物。

2. 痣细胞团　人体各个部位淋巴结的被膜中均可能见到痣样细胞聚集，其中包括腋窝淋巴结。其主要聚集在淋巴结被膜内，有些可位于小梁内，少数情况下也可位于淋巴结实质内。细胞形态与常见的痣细胞相似，细胞核呈卵圆形或圆形，大小一致，有时可呈梭形，居中，染色质较细，偶见小核仁。这些细胞排列紧密，细胞界限不清。有些细胞胞质内可见细小的黑色素颗粒。痣细胞免疫组化染色显示：S-100 蛋白呈强阳性，而 CK 及 EMA 等上皮标记均呈阴性。

　　痣细胞团须与转移性癌区分，特别是小叶癌。痣细胞团常位于被膜内，缺乏细胞质内黏液和空泡，部分病例可有黑色素，S-100 蛋白呈阳性（部分乳腺癌细胞亦可有 S-100 蛋白呈阳性），而 CK 呈阴性。值得注意的是，转移性癌也可以出现在淋巴结被膜内（位于被膜自身的结缔组织内，或位于被膜的淋巴管腔内）。另外，痣细胞团和转移性癌可以出现于同一个淋巴结中，但极为罕见。

　　3. 窦组织细胞增生　主要表现为淋巴窦扩张，窦内充满增生的组织细胞，可表现为泡沫状、"印戒"样等多种形态改变，细胞质内也可吞噬黏液或色素，需要与转移性癌，特别小叶癌鉴别。两者的鉴别可能会遇到困难。免疫组化染色显示：CD68 呈阳性，而 CK 及 EMA 等上皮标记一般均呈阴性，有助于与转移性癌相鉴别。

　　4. 乳腺内淋巴结转移性乳腺癌　乳腺内淋巴结多位于乳腺外象限深处，最重要的是乳腺内淋巴结转移性乳腺癌与富于淋巴细胞的浸润性导管癌及具有髓样癌特征的浸润性癌的鉴别。转移性癌常可见淋巴结结构，包括有被膜、存在淋巴窦等。富于淋巴细胞的浸润性导管癌和具有髓样癌特征的浸润性癌均可有清楚的界限、丰富的淋巴组织，甚至出现生发中心，但都缺乏被膜及淋巴窦等淋巴结结构，而且通常有明显的浆细胞反应。

第二十八章
乳腺转移性恶性肿瘤

丁华野　周　萍

章目录

第一节　乳腺转移性恶性肿瘤的组织学类型

正确诊断乳腺原发性或转移性恶性肿瘤，对选择恰当的治疗是极为重要的，日常工作中，要结合临床表现时刻想到转移性肿瘤的可能性。特别是在术中冷冻切片诊断时，更需要提高警惕。转移性肿瘤和淋巴瘤通常不需要切除乳腺。

一、转移性恶性黑色素瘤

乳腺转移性恶性黑色素瘤（metastatic malignant melanoma）的组织学变异很大，与乳腺癌在形态学表现上有重叠，需与伴黑色素瘤特征的浸润性导管癌区别。

病例1

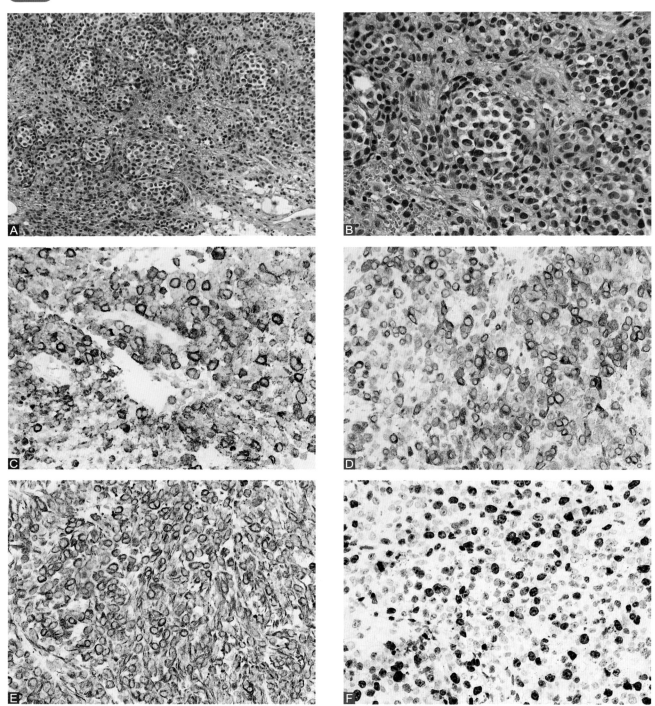

图 28-1-1　转移性恶性黑色素瘤。患者曾被诊断为鼻腔恶性黑色素瘤，2 年后发现右侧乳腺肿物。镜下可见：乳腺组织中肿瘤细胞呈片状 - 巢状分布，部分具有上皮样形态，部分散布于间质中（A）；肿瘤细胞界限清楚，呈圆形或多边形，细胞质较丰富，呈嗜酸性或透明状，少数细胞质内见黑色素，细胞核呈圆形 - 类圆形，部分偏位呈芽瓣状，染色质细，可见核仁，有的见核沟，类似于浸润性小叶癌细胞（B）。免疫组化染色显示：HMB-45（C）、Melan-A（D）和 vimentin（E）肿瘤细胞呈阳性，Ki67 呈高增殖指数（F）

二、转移性胃印戒细胞癌

乳腺转移性胃印戒细胞癌（metastatic signet-ring cell carcinoma of the stomach）形态上可类似于乳腺浸润性小叶癌、"印戒"样浸润性导管癌，特别是在术中冷冻切片诊断时容易误诊。

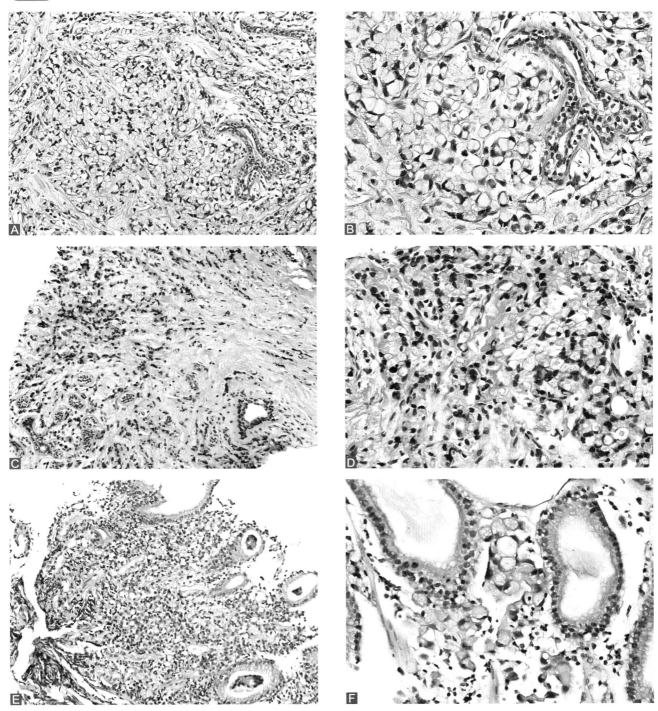

图 28-1-2　**转移性胃印戒细胞癌。**患者因双侧乳腺肿块就诊活检，无消化道症状。镜下可见：右侧乳腺组织内癌细胞呈片状浸润性生长，其中可见残存的导管，细胞具有细胞质内黏液，细胞核被挤压偏位，细胞呈印戒状（A、B）；左侧乳腺：间质内浸润的癌细胞呈印戒状，与右侧乳腺浸润的癌细胞形态一致，部分细胞质呈嗜酸性颗粒状（C、D）。免疫组化染色显示：癌细胞 CK20 和 villin 呈阳性，ER 及 GCDFP-15 呈阴性。病理诊断为：双侧乳腺转移性印戒细胞癌，考虑来源于消化道。经胃镜检查取材，证实为胃原发性印戒细胞癌。癌细胞于胃黏膜固有层内弥散分布，细胞质呈嗜酸性颗粒状或含有黏液空泡，细胞核被挤压偏位，细胞呈印戒状，为典型的印戒细胞癌（E、F）

三、转移性肺小细胞癌

乳腺转移性肺小细胞癌（metastatic small cell carcinoma of the lung）与乳腺小细胞癌在形态上很难区别，相比之下，乳腺小细胞癌更为罕见。

病例 3

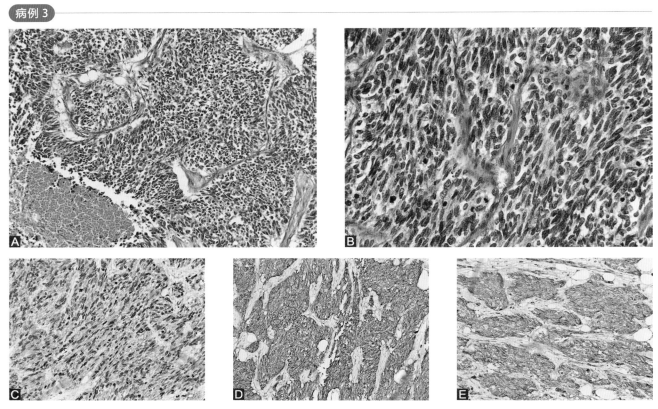

图 28-1-3　转移性肺小细胞癌。患者 1 年前右肺有小细胞癌病史，右乳腺触及肿物。镜下可见：乳腺组织中可见癌细胞浸润，呈片状分布，局部可见凝固性坏死（A）；肿瘤细胞胞质少，界限不清，细胞核呈燕麦状，染色质细，核仁不明显，核分裂象易见（B）。免疫组化染色显示：TTF-1（C）、Syn（D）及 CgA（E）癌细胞呈弥漫阳性

四、转移性卵巢浆液性乳头状癌

乳腺转移性卵巢浆液性乳头状癌（metastatic serous papillary carcinoma of the ovary）是乳腺转移性癌中最常见的一种类型，其性体型诊断更为困难，特别是数年后才发生的转移性癌。

病例 4

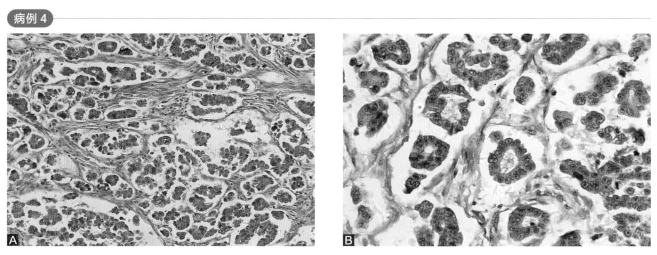

图 28-1-4　转移性卵巢浆液性乳头状癌。患者 2 年前有卵巢浆液性乳头状癌病史，以左侧乳腺肿块就诊。镜下可见：乳腺组织中癌细胞排列呈微乳头状，部分呈腺样，表面被覆细胞呈"鞋钉"状，细胞核呈圆形 - 卵圆形，有明显核仁，细胞具有明显的异型性（A、B）。此病例免疫组化染色显示：CK7、WT-1 及 PAX8 癌细胞呈阳性

五、转移性横纹肌肉瘤

乳腺转移性横纹肌肉瘤（metastatic rhabdomyosarcoma）更多见于儿童。

病例 5

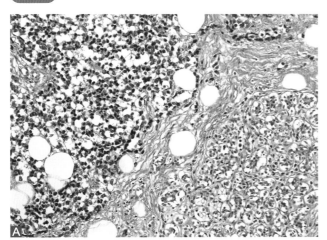 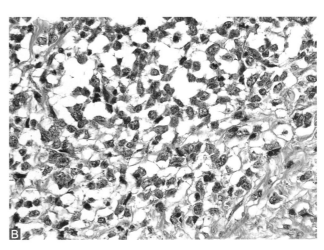

图 28-1-5　转移性横纹肌肉瘤。患者 4 岁，有软组织胚胎性横纹肌肉瘤病史。镜下可见：乳腺组织中可见分化差的肿瘤细胞浸润，呈片状分布，可见乳腺小叶（A）；肿瘤细胞核呈不规则形，染色质呈颗粒状，核仁明显，细胞质丰富透明，少数细胞质呈嗜酸性，细胞异型性明显（B）。此病例免疫组化染色显示：desmin 和 MyoD1 肿瘤细胞呈阳性

第二节　诊断及鉴别诊断

1. 乳腺转移性恶性肿瘤往往是肿瘤的晚期事件，一般都可查到原发灶（常被临床忽略）。据报道有 25%~40% 的患者可首先表现为乳腺的症状和体征。如果怀疑是转移性肿瘤，一定要联系临床，仔细询问病史，认真寻找原发病灶。要对乳腺转移性恶性肿瘤提高警惕。

2. 年龄不同，乳腺转移性肿瘤的类型也不同。中老年人常见的类型为黑色素瘤和肺、卵巢、肾、胃来源的癌及神经内分泌癌。儿童最常见的是横纹肌肉瘤和淋巴瘤。造血系统恶性肿瘤在任何年龄均可发生。

3. 转移性肿瘤大多位于乳腺的外上象限，而且比较表浅。双侧乳腺转移者占所有乳腺转移性肿瘤的 8%~25%，约 85% 为单发病灶，10% 为多发病灶，5% 为弥漫性。转移瘤块一般界限清楚，位置较表浅者，常形成与皮肤粘连的多个结节。

4. 在诊断一个乳腺特殊少见类型癌（如鳞状细胞癌、黏液癌、黏液表皮样癌、透明细胞癌、梭形细胞癌等）和组织学形态不典型的肿瘤时，要考虑到有转移性肿瘤的可能性。

5. 鉴别诊断中，有乳腺导管原位癌的存在支持为原发性乳腺癌。钙化在原发性乳腺癌中很常见，但在转移性癌中罕见（卵巢浆液性乳头状癌除外）。

6. 伴有印戒细胞分化的低分化腺癌转移至乳腺，形态学表现与伴有印戒细胞分化浸润的性小叶癌 / 导管癌相似，免疫组化表型也可能有重叠，不易鉴别。要特别谨慎。

7. 转移性卵巢浆液性乳头状癌和乳腺原发性乳头状癌在形态学和免疫表型上均有交叉和重叠，WT-1 和 PAX8 是卵巢癌诊断中常用的敏感标记物。

8. 转移性小细胞恶性肿瘤和原发性乳腺小细胞癌的鉴别，首先要询问病史，观察乳腺肿块的影像学和全身 PET-CT 的改变，选择一组抗体行免疫组化染色，综合判断分析。

9. 发生于未成年人的横纹肌肉瘤，尤其是胚胎性亚型，首先要考虑转移性横纹肌肉瘤。

丁华野　周　萍

章目录

第一节　各脏器转移性乳腺癌

乳腺癌远处转移是经常发生的事件。浸润性小叶癌常发生骨、胃肠道、子宫、卵巢、脑膜及腹膜表面转移，而肺、肝及脑实质的转移更常见于浸润性导管癌。

一、肺转移性乳腺癌

病例 1

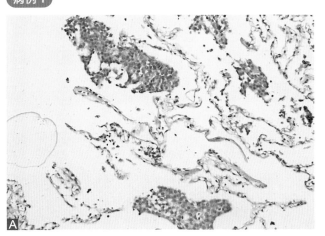
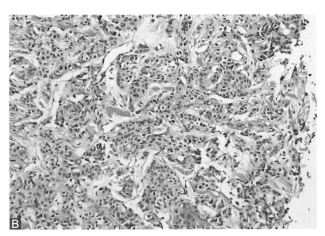

图 29-1-1　肺转移性乳腺癌。患者有 7 年乳腺浸润性导管癌病史。镜下可见：肺泡腔内可见癌细胞巢，间质内亦有癌细胞浸润，呈片状 - 巢状分布，其中可见筛孔状结构，细胞有轻度异型性，细胞核小，染色质细，核仁不明显，细胞质空淡（A~C）

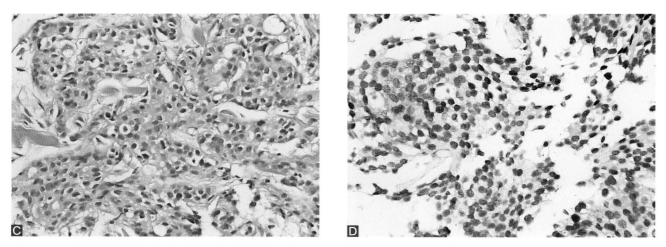

图 29-1-1　肺转移性乳腺癌（续图）。免疫组化染色显示：ER 癌细胞呈弥漫强阳性（D）

病例 2

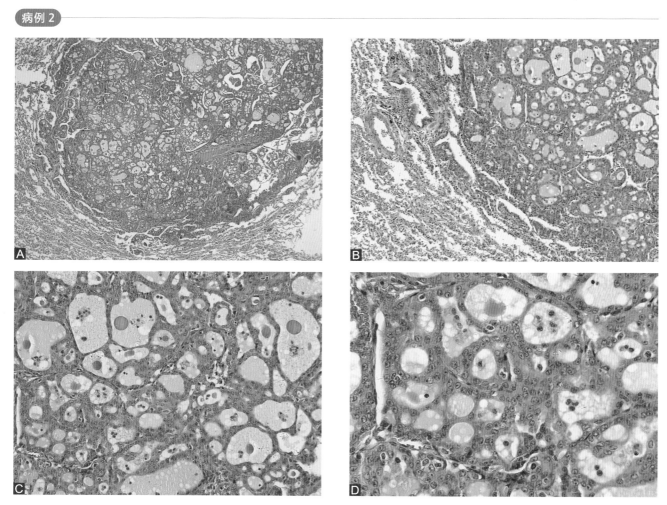

图 29-1-2　肺转移性乳腺分泌性癌。患者女，23 岁，左侧乳腺分泌性癌，保乳放射治疗与化疗 3 年，左肺结节半年余。肉眼可见：楔形切除肺组织，切面可见灰白结节，直径约 0.8 cm，界限清楚。镜下可见：肿瘤与周边肺组织分界较清（A）；癌细胞排列成蜂巢状，形成微囊性腺体，腺腔内具有粉染和红染分泌物，细胞核呈圆形或卵圆形，核仁明显，细胞质呈嗜酸性颗粒状，细胞具有乳腺分泌性癌特征（B~D）

二、支气管转移性乳腺癌

病例 3

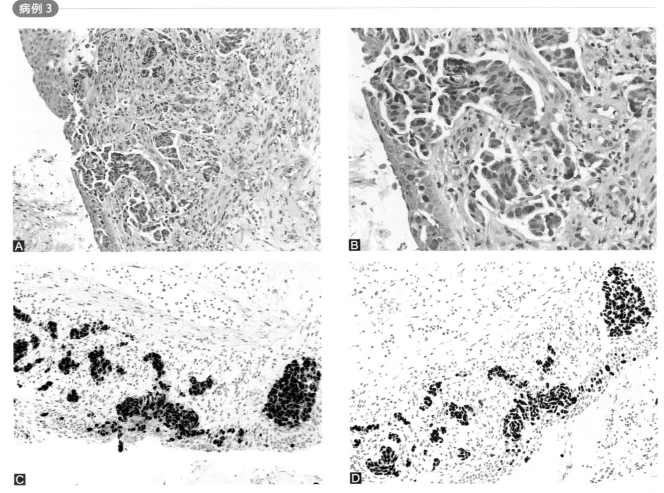

图 29-1-3 支气管转移性乳腺癌。患者有 4 年乳腺浸润性导管癌病史。镜下可见：支气管黏膜上皮鳞状上皮化生，上皮及间质内有呈团巢状分布的癌细胞浸润，细胞具有乳腺导管癌特征，周围间质呈反应性改变（A、B）。免疫组化染色显示：ER（C）及 GATA3（D）癌细胞核呈强阳性

病例 4

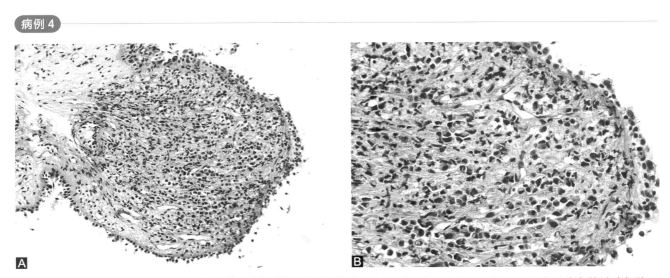

图 29-1-4 支气管转移性乳腺癌。患者曾诊断为乳腺浸润性小叶癌。镜下可见：支气管黏膜下可见弥漫分布的肿瘤细胞，细胞失黏附，细胞核偏位，深染不规则，细胞质呈嗜酸性颗粒状，部分可见细胞质内空泡，细胞呈"印戒"样，细胞具有小叶癌形态特征（A、B）

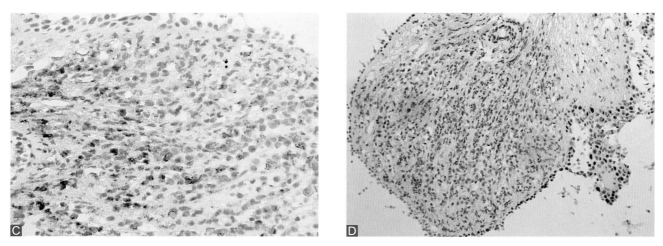

图 29-1-4　支气管转移性乳腺癌（续图）。免疫组化染色显示：GCDFP-15 癌细胞呈阳性（C），TTF-1 呈阴性，表面支气管上皮呈阳性（D）

三、鼻腔转移性乳腺癌

病例 5

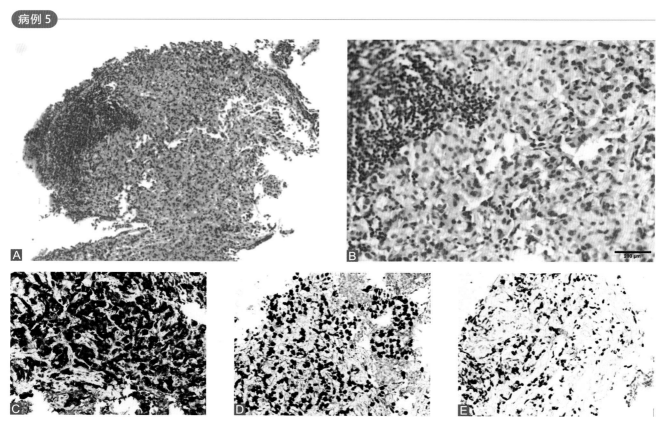

图 29-1-5　鼻腔转移性乳腺癌。患者有 20 年乳腺癌病史。镜下可见：鼻腔黏膜下淋巴组织背景中可见弥漫分布的癌细胞（A）；细胞呈片状排列，细胞形态较一致，细胞胞质丰富、淡染，可见核分裂象，呈腺癌特征（B）。免疫组化染色显示：MG（C）、GATA3（D）及 ER（E）癌细胞呈阳性

四、肝转移性乳腺癌

病例 6

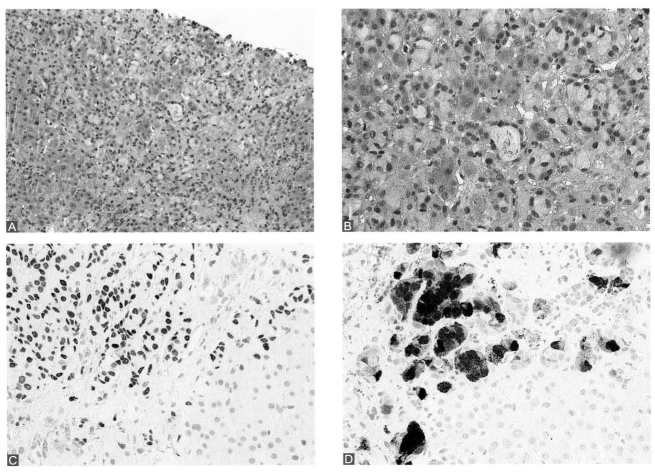

图 29-1-6　肝转移性乳腺癌。患者有 5 年乳腺浸润性导管癌病史。镜下可见：肝细胞内夹杂体积中等大小的癌细胞（A）；部分细胞质透亮，细胞核偏位，细胞呈"印戒"样（A、B）。免疫组化染色显示：ER（C）、GCDFP-15（D）癌细胞呈阳性

五、骨转移性乳腺癌

病例 7

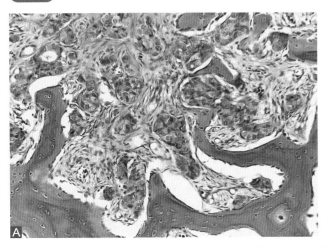

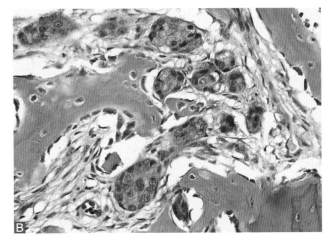

图 29-1-7　骨转移性乳腺癌。患者有乳腺浸润性导管癌病史。镜下可见：正常骨结构破坏，骨小梁间质内可见浸润性生长的癌细胞巢，细胞异型性明显，周围有促间质增生反应（A、B）

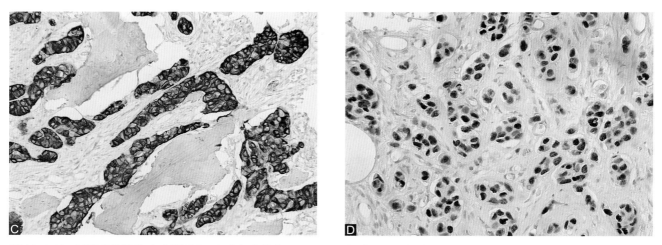

图 29-1-7　骨转移性乳腺癌（续图）。免疫组化染色显示：CK7（C）及 ER（D）癌细胞呈阳性

六、脑转移性乳腺癌

病例 8

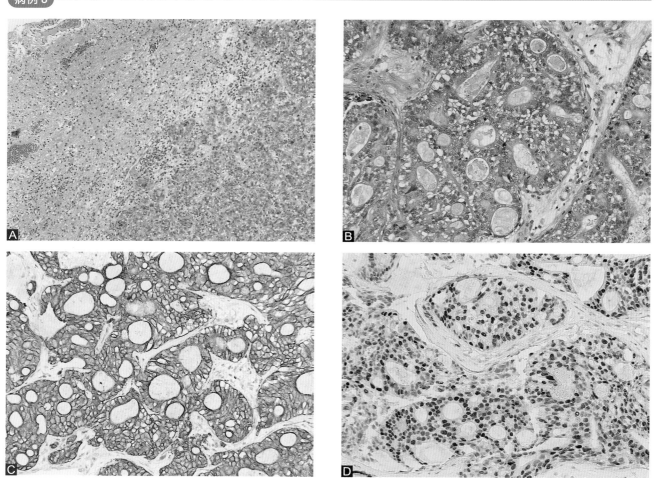

图 29-1-8　脑转移性乳腺癌。患者有 3 年乳腺浸润性导管癌病史。镜下可见：脑组织内转移性癌，与正常脑组织有较清楚的分界，细胞排列呈大巢状，边缘光滑，内部具有筛孔状腺样结构，腔内有分泌物，细胞有中度异型性，部分细胞质透亮（A、B）。免疫组化染色显示：Cam5.2（C）、ER（D）及 GATA3（E）肿瘤细胞呈阳性，p63 呈阴性（F）

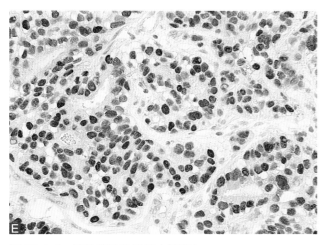
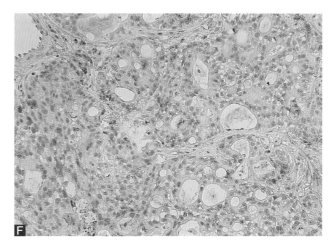

图 29-1-8　脑转移性乳腺癌（续图）

七、卵巢转移性乳腺癌

病例 9

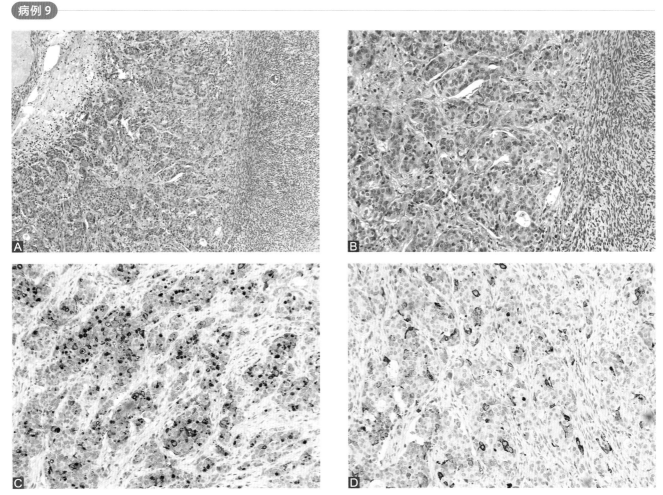

图 29-1-9　卵巢转移性乳腺癌。患者有 2 年乳腺浸润性导管癌病史。镜下可见：卵巢组织内可见转移性癌细胞，呈巢状分布，细胞有较明显异型性（A、B）。免疫组化染色显示：GCDFP-15（C）及 MG（D）癌细胞呈阳性

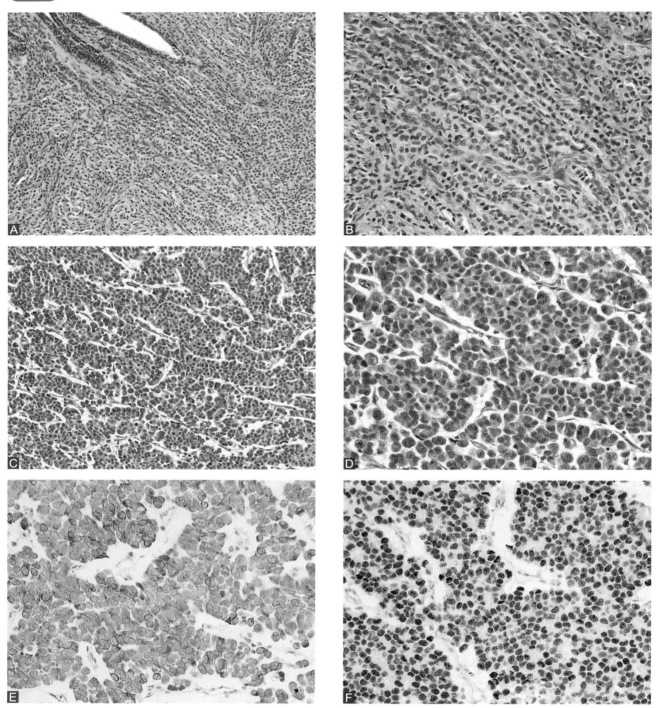

图 29-1-10　卵巢转移性乳腺癌。乳腺为经典型浸润性小叶癌，癌细胞黏附性差，散在分布，呈列兵样排列（A、B）；卵巢转移性癌，卵巢组织中有呈弥漫分布的癌细胞，细胞形态与乳腺原发浸润性小叶癌细胞类似，细胞较一致，失黏附性，细胞核较小，形状不规则，有的偏位，有小核仁，细胞质较丰富，呈嗜酸性细颗粒状（C、D）。免疫组化染色显示：CK7（E）及 GATA3 癌细胞呈阳性（F）

八、胃转移性乳腺癌

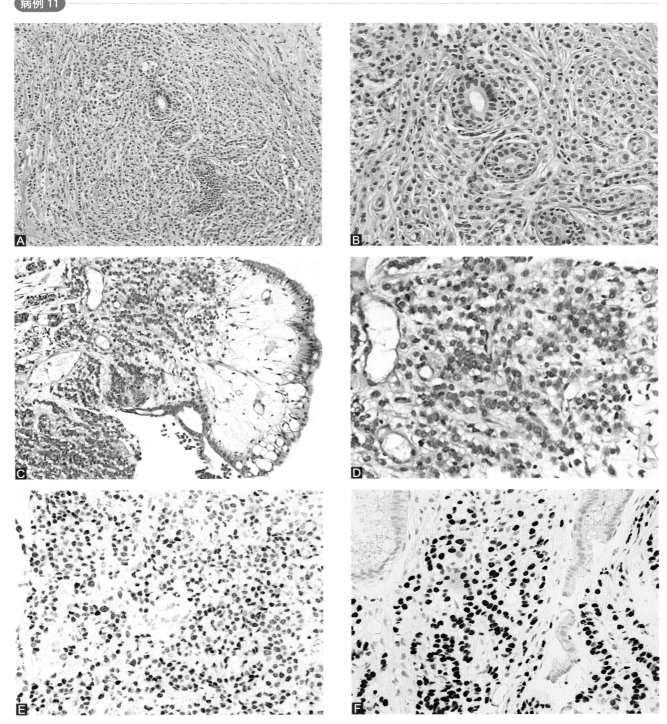

图 29-1-11 胃转移性乳腺癌。乳腺为经典型浸润性小叶癌，癌细胞失黏附性，散在分布，于小叶内浸润性生长（A、B）；胃黏膜内转移性癌，黏膜固有层水肿，其内有呈片状分布的癌细胞，细胞形态与乳腺原发浸润性小叶癌细胞类似，细胞较一致，细胞核中等大小，呈圆形 - 卵圆形，可见小核仁，有的有核沟，细胞质空淡，有嗜酸性颗粒（C、D）。免疫组化染色显示：ER（E）及 GATA3（F）癌细胞呈阳性

九、十二指肠转移性乳腺癌

病例 12

图 29-1-12　十二指肠转移性乳腺癌。患者有 10 年乳腺浸润性导管癌病史。镜下可见：十二指肠黏膜固有层中可见异型性细胞团，细胞具有显著异型性，呈中分化腺癌特征（A、B）；脉管内可见癌栓（C）。免疫组化染色显示：GATA3（D）癌细胞呈阳性

十、皮肤转移性乳腺癌

病例 13

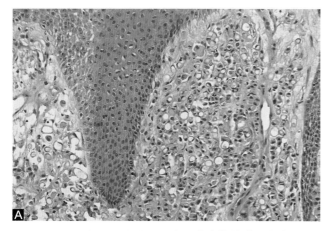
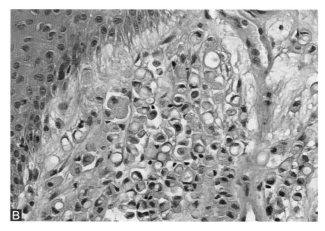

图 29-1-13　皮肤转移性乳腺癌。乳腺曾被诊断为多形性浸润性小叶癌。镜下可见：腋窝皮肤真皮浅层可见癌细胞弥漫性浸润（A）；细胞黏附性差，具有多形性和异型性，细胞质呈嗜酸性颗粒状，部分可见黏液性空泡，细胞核偏位，细胞呈"印戒"样（B）

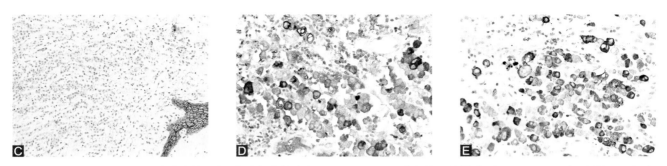

图 29-1-13　皮肤转移性乳腺癌（续图）。免疫组化染色显示：E-cadherin 癌细胞呈阴性（C），GCDFP-15（D）及 MG（E）呈阳性

十一、乳腺癌多器官（多部位）转移

病例 14

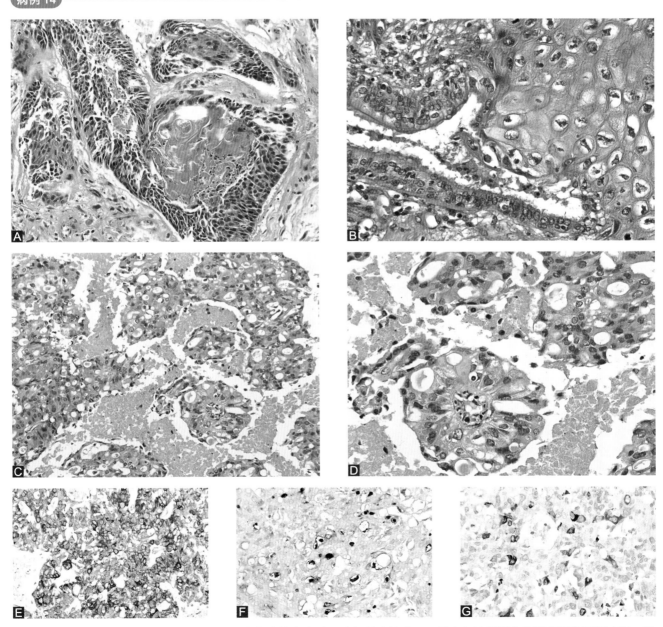

图 29-1-14　乳腺腺鳞癌转移至肺和脑。乳腺为腺鳞癌（A）；肺部转移性癌，可见支气管周围有腺鳞癌细胞浸润（B）；脑转移灶，以腺癌成分为主，排列呈腺样、乳头状（C、D）。脑转移瘤免疫组化染色显示：CK5/6（E），GCDFP-15（F）及 MG（G）部分癌细胞呈阳性

病例 15

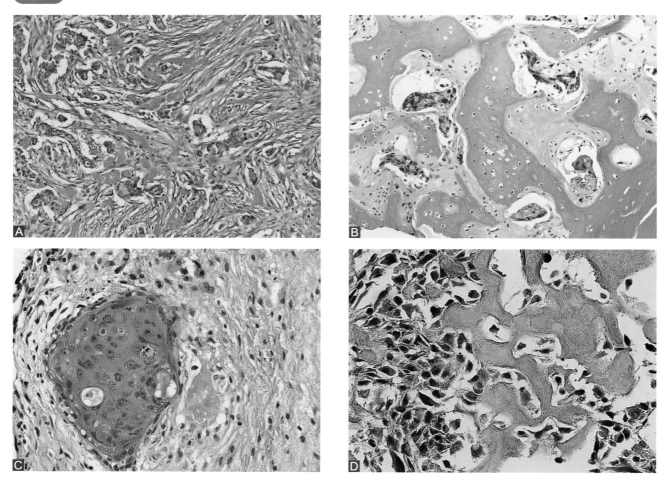

图 29-1-15　乳腺化生性癌多部位转移。乳腺为癌肉瘤型化生性癌，可见腺癌与梭形细胞癌 2 种成分混合（A）；棘突转移癌，骨小梁间的脉管可见癌栓，细胞呈腺癌形态特征（B）；腰 3 椎体转移癌，可见鳞癌及梭形细胞癌成分，部分癌巢上皮具有鳞状上皮特征（C）；右侧腰大肌转移癌，可见骨肉瘤样成分（D）

病例 16（1）

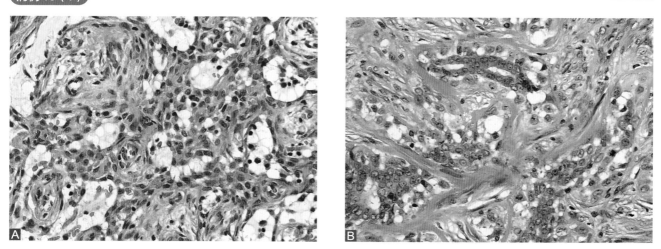

图 29-1-16（1）　乳腺化生性癌不同成分多器官转移。乳腺化生性癌，向多个方向分化，可见鳞状细胞癌样成分（A）、腺肌上皮癌成分（B）及梭形细胞癌成分（C）

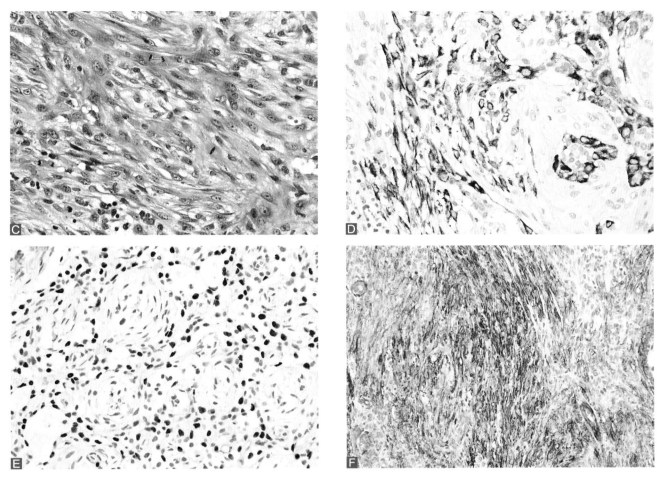

图 29-1-16（1） 乳腺化生性癌不同成分多器官转移（续图）。免疫组化染色显示：CK5/6 梭形细胞及腺体周围细胞呈阳性（D），p63 鳞状细胞呈阳性（E），SMA 梭形细胞呈阳性（F）

病例 16（2）

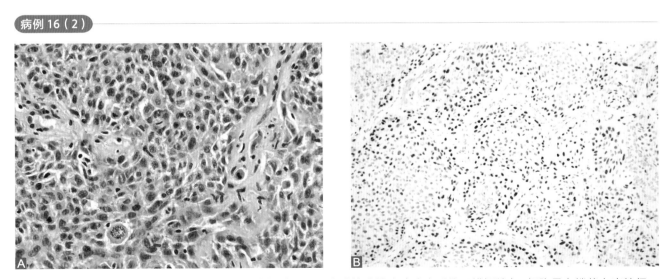

图 29-1-16（2） 乳腺化生性癌不同成分多器官转移。图示右肺转移性癌（冷冻后的石蜡切片），细胞具有鳞状上皮特征，异型性明显（A）。免疫组化染色显示：p63 癌细胞呈阳性（B）

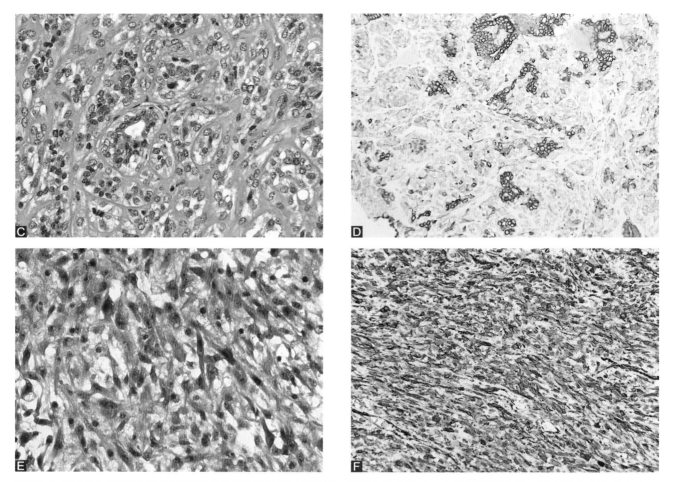

图 29-1-16（2） 乳腺化生性癌不同成分多器官转移（续图）。图示左肺转移癌，细胞呈双相分化，具有腺上皮及肌上皮双层细胞（C）。免疫组化染色显示：S-100 蛋白肌上皮呈阳性（D）。图示右肾区软组织转移癌，呈梭形细胞肉瘤样形态改变（E）。免疫组化染色显示：SMA 癌细胞呈阳性（F）（转移性癌细胞形态与免疫组化表型与原发性癌细胞相似）

第二节　诊断及鉴别诊断

1. 即便是同一个乳腺癌患者，其组织学也常表现为异源性，转移出去的可能是原发性肿瘤的不同成分，形态学上可类似原发性肿瘤，也可不同于原发性肿瘤。原发性癌（如伴有多种成分的化生性癌）的不同成分也可能分别转移到不同的脏器，有不同的形态改变，使人们很难和乳腺癌的转移联系在一起，从而考虑其他肿瘤。

2. 浸润性小叶癌的远处转移常遇到更多的诊断问题，如胃转移可类似于浸润性胃癌，出现皮革样胃；腹膜转移可在腹膜表面形成多个突起的小结节，与卵巢癌转移相似。

3. 患者的既往病史是诊断转移性肿瘤非常重要的信息，乳腺癌可较早发生转移（如 1~3 年），也可较晚出现转移（如 10 年以上），在考虑乳腺癌转移时，要尽量和原发性癌的形态做比较，尽管会有不同，但大部分转移性癌的组织学改变均会与原发性癌有某些相似之处。

4. 在诊断转移性乳腺癌时，一般会常规应用免疫组化染色进一步证实，常用的标记物有：GCDFP-15、MG（乳球蛋白）、GATA3、ER、PR 和 SOX10（三阴性乳腺癌）。一般选用一组抗体，对阳性或阴性的表达情况，都要有合理的解释，因为这些标记物并不是在所有的乳腺癌中都呈阳性，而且其他部位的癌也可能出现阳性。

丁华野　高雪

章目录

副乳房（accessory breast）指沿乳腺嵴走行的非乳房区的乳腺组织，常称为副乳或副乳腺，从胸壁、腋窝到外阴部均可出现，是乳腺嵴上的乳腺始基没能退化萎缩，继续发育的结果。根据发育的状况，副乳房可分为完全发育型和不完全发育型。前者少见，有乳头、乳晕和腺体；后者多见，乳头、乳晕和腺体不完全组合，常无乳头及乳晕。异位乳腺组织（ectopic breast tissue）指乳腺嵴以外的部位出现了乳腺组织，是胚胎发育过程中乳腺组织异位所致，可见于肩胛区、大腿、头面部及直肠等处，通常只有腺体，没有乳头及乳晕。发生于乳腺内的疾病均可发生在副乳房和异位乳腺组织。

第一节　炎症

一、肉芽肿性小叶性乳腺炎

病例 1

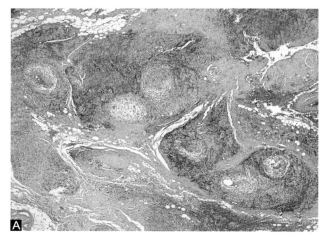
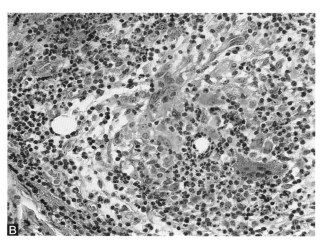

图 30-1-1　肉芽肿性小叶性乳腺炎。发生于左腋窝副乳房。病变沿小叶分布，呈外周深染、中央浅染的结节样，亦可见残留未受累及的乳腺小叶（左下）（A）；结节状小叶内的腺管萎缩消失，仅可见上皮样细胞、单核细胞、多核巨细胞，中间夹杂大量中性粒细胞、淋巴细胞浸润，亦可见小吸收空泡（B）

二、硬化性淋巴细胞性小叶炎

病例 2

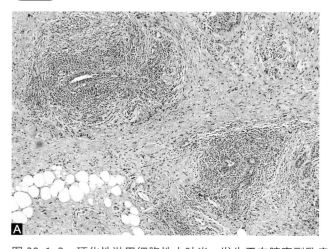
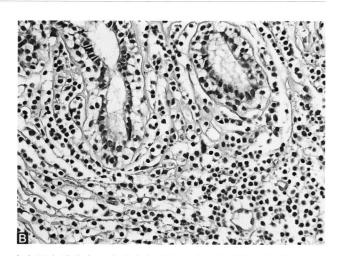

图 30-1-2　硬化性淋巴细胞性小叶炎。发生于右腋窝副乳房。病变沿小叶分布，小叶内有明显炎症细胞浸润，间质呈硬化性改变（A）；小叶内的腺泡萎缩减少，腺体周围有大量成熟淋巴细胞浸润（B）

第二节　导管扩张症

病例 1

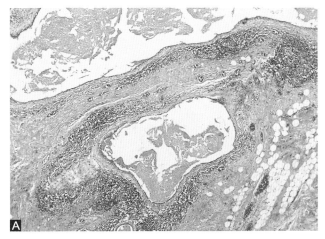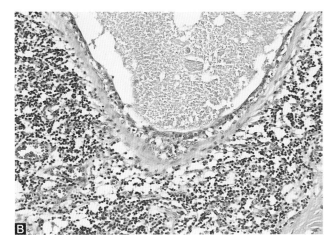

图 30-2-1　导管扩张症。发生于右腋窝副乳房。大导管呈囊性扩张，其内含有大量分泌物，导管壁周围纤维组织增生，有大量淋巴细胞、浆细胞呈带状浸润（A、B）

第三节　硬化性腺病

病例 1

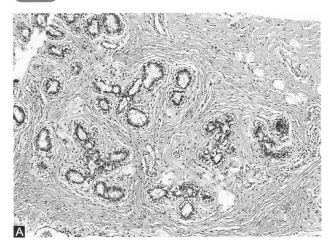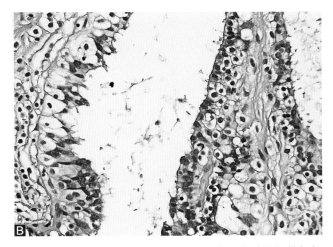

图 30-3-1　硬化性腺病。发生于右腋窝副乳房。小叶数目增多，结构大小不一，腺泡轻度扩张，小叶内及小叶间纤维组织增生，腺管外层肌上皮增生，细胞质丰富、透明（A、B）

病例 2

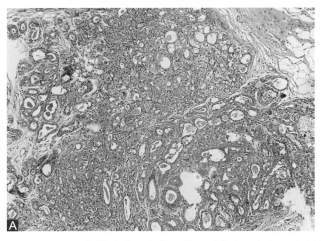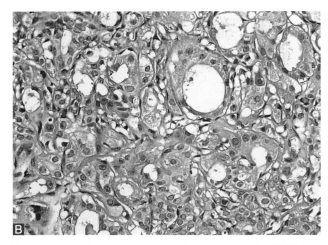

图 30-3-2　硬化性腺病。发生于外阴副乳房。病变呈融合结节状，可见小叶轮廓，界限相对清楚，病变内腺体密集增生，部分腺体拉长扩张，部分腺体挤压扭曲，腺腔不明显，亦可见大汗腺化生（A、B）

第四节　良性导管上皮增生

一、柱状细胞增生

病例 1

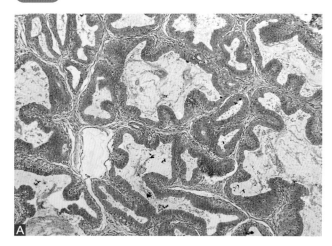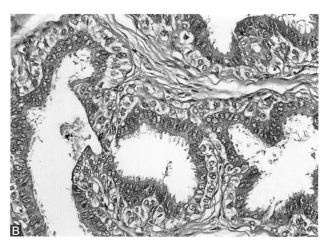

图 30-4-1　柱状细胞增生。发生于外阴副乳房。腺体增生，有不同程度扩张，腺腔内含絮状分泌物，腺管内衬增生的柱状上皮细胞，排列拥挤，部分形成复层，部分腺管外层肌上皮细胞明显，细胞质空淡（A、B）

二、旺炽性导管增生

病例 2

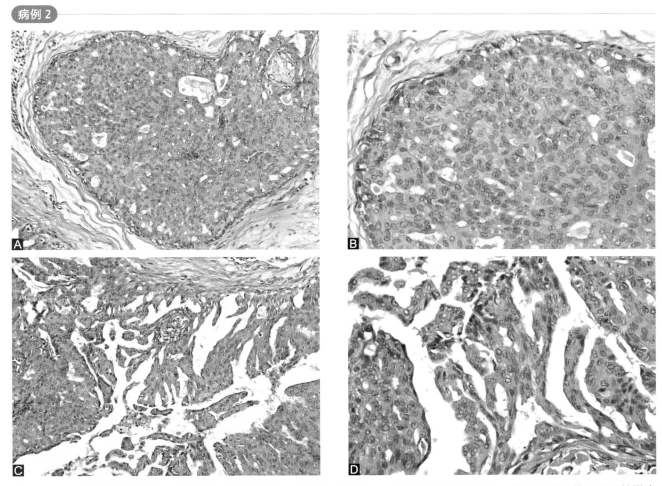

图 30-4-2　旺炽性导管增生。发生于左腋窝副乳房。导管明显膨大，上皮呈实性旺炽性增生，增生细胞呈普通型导管增生细胞形态及结构改变（A、B）；部分增生导管形成不规则腔隙，上皮呈微乳头状增生（C、D）

第五节　腺瘤

一、管状腺瘤

病例 1

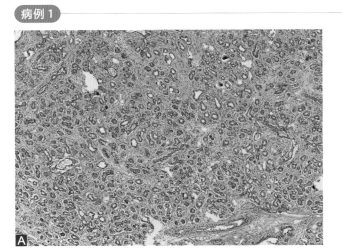
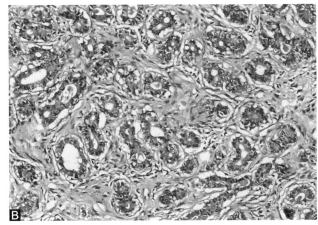

图 30-5-1　管状腺瘤。发生于右腋窝副乳房。肿瘤由密集排列的小腺管组成，小腺管大小、形态较一致，间质少许纤维组织增生，小腺管由腺上皮及肌上皮双层上皮细胞构成，细胞形态温和（A、B）

二、泌乳性腺瘤

病例 2

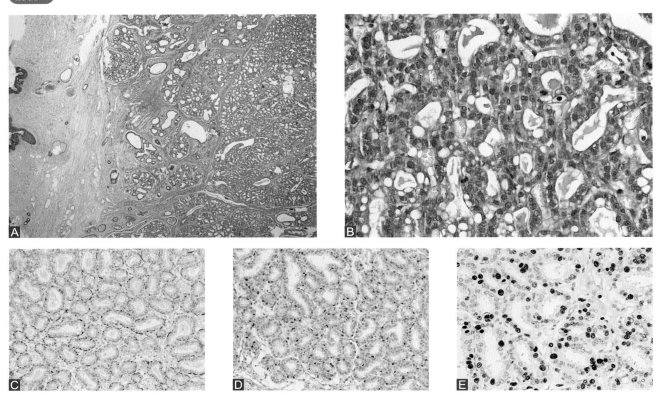

图 30-5-2　泌乳性腺瘤。患者女性，27 岁，怀孕后发现右腋窝有拇指大小的肿物，5 个月后肿物增大至鸡蛋大小。镜下可见：肿瘤位于皮下，边界清楚，呈分叶状，其内小腺管密集排列，部分腺管扩张，局部可见乳腺小叶结构，小腺管拥挤，呈背靠背，小腺管之间有纤细的纤维间隔，腺管被覆立方状－低柱状单层腺上皮，细胞核呈圆形－椭圆形，染色质细，有小核仁，细胞质嗜酸性，可见分泌空泡，亦有核分裂象，肌上皮不明显，腺腔内含红染分泌物（A、B）。免疫组化染色显示：CK5/6（C）、p63（D）肌上皮呈阳性，腺上皮 Ki67 增殖指数较高（E）

第六节　导管内乳头状肿瘤

一、导管内乳头状瘤

病例 1

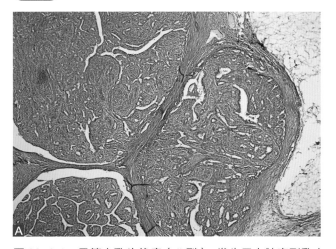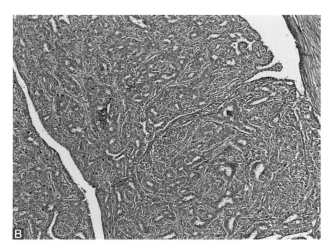

图 30-6-1　导管内乳头状瘤（Ⅱ型）。发生于右腋窝副乳房。多个导管内可见复杂乳头状结构，充满管腔（A、B）

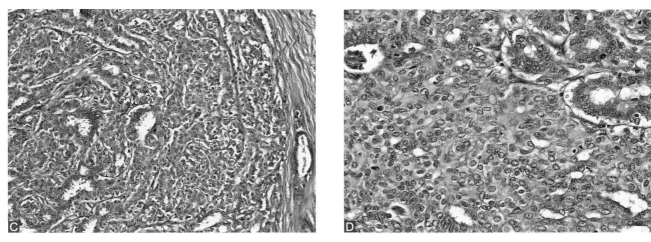

图 30-6-1 导管内乳头状瘤（Ⅱ型）（续图）。腺管增生，被覆腺上皮及肌上皮双层细胞，腺上皮呈柱状，肌上皮细胞质空亮，局部导管上皮呈旺炽性增生，增生细胞呈普通型导管上皮增生细胞形态及结构特征（C、D）

病例 2

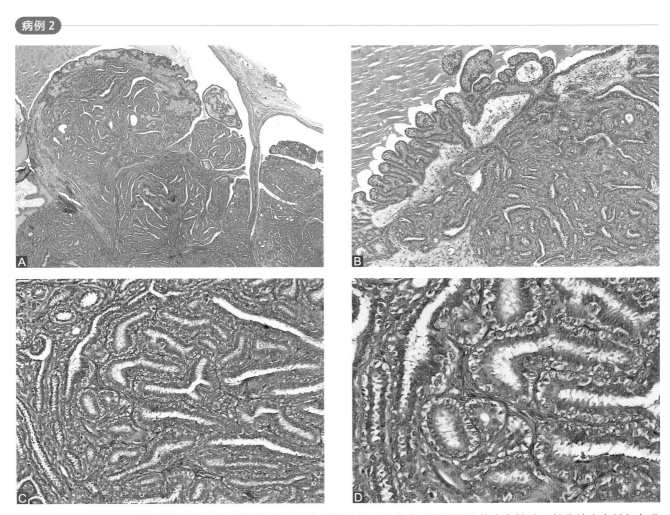

图 30-6-2 导管内乳头状瘤（Ⅰ型）。发生于外阴副乳房。导管扩张，肿瘤呈分叶乳头状突向管腔，部分腔内有粉红色分泌物（A、B）；乳头状结构呈迷路状，纤细的纤维血管轴心被覆柱状腺上皮及肌上皮双层上皮细胞，腺上皮及肌上皮增生，无细胞形态及结构异型性（C、D）

二、导管内乳头状癌

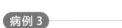

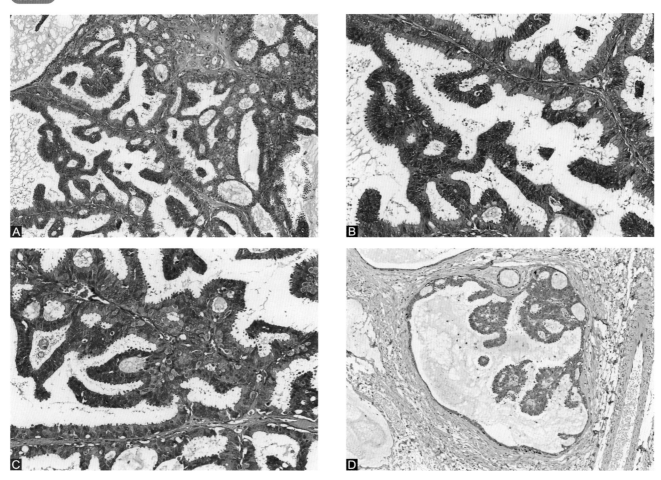

图 30-6-3　导管内乳头状癌。发生于左腋窝副乳房。导管内乳头状癌，呈几何图形样改变，以乳头为中心形成筛孔状、细胞桥，且与导管壁连接，并可见导管壁长出的乳头状及拱形桥状结构（A、B）；乳头表面、筛孔状结构周围及细胞桥内可见数层有异型的柱状细胞，呈极向排列，有胞突，局部柱状细胞与基膜间亦可见细胞质较丰富，染色较浅的上皮样细胞（类似肌上皮），呈"二态性"细胞改变（C）。免疫组化染色显示：p63 导管内乳头状结构呈阴性，导管外肌上皮呈间断阳性（D）

第七节 浸润性癌

一、浸润性导管癌

病例 1

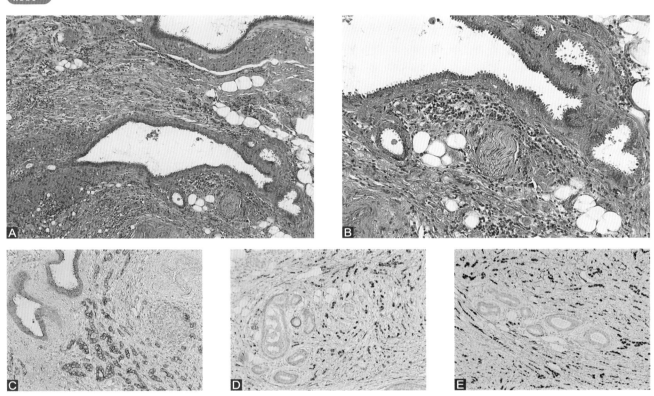

图 30-7-1 浸润性导管癌。发生于右腋窝副乳房。可见乳腺腺管部分扩张,内衬柱状上皮,腺管周围的间质内可见癌细胞呈浸润性生长,局部有较多炎症细胞(A、B)。免疫组化染色显示:CK7(C)、ER(D)及 PR(E)浸润的癌细胞呈阳性(患者行乳腺改良根治术,经反复取材切片,没有发现癌组织)

二、低级别腺鳞癌

病例 2

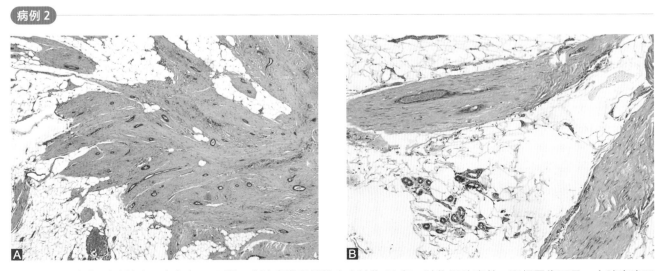

图 30-7-2 低级别腺鳞癌。患者女,62 岁,右腋窝发现樱桃大小肿物 10 年,肿物活动度差。彩超图像可见:右腋窝皮下低回声区,1.6 cm × 1.3 cm。脂肪组织内可见增生的纤维组织,呈分叶结节状生长,其内可见杂乱分布、呈浸润性生长的小腺管及实性细胞条索,有的呈"逗点"状或蝌蚪状(A);局部脂肪组织内可见正常乳腺组织(B)

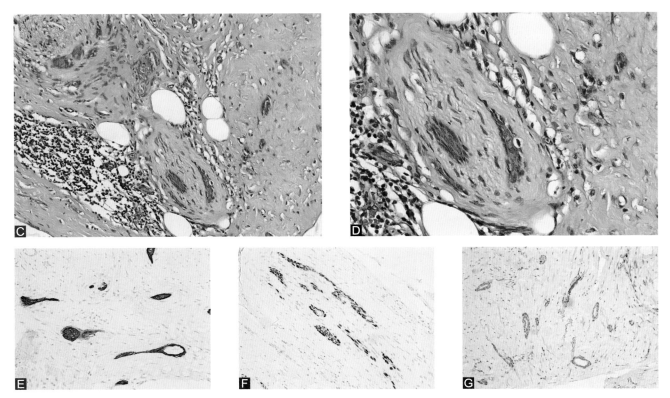

图 30-7-2　低级别腺鳞癌（续图）。纤维组织玻璃样变性，其内浸润的小腺管及实性细胞条索具有汗管样特征，细胞无异型性，可见外周神经内浸润，亦可见呈灶状浸润的淋巴细胞（C、D）。免疫组化染色显示：CK5/6（E）及 p63（F）癌性小腺管呈阳性，ER 呈阴性（G）

第八节　纤维上皮性肿瘤

一、纤维腺瘤

病例 1

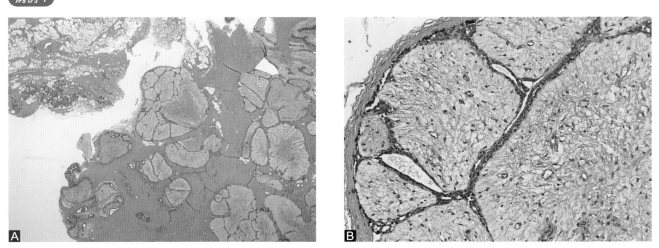

图 30-8-1　纤维腺瘤。左腋窝肿物。为较典型的管内型纤维腺瘤，周边可见相对正常的乳腺组织（A、B）

病例 2

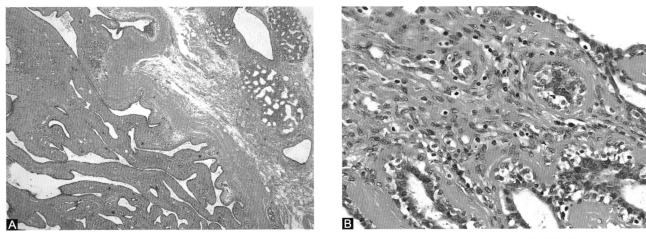

图 30-8-2　纤维腺瘤。患者女，24 岁，哺乳期发现胸骨处肿物，直径约 2.5 cm。镜下可见：管周型纤维腺瘤，有厚的包膜，周边可见呈分泌性改变的乳腺小叶，肿瘤内部结构较为均衡，腺体有不同程度扩大，被覆腺上皮及肌上皮双层上皮细胞，纤维性间质内的细胞较丰富，有散在淋巴细胞浸润（A、B）

二、叶状肿瘤

病例 3

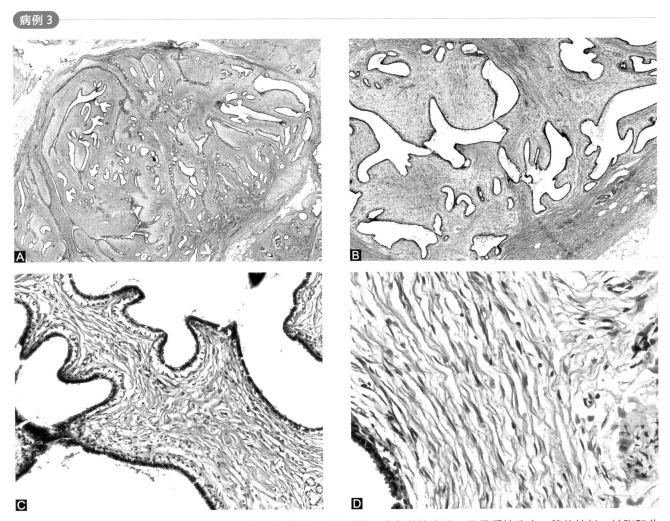

图 30-8-3　良性叶状肿瘤。外阴部肿物。肿瘤呈结节状，界限清楚，内部结构紊乱，呈异质性改变，腺体拉长、扩张和分支，周边有正常乳腺组织（A、B）；扩张的腺体被覆腺上皮及肌上皮双层上皮细胞，纤维性间质内的梭形细胞异型性不明显，核分裂象罕见，符合良性叶状肿瘤（C、D）

病例 4

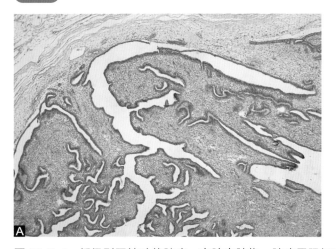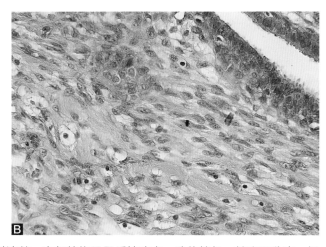

图 30-8-4 低级别恶性叶状肿瘤。右腋窝肿物。肿瘤界限相对清楚，内部结构呈异质性改变，腺体拉长、扩张和分支，间质富于细胞，有轻度－中度异型性，核分裂象易见，呈低级别恶性叶状肿瘤改变（A、B）

病例 5

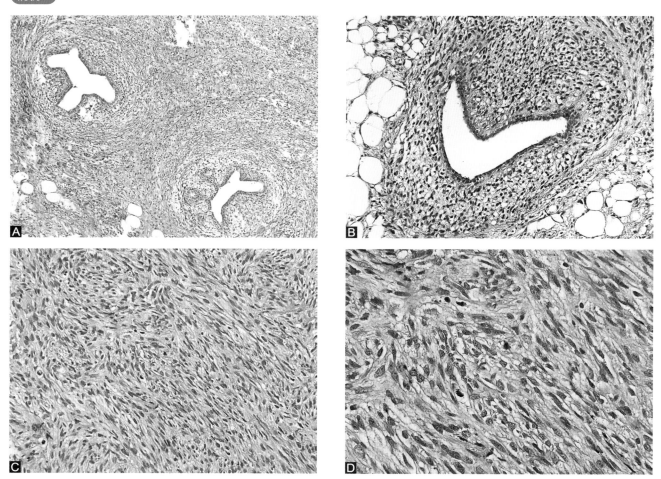

图 30-8-5 高级别恶性叶状肿瘤。右腋窝肿物。肿瘤界限不清，其中有较多脂肪组织，梭形肿瘤细胞围绕扩张的乳腺腺管呈袖套样浸润（A、B）；间质过度增生，细胞密集分布，有明显异型性，核分裂象易见，符合高级别恶性叶状肿瘤（C、D）

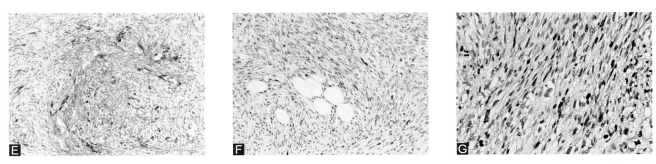

图 30-8-5 高级别恶性叶状肿瘤（续图）。免疫组化染色显示：CK5/6 梭形肿瘤细胞呈灶状阳性（E），p63 呈散在阳性（F），Ki67 增殖指数高（G）

第九节 副乳头腺瘤

病例 1

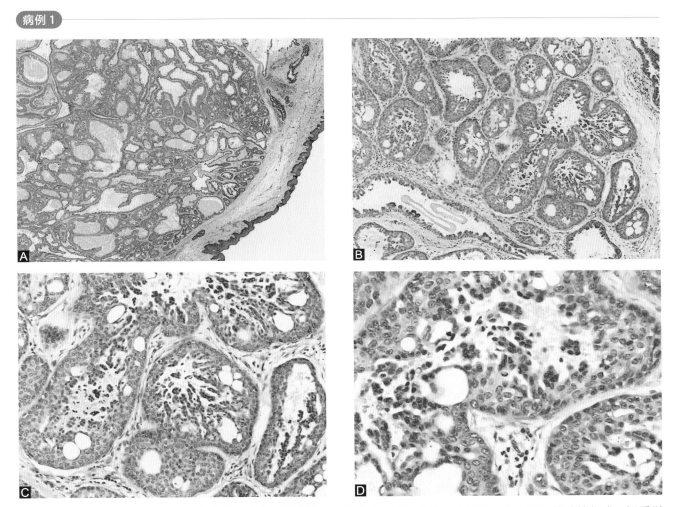

图 30-9-1 副乳头腺瘤。发生于右腋窝副乳头。肿瘤位于副乳头内，边界清楚，由形状、大小不一的腺管组成，间质稀少，旁边可见大导管（右上方）（A）；腺管上皮显著增生，呈复层并形成大量微乳头，游离于管腔内，增生细胞呈普通型导管增生细胞形态和结构特征，管腔中央微乳头状增生的细胞核较小，染色深，显示"成熟"现象（B~D）

第十节　诊断及鉴别诊断

1. 副乳房原发性癌与转移性乳腺癌　副乳房原发性癌少见，多数发生在腋窝，也可发生在腹股沟或外阴等部位。腋窝淋巴结是乳腺癌最常见的转移部位，因此发生于腋窝副乳房的癌不仅要与发生在乳腺尾叶的乳腺癌鉴别，还要与转移性乳腺癌鉴别。腋窝淋巴结转移性乳腺癌可只见到少量淋巴结结构，或完全没有淋巴结结构，这时与副乳房原发性癌的鉴别常遇到困难。首先，副乳房原发性癌的诊断应建立在获得详尽的病史及全面临床检查（包括影像学）的基础上，且乳腺不存在可疑的病灶，考虑存在副乳房癌。病理检查需充分取材，仔细寻找副乳房组织及与浸润性癌的关系，确定浸润性癌是否在副乳房组织内，如存在小叶 / 导管原位癌，支持为副乳房原发性癌。另外，淋巴结转移性癌或多或少总会存有淋巴结结构，或有比较多的淋巴组织，排除转移性癌后方可考虑副乳房的原发性癌。而且要仔细检查乳腺，不要遗漏微小的癌灶。其他部位的癌转移到腋窝淋巴结，与副乳房癌不好鉴别时，可结合临床寻找原发部位，辅以 ER、PR、GCDFP-15、MG 及 GATA3 等免疫组化染色，进一步明确诊断。

2. 副乳房病变与皮肤相关病变　皮肤的某些疾病，特别是发生于皮肤附属器的肿瘤，如透明细胞汗腺腺瘤、囊性乳头状汗腺瘤和大汗腺癌等，和副乳房的腺肌上皮肿瘤、导管内乳头状瘤及大汗腺癌等的形态改变及免疫组化表型均比较相似，两者的鉴别主要靠部位的判定（是起源于皮肤，还是发生在副乳房）。发生于副乳房的病变，一般要观察到乳腺组织，如果是存在肿瘤性导管内增生的浸润性癌，更支持为乳腺原发。病变表浅，与表皮及皮肤附属器有关，首先应该考虑皮肤相关病变。

第三十一章
乳腺医源性病变

丁华野　胡艳萍

▍章目录

乳腺医源性改变／病变（iatrogenic changes/lesions）是指在乳腺疾病的诊断或治疗过程中由于医源性因素引起的损伤性和反应性改变。病理医师有必要熟悉医源性改变／病变的规律及形态特征。

第一节　化学治疗后改变

乳腺癌化学治疗（chemotherapy）除了会不同程度杀伤癌细胞，还会对非肿瘤乳腺组织造成影响，表现为癌床间质的黏液样变和纤维化，常伴有不同程度的炎症细胞浸润、泡沫状组织细胞聚集、出现间质巨细胞、多核巨细胞及形成肉芽肿，亦可有含铁血黄素沉积和鳞状上皮化生。正常终末导管 - 小叶单位可萎缩，上皮细胞退行性改变，基膜增厚及炎症细胞浸润。引流淋巴结亦可有上述类似的改变。

一、小叶上皮细胞改变

病例 1

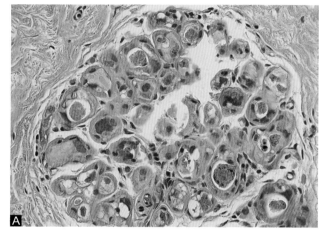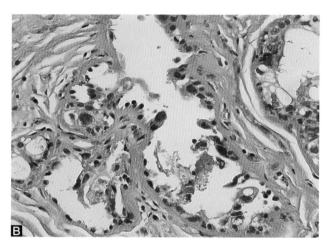

图 31-1-1　上皮细胞退行性改变。小叶腺泡上皮细胞出现不同程度的退行性改变，细胞体积胀大，细胞核大、形状不规则，染色深、结构不清，细胞质呈嗜酸性或淡染，并有空泡，腺腔内可见坏死（A、B）

病例 2

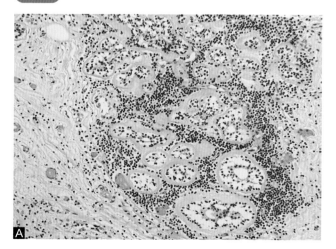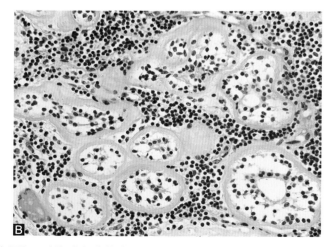

图 31-1-2　腺上皮萎缩、基膜增厚。小叶内出现大量淋巴细胞浸润，腺泡腺上皮萎缩，肌上皮相对明显，腺泡基膜明显增厚（A、B）

二、癌床改变

病例 3

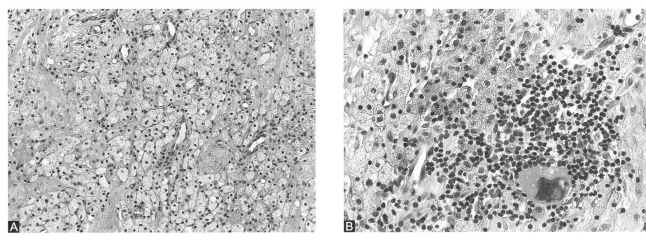

图 31-1-3 褐色泡沫状窦组织细胞。癌床及其周边出现大量泡沫状组织细胞聚集，部分细胞质内含有大量脂褐素颗粒，并可见灶性淋巴细胞浸润和少数残留肿胀退变的癌细胞（A、B）

病例 4

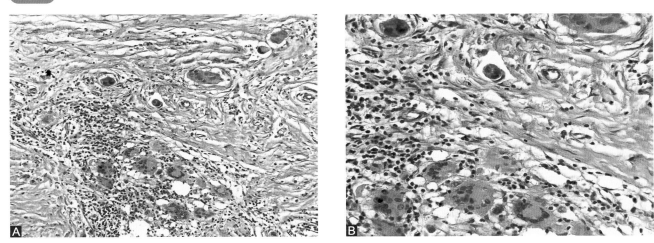

图 31-1-4 多核巨细胞及肉芽肿形成。癌床及其周边组织可见少量残留的退变癌细胞和淋巴细胞浸润，其中有多核巨细胞，部分区域多核巨细胞聚集形成肉芽肿（A、B）

病例 5

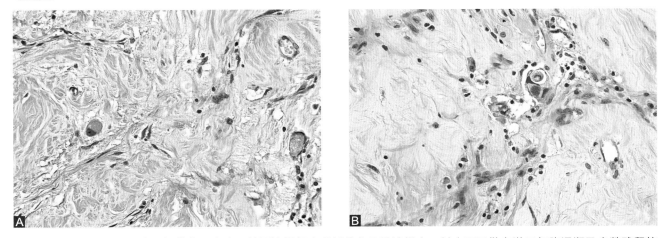

图 31-1-5 间质黏液样变、纤维化。癌床及其周边组织出现纤维化及黏液样变，其内可见散在淋巴细胞浸润及少数残留的退变癌细胞（A、B）

病例 6

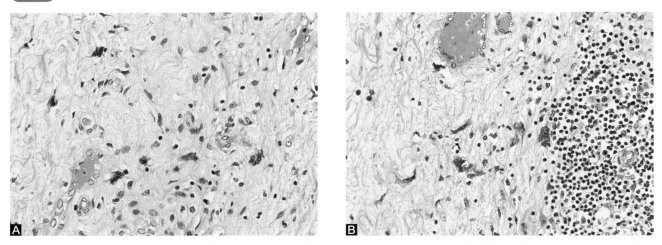

图 31-1-6　间质巨细胞。间质疏松，淋巴细胞浸润，血管内皮细胞增生，亦可见较多的间质巨细胞，细胞核重叠，结构不清（A、B）

三、引流淋巴结改变

病例 7

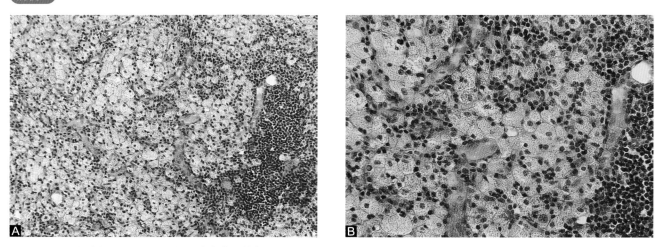

图 31-1-7　泡沫状组织细胞聚集。引流淋巴结的淋巴窦中可见大量细胞质丰富淡染的泡沫状窦组织细胞聚集（A、B）

病例 8

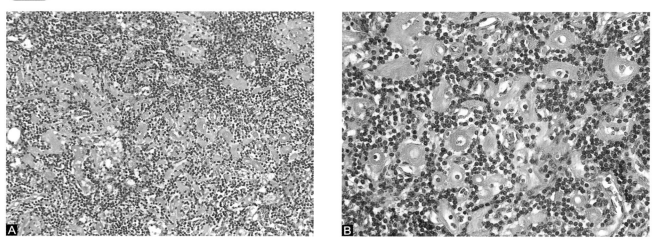

图 31-1-8　小血管周围纤维化。引流淋巴结中可见小血管周围纤维组织明显增生、玻璃样变性，导致管壁增厚、硬化（A、B）

病例 9

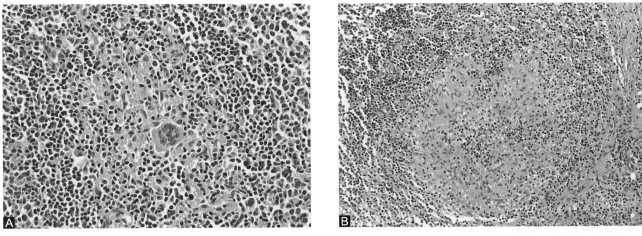

图 31-1-9　多核巨细胞及肉芽肿形成。引流淋巴结中可见上皮样细胞和多核巨细胞（A）；部分区域上皮样细胞聚集形成肉芽肿（B）

第二节　放射治疗后改变

　　乳腺癌放射治疗（radiotherapy）在杀伤癌细胞的同时也可损伤正常组织。不同个体对放射线的耐受程度不同，长期照射或剂量过大，放射治疗部位的表皮可萎缩、出现溃疡，真皮及皮下组织变性、坏死、纤维化及炎症细胞浸润，横纹肌萎缩甚至消失，导致骨损伤，亦可出现血管、外周神经及软组织的增生，甚至发展成为肉瘤。放射治疗对终末导管 - 小叶单位上皮细胞的损伤较化学治疗明显，表现为上皮的退行性改变、间质硬化及炎症细胞浸润。

一、小叶上皮细胞改变

病例 1

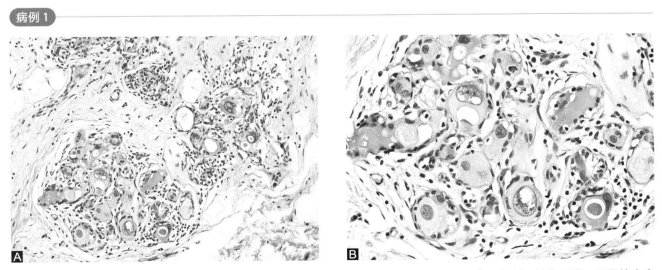

图 31-2-1　上皮细胞退变。小叶腺泡上皮细胞明显肿胀退变，细胞肿大，细胞核大、形状不规则，结构不清，可见核内空泡，细胞质呈嗜酸性或淡染，并有大小不等的空泡，亦可见巨大奇异退变细胞（A、B）

二、皮肤改变

病例 2

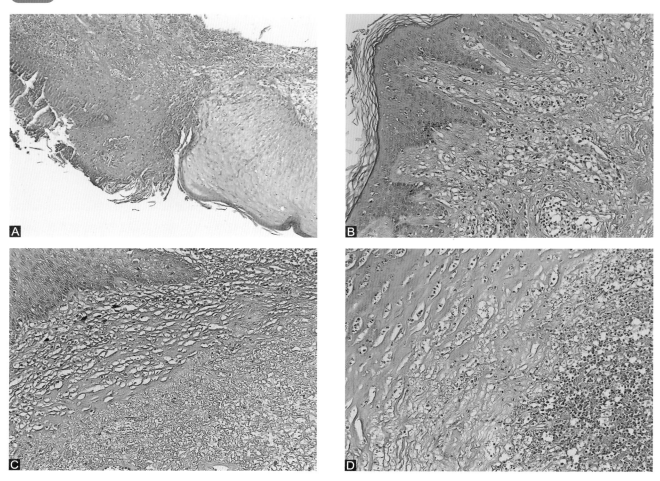

图 31-2-2　皮肤溃疡，真皮纤维化及炎症细胞浸润。放射区皮肤形成溃疡（A）；皮下纤维组织增生呈玻璃样变性、退行性变及炎症细胞浸润（B~D）；局部形成脓肿（D）

三、血管、外周神经改变

病例 3

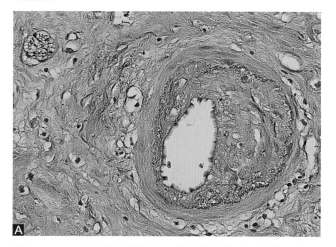
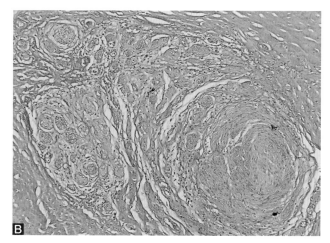

图 31-2-3　小血管硬化退变，外周神经增生。放射区皮肤组织玻璃样变性，其中可见肌性小血管壁纤维性增厚及退行性变（A）；外周神经增生（B）

病例 4

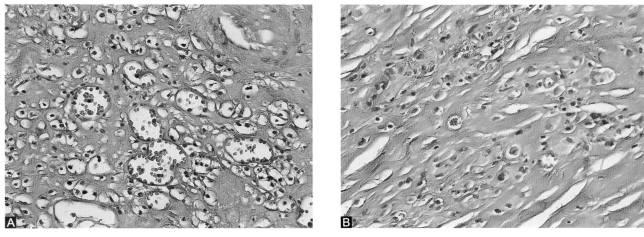

图 31-2-4 毛细血管瘤样增生，内皮细胞有不典型性。放射区皮肤纤维组织增生、玻璃样变性，毛细血管呈瘤样增生、内皮细胞肿胀并出现不典型性（A、B）

病例 5

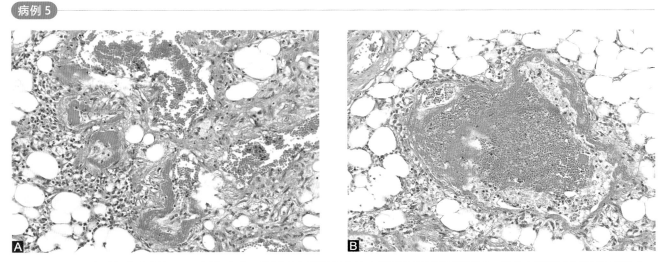

图 31-2-5 血管壁纤维素样坏死，血栓形成。放射区皮下组织中的血管壁呈纤维素样坏死，部分血管腔内可见血栓形成，周围组织内有急、慢性炎症细胞浸润及纤维 - 肌成纤维细胞增生（A、B）

四、横纹肌改变

病例 6

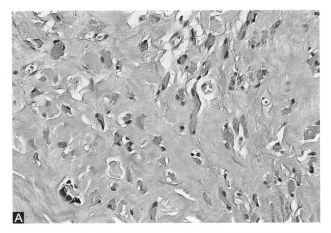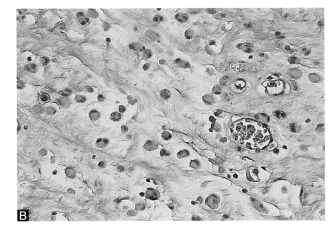

图 31-2-6 横纹肌退变萎缩。放射区横纹肌明显萎缩和退变，间质黏液样变或玻璃样变性，可见灶状钙化（A、B）

五、骨组织改变

病例 7

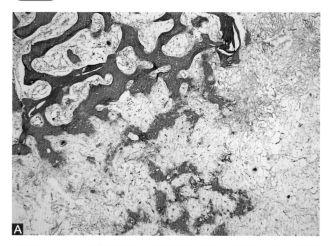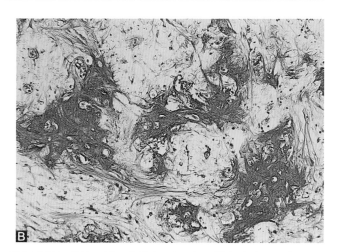

图 31-2-7　放射性骨病。放射区肋骨退变坏死，骨小梁消失，残存骨组织结构不清，周围间质呈水肿样改变（A、B）

六、放射治疗后肉瘤

病例 8

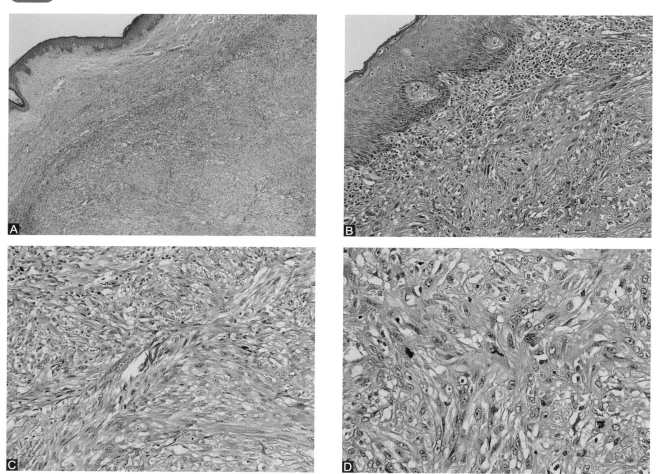

图 31-2-8　放射治疗后纤维肉瘤。患者女性，58 岁，主诉 20 年前右侧乳腺肿物，手术切除后病理诊断为浸润性小叶癌，并行放射治疗，后续出现切口周围皮肤发黑，高低不平，半年前发现手术切口下缘肿物，肿物大小约 1.5 cm，质硬，界限不清，行肿物切除。镜下见：皮肤肿物，界限较为清楚（A）；真皮浅层血管内皮细胞增生，有非典型性，亦有较多炎症细胞（B）；肿瘤细胞呈梭形－胖梭形，细胞核呈空泡状，核仁突出，核分裂象易见，细胞多形性及异型性明显（C、D）

病例9

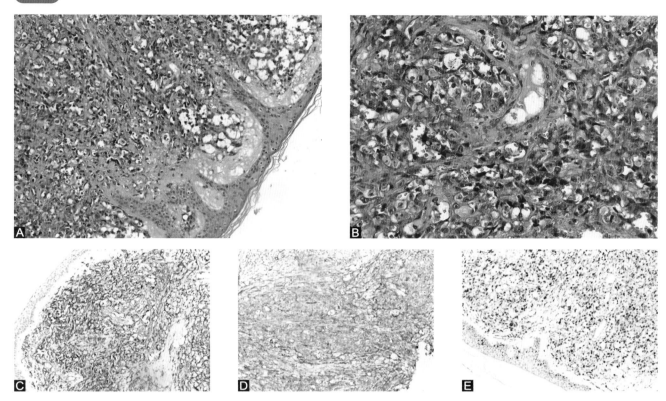

图 31-2-9 放射治疗后血管肉瘤。患者女，71 岁，2011 年行右侧乳腺癌保乳 + 右腋窝淋巴结清扫术，病理诊断为浸润性导管癌（Ⅱ级），右腋窝淋巴结癌转移（1/21），术后行放射治疗。近 2 年右乳放疗区肿胀不适，皮肤增厚，近 1 周出现皮肤红斑，手术切除病变区组织。镜下可见：表皮下可见大片肿瘤细胞浸润，肿瘤细胞分化差，多形性及异型性明显，亦可见含有红细胞的腔隙（A、B）。免疫组化染色显示：CD34（C）和 CD31（D）肿瘤细胞呈阳性，Ki67 增殖指数高（E）

第三节　敷料及填充物引起的病变

近年来，乳腺疾病的诊治有了很大进步，如粗针穿针后放置指示器，手术中和（或）手术后应用各种生物性新型材料，如止血海绵、生物胶、填充物、缝线、敷料等，这些材料不管性状如何，对人体来说都是一种异物，使用后均有不同程度的反应，甚至会引起医源性病变。此类医源性病变主要是形成异物性肉芽肿及反应性改变。

一、止血海绵及纱布

病例 1

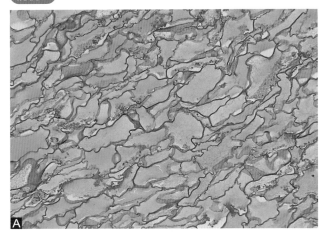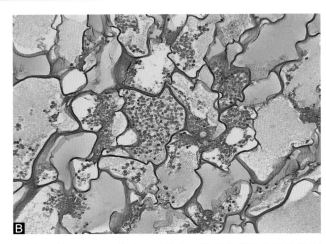

图 31-3-1　止血海绵。患者自述术中应用了止血海绵，术后出现肿物。镜下可见：大小、形状各异的网格状结构异物排列紧密，网格中有粉染细颗粒样物质，局部有较多退变细胞残影（A、B）

病例 2

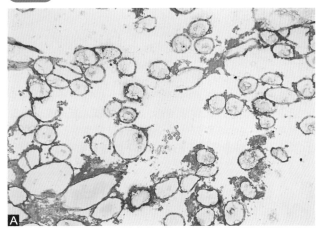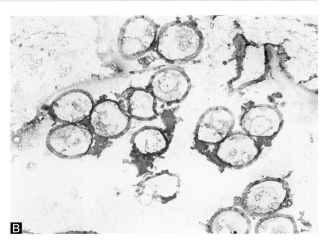

图 31-3-2　止血纱布。患者自述术中应用了止血纱布，术后出现肿物。镜下可见：大小、形状比较一致的圆形异物，有厚壁，中心可见嗜碱性丝网状物，周围有退变坏死组织（A、B）

二、生物胶

病例 3

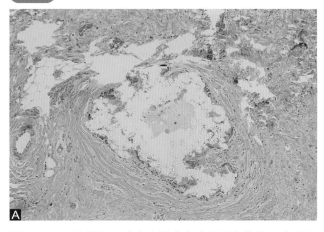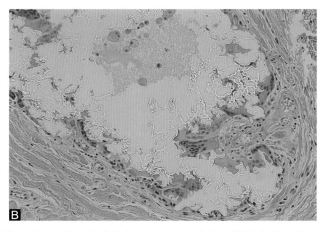

图 31-3-3　生物胶。患者自述术中应用了生物胶，术后出现肿物。镜下可见：纤维组织内可见多个大小不等的囊腔，其内有折光、无色胶样异物，周围可见异物型多核巨细胞（A、B）

病例 4

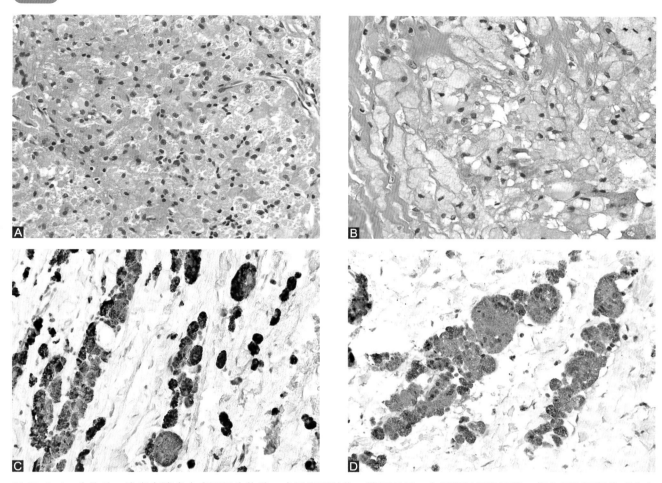

图 31-3-4 生物胶。患者自述术中应用了生物胶，术后出现肿物。镜下可见：大量组织细胞聚集，部分细胞质红染或含有大颗粒状异物，部分细胞质内吞噬有淡蓝色胶样异物（A、B）。免疫组化染色显示：CD68（C）和 S-100 蛋白（D）组织细胞强呈阳性

三、硅胶类敷料

病例 5

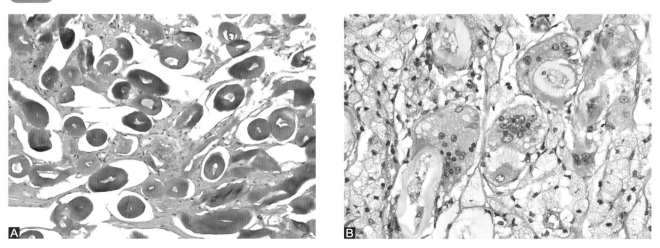

图 31-3-5 硅胶类敷料。患者自述术中应用了硅胶类敷料，术后出现肿物。镜下可见：异物为均匀无结构的物质，形状不规则，有的呈环状，嗜碱性着色，深浅不一（A）；可见吞噬异物的组织细胞及多核巨细胞（B）

第四节　热刀引起的病变

临床在手术切除肿瘤、术中快速冷冻病理检查、病变切取／切除活检时，为减少出血和组织损伤常采用新型手术刀具，某些手术刀（如电刀等）能通过热效应对组织造成物理性损伤，导致病理诊断困难，甚至不能做出病理诊断。电刀（热刀）造成的物理性损伤主要是蛋白质凝固，使组织细胞变性坏死，组织结构破坏、模糊不清，细胞形态发生扭曲，细胞核增大、形状不规则、嗜碱性增强，细胞质嗜酸性增强或破碎，导致不能辨认细胞特征（很难判断病变性质）。

病例 1

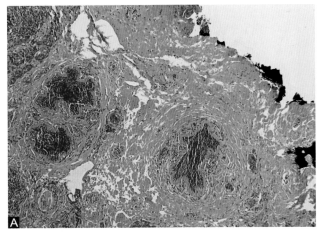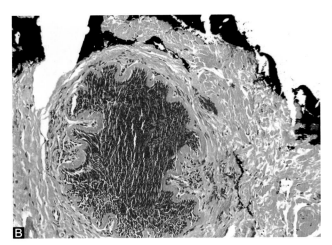

图 31-4-1　热刀引起的改变。近组织切缘可见导管内增生性病变，增生细胞发生挤压、扭曲，嗜碱性增强，结构不清，细胞结构特征不能辨认（A、B）。影响对组织切缘导管内增生性病变性质的判定

第五节　穿刺活检引起的病变

穿刺活检引起的乳腺病变（lesions caused by aspiration biopsy）是一种损伤及修复性病变。其改变主要围绕着针道，且病变随穿刺后时间长短有不同的改变，主要表现为新近和陈旧性出血、组织坏死、急慢性炎症细胞浸润、异物巨细胞反应、纤维组织及血管内皮细胞增生、肉芽组织和瘢痕形成等，而且可造成上皮细胞的脱落、移位埋陷和化生性病变。

一、纤维－肌成纤维细胞增生

病例 1

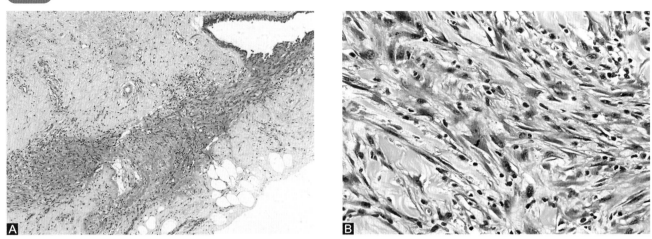

图 31-5-1　纤维－肌成纤维细胞增生。穿刺后在组织内形成针道，针道区组织可见出血、坏死、炎症细胞浸润以及纤维－肌成纤维细胞增生，并可见核分裂象（A、B）

二、血管内皮细胞增生

病例 2

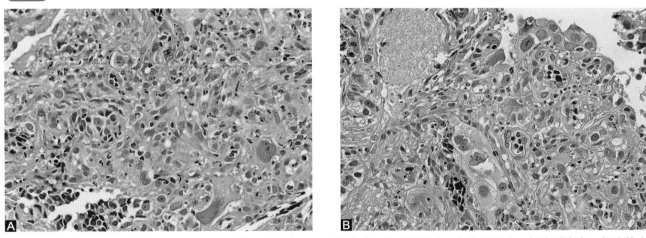

图 31-5-2　血管内皮细胞增生。穿刺后，针道区组织内可见血管内皮细胞明显增生，细胞体积大、细胞质丰富，细胞核大且大小不一、形状不规则，部分可见核仁，细胞有非典型性（A、B）

三、鳞状上皮化生

病例 3

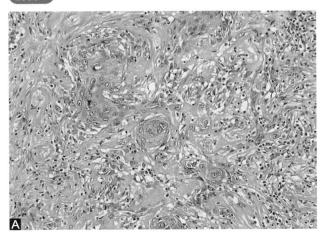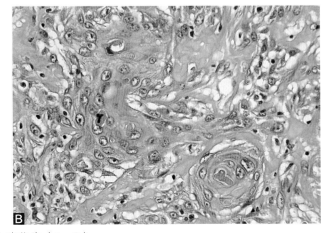

图 31-5-3　鳞状上皮化生。穿刺后，针道区组织内可见鳞状上皮化生（A、B）

四、梗死样坏死

病例 4

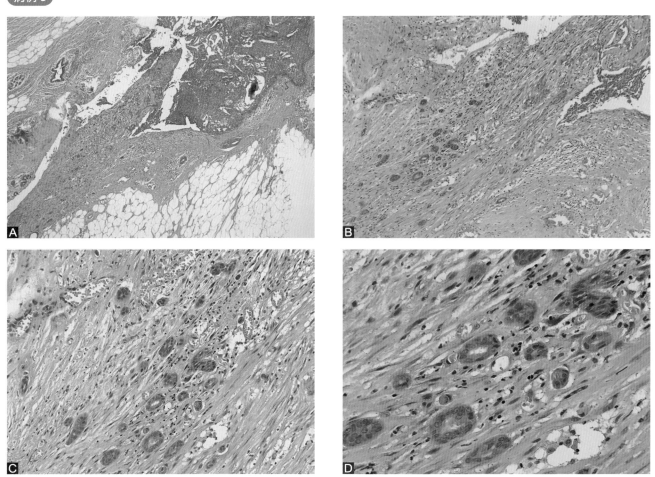

图 31-5-4　梗死样坏死。乳腺增生性病变穿刺后，局部出现梗死样出血和坏死，部分腺管内充满坏死组织（A、B）

五、上皮间质内移位埋陷

（一）良性上皮间质内移位埋陷

病例 5

图 31-5-5　良性上皮间质内移位埋陷。针道经过复杂型导管内乳头状瘤伴旺炽性导管增生区域，针道反应区的纤维－肌成纤维细胞出现增生及炎症细胞浸润，并可见较多上皮细胞团、细胞簇及单个细胞，细胞无异型性，有的呈腺鳞细胞增生特征（A~D）

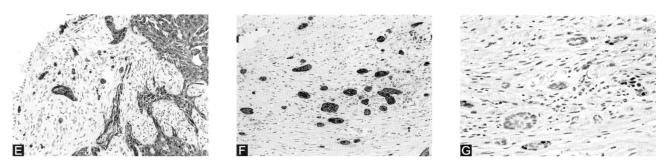

图 31-5-5　良性上皮间质内移位埋陷（续图）。免疫组化染色显示：CK5/6 旺炽性增生的导管上皮和移位埋陷的上皮细胞呈阳性（E、F），p63 部分移位埋陷的上皮细胞团呈阳性（G）

病例 6

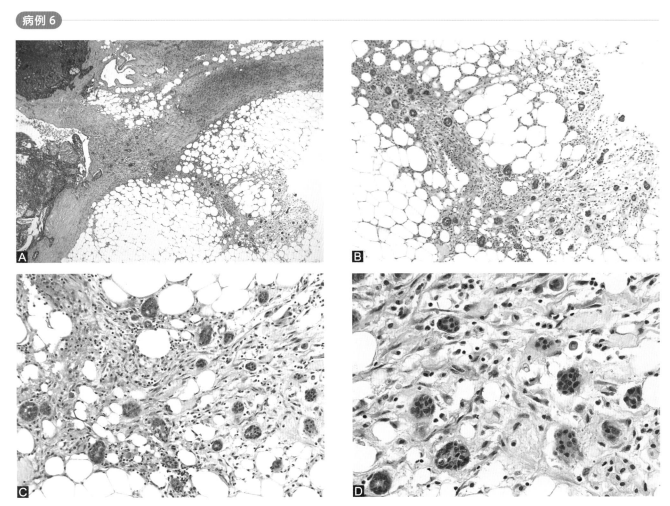

图 31-5-6　良性上皮间质内移位埋陷。针道经过复杂硬化性病变区域到脂肪组织，针道反应区内散布大量上皮细胞团、细胞簇及单个细胞，细胞无异型性（A~D）

（二）导管原位癌细胞间质内移位埋陷

病例 7

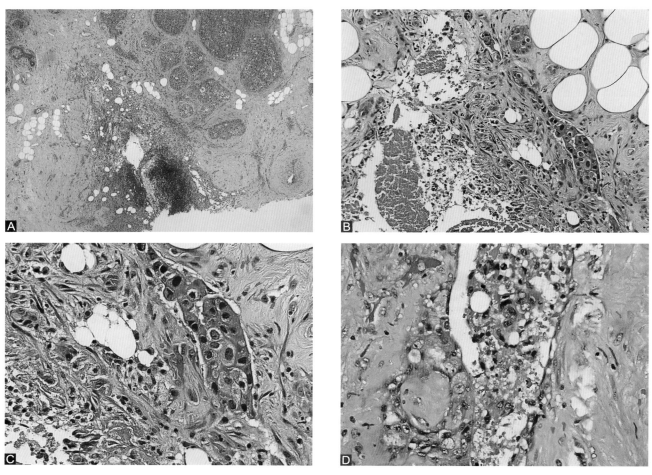

图 31-5-7　导管原位癌细胞间质内移位埋陷。导管原位癌内可见穿刺遗留的针道反应区，其内可见移位埋陷的异型性明显的癌细胞团（A~C）；局部脉管内亦有癌细胞及退变坏死组织（D）

第六节　隆乳后病变

隆乳（胸）后病变（post-mammoplasty lesions）的发生及程度与隆乳剂的种类、质量、机体的反应以及是否有感染等因素有关。早些年主要使用硅胶制品（包括假体），也有使用自体颗粒脂肪，甚至使用生理盐水或液体石蜡假体隆乳；近年来又增加了水溶性聚丙烯酰胺凝胶（如氨鲁米特）等注射隆乳。隆乳引起的病变包括隆乳剂性肉芽肿，组织退变坏死、纤维化及硬化，滑膜样组织增生，亦可出现引流淋巴结病变等。2012 年 WHO 乳腺肿瘤分类明确指出隆乳可诱发淋巴瘤［与隆乳相关的间变性淋巴瘤激酶（ALK）阴性的间变性大细胞淋巴瘤］。

一、凝胶性假瘤

病例 1

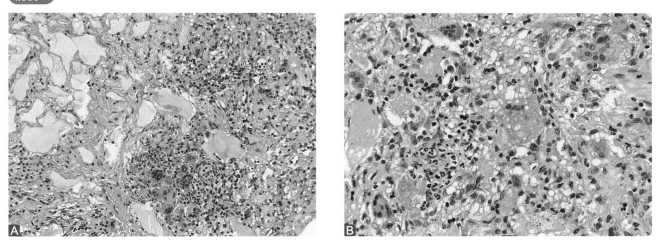

图 31-6-1　隆乳剂性肉芽肿。氨鲁米特注射隆乳数年后，乳腺组织中出现肿块。镜下可见：肿物内可见大量均质淡蓝色、无定形的隆乳剂和纤维组织增生、炎症细胞浸润以及异物肉芽肿形成（A、B）

病例 2

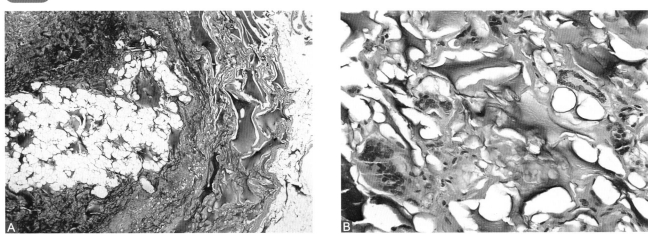

图 31-6-2　隆乳剂性假瘤。氨鲁米特隆乳数年后，乳腺组织中出现肿物。镜下可见：病变界限清楚，其内有大量均质、不规则的蓝染隆乳剂及脂肪组织，并可见纤维组织增生、多核巨细胞及炎症细胞浸润（A、B）

二、自体脂肪隆乳坏死

病例 3

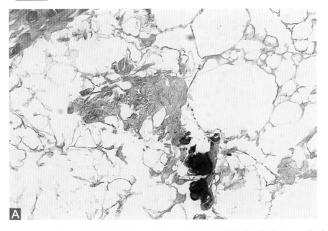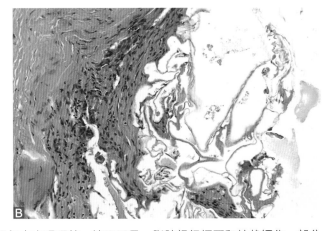

图 31-6-3　自体脂肪隆乳坏死。自体脂肪组织隆乳后，乳腺组织中出现硬结。镜下可见：脂肪组织坏死和灶状钙化，部分呈膜状坏死，周围纤维组织增生、多核巨细胞及炎症细胞浸润（A、B）

三、滑膜样组织化生增生

病例 4

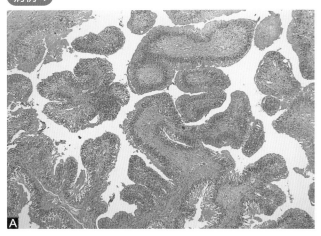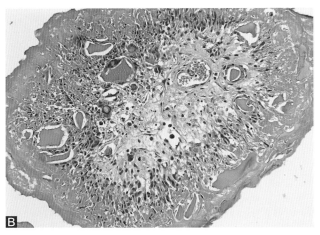

图 31-6-4 滑膜样组织化生增生。硅胶假体隆乳后数年，假体周围组织出现硬结。镜下可见：病变呈乳头状滑膜样组织化生增生，乳头轴心侧滑膜样细胞呈假复层，表面有纤维素样物质覆盖，乳头的纤维轴心及被覆细胞间可见多少不等的均质淡染、无定形的异物（硅胶）（A、B）

四、横纹肌改变

病例 5

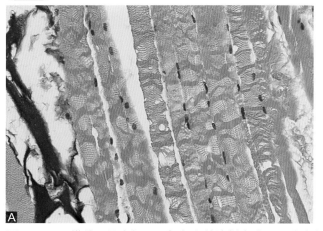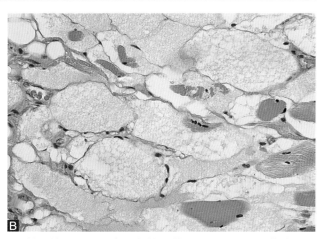

图 31-6-5 横纹肌退变坏死。氨鲁米特注射隆乳后，乳腺内出现硬块。镜下可见：隆乳剂性肉芽肿周围的横纹肌萎缩、出现溶解性坏死（A）；部分区域横纹肌收缩、凝固性退变坏死，肌间可见蓝染无结构隆乳剂（B）

五、伴普通型导管增生

病例 6

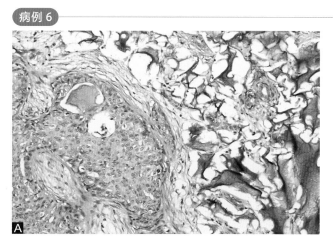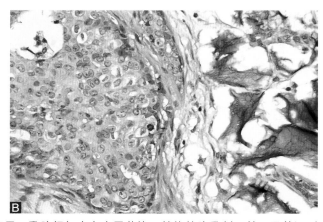

图 31-6-6 伴普通型导管增生。氨鲁米特注射隆乳后。镜下可见：乳腺组织中有大量蓝染无结构的隆乳剂，并可见普通型旺炽性导管增生（A、B）

六、伴浸润性导管癌

病例 7

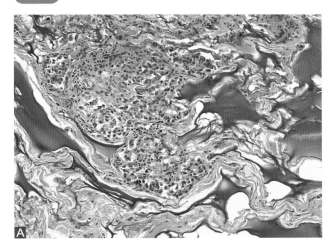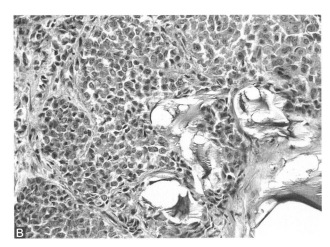

图 31-6-7　伴浸润性导管癌。氨鲁米特隆乳数年后，乳腺出现肿物。镜下可见：浸润性导管癌组织内有多量蓝染无结构的隆乳剂（A、B）

七、硅酮性淋巴结炎

病例 8

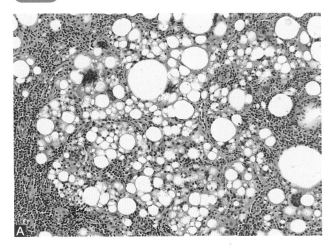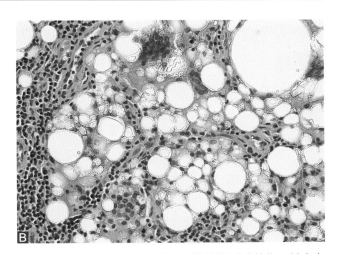

图 31-6-8　硅酮性淋巴结炎。硅胶隆乳后出现锁骨上淋巴结肿大。镜下可见：淋巴结内有大小不等的圆形球状物，其内有透明均质异物，部分有折光性，组织细胞及多核巨细胞胞质内亦可见类似物质（A、B）

第七节 医源性脂肪坏死

　　乳腺医源性脂肪坏死（iatrogenic fat necrosis）是指行穿刺、手术、放射治疗等医疗行为之后，乳腺实质内脂肪组织发生的坏死，包括普通型脂肪坏死和膜状脂肪坏死。

病例 1

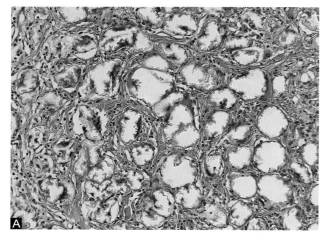 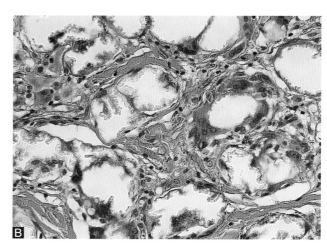

图 31-7-1　脂肪坏死。乳腺手术后局部出现硬结。镜下可见：纤维化组织内有大小不等的脂肪囊肿，周围可见泡沫状巨噬细胞及异物型多核巨细胞（脂性肉芽肿）（A、B）

病例 2

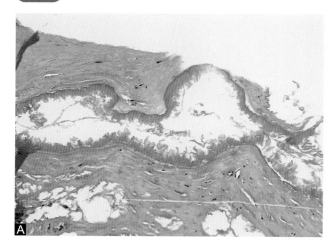 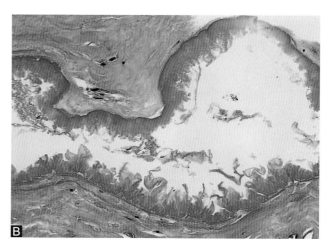

图 31-7-2　膜状脂肪坏死。乳腺粗针穿刺后出现硬结。镜下可见：大小不等的囊腔，腔面被覆有均质嗜酸性膜样物，表面呈波浪状或刷状缘样改变，周围纤维组织增生、玻璃样变性和点状钙化（A、B）

第八节　乳管镜检查引起的病变

乳腺某些导管内病变有时需要行乳管镜检查，乳管镜检查引起的病变（lesions caused by duct endoscopy）包括导管上皮增生、脱落、坏死或更大范围的梗死等，不注意病史时易造成误诊，需提高警惕。

病例 1

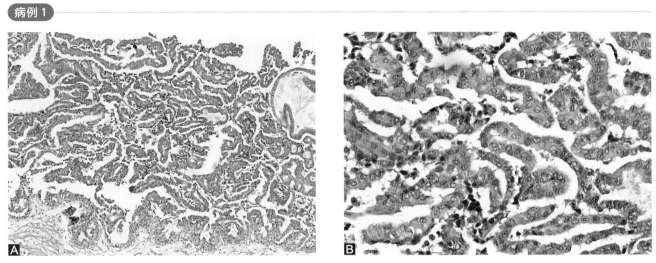

图 31-8-1　导管上皮脱落。乳管镜检查后。镜下可见：大导管内有脱落的上皮细胞聚集，类似导管内乳头状瘤（A、B）

病例 2

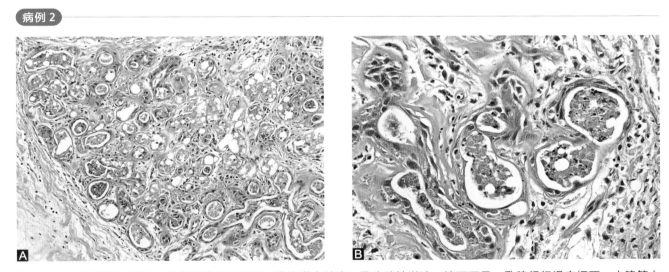

图 31-8-2　组织退变坏死。乳管镜检查 2 天后，乳房增大肿痛，乳头脓性溢液。镜下可见：乳腺组织退变坏死，小腺管上皮脱落，腔内可见坏死组织，残存上皮细胞核深染不规则（A、B）

第九节　示踪剂引起的改变

　　某些乳腺病变手术时需要注入示踪剂（如纳米碳、亚甲蓝、墨汁等）指示手术范围，这些注射到导管内的示踪剂可掩盖原发病变，或污染周围组织，有些示踪剂形态类似于黏液，易造成诊断困难，特别是术中快速冷冻病理诊断时更需警惕。

病例 1

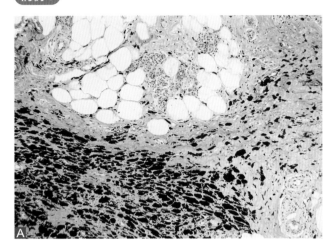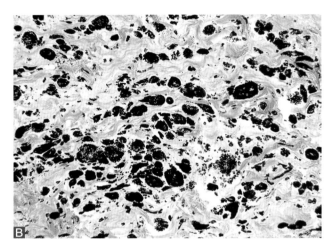

图 31-9-1　纳米碳。乳腺纤维间质中可见大量黑色纳米碳颗粒（A、B）

病例 2

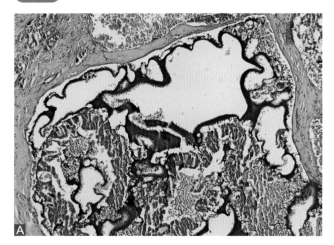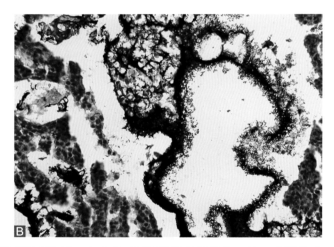

图 31-9-2　亚甲蓝。导管内乳头状癌，管腔内充满蓝染的亚甲蓝示踪剂，癌成分因亚甲蓝掩盖而结构不清、难以辨认（A、B）

病例 3

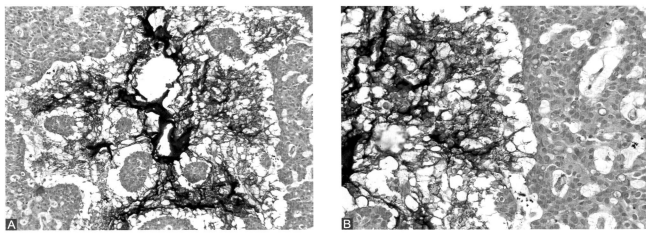

图 31-9-3 亚甲蓝。富细胞黏液癌中可见呈片状、丝状的淡蓝色或深蓝色的亚甲蓝示踪剂，与癌细胞间质中淡染的黏液不易区分（A、B）

病例 4

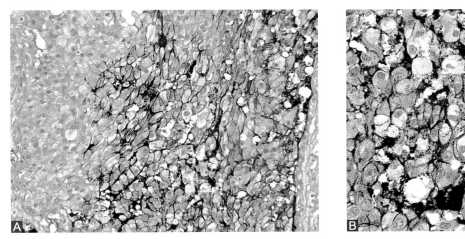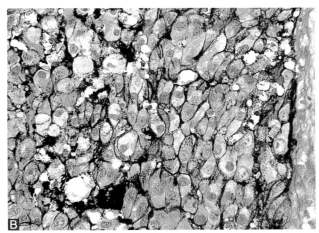

图 31-9-4 墨汁。癌细胞间可见丝状深黑色的墨汁示踪剂（A、B）

第十节 诊断及鉴别诊断

1. 诊断乳腺医源性改变 / 病变的关键问题是知晓患者的临床病史及影像学改变，掌握是否曾有穿刺、手术等医疗活动，同时要熟悉乳腺医源性改变 / 病变的规律和形态特点。此外，诊断前需尽可能复习原先的病理切片。

2. 医源性改变 / 病变内的反应性细胞与癌细胞（包括化疗后残留癌细胞）的鉴别对病理医师来说很有挑战性。如间质巨细胞可类似残存的浸润性癌细胞，泡沫状组织细胞可与空泡状癌细胞相似，多核巨细胞可与合体型癌细胞类似，增生的血管内皮细胞需与浸润的癌细胞鉴别，反应性纤维 - 肌成纤维细胞与梭形细胞化生性癌容易混淆，引流淋巴结内吞噬硅胶、脂质、黏液等的组织细胞与转移性癌细胞类似等，这些类似的良、恶性形态学改变常会造成诊断困难。一般来说，反应性细胞无异型性，尤其良性反应性病变的分布特点，与浸润性癌不同。鉴别困难时行细胞角蛋白及 CD68 等免疫组化染色有助于诊断。

3. 化学治疗和放射治疗均可引起终末导管 - 小叶单位上皮细胞的退行性改变，但程度会有所不同，放射治疗引起的改变常较化学治疗更为明显。退行性改变表现为：细胞肿胀变大，细胞核大、形状不规则，结构不清，可见核内空泡，细胞质呈嗜酸性或淡染，并有大小不等的细胞质空泡，亦可见巨大奇异退变细胞。良性细胞的退行性改变需与残存的癌细胞进行鉴别。这种具有退行性改变的非肿瘤性上皮细胞常突向受累的导管或腺泡管腔，保留细胞极性与黏附性，但不显示增生性改变（如细胞复层化、出现复杂结构或有核分裂活性）。病变显著时，小叶外比较大的导管上皮亦出现退行性形态改变。

4. 穿刺活检等可造成不同增生状态的上皮成分沿针道移位埋陷。移位埋陷的上皮主要有两种情况，一种是良性上皮细胞（如增生腺管、普通型导管增生及导管内乳头状瘤等的上皮细胞）的移位埋陷，这类情况主要是良、恶性的鉴别；另一种是恶性上皮细胞（如导管原位癌、实性乳头状癌等的癌细胞）的移位埋陷，这类主要是原位癌与浸润性癌的鉴别。这两种情况，移位埋陷的良、恶性细胞仅在针道反应区内分布，不会出现在更远的间质内。移位埋陷的良性上皮细胞呈单个、簇状或巢状分布，甚至形成微小腺体，其数量在不同的病例差别很大，多时自数十个至上百个细胞簇／巢，其形态温和，缺乏异型性，常有致密的嗜酸性胞质，细胞核小或大而不规则，可固缩深染（常提示细胞退变），有时可见核分裂象，细胞常显现腺鳞状细胞特点。间质内移位埋陷的恶性上皮成分与周围导管原位癌及导管内乳头状癌等有相似的形态特征。如癌细胞移位进入脉管内，则类似癌栓。细胞在脉管内呈巢团状分布，周边有空晕，酷似浸润性微乳头状癌。

章目录

BRCA1/2 相关遗传性乳腺癌和卵巢癌综合征（*BRCA1/2*-associated hereditary breast and ovarian cancer syndrome）又称遗传性乳腺癌 - 卵巢癌综合征，是一种常染色体显性遗传性疾病。*BRCA1/2* 发生了胚系突变，50 岁以前的患者发生乳腺癌和卵巢癌的风险高于正常人。患者的乳腺癌组织学常表现为高级别浸润性导管癌（非特殊类型癌）或为分子分型的基底样癌。卵巢癌则常为高级别浆液性癌。亦可为其他部位的癌。

第一节 *BRCA1* 胚系突变

病例 1

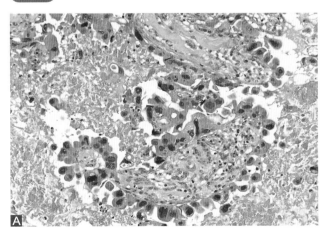
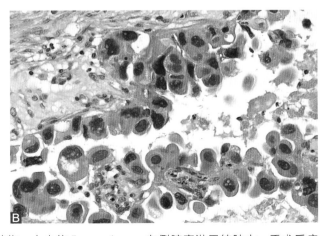

图 32-1-1 *BRCA1* 胚系突变。患者女性，47 岁，左侧乳腺肿物，大小约 5 cm×4 cm，左侧腋窝淋巴结肿大，手术后病理诊断为浸润性导管癌（非特殊类型癌）Ⅲ级，免疫组化染色显示：ER、PR 和 HER2 呈阴性，Ki67 增殖指数高，CK5/6 及 EGFR 呈阳性，p53 呈阳性（突变型）。同时发现患者有右卵巢肿物，手术后病理诊断为右卵巢高级别浆液性癌，免疫组化染色显示：PAX8 及 ER 呈阳性，p53 呈阳性（突变型），Ki67 增殖指数高。镜下可见：乳腺癌具有高级别浸润性导管癌形态特征，局部见腺管样结构，细胞核呈 2~3 核级改变，核分裂象易见，细胞异型性明显（A、B）

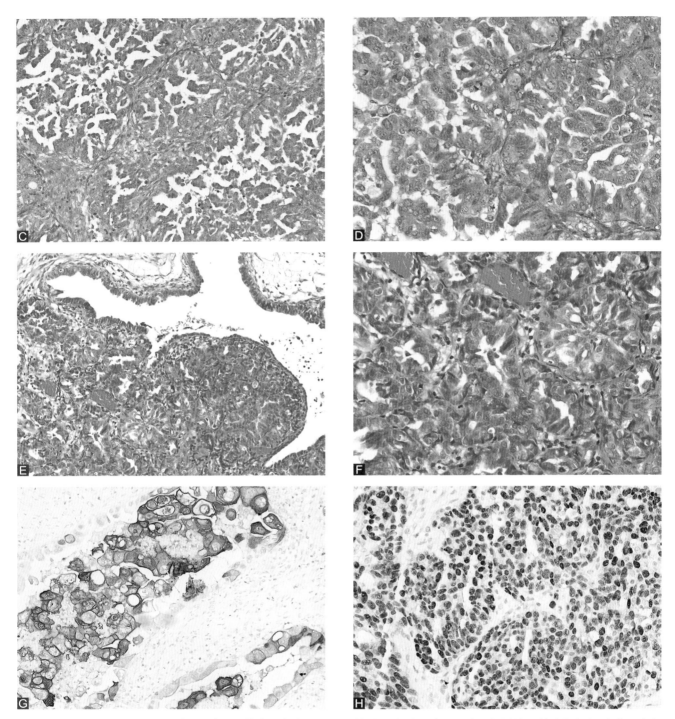

图 32-1-1　*BRCA1* 胚系突变（续图）。卵巢癌具有高级别浆液性癌形态特征（C、D）；右侧输卵管癌组织与黏膜上皮有移行，形态类似卵巢高级别浆液性癌，细胞有明显异型性（E、F）。免疫组化染色显示：CK5/6 乳腺癌细胞呈阳性（G），PAX8 卵巢癌细胞呈阳性（H）。送检卵巢肿瘤组织及外周血，进行 58 个遗传相关基因测序分析，发现 *BRCA1* 基因第 19 号外显子发生 c.5240–5243dupAAGG(p.P1749Rfs*82) 杂合移码突变，属于可能致病突变

第二节　*BRCA2* 胚系突变

病例 1

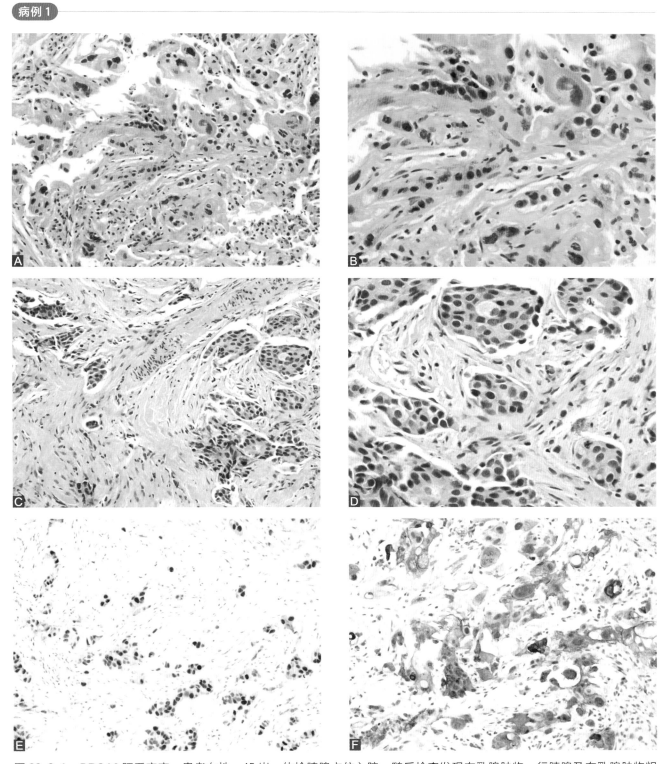

图 32-2-1　*BRCA2* 胚系突变。患者女性，45 岁，体检胰腺占位入院，随后检查发现右乳腺肿物，行胰腺及右乳腺肿物粗针穿刺活检，后行胰腺癌新辅助化疗，化疗结束后行右乳腺癌及胰腺体尾癌根治术。镜下可见：胰腺纤维组织内可见分化差的癌细胞团浸润，有黏液分泌，部分癌细胞异型性明显，可见瘤巨细胞，间质伴少量淋巴细胞浸润（A、B）；乳腺组织内可见癌细胞浸润，呈大小不等的巢状，具有浸润性导管癌形态特征（C、D）。免疫组化染色显示：乳腺癌细胞 ER 呈弥漫强阳性（E），胰腺癌细胞 CK7 呈阳性（F）。两者免疫组化表型完全不同，支持低分化腺癌诊断。患者乳腺正常及肿瘤组织分子检测显示：*BRCA2* p.s2984*(c.8951C>G)exon22 致病突变

丁华野　张红凯

章目录

本章拟通过几个病例的讨论，引发大家关注和思考。进一步强调病理与临床的联系、夯实病理诊断基础，发现问题，总结经验，建立正确诊断思路的重要性。

第一节　乳腺良性"异型"上皮细胞

乳腺良性导管内增生性病变包括柱状细胞增生、普通型导管增生及大汗腺化生等，不同情况下有不同的形态改变特征。少数情况下，普通型导管增生细胞会出现某些特殊改变，类似肿瘤性增生的异型性。①更年期女性或服用激素类药物（或类似药物）的绝经期女性，其病变中的增生细胞及细胞核体积较常见的普通型导管增生细胞大，会给人一种细胞有"异型性"的错觉；②在普通型导管增生发育过程中，有时可见到增生细胞从不成熟向成熟的衍变过程，不成熟增生细胞常沿基膜侧排列，细胞体积较大，细胞质丰富，呈双嗜性或淡染，细胞核大，形状不一致，呈空泡状或深染，核仁明显或难辨认，核分裂象可见，细胞似有多形性及异型性的假象；③在普通型旺炽性导管增生过程中，偶尔可见增生细胞核染色质细腻、均质而深染，类似低级别导管原位癌细胞核的特征，与典型普通型导管增生细胞不同；④青春期少男少女，乳腺处于发育活跃期，上皮细胞拥挤，甚至呈复层排列，细胞核较大且大小一致，呈圆形 - 卵圆形，均质深染，细胞核特征类似中年女性的非典型增生细胞，具有"异型性"。以上几种情况，细胞出现的"异型性"，可能是一种反应性改变。

以下两种情况，腺上皮细胞出现的"异型性"，是细胞退行性改变的形态学表现。①乳腺癌行放射治疗后，某些病例的非肿瘤乳腺组织会出现不典型改变，腺上皮细胞呈立方或多角形，细胞核增大、不规则，有皱褶或切迹，染色质均质淡染，亦可深染，细胞质致密呈嗜酸性，可见细胞质和（或）细胞核内空泡。上皮细胞的这种"异型性"类似间变性癌细胞；②另有一种"异型"大细胞，有人称为大汗腺样"异型"细胞，这类"异型"细胞常累及终末导管 - 小叶单位的腺管，常位于腔面，呈单层生长。细胞体积大，形状不规则，细胞核亦明显增大、折叠状、深染、结构不清，有的可见模糊的核仁或核内空泡，细胞质宽大、呈双嗜性，形态类似高核级癌细胞。

病例 1

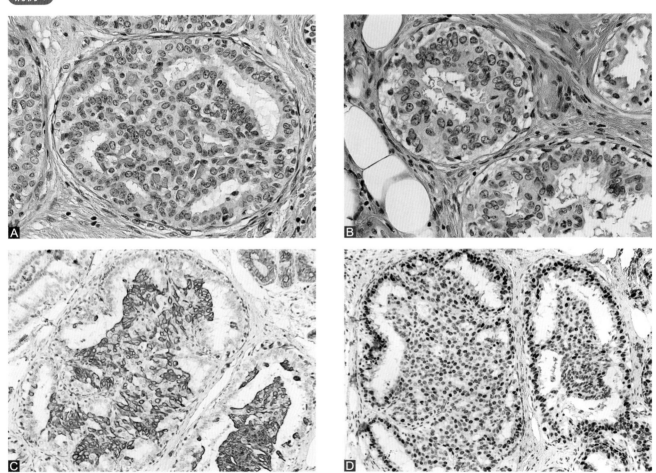

图 33-1-1　良性"异型"上皮细胞。患者 53 岁，出现更年期症状，服用多种补品，双侧乳腺肿物。镜下可见：增生细胞体积较大，界限不清，细胞核拥挤，部分松散，大小不等，形状不规则，染色质粗，可见 1~2 个小核仁，细胞质均质淡染，形态类似于中级别导管原位癌（A、B）。免疫组化染色显示：CK5/6 增生细胞呈斑驳阳性，柱状细胞呈阴性（C），ER 呈非克隆性阳性（D）

　　此例增生细胞虽然细胞体积及细胞核均较普通型导管增生细胞大，染色质粗，核仁 1~2 个，似有异型性，但细胞界限不清，细胞核大小、形状不等，而且重叠拥挤，仍具有普通型导管增生的一般特征。此种情况需要与中级别导管原位癌鉴别，其中某些病例的诊断会遇到困难，需通过 CK5/6 及 ER 免疫组化染色辅助诊断，通常情况下，CK5/6 呈斑驳阳性，ER 为非克隆性表达，但不少病例的表达不一定很典型，像此例导管及腺腔衬覆的是柱状上皮，因此 CK5/6 呈阴性，ER 呈弥漫阳性。遇到此类病例应结合临床，询问病史作为诊断时参考。

病例 2

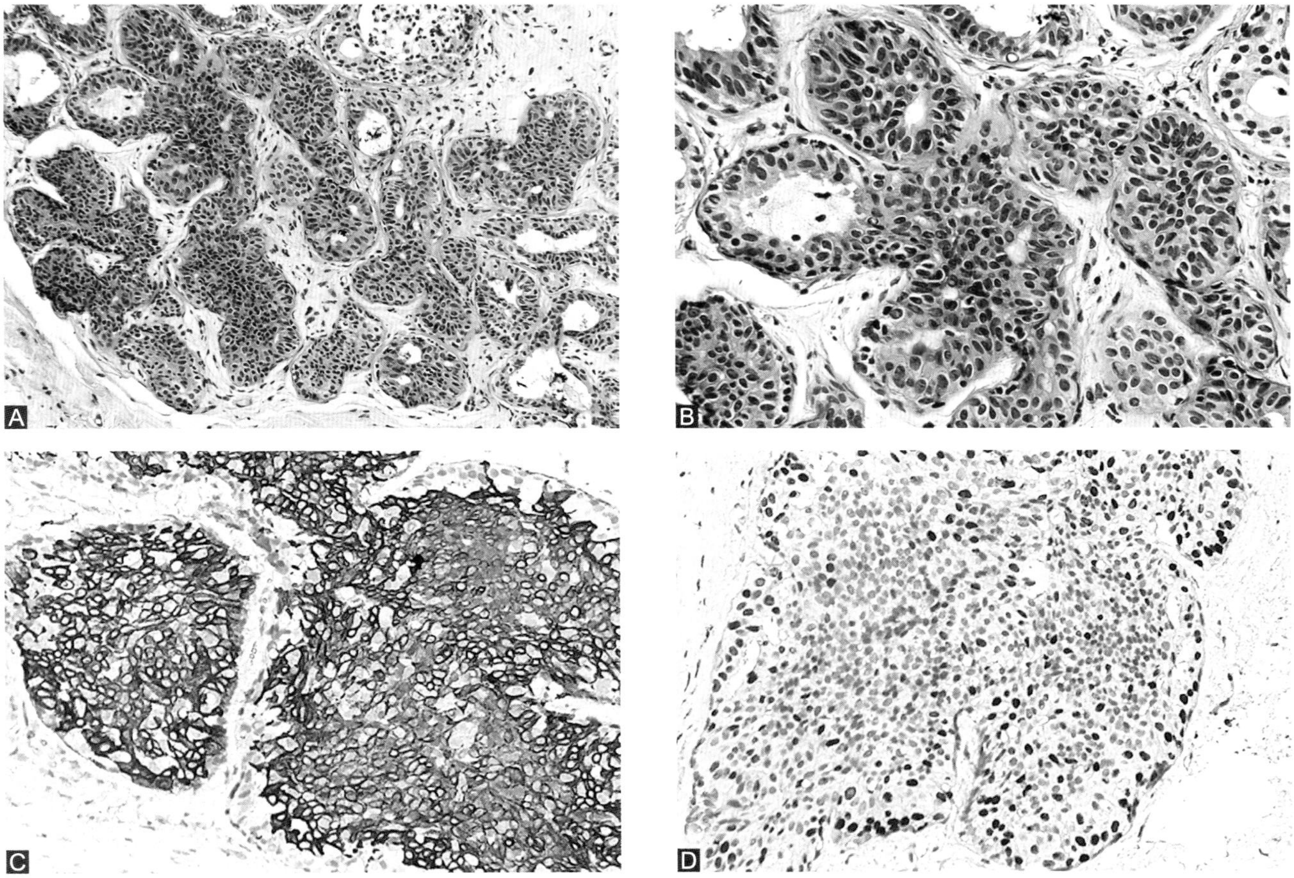

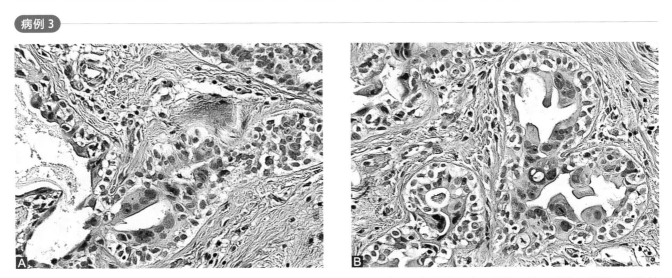

图 33-1-2 良性"异型"上皮细胞。普通型导管增生，细胞呈复层或呈实性，细胞界限不清，细胞质均质淡染，细胞核形状不规则，深染、均质细腻，有的可见核内包涵体，形态类似于低级别导管原位癌（A、B）。免疫组化染色显示：CK5/6 增生细胞呈阳性（C），ER 呈非克隆性阳性（D）

　　此例增生细胞的形态虽然与一般普通型导管增生有差别（如此例增生细胞的细胞核较为一致，不很拥挤，染色质细腻，形似低级别导管原位癌），但细胞界限不清，细胞核形状不规则，缺乏均匀一致性，核内可见嗜酸性包涵体或核沟，具有普通型导管增生的一般特征。此类病例可借助免疫组化染色辅助诊断。

病例 3

图 33-1-3 良性"异型"上皮细胞。腺管形状不规则，腺上皮呈单层排列，细胞体积大，界限不清，形状不规则，细胞核亦明显增大，染色深、结构不清，有的可见模糊的核仁或核内空泡，细胞质宽大、双嗜性，形态类似高核级癌细胞，外层肌上皮明显增生，细胞质透明，偶见核分裂象（A、B）

此例腺上皮细胞体积明显增大，形状不规则，可见奇异型细胞，似有明显多形性及异型性，需要考虑与平坦型导管原位癌做鉴别，但细胞核的结构模糊，有的重叠，可见核内空泡，细胞质宽大，呈双嗜性或见嗜酸性细颗粒状，提示为退变细胞，不具有高核级癌细胞的一般特征。

第二节　高催乳素血症乳腺病

催乳素是一种由垂体细胞产生的多肽激素，在促进乳腺发育、维持乳腺泌乳的正常功能方面起重要作用，其血清正常值为小于 25 μg/ml。女性妊娠期及哺乳期，可出现功能性高催乳素血症，但血清催乳素值一般不会超过 100 μg/ml。垂体瘤是病理性高催乳素血症最常见的原因，血清催乳素可明显的升高。乳腺某些疾病（如假泌乳性增生、肉芽肿性小叶炎等）的发生可能与高催乳素血症有某种关系。我们观察到，高催乳素血症患者（男性、女性均可发生）可伴发乳腺比较广泛的泌乳增生性病变，称为高催乳素血症乳腺病（hyperprolactinemic breast disease）。此种增生，腺上皮呈分泌性改变，细胞可以出现不典型的形态变化，但癌变者极为罕见。如果没有了解到高催乳素血症病史，特别是术中冷冻切片及粗针穿刺活检容易误诊为癌。

病例 1

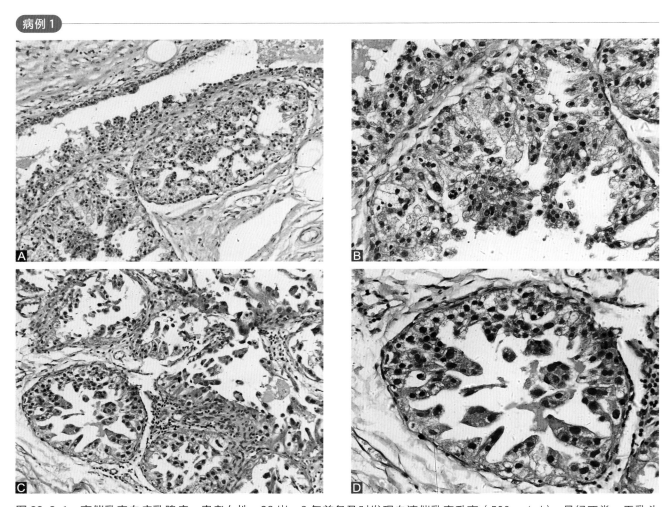

图 33-2-1　高催乳素血症乳腺病。患者女性，38 岁，8 年前备孕时发现血清催乳素升高（500 μg/ml），月经正常，无乳头溢液等其他临床症状，磁共振成像（MRI）可见：脑部无异常发现，1 年前发现双乳肿物，血清催乳素 2000 μg/ml。镜下可见：腺管增大，形状不规则、大小不等，腺上皮增生，呈网状乳头状，细胞呈分泌性改变，细胞核深染（A、B）；部分呈微乳头状，细胞质呈分泌性改变，可见分泌空泡呈嗜酸性细颗粒状，细胞核较大深染、不规则，似有非典型性（C、D）

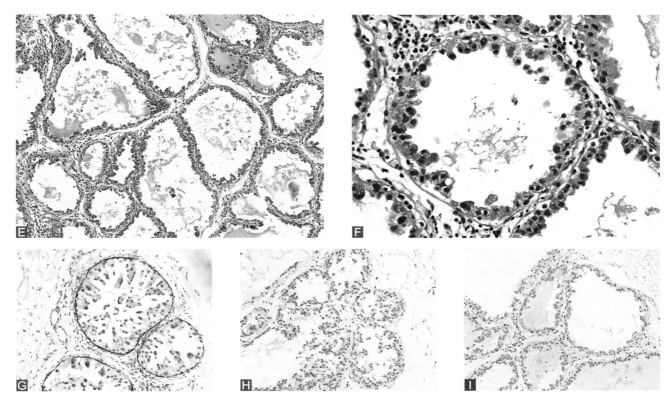

图 33-2-1 高催乳素血症乳腺病（续图）。部分腺管有不同程度扩张，内衬腺上皮呈簇状、"鞋钉"状突入腺腔，细胞核深染，细胞质内可见分泌空泡，腔内有分泌物（E、F）。免疫组化染色显示：CK5/6 增生细胞呈阴性，肌上皮呈阳性（G），ER 呈阴性（H），p63 肌上皮呈阳性（I）

该病例虽然曾被诊断为癌，临床拟施行乳房单纯切除和再造手术，但经专科病理会诊后确诊，避免了临床过度治疗。误诊的原因可能有以下几种。①不了解患者高催乳素血症的病史是最主要的原因。不仅病理送检单上缺乏具体病史描述，而且病理医师也没有向临床医师及患者询问相关病史。②这类病变很少见。病理医师对泌乳的形态学改变认识不足，而且组织学变化类似于癌，所以容易误判。③免疫组化表型不典型。这类病变 CK5/6 和 ER 一般呈阴性，与良性导管内增生免疫组化表型不同。

第三节　富于黑色素的普通型导管上皮增生

2003 年 WHO 乳腺肿瘤分类，将伴黑色素细胞特征的浸润性癌作为浸润性导管癌（非特殊类型癌）的一种变异型，2012 年和 2019 年 WHO 乳腺肿瘤分类一直沿用该分类。此种类型的癌十分罕见，黑色素细胞的来源尚不清楚，其中有一种学说是癌细胞异向分化（化生）的结果。我们观察到，小部分乳腺腺病、普通型导管上皮增生症及导管内乳头状瘤可出现胞质含有黑色素的腺上皮细胞。其意义及转归尚不清楚，是否是干细胞分化增生的一种表现形式尚无定论，重要的是黑色素的沉积会掩盖病变的本质，可能会导致误诊。

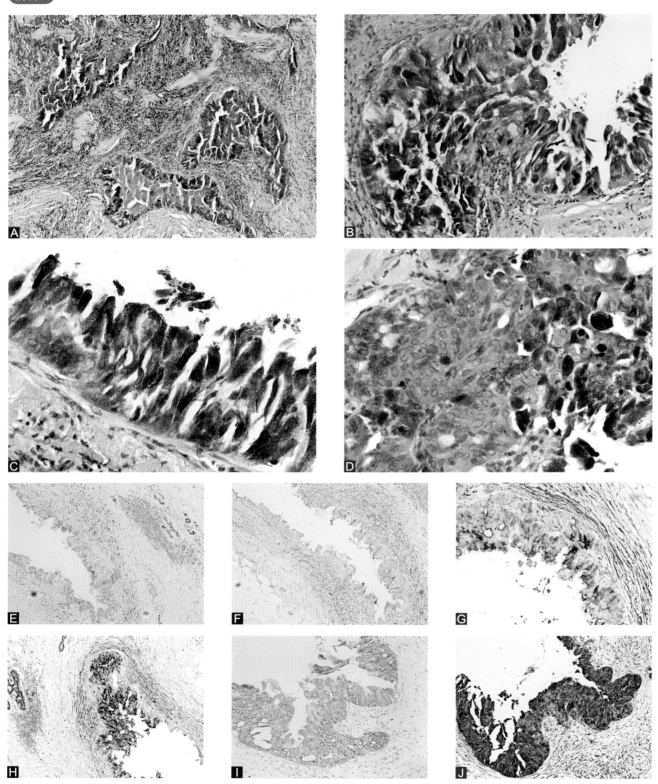

图 33-3-1 富于黑色素的普通型导管上皮增生。导管内乳头状瘤旁的腺管扩大，管周纤维组织增生，有较多炎症细胞浸润，腺管内外可见色素沉着（A）；导管内腺上皮细胞增生，呈复层、微乳头状，细胞质内有大量黑色素沉积（B、C）；细胞具有普通型导管增生形态特征（D）；腺管周围肌上皮不明显（C、D）。免疫组化染色显示：p63（E）、calponin（F）、CD10（G）及 SMA（H）腺管周围呈阴性，CK5/6 增生细胞呈阳性（I），S-100 蛋白呈弥漫强阳性（J）。此例 ER 及 PR 呈非克隆性表达，HER2 呈阴性，p53 呈野生型表达

本例诊断为富于黑色素的普通型导管上皮增生（melanin-rich usual ductal hyperplasia），需与下述两种情况鉴别。①富于黑色素的导管原位癌（尚无报道）：导管内上皮细胞增生，呈复层、微乳头状，胞质内有大量黑色素，有理由考虑到导管原位癌。但是，伴有黑色素沉积的增生细胞具有普通型导管增生细胞的特征，CK5/6 及 ER 免疫组化染色结果也支持是良性增生。②具有黑色素瘤特征的浸润性癌：此例腺管周围肌上皮细胞标记物免疫组化染色均呈阴性，腺管周围间质呈反应性改变，支持是浸润性癌。但是，增生细胞缺乏异型性，腺体扩大，缺乏典型腺管状浸润性癌的特征，免疫组化染色结果也不支持是浸润性癌。对待此类罕见、形态特殊的病例，诊断时需充分留有余地。

第四节　乳腺泌乳性腺瘤伴梗死

乳腺泌乳性腺瘤（lactating adenoma）多见于妊娠期及哺乳期女性。掌握病史及熟知其病变特征对明确诊断十分重要，典型病例结合病史诊断并不困难。过诊断主要发生在不了解病史、肿瘤伴发出血和（或）梗死、术中冷冻切片或粗针穿刺诊断时。泌乳性腺瘤发生出血和（或）梗死的情况比其他腺瘤多见，导致出现诊断问题的主要原因有以下几种。①间质改变：一旦发生出血和（或）梗死，肿块会比较快速地长大，固有病变内会出现不同程度的继发性及反应性改变，不但可掩盖原有病变的特征，而且会引起某些形态改变（如泡沫状组织细胞、浆细胞、纤维 - 肌成纤维细胞、血管内皮细胞明显增生，可有不典型性，核分裂象增多等），特别是在术中快速冷冻切片诊断时，极易误诊为癌，诊断时应排除间质变化导致的类似癌假象。②上皮改变：泌乳性腺瘤的腺管密集分布，腺上皮细胞呈明显分泌性改变，细胞质内有分泌空泡，顶浆分泌明显时，细胞可呈"鞋钉"状，细胞核常深染，可移位在胞突内和（或）游离在管腔内，腺腔内可有多少不等的分泌物，术中冷冻切片诊断时，腺管结构可不明显，出现透明及"印戒"样细胞，细胞核似有多形性及不典型性，腺腔内的分泌物可类似坏死。特别是在不了解临床病史和（或）冷冻切片质量欠佳时，很容易出现误诊。

病例 1（1 冷冻切片）

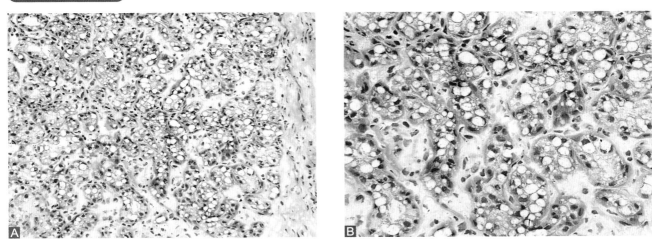

图 33-4-1（1）　泌乳性腺瘤伴梗死。患者女性，30 岁，妊娠 6 个月时查体，发现右侧乳腺肿物，直径约 7 cm，产后肿物长至 14 cm，术中送冷冻切片诊断。肉眼可见：肿物直径约 14 cm，实性，边界清，切面灰白、灰黄，伴出血坏死，部分囊性变。冷冻切片可见：小腺管密集分布，腺上皮细胞胞质含大小不一的空泡，细胞核染色深、偏位，核形不规则，细胞呈"印戒"样（A、B）

病例1（2石蜡切片）

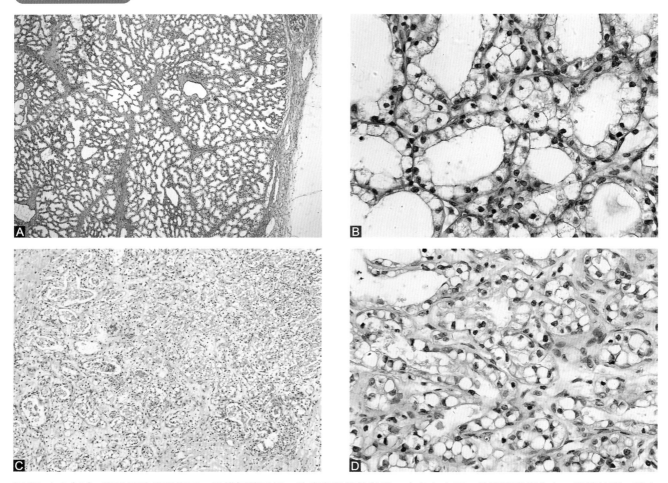

图33-4-1（2） 泌乳性腺瘤伴梗死。石蜡切片可见：肿瘤有纤维性包膜，内有大小不一的腺管密集分布，腺管扩张，腺上皮细胞核小深染，细胞质透明，腔缘可见絮状分泌物，肌上皮不明显（A、B）；局部可见大片出血坏死，炎症细胞浸润，腺腔内可见退变坏死物，周边腺泡结构紊乱，内衬细胞胞质透明，核形不规则，可见小核仁，有的核偏位，细胞呈"印戒"样（C、D）

　　此例术中冷冻切片诊断出现误诊，导致临床过度治疗，其原因可能有以下几种。①诊断时没有特别关注乳腺肿瘤发生在妊娠期，产后肿瘤迅速增大，此类情况往往提示肿瘤内部出血、梗死等继发性改变，在冷冻切片诊断时应特别注意排除由此而带来的误诊。②对分泌状态的乳腺组织冷冻后的组织学变化缺乏深入的了解，此例组织学改变不典型，结构紊乱，出现较多"印戒"样细胞，而且有坏死，需要与浸润性癌鉴别。但是，患者为妊娠期、产后肿瘤，组织学有分泌乳腺的背景，冷冻后正常分泌乳腺组织容易出现"印戒"样细胞，仔细观察，"印戒"样细胞似在腺管内，有的腺管周围有薄层嗜酸性基膜样物质，而且，妊娠期、哺乳期乳腺容易出现坏死及反应性不典型改变，所以病变没有诊断为癌的足够证据。

第五节　乳腺乳头状腺瘤

　　2019年WHO乳腺肿瘤分类将"腺瘤"定义为一种良性腺上皮肿瘤。乳腺腺瘤发生于终末导管-小叶单位，腺管增生，内衬腺上皮及肌上皮双层细胞，密集分布，间质稀少，形成界限清楚的肿物。乳腺腺瘤通常包括：管状腺瘤、大汗腺腺瘤、泌乳性腺瘤和导管腺瘤。此外，还有乳头腺瘤。历年WHO乳腺肿瘤分类均未介绍过乳头状腺瘤（papillary adenoma）。

病例 1

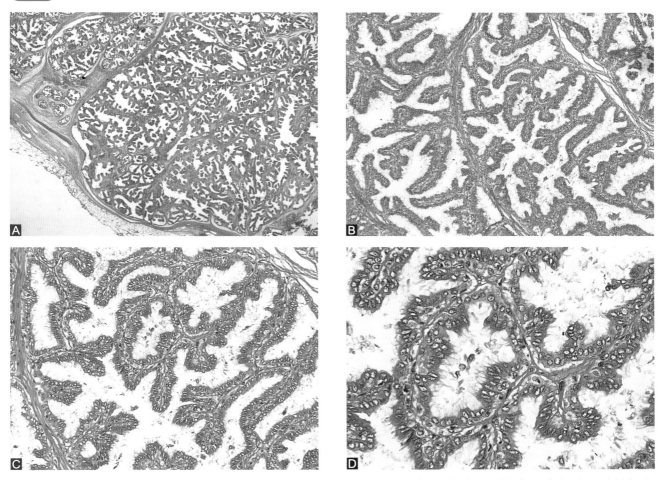

图 33-5-1　乳头状腺瘤。肿瘤有纤维组织包膜，腺管密集排列，有明显乳头状结构（A）；乳头纤细，分支，相互连接（B）；乳头中央为纤细的纤维血管轴心，表面被覆腺上皮及肌上皮双层细胞，腺上皮呈单层柱状，细胞核位于基底，呈椭圆形、空淡，核仁不明显，细胞质略呈嗜酸性，肌上皮细胞位于腺上皮细胞内侧，细胞质空亮（C、D）

　　此例诊断为乳头状腺瘤，其形态学改变符合一般腺瘤的定义，表现为病变界限清楚有包膜，腺管增生，内衬双层细胞，密集分布，间质稀少。此外，腺管有一定扩张，亦有乳头状增生。导管内增生也可见于大汗腺腺瘤和乳头腺瘤。乳头状腺瘤似为管状腺瘤的一种变异型，是具有双层细胞的腺管增生，形成乳头状结构，构成边界清楚的良性肿瘤。此种类型的腺瘤罕见，需与导管内乳头状瘤型乳腺增生症、外周型导管内乳头状瘤及膨胀浸润性乳头状癌鉴别。①导管内乳头状瘤型乳腺增生症除了有腺管内乳头状增生，还有间质增生及乳腺增生症的其他表现，病变缺乏清楚的界限。②外周型导管内乳头状瘤为分离的导管内乳头状增生，常有导管周围间质反应，亦不形成清楚的边界。③膨胀浸润性乳头状癌可界限清楚，但细胞有异型性，而且缺少肌上皮细胞。

第六节　Ki67 高增殖指数的导管内乳头状瘤和腺病

　　Ki67 是一种增殖细胞核抗原，其标记物可识别 G1、S、G2 和 M 期的细胞，通常通过免疫组化染色以增殖指数（百分率）表示细胞的增殖状况。Ki67 增殖指数的测定，对区分良、恶性肿瘤，判断肿瘤的增殖活性、预后及治疗效果具有一定参考价值。正常细胞的 Ki67 增殖指数一般小于 3%。对于肿瘤患者，良、恶性肿瘤的增殖情况不同，一般来说，良性肿瘤的 Ki67 增殖指数小于 10%，恶性肿瘤常大于 10%，Ki67

增殖指数随着肿瘤恶性程度的增高而增加，但某些低级别恶性肿瘤的 Ki67 增殖指数可小于 5%。某些系统的肿瘤，主要根据 Ki67 增殖指数确定分级标准，如消化道神经内分泌肿瘤以 Ki67 增殖指数 3%、20% 分级，划分为 G1、G2、G3。乳腺疾病，如普通型导管上皮增生与低级别导管原位癌，Ki67 增殖指数并没有形成鉴别两者的阈值，普通型旺炽型导管增生的 Ki67 增殖指数常高于低级别导管原位癌，甚至比一般中级别导管原位癌还高。另外，我们还观察到某些旺炽性腺病及复杂型导管内乳头状瘤等的 Ki67 增殖指数非常高，但在组织形态学上及 ER、PR、CK5/6 等免疫组化染色表型均没有诊断恶性的确切证据，某些病例经过长期随访，无更严重的病变发生。对于这些表现为 Ki67 高增殖指数的良性病例，可诊断为 Ki67 高增殖指数 / 非典型导管内乳头状瘤、旺炽性腺病等，以便关注这类病例和进行必要的随访。此外，应重视 Ki67 免疫组化染色的质控问题和判读，乳腺良恶性疾病的 Ki67 增殖指数只是诊断良、恶性病变的参考指标。因此，Ki67 在乳腺疾病中表达的意义值得商榷和探讨。

病变中的核分裂象计数也存在与 Ki67 计数相似的问题，如子宫上皮样平滑肌瘤，在细胞缺乏异型性的时候，以核分裂 2 个、5 个 /10HPF 作为划分良性、潜在恶性及恶性的阈值。乳腺叶状肿瘤的核分裂计数也是区分良性、交界性及恶性的重要指标之一。乳腺导管内增生性病变及导管内乳头状瘤等，其核分裂计数对区别良、恶性有多大意义目前尚未可知，但能够形成共识的是异常核分裂的出现对诊断恶性病变有参考价值。我们观察到某些旺炽性腺病、普通型旺炽性导管增生及复杂型导管内乳头状瘤等，核分裂活性增高，核分裂象易见，常高于低级别导管原位癌。

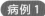 病例 1

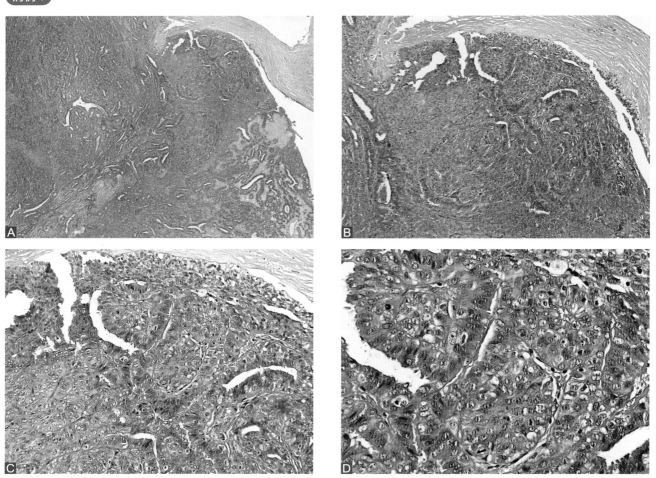

图 33-6-1　Ki67 高增殖指数的导管内乳头状瘤。导管内乳头状瘤，形成复杂结构（A、B）；腺上皮细胞及肌上皮细胞均增生，细胞核较大、呈圆形 – 卵圆形，染色质呈颗粒状，核仁清楚，核分裂象易见（C、D）

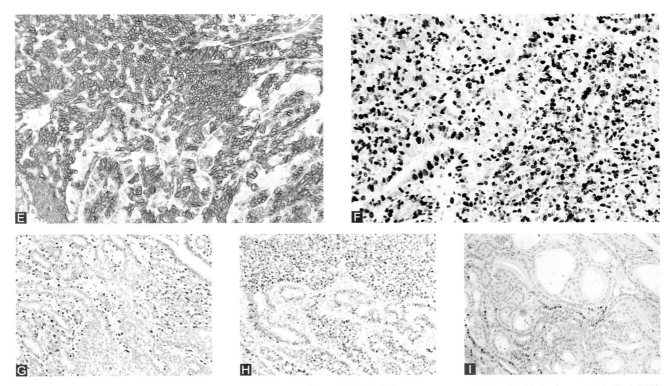

图 33-6-1　Ki67 高增殖指数的导管内乳头状瘤（续图）。免疫组化染色显示：CK5/6 呈斑驳阳性（E），Ki67 高增殖指数（F），p63 肌上皮呈阳性（G），ER（H）及 PR（I）呈非克隆性阳性。此例 HER2（0），p53 呈野生型表达。行单纯性肿物切除术，经过 5 年 6 个月的随访，无异常变化

　　关于此例导管内乳头状肿瘤的诊断有分歧意见。一种意见是，其形态学改变及主要免疫组化表型特征均支持复杂型导管内乳头状瘤伴普通型导管增生的诊断，但核分裂象增多，Ki67 增殖指数高（细胞生长十分活跃），又不同于通常见到的导管内乳头状瘤，是否可以诊断为具有 Ki67 高增殖指数的导管内乳头状瘤（intraductal papilloma with high Ki67 index）或非典型导管内乳头状瘤？另一种意见是，普通型导管增生与肿瘤性增生在形态学及免疫组织化学染色上有时不容易区分，核分裂象易见，Ki67 增殖指数高，良性肿瘤很少有如此高的 Ki67 增殖指数，要考虑恶性的诊断，虽然经过较长时间的随访无异常变化，但仍然不能排除恶性。在遇到此类导管内乳头状肿瘤时，需结合形态学及免疫组化表型综合分析，诊断充分留有余地，且与临床医师沟通，随访观察。

病例 2

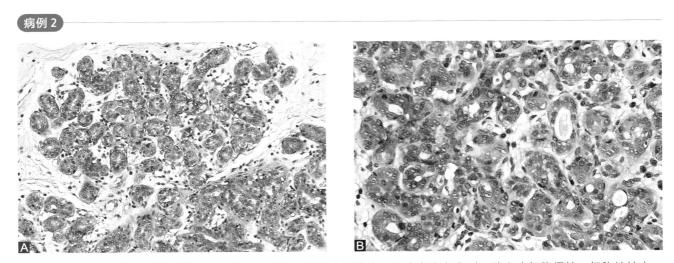

图 33-6-2　Ki67 高增殖指数的腺病。可见小叶结构，腺泡小管增生，呈腺病改变（A）；腺上皮细胞拥挤，细胞核较大，染色质呈颗粒状，有些细胞核呈泡状，可见核仁，核分裂容易见到（B）

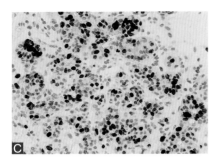 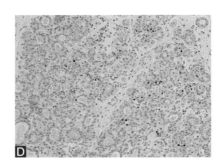 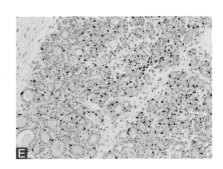

图 33-6-2　Ki67 高增殖指数的腺病（续图）。免疫组化染色显示：Ki67 腺上皮呈高增殖指数（C），ER 呈散在阳性（D），p63 肌上皮细胞阳性

此例免疫组化染色，小叶腺泡腺上皮细胞的 Ki67 增殖指数非常高，加上细胞拥挤，细胞核增大，核仁明显，核分裂增多，有人可能会考虑是否有小叶癌化的存在？妇女月经周期的变化，服用某些药物和保健品（含雌激素等），某些引起内源或外源性激素水平、功能紊乱的疾病（如肿瘤、慢性病）等原因均有可能引起乳腺出现相应的改变，影响到乳腺上皮细胞 Ki67 增殖活性的变化，小叶腺泡上皮细胞 Ki67 免疫组化染色表现出不同的增殖活性。乳腺不同的良性疾病，上皮细胞 Ki67 的增殖活性也不尽相同，但是此例腺病的 Ki67 增殖指数出乎意料的高，甚至超过了许多原位癌和浸润癌的水平，此种现象虽然少见，但总是客观存在。值得注意的是，Ki67 的免疫组化染色过程受多种因素的影响，会出现反常的表达；乳腺疾病的 Ki67 增殖指数尚没有形成区别良、恶性上皮性病变的阈值，通常只是作为诊断的参考指标，所以在判断 Ki67 增殖指数的实际意义时，必须结合形态学特征及其他全部信息进行判定。当然，一般情况下出现 Ki67 高增殖指数，需要提高警惕，排除恶性肿瘤的可能。

第七节　乳头腺瘤伴前哨淋巴结上皮包涵物

乳头腺瘤是一种发生于乳头部的少见的上皮增生性良性肿瘤，主要为集合管上皮及其周围小腺管增生。其组织学改变呈复杂多样性，可表现为导管内微乳头状 - 旺炽性导管增生，亦可出现间质硬化、小腺管增生等。即便是典型病例，缺乏经验的年轻病理医师也难以做出正确的诊断。如果是不典型病例，特别是在术中冷冻切片或粗针穿刺诊断时，就容易出现错误诊断。乳头腺瘤常有旺炽性导管上皮增生，细胞核较大，呈空泡状或过染，可有明显的核仁，核质比亦可增加及核分裂象增多，细胞似有多形性及异型性，增生的细胞中可出现坏死，容易误诊为导管原位癌。硬化性间质内的变形小腺管，呈假浸润性改变，与浸润性癌不好鉴别。免疫组化染色对诊断的帮助有限，旺炽性增生上皮 CK5/6 可出现反常表达或失表达，腺管周围肌上皮细胞标记物免疫组化染色可呈阴性。在诊断及鉴别诊断时应注意以下几点。①肿瘤所在部位很重要，如果在乳头 - 乳晕区有类似的肿瘤，应首先排除乳头腺瘤，再考虑导管原位癌和浸润性癌。②乳头腺瘤旺炽性增生的上皮似有多形性及异型性，此种现象可能是一种反应性改变，细胞学总体上仍具有普通型导管上皮增生症特征，如细胞界限不清，细胞核不规则、排列拥挤，可有"成熟"现象等。③旺炽性增生的上皮中央可出现坏死，这是导致过诊断的主要原因之一。乳头腺瘤中的坏死，通常位于皮肤侧比较表浅的部位，而且比较局限，坏死周围细胞具有普通型导管增生形态特征。④乳头腺瘤与底部组织的界限比较清楚，可以有交错，但绝不会有深部组织的浸润。硬化性间质内受挤压变形的小腺体肌上皮细胞标记物染色可呈阴性，因此不能作为诊断浸润性癌的依据。⑤乳头腺瘤伴前哨淋巴结上皮包涵物（nipple adenoma with epithelium inclusions in sentinel lymph node）的情况极为罕见，会误导病理医师对病变性质的判断。

病例1（1冷冻切片）

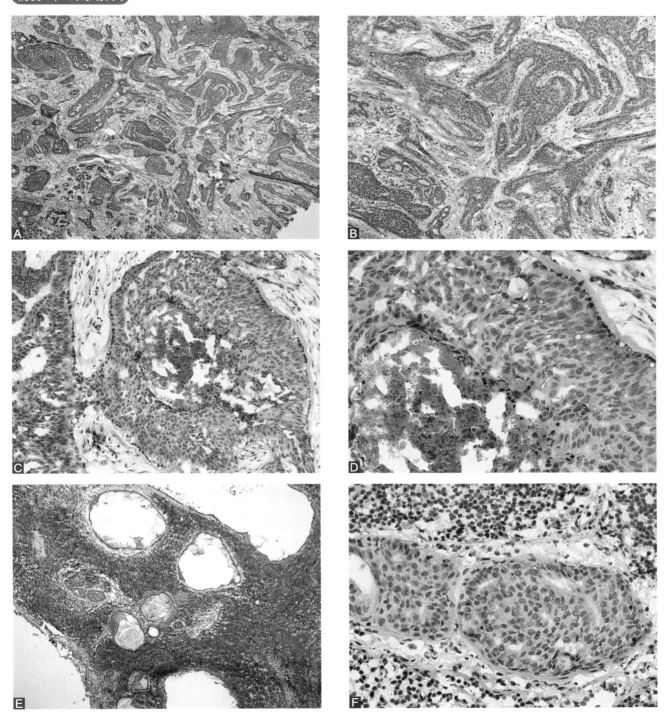

图 33-7-1（1） 乳头腺瘤。患者女性，29 岁，右乳头肿物，表面"糜烂"，术中送乳头肿物及前哨淋巴结行快速冷冻切片诊断。镜下可见：乳头肿物，表皮下有腺管上皮明显增生，大小、形状不规则，分布紊乱，间质纤维化，局部可见变形小腺管（A、B）；旺炽性增生的导管中央可见粉刺状坏死，周围细胞核染色深，大小、形状不规则，管周可见肌上皮（C、D）；前哨淋巴结，淋巴结内可见上皮细胞团，有的呈囊状扩张，腔内似有角化物，上皮细胞异型性不明显（E、F）

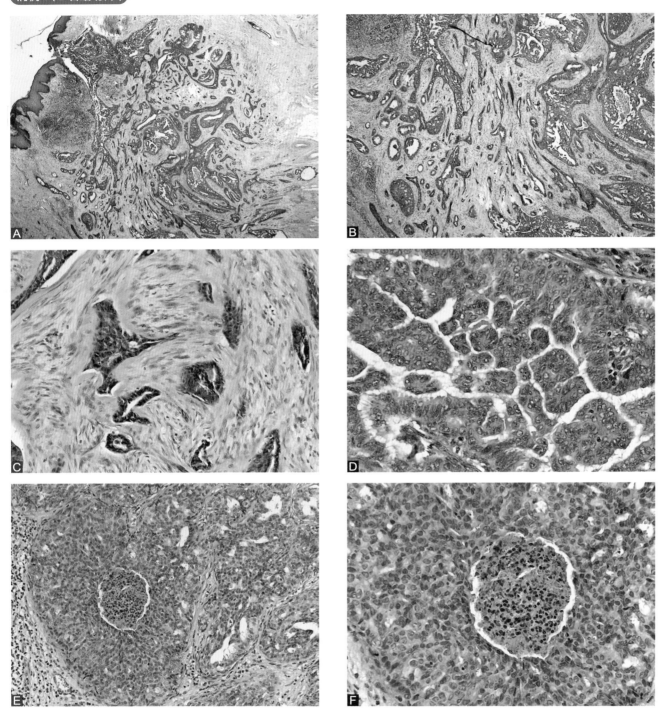

图 33-7-1（2） 乳头腺瘤。肿瘤位于乳头，开口于表皮的集合管上皮明显增生，个别导管内可见坏死，周围硬化性间质内小腺管增生，表皮下有灶状炎症细胞浸润（A、B）；纤维硬化区内的小腺管不规则，形成尖角状，周围肌上皮细胞不明显，间质内梭形细胞增生，其中可见单个－簇状腺鳞状细胞增生（C）；导管内衬柱状上皮增生，普通型导管增生，形成微乳头状结构，可见"成熟"现象（D）；导管上皮呈普通旺炽性增生，其中一个导管中央可见坏死，坏死周边细胞与没有坏死的导管内增生细胞形态相似（E、F）

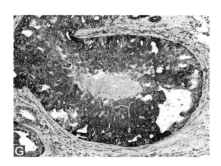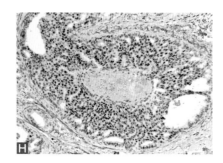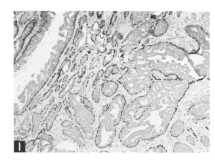

图 33-7-1（2）　乳头腺瘤（续图）。免疫组化染色显示：CK5/6 坏死周围普通型导管增生细胞呈阳性（G），ER 坏死周围增生细胞呈非克隆性阳性（H），p63 旺炽性增生的导管及硬化性间质内的小腺管周围肌上皮呈阳性（I）

此例术中冷冻切片诊断误诊，导致临床过度治疗，其原因可能有：①诊断经验不足，没有建立"乳头部位没有确切把握绝不轻易诊断癌"的思路；②对乳头腺瘤的组织学特征没有很好的认识，乳头腺瘤出现导管内坏死的概率比较高，增生的细胞有反应性不典型改变，虽然导管内增生病变出现坏死其诊断思路应该首先考虑到导管原位癌，但坏死并不是诊断癌的唯一指标，必须寻找更多的诊断癌的证据，特别是坏死周围的细胞有无异型性，此例细胞缺乏明确的异型性，没有诊断癌的确切依据；③乳头腺瘤硬化性间质内常有变形扭曲的腺体呈假浸润性改变，细胞无异型性，不破坏胶原纤维，间质内可有梭形细胞反应性增生，其内常有腺鳞状细胞增生，变形腺体及小管不会出现在病变以外的区域，与癌性间质内浸润不同；④此例术中冷冻切片已诊断了浸润性癌，后行前哨淋巴结活检，淋巴结内出现上皮包涵物（具有良性鳞状细胞特征），上皮细胞异型性不明显，即使是有多年工作经验的病理医师也很容易诊断为转移性癌。

第八节　乳腺皮肤附属器型肿瘤

2012 年 WHO 乳腺肿瘤分类将唾液腺 / 皮肤附属器型肿瘤单独成章进行论述。在唾液腺皮肤附属器型肿瘤中，列举了透明细胞汗腺瘤和圆柱瘤。2019 年 WHO 乳腺肿瘤分类没有将唾液腺皮肤附属器型肿瘤包括在内。从胚胎发育过程看，乳腺与皮肤均起源于外胚层，两者有密切关系，乳腺被认为是一个另类汗腺。从理论上讲，乳腺可以发生类似唾液腺皮肤附属器型肿瘤，但十分罕见。

一、乳腺透明细胞汗腺腺瘤

透明细胞汗腺腺瘤（clear cell hidroadenoma）通常认为是发生在皮肤小汗腺的一种良性肿瘤，又称透明细胞肌上皮瘤。乳腺发生的透明细胞汗腺腺瘤，罕见有报道，到目前为止，英文文献报道的不足 30例，其中约有一半的病例肿瘤位于乳头 - 乳晕区，这些区域发生的汗腺腺瘤可能起源于皮肤附属器。诊断乳腺原发性汗腺腺瘤的先决条件是肿瘤发生在乳腺实质，而不是与皮肤有关。其形态学改变类似皮肤透明细胞汗腺腺瘤，可以是界限清楚的结节状，也可以是部分或全部位于腺管内，常呈实性片状分布，可见 3种细胞，主要为细胞质透明的小汗腺样细胞构成，其次为细胞质呈嗜酸性细颗粒状的细胞，其中可见腺样结构，腺腔内有分泌物。

病例 1

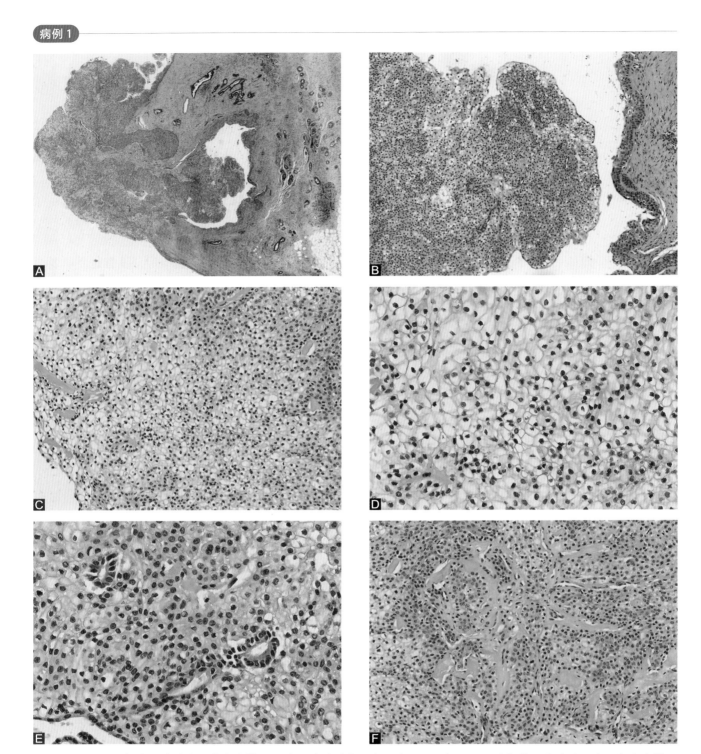

图 33-8-1　透明细胞汗腺腺瘤。患者女性，41 岁，右乳肿物 1 年 6 个月。彩超可见：肿物位于右乳头下方，为囊实性，界限清楚，大小 2.9 cm × 1.8 cm。大体可见：切面有一囊性肿物，最大径为 3 cm，内含血性液体，部分内壁可见乳头状物附着。镜下可见：肿瘤主要位于囊状扩张管腔内，腔面衬覆复层上皮，周围可见乳腺小叶（A、B）；肿瘤可见细胞质透明或呈嗜酸性的细胞及腺上皮围成的腺样结构（C）；细胞质透明的细胞界限清楚，细胞核深染（D）；细胞质呈嗜酸性的细胞类似鳞状细胞，界限清楚，两种细胞质均呈细颗粒状，腺上皮围成小腺体，细胞质呈双嗜性，细胞核深染（E）；局部可见玻璃样变性的间质（F）

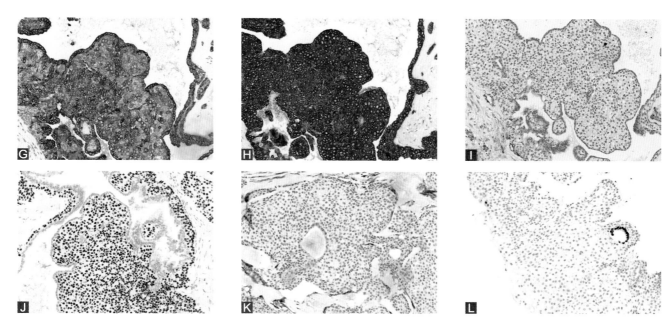

图 33-8-1　透明细胞汗腺腺瘤（续图）。免疫组化染色显示：CK7 肿瘤细胞呈不同程度阳性，腺上皮染色更强（G），CK5/6 透明细胞呈强阳性，腺上皮呈阴性（H），SMA 阴性（I），p63 透明细胞呈阳性，腺上皮呈阴性（J），calponin 呈阴性（K），ER 少数腺上皮呈阳性（L）。此例 PR 少数腺上皮呈阳牲，HER2 及 EMA 均呈阴性，Ki67 增殖指数低

乳腺透明细胞汗腺腺瘤与腺肌上皮瘤的鉴别常遇到困难，其诊断思路是腺肌上皮瘤更具双相分化的特征，而透明细胞汗腺腺瘤以铺砖样排列、胞质透明的小汗腺样细胞为特点，在乳腺实质内腺肌上皮瘤较透明细胞汗腺腺瘤更为常见，排除腺肌上皮瘤后，方可考虑诊断透明细胞汗腺腺瘤。有学者认为透明细胞汗腺腺瘤 p63 呈阳性，而 S-100 蛋白及其他肌上皮细胞标记物免疫组化染色一般呈阴性。然而，乳腺腺肌上皮瘤的肌上皮细胞标记物免疫组化染色也不一定都呈阳性表达。近来的研究发现，乳腺透明细胞汗腺腺瘤存在 *MAML2* 基因移位或 *CRTC1-MAML2* 基因融合，可与乳腺腺肌上皮瘤进行区别。乳腺透明细胞汗腺腺瘤还需与黏液表皮样癌做鉴别，透明细胞汗腺腺瘤可局部出现黏液，形似黏液表皮样癌。

二、乳腺圆柱瘤

圆柱瘤（cylindroma）是一种比较常见的皮肤良性肿瘤。有人认为它起源于皮肤的干细胞，干细胞可以在一个肿瘤中分化成多种类型的细胞，如基底细胞、肌上皮细胞、鳞状细胞、皮脂腺细胞和外泌汗腺。乳腺圆柱瘤极为罕见，肿瘤发生在乳腺实质，而不是与皮肤有关。

肿瘤与周围组织分界较清，但并无明显包膜。肿瘤由大小和形状不一的小叶状细胞巢构成，呈"拼图"样排列。细胞巢周围有明显的嗜酸性基膜样物质（Ⅳ型胶原）包绕，且嗜酸性基膜样物质可在小叶上皮巢内聚集成嗜酸性小体状结构。细胞巢由两种类型细胞组成：胞质稀少、细胞核染色较深的基底细胞位于细胞巢周围；而胞质较淡、或嗜双色、细胞核染色质呈颗粒状的较大细胞位于细胞巢中央。细胞核无多形性，坏死及核分裂象罕见。免疫组化表型，CK7 于腺上皮细胞表达，CK5/6 在基底细胞及部分腺上皮细胞均有表达，p63 可见于外周基底细胞，CD117 通常呈阴性，Ki67 增殖指数极低（约为 3%），CK20、CEA、GCDFP-15、ER、PR、HER2 及 MYB 一般呈阴性。*MYB-NFIB* 融合基因阴性。

病例 2

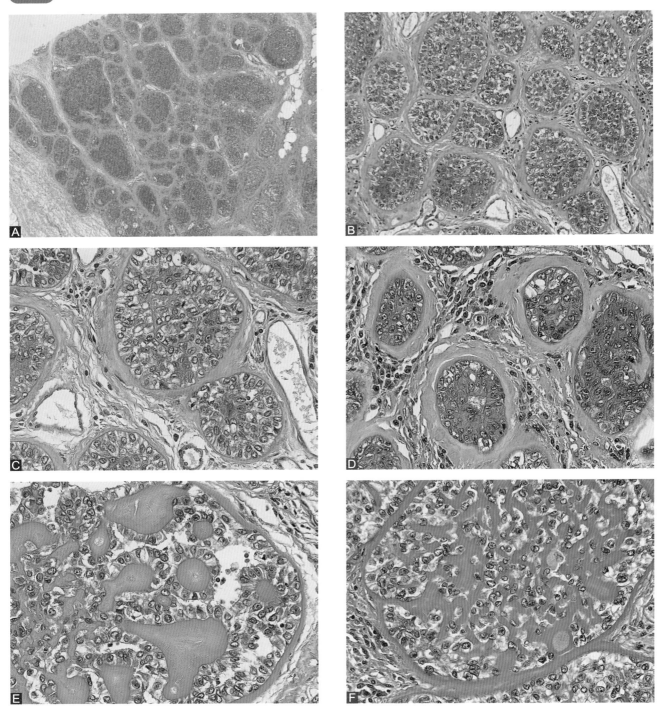

图 33-8-2　圆柱瘤。患者女性，80 岁，右乳肿物，直径约 3.5 cm。大体可见：切面肿物呈实性，边界清楚。镜下可见：肿瘤界限较为清楚，呈大小、形状不一的小叶状细胞巢（A）；细胞巢内细胞呈中等大小，细胞核染色质呈颗粒状，可见小核仁，细胞质呈嗜酸性，细胞巢周围有厚层基膜样物质包绕（B、C）；部分细胞巢内可见基膜样物质沉着，呈嗜酸性小体状（D、E）；有的细胞巢内基膜样物质于细胞间呈网状分布（F）

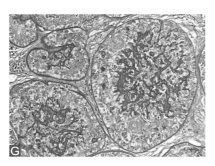
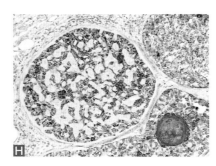
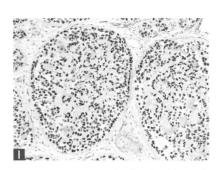

图 33-8-2　圆柱瘤（续图）。组织化学染色显示：AB-PAS 染色结节周围及内部基膜样物质 PAS 呈阳性（G）。免疫组化染色显示：CK5/6（H）及 p63（I）肿瘤细胞呈阳性。此例 ER、PR、HER2 及 CD117 呈阴性，Ki67 增殖指数低。*MYB-NFIB* 融合基因阴性

　　乳腺圆柱瘤主要需和实体型腺样囊性癌及结节分叶状腺肌上皮细胞瘤相鉴别，有时区别三者非常困难，特别是在粗针穿刺活检时。三者形态学有重叠，均可有基底细胞、肌上皮细胞及腺上皮细胞的增生，以及存在不同程度的基膜样物质沉积。乳腺的圆柱瘤是良性肿瘤，切除干净后不会复发或转移；而腺样囊性癌是一种恶性肿瘤，有潜在复发及淋巴结转移的可能；腺肌上皮肿瘤有良、恶性之分，良性腺肌上皮瘤有恶性转化倾向。所以，明确诊断非常重要。①腺样囊性癌：形态变化多样，细胞有异型性，以形成真假腺腔为特征，真腺腔内充满嗜碱性黏液，假腺腔内有偏中性的基膜样物质。乳腺圆柱瘤细胞增生及基膜样物质沉积，形成圆柱状结构，基膜样物质呈致密的嗜酸性。免疫组化染色显示，CD117、MYB 腺样囊性癌多为弥漫阳性，圆柱瘤为阴性或少数散在阳性。分子生物学上，腺样囊性癌有 *MYB-NFIB* 基因融合；部分圆柱瘤有 *CYLD* 的突变和野生型等位基因的杂合性缺失。②腺肌上皮细胞瘤：需要与恶性腺肌上皮瘤区别。腺肌上皮瘤可以呈分叶状、实性巢状和（或）小管状，以双相分化为典型特征，亦可有基膜样物质沉积，但缺乏典型圆柱状特征，恶性腺肌上皮瘤细胞有异型性、核分裂增多及浸润性生长。两者免疫组化表型相似，不能区分。

三、伴毛囊分化的良性肿瘤

　　见诸文献，乳腺伴毛囊分化的良性肿瘤（benign tumor with hair follicle differentiation）尚未见有报道。本文提供 1 例，供大家分析和讨论。

病例 3

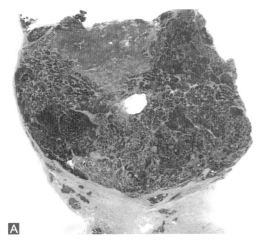
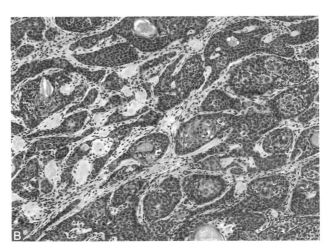

图 33-8-3　**伴毛囊分化的良性肿瘤**。患者女性，50 岁，无意发现左侧乳腺肿物 2 个月，肿物位于外上象限，直径约 2cm，界限相对清楚。B 超检查可见：BI-RADS 4 级。巨检可见：送检组织切面见一灰黄色结节，直径约 2 cm，界限清楚。镜下可见：肿瘤呈结节状，周边见乳腺小叶结构及卫星状小病灶（A）；部分区域肿瘤细胞排列呈大小不一、形状不等的实性巢状，其中可见鳞状化生及角化，间质富于细胞，局部见团块状基膜样物质沉着（B）

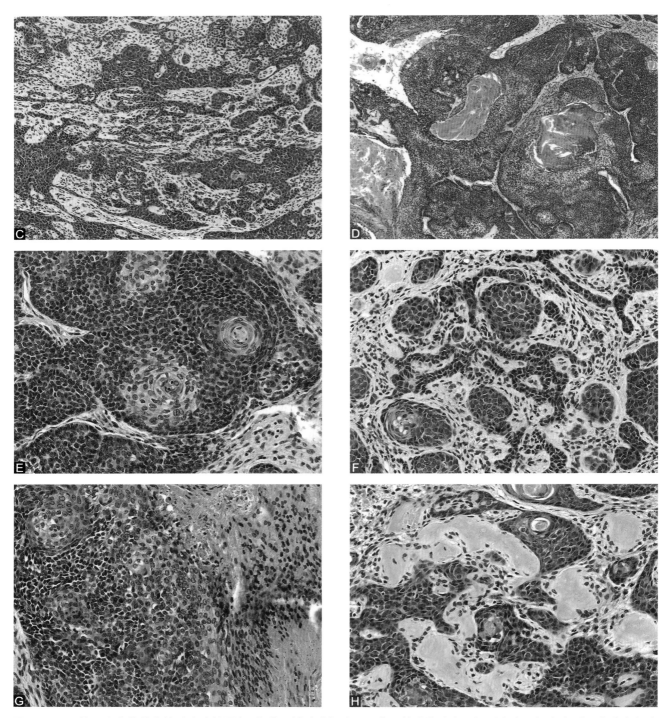

图 33-8-3　伴毛囊分化的良性肿瘤（续图）。部分区域肿瘤细胞呈网状－筛孔状分布，间质亦富于细胞（C）；有些大细胞巢中央可见角化退变坏死（D）；实性细胞巢内的细胞核密集、重叠，大小一致而深染，胞质少，细胞呈基底细胞样（毛母细胞），伴鳞状分化（E）；网状－筛孔状区细胞为基底细胞，呈梁索状－巢状排列，其间为特发性间质，富于细胞（器官样结构）（F）；图示基底细胞样细胞与角化退变坏死区有移行过渡（G）；图示细胞巢周围间质内的团－块状基膜样物质（H）

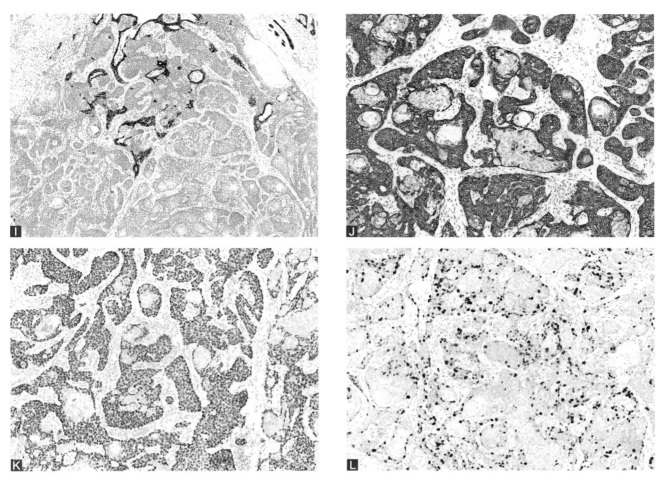

图 33-8-3　伴毛囊分化的良性肿瘤（续图）。免疫组化染色显示：CK7 肿瘤边缘腺上皮细胞呈阳性（I），CK5/6（J）及 p63（K）基底细胞样细胞呈阳性，Ki67 增殖指数热点区较活跃（L）

　　此例手术外科医师有肯定回答：肿瘤位于乳腺组织内，与皮肤无关。镜下肿瘤旁有乳腺小叶，卫星病灶亦和终末导管 - 小叶单位相关，提示肿瘤起源于乳腺。形态改变具有伴毛囊分化的皮肤型肿瘤特征，主要由毛母细胞（基底细胞）构成，排列呈结节巢状、网状 - 筛孔状，具有特发性间质，形成器官样结构，同时伴有毛囊分化的改变，局部可见毛母质瘤增生的基底细胞过渡为角化退变坏死的移行区，亦有类似于皮肤圆柱瘤间质基膜样物质的沉积。

　　此例经相关乳腺及皮肤病理专家会诊，均考虑为伴毛囊分化的皮肤型肿瘤，虽然肿瘤有坏死、卫星病灶及热点区域 Ki67 增殖指数较高，但肿瘤细胞异型性不明显，核分裂象罕见及缺乏浸润性生长表现，故符合伴毛囊分化的皮肤型良性肿瘤。

第九节　纤维－肌成纤维细胞瘤样增生

纤维－肌成纤维细胞瘤样增生（fibro-myofibroblastic tumor-like proliferation）是组织损伤后过度修复的一种表现，此时，纤维－肌成纤维细胞生长活跃，细胞肥胖，密集分布，可以出现较多核分裂象，其中亦可夹杂出血及坏死，需要与软组织肿瘤鉴别。

病例 1

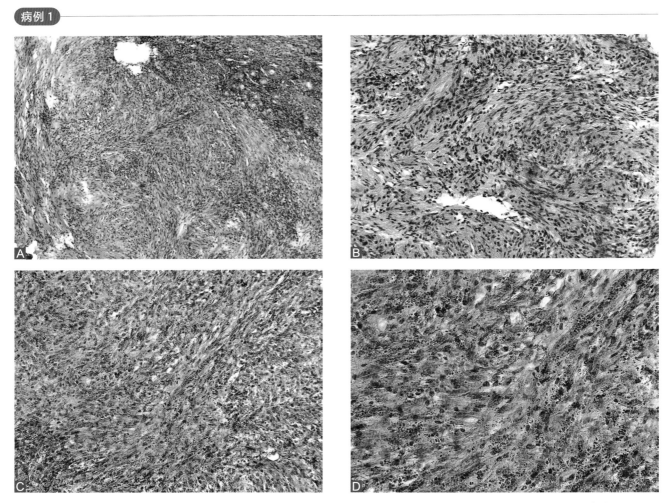

图 33-9-1　反应性纤维－肌成纤维细胞瘤样增生。患者女性，19 岁，右乳硬物撞击后肿痛。3 次 B 超检查：4 天后可见 3.4 cm × 2.2 cm 无回声液性暗区；10 天后可见 3.2 cm × 2.3 cm 低回声团块，边界清，无明显血流；3 个月后可见 1.6 cm × 1.2 cm 低回声包块。肿物切除送检。镜下可见：梭形纤维－肌成纤维细胞弥漫增生，细胞密集分布，排列呈束状编织状（A、B）；局部可见吞噬含铁血黄素的异物巨细胞（C）；增生的纤维－肌成纤维细胞核大小、形状不等，有的呈空泡状，可见小核仁，细胞质界限不清，间质内有大量含铁血黄素颗粒（D）

此例曾考虑为恶性肿瘤，但经专科病理会诊后确定为反应性纤维－肌成纤维细胞瘤样增生，防止了临床过度的治疗。病理诊断考虑恶性的原因可能有以下几点：①临床医师没有提供相关病史；②病理医师不了解患者有右乳外伤史，无法结合 B 超不同时间的变化的意义做出正确病理诊断；③关于组织损伤后的修复过程，不同机体的反应可有很大的差别，血管内皮细胞、纤维－肌成纤维细胞可显著增生及炎症细胞浸润，可形成肿块，细胞亦可有"不典型性"及核分裂活性，形态类似软组织肉瘤样梭形细胞化生性癌。另外，增生的肌成纤维细胞可 CK 呈阳性，在鉴别诊断时应结合病史，综合分析，避免误诊。

第十节 硬化性淋巴细胞性小叶炎伴弥漫大 B 细胞淋巴瘤

乳腺硬化性淋巴细胞性小叶炎是一种非感染性慢性炎症，可能与自身免疫性疾病有关。组织学主要表现为以小叶为中心的淋巴细胞浸润及间质硬化改变，部分病例可出现淋巴上皮病变。浸润的淋巴细胞为多克隆性 B 淋巴细胞。目前尚没有证据表明乳腺硬化性淋巴细胞性小叶炎具有向淋巴瘤演变的风险，但有伴发黏膜相关 B 细胞淋巴瘤的报道。

乳腺硬化性淋巴细胞性小叶炎主要需和淋巴瘤及浸润性小叶癌鉴别。①淋巴瘤：临床上常可触及肿物，特别是有淋巴上皮病变、硬化性间质内有较多淋巴细胞浸润及形成小血管周围淋巴细胞套时，需与黏膜相关 B 细胞淋巴瘤鉴别。当硬化性淋巴细胞性小叶炎伴发黏膜相关 B 细胞淋巴瘤时，淋巴瘤细胞形态相对温和，在乳腺硬化性淋巴细胞性小叶炎的背景下呈浸润性生长，容易出现诊断错误。如果硬化性淋巴细胞性小叶炎病变不典型，小叶内及硬化性间质内有成片的一致异型淋巴细胞浸润，分割胶原、破坏血管并累及脂肪时，一定要行免疫组化染色，排除淋巴瘤。②浸润性小叶癌：某些硬化性淋巴细胞性小叶炎伴有较多淋巴、浆细胞，淋巴、浆细胞可围绕乳腺小叶和（或）小血管呈靶环状浸润，亦可在硬化性间质内散布和呈单列线状排列，类似浸润性小叶癌的浸润分布方式，特别是在术中冷冻切片病理诊断时，容易与浸润性小叶癌细胞混淆。经典型浸润性小叶癌细胞一般较小淋巴细胞稍大，有异型性，可见细胞质空泡，常有小叶原位癌。

病例 1

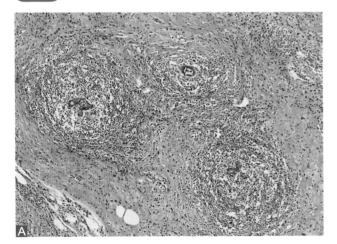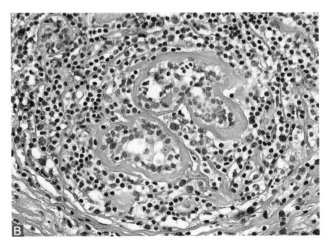

图 33-10-1 硬化性淋巴细胞性小叶炎伴弥漫大 B 细胞淋巴瘤。患者女性，48 岁，左侧乳腺肿物，近期长大，切除肿物送检。镜下可见：背景病变为硬化性淋巴细胞性小叶炎，小叶内有淋巴、浆细胞浸润，部分腺泡萎缩，小叶周围间质硬化（A、B）

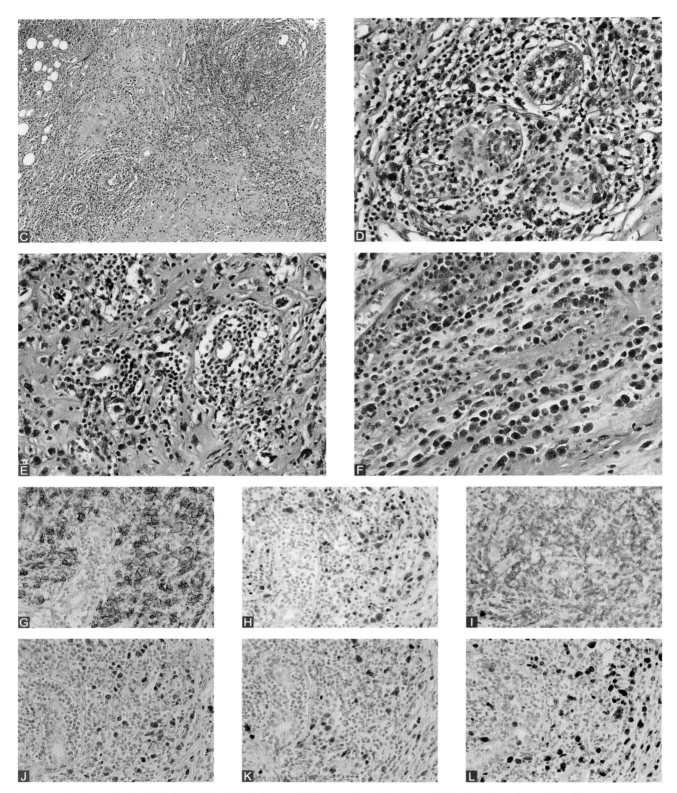

图 33-10-1　硬化性淋巴细胞性小叶炎伴弥漫大 B 细胞淋巴瘤（续图）。硬化性间质及脂肪组织内可见淋巴样细胞浸润（C）；部分小叶内可见体积偏大的异型淋巴样细胞（D）；小叶间硬化性间质内可见淋巴细胞性小血管炎，周围有异型淋巴样细胞浸润（E）；部分区域浸润的异型淋巴样细胞呈"列兵"样排列（F）。免疫组化染色显示：CD20 异型淋巴细胞呈强阳性（G），PAX5 呈强阳性（H），CD3 背景小淋巴细胞呈阳性（I），bcl-6 呈强阳性（J），MUM-1 呈强阳性（K），Ki67 增殖指数较高（L）

此病例诊断为硬化性淋巴细胞性小叶炎伴弥漫大 B 细胞淋巴瘤（sclerosing lymphocytic lobulitis with diffuse large B-cell lymphoma），先前经多家医院会诊，诊断为浸润性小叶癌或乳腺慢性炎症，延误了治疗。其误诊的原因可能有：①对乳腺炎症性病变的诊断不重视，没有认真观察和深入思考；②经验不足，没有很好地掌握乳腺炎症性基本病变的病理特征，对病变中出现异常肿瘤细胞认识不清；③该病例组织学病变不典型，硬化性淋巴细胞性小叶炎病变掩盖了异常肿瘤细胞，不易分辨；④对有怀疑的病例，没有考虑进一步免疫组化染色辅助诊断。

第十一节 微腺体腺病免疫组化反常表达

微腺体腺病作为乳腺腺病的一种形态特殊的类型，一直是有争议的病变，其组织学特点是增生的小腺管呈圆形 - 卵圆形、形态相对一致、管腔开放，腔内常有伊红色分泌物，内衬腺上皮细胞呈立方 - 扁平状，细胞核比较小、常深染，细胞质一般空淡，有时可见双嗜性颗粒，细胞无异型性变化，小腺管缺乏肌上皮细胞，但仍可见完整的基膜，在纤维、脂肪组织中无序分布、浸润性生长。免疫组化染色表型的主要特征是 S100 蛋白呈弥漫强阳性，EMA 阴性，肌上皮细胞标记物阴性，LM 和 IV 型胶原基膜呈阳性。近年来的研究发现，微腺体腺病的组织学改变、免疫组化染色表型及分子特征均与腺泡细胞癌有某些类似之处，亦有人认为，微腺体腺病是腺泡细胞癌的前驱病变。腺泡细胞癌形态学上可以呈微腺体样改变，但病变常出现多样性和异质性变化，小腺管的大小形状常不一致，内衬上皮细胞有不同程度的异型性。免疫组化染色 EMA 通常呈阳性，LM 和 IV 型胶原呈阴性（小腺管无基膜）。微腺体腺病与腺泡细胞癌等浸润性癌的关系有待进一步深入研究。

此例形态学表现为典型微腺体腺病改变，但免疫组化染色出现了反常表达，除 EMA 呈阳性外，溶菌酶和 α-1 抗胰糜蛋白酶亦呈阳性表达，与腺泡细胞癌的免疫组化表型类似。此例笔者诊断为微腺体腺病的主要理由是，IV 型胶原免疫组化染色显示小腺管有完整的基膜，小腺管尚缺乏诊断癌性腺管的异型性改变。通常认为，腺管是否存在基膜、上皮细胞是否具有异型性是鉴别良性病变与浸润性癌的主要依据之一。免疫组化染色溶菌酶和 α-1 抗胰糜蛋白酶阳性表达，是诊断腺泡细胞癌的有力证明，但是笔者也观察到，在许多位于导管内乳头状肿瘤周围的相对正常或腺病的小叶内，某些腺泡衬覆腺上皮细胞的胞质内存在粗大嗜酸颗粒和小球，免疫组化染色，溶菌酶、α-1 抗胰糜蛋白酶和 α-1 抗胰蛋白酶有不同程度阳性，说明良性腺管上皮细胞亦可以表达这类酶类标记物，从这个观点出发，此例单凭小腺管上皮细胞出现了溶菌酶和 α-1 抗胰糜蛋白酶的阳性表达，并不能作为诊断恶性的证据，此种现象是否是上皮细胞蛋白水平恶性转化的一种表现？其意义及作用有待进一步深入观察。

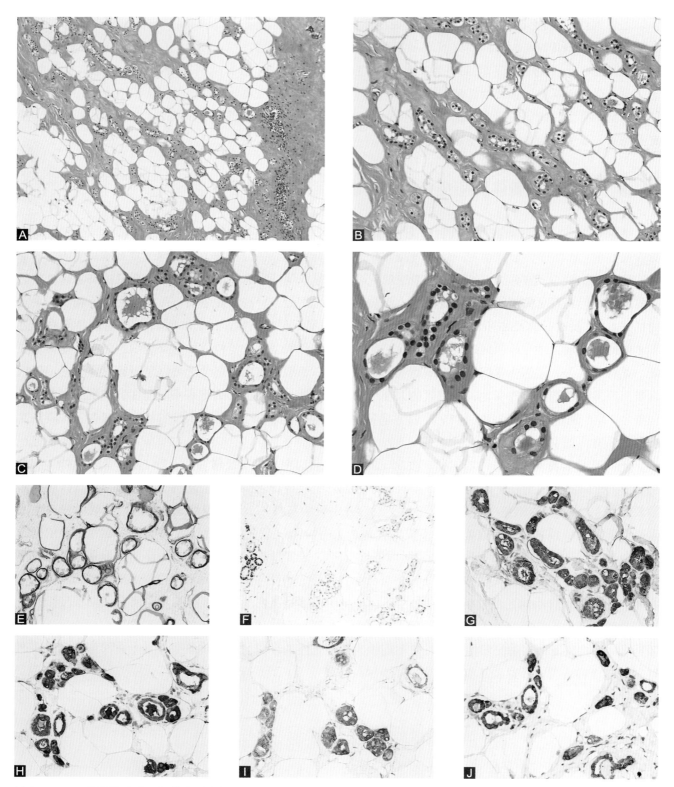

图 33-11-1　微腺体腺病。纤维脂肪组织内见小腺管弥漫浸润性生长，无间质反应，小腺管开放，形态比较一致，内衬单层立方－扁平状腺上皮细胞，细胞核圆形－卵圆形，较为深染，细胞质空淡或呈浅双嗜性细颗粒状，细胞无异型性，管腔内充有嗜酸性浓缩分泌物（A~D）。免疫组化染色显示：Ⅳ 型胶原小腺管基膜呈完整阳性（E），p63 呈阴性（F），S100 蛋白呈弥漫强阳性（G），溶菌酶呈弥漫强阳性（H），α-1 抗胰糜蛋白酶呈阳性（I），EMA 呈阳性（J）

寄　语

随着医学的发展，尽管分子病理时代已经到来，但病理形态学在疾病的诊断和研究中的作用并没有被削弱，传统形态学与临床（包括影像学）、分子病理及智慧病理等相关学科的有机结合，进一步拓宽了病理形态学在疾病诊断和研究中的发展空间和范围。乳腺病理学诊断中的形态学改变千变万化，人们在实践中不断对病变有新的认识和定义，然而，至今仍有许多病理现象并不为人们所了解和准确的诠释。WHO乳腺肿瘤分类已发行五版，经典乳腺病理专著不断翻新，大量有建树的学术论文见诸杂志，而乳腺疾病的分类、定义及诊断标准等诸多方面并没有形成一致的意见，许多疾病的发病机制尚未完全阐明，需要与时俱进的总结和探索。深入观察、认真思索和分析疾病分子事件下的病理形态学变化是认识疾病的发生发展规律的一把金钥匙。摒弃旧的观念，引入新的思路，创新性发展，一定会有新的发现和形成新的共识。

我们这一代病理人经历了太多的"磨练"，见证了中国病理事业取得长足进步的发展历程，几十年风雨兼程，在病理这块土地上辛勤耕耘，用心血和汗水浇灌，并留下了自己的足迹。未来中国病理事业的发展和进步，将寄希望于年轻一代的病理人，他（她）们在病理的海洋中畅游，去探索、去发掘、去拓展，去实现人生价值，为中国病理事业的传承和发展做出自己的贡献。

明天比今天更加美好！

1. Hoda SA, Brogi E, Koerner FC, et al. Rosen's breast pathology. 5th ed. Philadelphia: lippincott williams & wilkins, 2020.
2. Lakhani S R, Ellis Io, Schnitt S J, et al. WHO classification of tumours of the breast. World Health Organization classification of tumours.4th ed.Lyon: IARC Press, 2012.
3. Tavassoli FA, Eusebi V. Tumors of the mammary gland. AFIP, Washington, 2009.
4. WHO Classification of tumours Editorial Board. WHO classification of tumours of the breast. World Health Organization classification of tumours.5th ed.Lyon: IARC Press, 2019.
5. 丁华野, 张祥盛, 步宏, 赵澄泉. 乳腺病理诊断及鉴别诊断. 北京: 人民卫生出版社, 2014.
6. 丁华野, 张祥盛, 步宏. 乳腺病例诊断病例精选. 北京: 人民卫生出版社, 2015.
7. 刘彤华. 刘彤华诊断病理学. 北京: 人民卫生出版社, 2018,630-736.
8. 龚西騟, 丁华野. 乳腺病理学. 北京: 人民卫生出版社, 2009.
9. 阚秀, 丁华野, 沈丹华. 乳腺肿瘤临床病理学. 北京: 北京大学出版社, 2014.
10. Anna Sapino,Janina KulKa. 乳腺病理学. 新加坡: 伊诺科学出版社, 2020.

第三章　乳腺炎性及反应性疾病

1. Gautham I, Radford DM, Kovacs CS, et al. Cystic neutrophilic Granulomatous mastitis. The Breast Journal.2019,25:80-85.
2. Singh A, Kaur P, Sood N, et al. Bilateral eosinophilic mastitis: an uncommon unheard entity. Breast Dis. 2015; 35: 33-36.

第四章　乳腺增生病

1. Eberle CA, Piscuoglio S, Rskha EA, et al. Infiltrating epitheliosis of the breast: Characterization of histological features,immunophenotype and genomic profile. Histopathology.2016,68:1030-1039.
2. Foschini MP, Eusebi V. Miroglandular adenosis of the breast: A deceptive and still mysterious benign leaion. Human Pathology.2018,82:1-9.
3. Tan QT, Chuwa EW, Chew SH, et al. Low-grade adenosquamous carcinoma of the breast: A diagnostic and clinical challenge. International Journal of Surgery.2015,19:22-26.
4. Tramm T, Kim JY, Tavassoli FA. Diminished number or complete loss of myoepithelial cells associated with metaplastic and neoplastic apocrine lesions of breast. American Journal and Surgical Pathology. 2011,35:202-211.
5. Wilsher MJ, Owens TW, Allcock RJ. Next generation sequencing of the nidus of early (adenosquamous proliferation rich) radial sclerosing lesions of the breast reveals evidence for a neoplastic precursor lesion. Journal of Pathology: Clinical Research.2017,3:115-122. 6.
6. Wilsher MJ. Adenosquamous proliferation of the breast and low grade adenosquamous carcinoma: a common precursor of an uncommon cancer? Pathology. 2014,46:402-10.

第五章　乳腺囊肿性病变

1. Jaffer SJ, Bleiweiss IJ, Nagi CS. Benign mucocele-like lesions pf the breast: Revisited. Modern Pathology.2011,24:683-687.
2. Meares AL, Frank RD, Degnim AC, et al. Mucocele-like lesions pf the breast: A clinical outcome and histologic analysis of 102 cases. Human Pathology.2016,49;33-38.

第六章　乳腺腺瘤

1. Salemis NS, Gemenetzis G, Karagkiouzis G, et al. Tubular adenoma of the breast: a rare presentation and review of the literature. J

Clin Med Res.2012; 4: 64–67.

2. Salemis NS, Anan K, Mitsuyams S, et al. Ductal carcinoma in situ arising tubular adenoma of the breast. Breast Cancer.2015,22:428-431.

第七章　乳腺普通型导管增生及非典型导管增生

1. Allison KH, Rendi MH, Peacock S, et al. Histological features associated with diagnostic agreement in atypical ductal hyperplasia of the breast. Histopathology,2016,69:1028-1046.

第八章　乳腺柱状细胞病变

1. Racz JM, Carter JM, Degnim AC. Challenging atypical breast lesions including flat epithelial atypia, radial scar, and intraductal papilloma. Annals of Surgical Oncology. 2017,24:2842-2847.

第九章　乳腺大汗腺病变

1. Asirvatham JR, Falcone MM, Kleer CG. Atypical Apocrine Adenosis: Diagnostic Challenges and Pitfalls. Arch Pathol Lab Med. 2016,140:1045-51.

2. Vranic S, Schmitt F. Sapino A, et al. Apocrine carcinoma of the breast: A comprehensive review. Histology and Histopathology. 2013, 28:1393-1409.

第十章　乳腺导管原位癌

1. Mardekian SK, Bombonati A, Palazzo JL. Ductal carcinoma in situ of the breast: The importance of morphological and interactions. Human Pathology.2016,49:114-123

第十二章　乳腺乳头状肿瘤

1. Ni YB, Tse Gm. Pathological criteria and practical issues in papillary lesions of the breast-review. Histopathology.2016,68:22-32.

2. Wei S. Papillary lesions of the breast: An update. The Archives of Pathology and Laboratory Medicine. 2016,140:628-643.

3. Yamaguchi R, TanaKa M, Tse GM, et al. Broad fibrovascular cores may not be an exclusively benign feature in papillary lesions 0f breast. Journal of Clinical Pathology.2014,67:258-262.

第十三章　乳腺微小浸润癌

1. Cserni G, Wells CA, Kaya H, et al. Consistency in recognizing microinvasion in breast carcinoma is improved by immunohistochemistry for myoepithelial markers. Virchows Archive. 2016, 468: 473-481.

第十五章　乳腺浸润性小叶癌

1. Al-Baimani K, Bazzarelli A, Clemons M, et al. Invasive pleomorphic lobular carcinoma: Pathologic, clinical and therapeutic considerations. Clinical Breast Cancer.2015,15:421-425.

2. Costarelli L, Campagna D, Ascarelli A, et al. Pleomorphic lobular carcinoma: is it more similar to a classic lobular cancer or to a high-grade ductal cancer. Breast Cancer,2017,9:581-586.

3. Cserni G, Floris G, Koufopoulos N, et al. Invasive lobular carcinoma with extracellular mucin production-a novel pattern of lobular carcinoma. Virehows Arch.2017,471:3-12.

4. Iorfida M, Maiorano E, Orvieto E, et al. Invasive lobular breast cancer: subtypes and outcome. Breast Cancer Res Treat,2012,133:713-723.

第十六章　乳腺特殊类型浸润性癌

1. Barbashina V, Corben AD, Akram M, et al. Mucinous micropapillary carcinoma of the breast: An aggressive counterpart to conventional pure mucinous tumors. Human Pathology.2013, 44:1577-1585.

2. Bogina G, Munari E, Brunelli M, et al. Neuroendocrine differentiation in breast carcinoma. Histopathology.2016,68:422-432.

3. D'Alfonso TM, Mosquera TY, Padilla J, et al. MYB-NFIB gene fusion in adenoid cystic carcinoma of the breast with special focus paid to the solid variant with basaloid features. Human Pathology, 2014, 45:2270-2280.

4. Del Castillo M, Chibon F, Arnould L, et al. Secretory breast carcinoma. A histopathologic and genomic spectrum characterized by a joint specific ETV6-NTRK3 gene fusion. American Journal and Surgical Pathology. 2015,39:1458-1467.

5. Foschini MP, Morandi L, Asioli S, et al. The morphological spectrum of salivary gland type tumours of the breast. Pathology,

2017,49:215-227.

6. Foschini MP, Pizzo A, De Leo A, et al. Solid variant of adenoid cystic carcinoma of the breast. International Journal of Surgical Pathology, 2016, 24:97-102.

7. Foschini MP, Asioli S, Foreid S, et al. Solid papillary breast carcinoma resembling the tall cell variant of papillary thyroid neoplasms: A unique invasive tumor with indolent behavior. American Journal and Surgical Pathology. 2017,41:887-895.

8. Rakha EA, Coimbra ND, Hodi Z, et al. Immunoprofile of metaplastic carcinoma of the breast. Histopathology. 2017,70:875-985.

9. Yi-Ling Y, Bing-Bing L, Xinmin Z, et al. Invasive micropapillary carcinoma of the breast. The Archives of Pathology and Laboratory Medicine. 2016,140:799-805.

第十八章　乳腺叶状肿瘤

1. Bansal M, Chen J, Wang X. Focal Anomalous Expression of Cytokeratin and p63 in Malignant Phyllodes Tumor: A Comparison With Spindle Cell Metaplastic Carcinoma. Appl Immunohistochem Mol Morphol. 2018, 26: 198-201.

2. Co M, Tse GM, Chen C, et, al. Coexistence of Ductal Carcinoma Within Mammary Phyllodes Tumor: A Review of 557 Cases From a 20-year Region-wide Database in Hong Kong and Southern China. Clin Breast Cancer. 2018; 18: e421-e425.

3. Tan BY, Acs G, Apple SK, et al. Phyllodes tumours of the breast: A consensus review. Histopathology.2016,68:5-21.

第二十章　乳腺腺肌上皮病变

1. Ali RH, Hayes MM. Combined epithelial-myoepithelial lesions of the breast. Surgical Pathology Clinic.2012,5:661-669.

2. Rakha EA, Aleskandarany MA, Samaka RM, et al. Pleomorphic adenoma-like tumour of the breast. Histopathology, 2016, 68(3):405-410.

3. Yoon JY, Chitale D. Adeno-myoepithelioma the breast: A brief diagnosis review. The Archives of Pathology and Laboratory Medicine. 2013,137:725-729.

第二十一章　乳腺间叶组织肿瘤

1. Baker GM, Schnitt SJ. Vascular lesions of the breast. Seminars in Diagnostic Pathology.2017,34:410-419.

2. Cornejo KM, Deng A, Wu H, et al. The utility of MYC and FLT4 in the diagnosis and treatment of postradiation atypical vascular lesion and angiosarcoma of the breast. Human Pathology.2015,46:868-875.

3. Rakha EA, Aleskandarany MA, Lee AH, et al. An approach to the diagnosis of spindle cell lesions of the breast. Histopathology.2016,68:33-44.

4. Krings G, McIntire P, Shin SJ. Myofibroblastic fibroblastic and myoid of the breast. Seminars in Diagnostic Pathology.2017,34:427-437.

5. Magro G. Mammary myofibroblastoma: An update with emphasis on the most diagnostically challenging variants. Histology Histopathology.2016,31:1-23.

6. Mentzel T, Schildhaus HU, Palmedo G, et al. Postradiation cutaneous angiosarcoma after treatment of breast carcinoma is characterized by MYC amplification in contrast to atypical vascular lesions after radiotherapy and control cases: Clinicopathological, immunohistochemical and molecular analysis of 66 cases. Modern Pathology.2012,25:75-85.

第二十二章　乳头、乳晕区病变

1. Boecker W, Stenman G, Loening T, et al. Differentiation and hitogenesis of syringomatous tumour of the nipple and low-grade adenosquamous carcinoma. Histopathology.2014,65:9-23.

2. Lee HW, Kim TE,Cho SY, et al. Invasive Paget disease of the breast: 20 years of experience at a single institution. Human Pathology.2014,45:2480-2487.

索引